覆載萬安方校注 下

［日］梶原性全 撰
郭秀梅 回穎 校注
［日］岡田研吉 審訂

學苑出版社

覆載萬安方卷第三十五

性全　集

婦人五

產婦推行年等法並安產圖

女必生年歲，皆爲壬申而於支逆行，故十三歲人，當庚申行年。四十九歲，人行年當甲申。

婦人行年十三歲

行年庚申遇此日爲年命，此日若產，則生馬皮攀轡。

反支在正月七月產當此兩月先頃，布灰其上布，率然鋪牛馬皮，安產吉。

禍害在胸，絕命在巽。十三女不可向胸巽方，又不得向此方大小便。

生氣在坤產婦向之大吉也。令母子命長。

懸尸在辰戌日十三歲女，辰戌日產，則懸繩攀馬轡不可用之，吉。

閉肚在辛戌方也。臨月及產後未滿百日，並不得向此方地大小便，及棄不淨水，犯之則母子大惡，慎之大吉。

八莊在申申方也。八莊之方地，產婦床帳不得向之，開門慎之，大吉也。

宜喚西南方黃衣師看產產看病之女云師也。

覆載萬安方卷第三十五

產婦宜著黄衣，西南首臥吉

產婦十四歲

行年在已未，反支在二月八月，禍害在坤，絕命在兑，生氣在離，懸尸在卯酉日，閉肚在壬，八莊在癸。

宜喚南方赤衣師看產，產婦宜著赤衣，南首臥吉。

產婦十五歲

行年在戊午，反支在三月九月，禍害在乾，絕命在艮，生氣在坎，懸尸在寅申日，閉肚在關，八莊在壬。

宜喚北方黑衣師看產，產婦宜著黑衣，北首臥吉。

產婦十六歲

行年在丁巳，反支在四月十月，禍害在艮，絕命在乾，生氣在震，懸尸在丑未日，閉肚在甲，八莊在辛。

宜喚東方青衣師看產，產婦宜著青衣，東首臥。

產婦十七歲

行年在丙辰，反支在五月十一月，禍害在震，絕命在坎，生氣在艮，懸尸在子午日，閉肚在乙，八莊在庚。宜喚東北黄衣師看產，產婦宜著黄衣，東北首臥。

產婦十八歲

行年在乙卯，反支在六月十二月，禍害在坎，絕命在震，生氣在乾，懸尸在巳亥日，閉肚在丙，八莊在丁。宜喚西北黑衣師看產，產婦宜著黑衣，西北首臥。

產婦十九歲

行年在甲寅，反支在正月七月，禍害在巽，絕命在離，生氣在兑，懸尸在辰戌日，閉肚在丁，八莊在丙。

宜喚西方白衣師看產，產婦宜著白衣，西首臥。

産婦二十歲

行年在癸丑，反支在二月八月，禍害在兑，絕命在坤，生氣在巽，懸尸在卯酉日，閉肚在庚，八莊在乙，宜喚東南青衣師看產，產婦宜著青衣，東南首臥。

産婦二十一歲

行年在壬子，反支在三月九月，禍害在離，絕命在巽，生氣在坤，懸尸在寅申日，閉肚在辛，八莊在甲。宜喚西南黄衣師看產，產婦宜著黄衣，西南首臥。

産婦二十二歲

行年在辛亥，反支在四月十月，禍害在坤，絕命在兑，生氣在離，懸尸在丑未日，閉肚在壬，八莊在癸。宜喚南方赤衣師看產，產婦宜著赤衣，南首臥。

産婦二十三歲

行年在庚戌，反支在五月十一月，禍害在乾，絕命在艮，生氣在坎，懸尸在子午日，閉肚在關，八莊在壬。宜喚北方黑衣師看產，產婦宜著黑衣，北首臥。

産婦二十四歲

行年在己酉，反支在六月十二月，禍害在艮，絕命在乾，生氣在震，懸尸在巳亥日，閉肚在甲，八莊在辛。宜喚東南青衣師看產，產婦宜著青衣，東首臥。

産婦二十五歲

行年在戊申，反支在正月七月，禍害在震，絕命在坎，生氣在艮，懸尸在辰戌日，閉肚在乙，八莊在庚。

宜喚東北黄衣師看産，産婦宜著黄衣，東北首卧。

産婦二十六歲

行年在丁未，反支在二月八月，禍害在坎，絶命在震，生氣在乾，懸尸在卯酉日，閉肚在丙，八莊在丁。宜喚西北白衣師看産，産婦宜著白衣，西北首卧。

産婦二十七歲

行年在丙午，反支在三月九月，禍害在巽，絶命在離，生氣在兌，懸尸在寅申日，閉肚在丁，八莊在丙。宜喚西方淺衣師看産，産婦宜著淺衣，西首卧。

産婦二十八歲

行年在乙巳，反支在四月十月，禍害在兌，絶命在坤，生氣在巽，懸尸在丑未日，閉肚在庚，八莊在乙。宜喚東南方黄衣師看産，産婦宜著黄衣，東南首卧。

産婦二十九歲

行年在甲辰，反支在五月十一月，禍害在離，絶命在巽，生氣在坤，懸尸在子午日，閉肚在辛，八莊在甲。宜喚西南黄衣師看産，産婦宜著黄衣，西南首卧。

産婦三十歲

行年在癸卯，反支在六月十二月，禍害在坤，絶命在兌，生氣在離，懸尸在巳亥日，閉肚在壬，八莊在癸。宜喚南方赤衣師看産，産婦宜著赤衣，南首卧。

産婦三十一歲

行年在壬寅，反支在正月七月，禍害在乾，絶命在艮，生氣在坎，懸尸在辰戌日，閉肚在癸，八莊在壬。

宜喚北方黑衣師看産，産婦宜著黑衣，北首臥。

産婦三十二歲

行年在辛丑，反支在二月八月，禍害在艮，絕命在乾，生氣在震，懸尸在卯酉日，閉肚在甲，八莊在辛。宜喚東方青衣師看産，産婦宜著青衣，東首臥。

産婦三十三歲

行年在庚子，反支在三月九月，禍害在震，絕命在坎，生氣在艮，懸尸在寅申日，閉肚在乙，八莊在庚。宜喚東北黄衣師看産，産婦宜著黄衣，東北首臥。

産婦三十四歲

行年在己亥，反支在四月十月，禍害在坎，絕命在震，生氣在乾，懸尸在丑未日，閉肚在丙，八莊在丁，宜喚西北白衣師看産，産婦宜著白衣，西北首臥。

産婦三十五歲

行年在戊戌，反支五月十一月，禍害在巽，絕命在離，生氣在兑，懸尸在子午日，閉肚在丁，八莊在丙。宜喚西方白衣師看産，産婦宜著白衣，西首臥。

産婦三十六歲

行年在丁酉，反支在六月十二月，禍害在兑，絕命在坤，生氣在巽，懸尸在己亥日，閉肚在庚，八莊在乙。宜喚東南青衣師看産，産婦宜著青衣，東南首臥。

産婦三十七歲

行年在丙申，反支在正月七月，禍害在離，絕命在巽，生氣在坤，懸尸在辰戌日，閉肚在辛，八莊在甲。

宜喚西南黄衣師看產，產婦宜著黄衣，西南首臥。

產婦三十八歲

行年在乙未，反支在二月八月，禍害在坤，絕命在兌，生氣在離，懸尸在卯酉日，閉肚在壬，八莊在癸。宜喚南方赤衣師看產，產婦宜著赤衣，南首臥。

產婦三十九歲

行年在甲午，反支在三月九月，禍害在乾，絕命在艮，生氣在坎，懸尸在寅申日，閉肚在癸，八莊在壬。宜喚北方黑衣師看產，產婦宜著黑衣，北首臥。

產婦四十歲

行年在癸巳，反支在四月十月，禍害在艮，絕命在乾，生氣在震，懸尸在丑未日，閉肚在甲，八莊在辛。宜喚東方青衣師看產，產婦宜著青衣，東首臥。

產婦四十一歲

行年在壬辰，反支在五月十一月，禍害在震，絕命在坎，生氣在艮，懸尸在子午日，閉肚在乙，八莊在庚。宜喚東北方青衣師看產，產婦宜著青衣，東首臥。

產婦四十二歲

行年在辛卯，反支在六月十二月，禍害在坎，絕命在震，生氣在乾，懸尸在巳亥日，閉肚在丙，八莊在丁。宜喚西北黄衣師看產，產婦宜著黄衣，東北首臥。

產婦四十三歲

行年在庚寅，反支在正月七月，禍害在巽，絕命在離，生氣在兌，懸尸在辰戌日，閉肚在丁，八莊在丙。

宜喚西方白衣師看產，產婦宜著白衣，西北首臥。

產婦四十四歲

行年在已丑，反支在二月八月，禍害在兌，絕命在坤，生氣在巽，懸尸在卯酉日，閉肚在庚，八莊在乙。宜喚東南方青（黃《局方》）衣師看產，產婦宜著白衣，西首臥。

產婦四十五歲

行年在戊子，反支在三月九月，禍害在離，絕命在巽，生氣在坤，懸尸在寅申日，閉肚在辛，八莊在甲。宜喚西南黃衣師看產，產婦宜著青衣，東南首臥。

產婦四十六歲

行年在丁亥，反支在四月十月，禍害在坤，絕命在兌，生氣在離，懸尸在丑未日，閉肚在壬，八莊在癸。宜喚西南赤衣師看產，產婦宜著赤衣，西南首臥。

產婦四十七歲

行年在丙戌，反支在五月十一月，禍害在乾，絕命在艮，生氣在坎，懸尸在子午日，閉肚在癸，八莊在壬。宜喚北方赤衣師看產，產婦宜著黑衣，南首臥。

產婦四十八歲

行年在乙酉，反支在六月十二月，禍害在艮，絕命在乾，生氣在震，懸尸在巳亥日，閉肚在甲，八莊在辛。宜喚東方青衣師看產，產婦宜著青衣，東首臥。

產婦四十九歲

行年在甲申，反支在正月七月，禍害在震，絕命在坎，生氣在艮，懸尸在辰戌日，閉肚在乙，八莊在庚。

宜喚東北方青衣師看產，產婦宜著青衣，東北首臥。

凡禍害絕命之地，不可令產婦向之，亦不得向此方地而大小便。

凡生氣，產婦，向之大吉，令母子而命長。

凡閉肚之地，臨月及產後未滿月，並不得向此地而大小便，及棄不淨水，犯之母子大惡，慎之大吉。

凡八莊之地，產婦牀帳，不得向之開門戶，慎之大吉。

凡反支月，不得令血污地，或令子死腹中，或產不順，皆須先布灰草，然後鋪驢馬牛皮於上，安產吉。

凡懸尸之日，不可攀繩，宜懸馬轡攀之吉。

凡行年命相值，亦可坐馬皮攀轡之吉。

死腹中或產不順，皆須先布灰草，然後鋪牛馬皮於上，安產吉。

凡懸尸之日，不可攀繩，宜懸馬轡大吉。

凡行年命相值，亦可坐馬皮攀轡吉，日遊神所在日。

《和劑局方》九云，逐日日遊神。

癸巳　甲午　乙未　丙申　丁酉（日遊神，在坊內北）　庚子　辛丑　壬寅（在房內南）　癸卯（在房內西）　甲辰　乙巳　丙午　丁未（在房內東）　六

戊

六巳（在房內中央）　餘日（在房外）

私謂，日遊神在房內之日，則產婦勿在母屋內，而產可安產座於廊，餘日即日遊神在坊外，可安產，席於母屋，吉也。

推日遊法，常以癸巳日入宮，一十六日宜避之，至己酉方出外。

癸巳　甲午　乙未　丙申　丁酉

已上五個日，日遊神在紫微北宫。
戊戌　己亥　庚子　辛丑　壬寅
已上五個日，在大微南宫。
癸卯
此一日，則在天屈西宫。
甲辰　乙巳　丙午　丁未　戊申
已上五個日，在御女東宫。
己酉
此日則日遊神在外。
庚戌　辛亥　壬子　癸丑　甲寅
已上五個日，即日遊神在外東北維。
乙卯　丙辰　丁巳　戊午　己未
已上五個日，則在外東方。
庚申　辛酉　壬戌　癸亥　甲子　己丑
已上六個日，在外東南維。
丙寅　丁卯　戊辰　己巳　庚午
已上五個日，在外南方。
辛未　壬申　癸酉　甲戌　乙亥　丙子

已上六個日，在外西南維。

丁丑　戊寅　己卯　庚辰　辛巳

已上五個日，在外西方。

壬午　癸未　甲申　乙酉　丙戌　丁亥　［已上六個日，在外西北維］

戊子　己丑　庚寅　辛卯　壬辰

已上五個日，在外北方。已上可見《聖濟總錄》第百五十八卷

日遊神所在圖，可見《聖濟錄》。

逐日產母生子宜向方

子午卯酉日，產母並子，宜向南方。辰戌丑未日，宜東南方。

逐月產母忌向方忌月下山，方生產安吉。

	正	二	三	四	五	六	七	八	九	十	十一	十二	
雷公	寅	亥	申	巳	寅	亥	申	巳	寅	亥	申	巳。	犯之，作子煩悶。
招搖	寅	卯	辰	巳	午	未	申	酉	戌	亥	子	丑。	犯之，主兒驚。
咸池	辰	丑	戌	未	辰	丑	戌	未	辰	丑	戌	未。	犯之，主兒啼。
軒轅大時	卯	子	酉	午	卯	子	酉	午	卯	子	酉	午。	犯之，主兒腹脹。
豐隆吳時	辰	未	戌	丑	辰	未	戌	丑	辰	未	戌	丑。	犯之，主兒驚。
白虎	戌	亥	子	丑	寅	卯	辰	巳	午	未	申	酉。	犯之，主兒驚。
狂虎	午	酉	子	酉	午	卯	子	卯	午	卯	子	酉。	犯之，主兒驚。

天候	申	己	寅	亥	申	己	寅	亥	申	己	寅	亥。犯之，主兒腹脹。
天狗	辰	巳	午	未	申	酉	戌	亥	子	丑	寅	卯。犯之，主兒口噤。
夫人	酉	戌	亥	子	丑	寅	卯	辰	巳	午	未	申。犯之，主兒嘔吐。
運鬼力士	艮	乾	坤	巽	艮	乾	坤	巽	艮	乾	坤	巽。諸曆書不載之

藏胎衣吉方出《廣濟曆》

○十二辰所在每月圖如此，《聖濟錄》有圖注。

	正	二	三	四	五	六	七	八	九	十	十一	十二
天德	丁	坤	壬	辛	乾	甲	癸	艮	丙	乙	巽	庚。宜藏胎衣吉
月德	丙	甲	壬	庚	丙	甲	壬	庚	丙	甲	壬	庚。同
月空	壬	庚	丙	甲	壬	庚	丙	甲	壬	庚	丙	甲。宜藏產室吉
生氣	子	丑	寅	卯	辰	巳	午	未	申	酉	戌	亥。宜藏胎衣吉

胎神遊方所直方位，不可修造，主傷胎。

正月在床　二月在戶　三月在門　四月在竈　五月在自身　六月在竈　七月在子方　八月在廁　九月在門　十月在戶　十一月在竈　十二月在床

十二月產圖

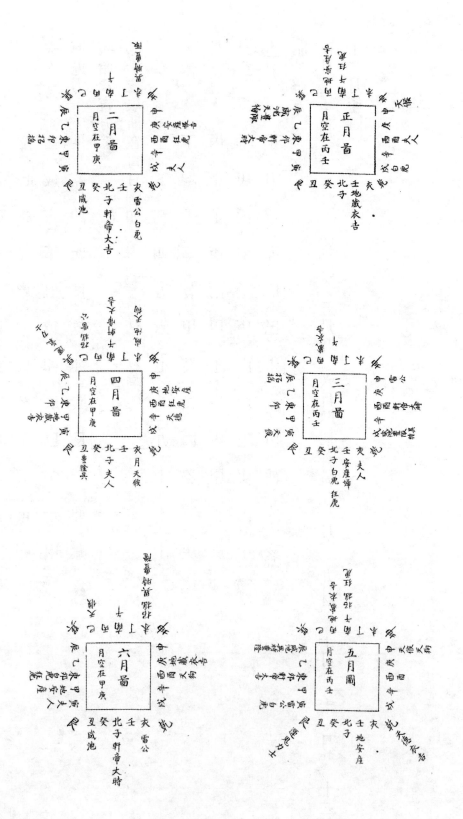

正月圖
月空在丙壬

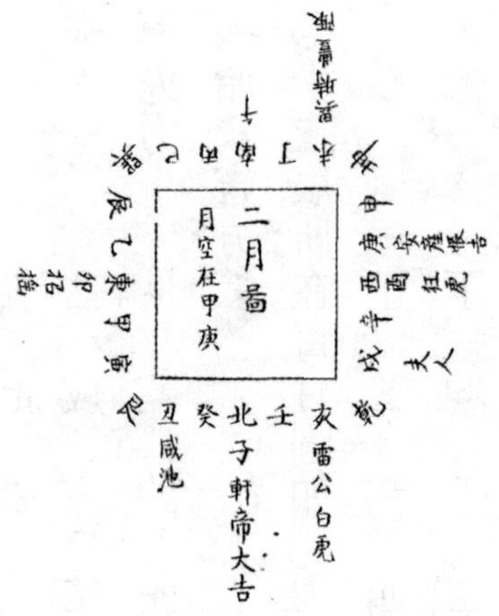
二月圖
月空在甲庚

三月圖
月空在丙壬

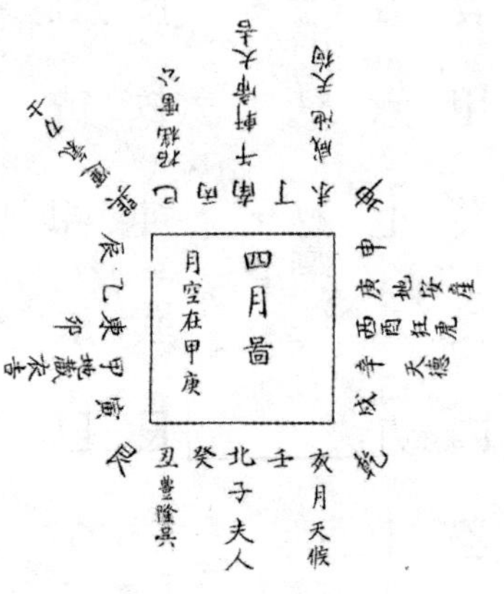
四月圖
月空在甲庚

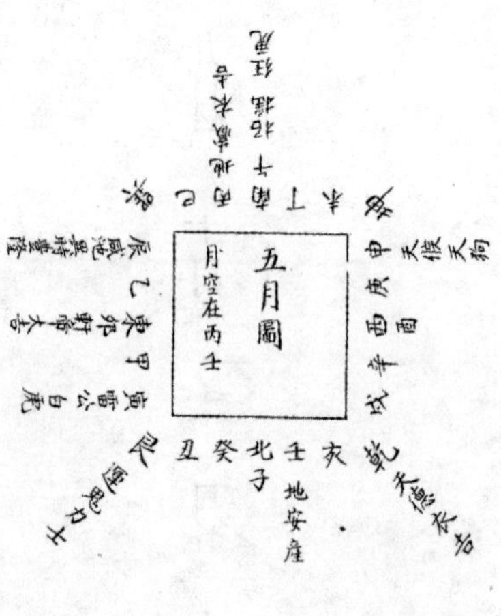
五月圖
月空在丙壬

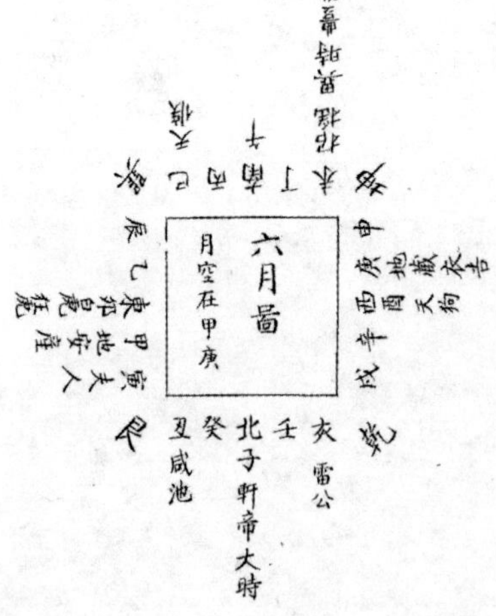
六月圖
月空在甲庚

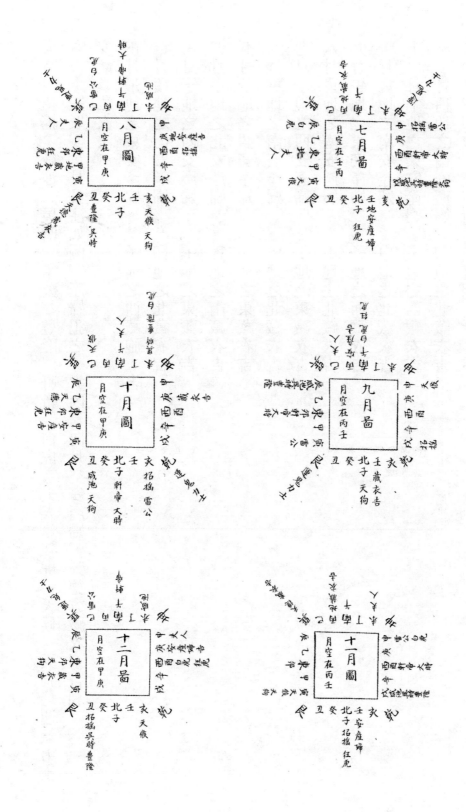

七月圖
月空在壬丙

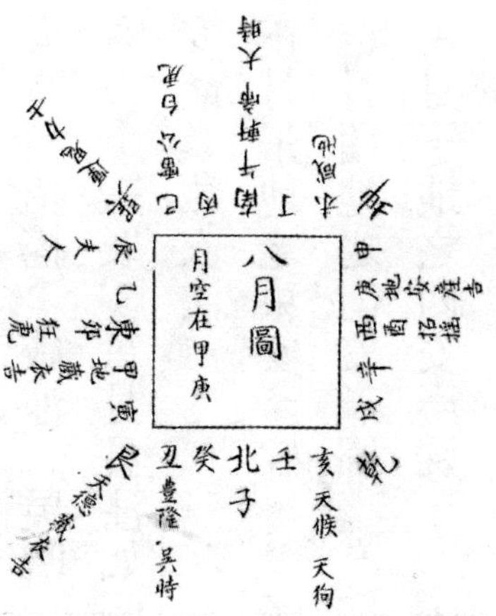
八月圖
月空在甲庚

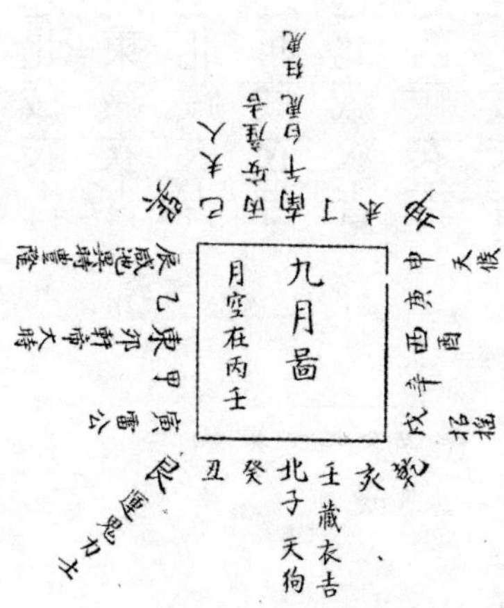
九月圖
月空在丙壬

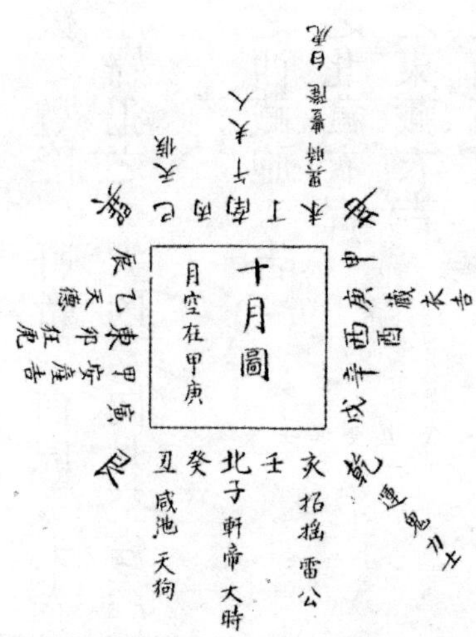
十月圖
月空在甲庚

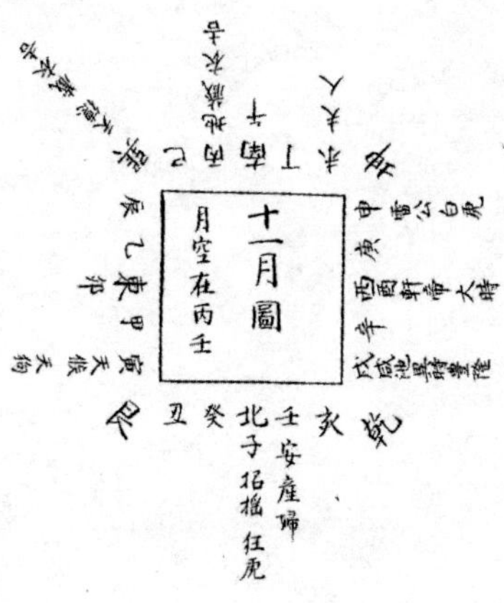
十一月圖
月空在丙壬

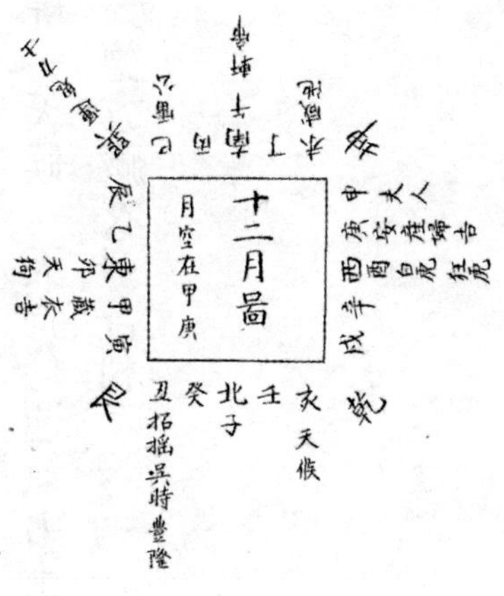
十二月圖
月空在甲庚

十三辰名

大時　招搖　咸池　吴時　雷公　豐隆　軒帝　白虎　夫人　狂虎　天候　天狗　運氣力士

右一十三辰，每月具注如圖，產婦犯之，大凶。向月空安產婦，天德方藏衣，吉利。《聖濟錄》

安產及藏衣法

正月午地之東安產婦　子地之西藏胞衣吉
二月酉地之南安產婦　卯地之北藏衣吉
三月子地之西安產婦　午地之東藏衣吉
四月申地之北安產婦　寅地之南藏衣吉
五月子地之西安產婦　午地之東藏衣吉
六月寅地之南安產婦　申地之北藏衣吉
七月子地之西安產婦　午地之東藏衣吉
八月寅地之南安產婦　申地之北藏衣吉
九月午地之東安產婦　子地之西藏衣吉
十月寅地之南安產婦　申地之北藏衣吉
十一月午地之東安產婦　子地之西藏衣吉
十二月酉地之南安產婦　卯地之北藏衣吉

若閏月，即依節候，附前後月用之。

產婦衣色及首指並起日法。

甲乙日生產，勿著白衣，宜著黑衣。臥勿西首，勿庚辛日起。
丙丁日生產，勿著黑衣，宜著青衣。臥勿北首，勿壬癸日起。
戊己日生產，勿著青衣，宜著赤衣。臥勿東首，勿甲乙日起。
庚辛日生產，勿著赤衣，宜著黃衣。臥勿南首，勿丙丁日起。
壬癸日生產，勿著黃衣，宜著白衣。臥勿戊己日起。
覆載萬安方卷第三十五

墨之紙二十九丁

覆載萬安方卷第三十六

婦人

一《千金方》第二妊娠諸病十章

二校正時賢胎前十八論治

三楊子建十産論

四産難有六由

覆載萬安方卷第三十六

性全　集

婦人六《千金》妊娠十章，並産前十八論、嚴氏、《大全良方》六由。

《千金方》第二妊娠諸病十章

第一胎動及數墮胎

治妊娠二三月，上至八九個月，胎動不安，腰痛。

艾葉　阿膠　川芎《肘後方》不用之　當歸各三兩　甘草二兩

右㕮咀，以水八升，煮取三升，去滓，入阿膠，令消，分三服，日三服。〇一升者，一盞也。

私謂，古方如此一服，濃味也。準新方。右㕮咀，每服四錢，水一盞半，煎至一盞，去滓，空心溫服。

治妊娠胎動，晝夜叫呼，口噤唇攣及下重痢不息方。

艾葉不拘多少，㕮咀，以好酒五升五盞也，煮取四升，去滓，更煎取一升服，口禁閉者，格口灌之，藥下即瘥，亦治妊娠腰痛及妊娠熱病，並妊娠下血大小便血。

治妊娠數墮胎方

赤小豆爲末，以溫酒服方寸匕，日二服，亦治妊娠數月，月水尚來者。又妊娠三月，灸臍下一寸七壯。治墮胎

第二漏胞

治妊娠下血如故，名曰漏胞，胞乾便死。

乾地黄細末，每服三四錢，溫酒服，不過三服必瘥。不止者，久服以止爲限。

又方　乾薑二兩　乾地黄四兩

右二味，細末，每服方寸匕，溫酒服，日再三服。

榆白皮散《局方》滑胎易產，治妊娠曾因漏胎去血，或臨產驚動太早，產時未至，穢露先下，致使胎胞乾燥，臨產艱難，並宜服之。

冬葵子　榆白皮　瞿麥穗各一兩　木通半兩　大麻仁去殼　牛膝去苗，酒浸，焙，各三分

右爲麤末，每服三錢，水一盞半，煎至八分，去滓，溫服，不拘時。

〇穢露者，《大全良方》第十七卷產難六由中，云胞漿先破，產道乾澀。其四云云

私云，冬葵子若無，則可用黄葵子。亦無榆白皮，則可用冬葵根。今穢露先下者，胞漿也。《千金方》言漏胞者，未產之前，如月水血下，則胎中乾燥，至生產期艱難。亦胞漿，雖非血，而胞胎乾燥，其凶復同。故《局方》榆白皮散載於此下，漏胞者同服之，令胞胎生津液，尤應幸慶矣。

第三子煩

竹瀝湯，治妊娠常苦煩悶，此是子煩。

竹瀝一升　麥門冬　防風　黄芩各三兩　茯苓四兩

右五味，以水四盞，合竹瀝，煮取二盞，分三服。不瘥，再三作。

私謂，竹瀝難頓得，除竹瀝外藥㕮咀，每服四錢，加青竹絮一塊如彈子大，水一盞半，煎至一盞，去滓，溫服。

第四心腹腰痛及脹滿

治姙娠心痛

青竹皮一升，以酒二盞，煮三兩沸，頓服之。

治姙娠腹中滿痛，久心痛，不得飲食。

黄芩三兩　芍藥四兩　白朮六兩

右㕮咀，以水六升，煮取三升，分一服，半日令服盡。

治姙娠忽苦心腹痛。

燒鹽令赤熱，方寸匕，以溫酒服之，立產。

治姙娠腰痛

黑大豆二升，以酒三升，煮取二升，頓服之。亦治常人卒腰痛者。

第五傷寒見此《萬安》第三十三

治姙娠傷寒熱病，頭痛壯熱，嘔吐不食。

知母四兩　粳米半盞，準五合　生蘆根一盞，準一升　青竹茹三兩

右㕮咀，每服五錢，水一盞，煎取七分，溫服，日二三服。

治姙娠傷寒

葱白二十莖　生薑三兩，剉片

右以水三盞，煎取一盞半，頓服取汗，日二三度，如此作之。

治姙娠傷風寒熱，腹中絞痛。不可鍼灸

覆載萬安方卷第三十六

鯽魚一頭，燒作灰末，以酒服方寸匕取汗。私云，以香蘇散熱服，發大汗，差。

治妊娠遭時行溫病，令子不落方。

取伏龍肝竈中黃土水和，塗妊婦臍，亦乾即數塗方。一方酒和塗，一方臍邊五寸塗之。又方泔清和塗之。

治大熱煩悶者

葛根汁二盞，分三服，如人行五里，久服之。人家近者用之，野外葛根殺人。

第六瘧病

治妊娠患瘧方湯

恒山二兩　甘草一兩　烏梅十四個，打破　石膏八兩

右㕮咀，以水與酒各一盞半都三盞，合浸藥一宿，煮三四沸，去滓，初服六合，次服四合，後服二合，凡三服。以一盞準一升而何合

第七下血

膠艾湯，治妊娠二三月，上至七八月，其人頓仆失踞，胎動不下，傷損腰腹，痛欲死，若有所見，及胎奔上搶心，短氣。

艾葉三兩　阿膠　川芎　芍藥　甘草　當歸各二兩　乾地黃四兩

右㕮咀，每服五錢，水一盞半，煎一盞，去滓，入膠，更上火，令盡消膠服，日夜三四服，空心。本方一劑一度，以水五升酒三升，合煎取三升，去滓，後入阿膠，上火煎消膠，分爲三服。今私云，五錢重也。酒水合煎，尤佳。

又方　取葵根莖，燒作灰，以酒服方寸匕，日夜三五服。

治姙娠胎墮，下血不止。

丹參（十二兩），㕮咀，以清酒五升，煮取三升，分三溫服，日二三服。

又鹿角燒灰，以黑豆煎汁服，尤佳。

亦治半產，下血不止，煩悶欲死。

第八小便病

治婦人無故尿血

龍骨（五兩），治下細羅，以酒服方寸匕，空心，日二三服。久者，二三服必愈。

又方　治尿血遺尿

薦草灰，以水或酒調服方寸匕。

第九下痢

治姙娠下痢

人參　黃芩　酸石榴皮（各三兩）　訶子皮（四兩）　粳米（三合，準三兩）

右㕮咀，以水七升，煎取二升半，分三服，空心服之。二三劑服必愈。

治姙娠注下不止

阿膠　艾葉　酸石榴皮（各二兩）

右以水七升，煎取二升，去滓，後入膠令烊，分三服，空心服。

治姙娠及產後寒熱下痢

黃連（五兩）　黃蘗（一斤）　梔子（三十個）

右㕮咀，以水五升，漬一宿，煮三沸，一日一夜服盡。嘔者加陳皮一兩，生薑二兩。亦治男常痢病。

治婦人欲痢，輙先心痛，腰腹脹滿，日夜五六十行。

石榴皮　神麴各八兩　黄蘗一作麥蘖　烏梅　黄連　艾葉各一兩　防己二兩　阿膠　乾薑各三兩　附子五兩，炮

右細末，蜜丸如梧子大，每服二三十丸，加至五七十丸，以米飲服。

第十水種

鯉魚湯，治姙娠腹大，胎間有水氣。

鯉魚一頭重二斤　白朮　生薑各五兩　芍藥　當歸各三兩　茯苓四兩

右㕮咀，以水一斗二升十二盞也，先煮魚熟，澄清取八升，入藥煎取三升，分五服。以一盞準一升，一劑訖，亦一劑，如至數劑。

治姙娠腫毒

蕪菁根

右淨洗，去皮，擣酢和如薄泥，勿令有汁，以猛火煮二三沸，適性薄塗腫，以帛急裹之，日再易之。寒時溫覆。無蕪根時，用子。若腫在咽中，取汁含咽之。

治姙娠體腫有水氣，心腹急滿。

茯苓　白朮各四兩　黄芩　杏人各三兩　旋復花二兩

右㕮咀，以水六升，煮取二升半，分三服。如此數劑，服之。《崔氏方》無白朮

《校正時賢》胎前十八論治《嚴氏濟生方》云胎前十八證。

第一問，姙娠三兩月，胎動不安者何。答曰，男女陰陽會通，血氣調勻，乃成其孕。設若下血腹痛，蓋由子宮久虛，故致令胎墮，其危甚於正產。若姙娠曾受此苦，可預服杜仲圓，以養胎。

杜仲圓

杜仲(去皮，剉，生薑汁浸，炒去絲) 續斷(酒浸，各等分)

右細末，棗肉煮爛，杵和爲圓如梧桐子大，每服七十圓，空心，用米飲服，日進二三服，或百丸。

第二問，胎動腹痛者何。答曰，胎動腹痛，其理非一。蓋緣飲食冷熱，動風毒氣，或因再交，搖動骨節，傷犯胞胎。其候多嘔，氣不調和，或服熱藥太過，氣血相干，急服順氣藥安胎，不然變成漏胎，則難安矣。

如聖湯

鯉魚皮 當歸(酒浸) 熟地黃(酒浸) 阿膠(與蛤粉炒) 白芍藥 川芎 續斷(酒浸) 甘草(炙，各等分)

右㕮咀，每服四錢，水一盞半，入苧根一分，生薑五片，煎至七分，去滓，空心溫服。

第三問，胎漏經血妄行者何。答曰，妊娠成形體，胎息未實，或因房室驚觸，勞力過度，傷動胞胎，或食毒物，致令子宮虛滑，經血淋瀝。若不急治，敗血湊心，子母難保。曰漸胎乾，危亡不久。

佛手散，治妊娠自四五月至七月，因而築心氣欲絕，用此藥探之。若不損，痛止，子母俱安。若胎已損，立便逐下。

當歸(酒浸) 川芎(各三兩)

右㕮咀，每服四錢，酒一盞，煎令欲乾，却入水一盞，再煎二三沸，去滓，溫服。若口噤者，時時灌下，如人行五七里，再進一服，不過三服，便生。

膠艾湯，治妊娠不問月數淺深，因頓仆，胎動不安，腰腹疼痛，或胎奔上刺心，短氣。

熟地黃 艾葉(炒) 白芍藥 川芎 黃耆 阿膠(蛤粉炒) 當歸 甘草(炙，皆各二兩)

右㕮咀，每服四錢，水一盞半，生薑五片，棗子一個，煎至七分，去滓，食前溫服。

安胎散，治姙娠從高墜下，或爲重物所壓，觸動胎氣，腹痛下血，服此藥後，覺胎動極熱，胎已安矣。

縮砂（不拘多少）

右於熨斗內炒，令熱透，卻去皮取仁，研爲細末，每服二錢，熱酒調服。不飲酒，煎艾鹽湯調服，米飲亦可，不拘時候。

第四問，姙娠面赤口苦，舌乾心煩，腹脹者何。

答曰，蓋緣恣情飲酒，因食桃梨羊雞麪魚羶腥毒物，致令百節痠痛，大小便結澀，可服歸涼節命散。

歸涼節命散

川芎　苧根　白芍藥　麥門冬當歸　白朮（各一兩）　糯米（半合）　甘草（炙，半兩）

右㕮咀，每服四錢，水一盞半，煎至一盞，去滓，溫服，不拘時候。

大腹皮散，治姙娠大小便赤澀。

枳殼　大腹皮　甘草（炙，各二兩二分）　赤茯苓（三分）

右細末，每服三錢，以濃煎葱白湯調服，不拘時候。

冬葵子散，治姙娠小便不利，身重惡寒，起則眩暈及水腫。

葵子（一兩二分）　赤茯苓（一兩）

右細末，每服三四錢，以米飲調服，不拘時候，利則住服。若不通，恐是轉胞，加髮灰少許，服有神效。

曾有姙婦腹脹，小便不利，吐逆，諸醫雜進溫脾、寬氣、去脹等劑，服之反吐，藥物不納，轉加脹滿（湊）心，驗之胎死腹中。又服諸下胎藥，不能通解，舉家憂惶，因得鯉魚湯。論曰，腳腫俗呼爲皺腳，亦有通身腫滿，心胸急脹，名曰胎水。遂去姙婦心前衣服，看之胸肚不分，急以鯉魚湯三五服，大小便皆下惡水，腫消脹去，方得分免死胎，可謂更生之人矣。此證蓋緣懷身腹大，姙娠不自知覺，人人皆以謂身娠如此，終不以爲胎水病，醫人何以得知。故書此，諭病家自當覺察。○產下曰分免，亦云分解。

鯉魚湯

當歸　白芍藥各三錢　白茯苓四錢　白朮五錢重同

右㕮咀，每服四錢重，用鯉魚一尾，不拘大小，破洗鱗腸，白水煮熟，去魚，每服用魚汁一盞半，生薑七片，橘皮少許，同煎至一盞，空心服，如胎水去未盡，再三合服。

第五問，胎冷，腹脹虛痛，兩脇虛鳴，臍下冷疼欲泄，小便頻數，大便虛滑者何。答曰，胎氣既全，子形成質，或食瓜菓甘甜飲冷，不時之物，當風取涼受不時之氣，則令胎冷，子身不能安處，皮毛疼痛，筋骨拘急，手足攣拳，致使有此危證，急服安胎和氣散。

安胎和氣散

訶子麪炮煨，去核　白朮各一兩　陳皮　高良薑炒　木香不見火　白芍藥　陳米炒　甘草炙，各半兩

右㕮咀，每服四錢重，水一盞半，生薑五片，煎至七分，去滓，溫服，不拘時候。忌生冷物。

第六問，姙娠心神忪悸，睡裏多驚，兩脇膨脹，腹滿連臍急痛，坐臥不寧，氣急逼迫，胎驚者何。答曰，胎氣既成，五藏安養，皆因氣悶。或爲喧呼，心忪悸亂，致令胎驚，筋骨傷痛，四肢不安，急煎大聖散，安保胎孕，則無危矣。

大聖散

白茯苓　川芎　麥門冬　黃耆蜜水炙　當歸各一兩　木香　人參　甘草炙，各半兩

右㕮咀，每服四錢重，水一盞半，生薑五片，煎七分，去滓，溫服，不拘時候。

紫蘇散，治胎氣不和，揍上心腹，脹滿疼痛，謂之子懸。

大腹皮　川芎　白芍藥　陳皮　紫蘇葉　當歸各一兩　人參　甘草炙，各半兩

右㕮咀，每服四錢重，水一盞半，生薑五片，葱白七寸，煎至七分，去滓，空心溫服。

第七問，懷孕月數未滿，半產者何。答曰，本因藏府虛微，氣衰血弱，病起相感，精氣攻衝，侵損榮衛，有傷胞胎，以致損落，名曰半產。急宜補治，可保安寧。稍緩變成虛勞，不可醫也。

芎藭補中湯，養新血，去瘀血，補虛扶危。

乾薑　阿膠　川芎　五味子各一兩　黃耆　當歸　白朮　赤芍藥各一兩半　木香　人參　杜仲炒　甘草炙，各半兩

右㕮咀，每服四錢，水一盞半，煎至一盞，去滓，通口服，不拘時候，日夜三五服。

（前脫文）服，空心，熱服，日二三服，常服永除疾。

金鈴子散一名茴香三稜散，專治小腸氣。

金鈴子去核皮，醋浸一宿　茴香隔紙微炒　荊三稜以醋煮，切焙　蓬莪朮以醋煮，切焙，各五兩

右細末，每服一二錢，葱酒煎服，日二三服。痃癖積聚之人，帶疝氣者，服之尤佳。

氣寶圓，治一切氣滯，心胸痞悶，及酒食所傷，脾胃積滯，膀胱疝氣，攻注腰腳。

茴香炒，二兩　陳皮　木香一分　黑牽牛四兩，與吳茱萸二兩，交以慢火同炒，候吳茱萸焦，取出，去吳茱萸不用，只用牽牛子頭末一兩或二兩

右爲細末，拌勻，煉蜜爲丸如梧子大，每服三十丸或五十丸，以生薑（脫文）。

第八問，妊娠小便淋瀝者何。答曰，遺溺陰頭中痛，心痛，汗出，陰上入腹，陰偏大，腹臍中痛，悒悒不樂。病左灸右，病右灸左。三壯或五壯，七壯〇不覺而失尿，謂之遺溺也。

蠡溝一名交儀，在足內踝上五寸，三壯或五壯，或七壯。治卒疝小腹腫時，小腹暴痛，小便不利，如癃閉數噫

恐悸，少氣不足，腹痛，悒悒不樂，咽中悶，如有息肉，背拘急，不可俛仰。

〇癃閉者，淋病之一名也。

石門一名利機，一名精露，在臍下二寸。《甲乙經》云，一名丹田，一名命門。灸七壯。《千金》云，婦人不可灸，絕姙孕。

執中云，《甲乙》《千金》及《素問注》，亦謂丹田在臍下二寸。世醫因是，遂以石門爲丹田，誤也。丹田，乃在臍中三寸。《八十一難經疏》論之詳而有據，當以《難經疏》爲正也。治小腹疝，本因調攝失宜，子藏氣虛。蓋緣酒色過度，傷其血氣，致水藏閉澀，遂成淋瀝，名曰子淋。宜服安榮散，通利小便。

安榮散

麥門冬　通草　滑石各一錢重　當歸　燈心　甘草炙，各半兩　人參　細辛各一錢重

右爲細末，每服三四錢，煎麥門冬湯，調服，不拘時候。

第九問，姙娠下痢赤白者何。答曰，蓋因冷物傷脾，辛酸損胃，冷熱不調，胎氣不安，氣血凝滯，下痢頻頻，時有時無，或赤或白，腸鳴後重，穀道疼痛，急服蒙薑黃連圓。不問冷熱，二證皆可服之。

蒙薑黃連圓

乾薑　黃連　縮砂　川芎　阿膠　白朮各二兩二分　乳香三分　枳殼一兩一分

右細末，用鹽梅三個，取肉入醋糊少許，同杵勻，如梧子大，每服四五十丸。白痢以乾薑湯服，赤痢以甘草湯服，赤白相雜痢則以乾薑甘草合煎湯服，並不拘時，或七八十至百丸。

當歸芍藥湯，治姙娠腹中㽲痛，下痢赤白，心下急滿。

白芍藥　白茯苓　當歸　澤瀉　川芎各一兩　白朮一兩二分

右爲細末，每服三五錢，以米飲空心，日夜三五服。忌生冷物。加肉豆蔻、縮砂，尤佳。

第十問，姙娠外感風寒，渾身壯熱，眼暈頭旋者何如。答曰，蓋因風寒客於皮膚，傷於榮衛，或洗項背，或當風取涼，致令頭目昏痛，增寒發熱，甚至心胸煩悶。大抵產前二命所係，方不可輕易妄投湯劑。感冒之初，止宜進芎蘇散，以發散表邪，其病自愈。

芎蘇散

紫蘇葉　川芎　白芍藥　白朮　麥門冬　陳皮　乾葛各一兩　甘草炙，半兩

右㕮咀，每服四錢，水一盞半，生薑五片，葱白五莖，煎至一盞，去滓，溫服，不拘時，日夜三五服。

第十一問，姙娠瘧疾者何。答曰，榮衛虛弱，脾胃不足，或感風寒，或傷生冷，傳成瘧疾。急服駈邪散，莫待吐逆，見物不思，卒難醫療。

駈邪散

高良薑炒　白朮　草菓人　橘紅　藿香葉　縮砂人　白茯苓各一兩　甘草炙，半兩

右㕮咀，每服四錢，水一盞半，生薑五片，棗三個，煎至一盞，去滓，熱服，不拘時，日夜數服。發前兩三服，頻咬，少出汗。

第十二問，姙娠喘急，兩脇刺痛脹滿者何。答曰，蓋因五藏不利，氣血虛羸，因食生冷，或發憎寒，唇青面白，筋脈拘攣，骨節酸痛，皮毛乾澀，生氣喘急，大便不通，嘔吐頻頻，平安散主之。

平安散

厚仆　生薑各二錢重　乾薑　陳皮各一錢　川芎半錢　木香五錢半　乾地黃一錢半　甘草炙，四錢半重同

右㕮咀，每服四錢重，水一盞半，入燒鹽一捻，煎至一盞，去滓，通口服，不拘時候。亦宜服紫蘇飲。在第

第十三問，妊娠頭旋目暈，視物不見，顋項腫核者何。答曰，蓋因胎氣有傷肝藏，毒熱上攻，太陽穴痛，嘔逆，背項拘急，致令眼暈生花。若加涎壅，危在片時，急煎消風散，服散之。

○涎壅者，痰延壅塞於咽喉。

消風散

石膏　甘菊花　防風　荊芥穗　羌活　羚羊角　川芎　大豆黃卷炒　當歸　白芷各一兩　甘草炙，半兩

右㕮咀，每服四錢，水一盞半，入好茶半錢，煎至八分，去滓，通口食後服。有一妊婦將臨月，兩眼忽失明，燈火不見，頭痛目暈，項顋腫滿，不能轉頸。諸醫治療不痊，轉加危困。偶得此方，對證合之服。病減七八，獲安分娩。其眼帶吊起，人物不辨。有人云，只服四物湯加荊芥、防風，更於眼科對第四十九，轆轤轉開證，服天門冬飲子。

天門冬飲子

天門冬　知母　茺蔚子各二兩二分　防風兩半　五味子　茯苓　羌活　人參各一兩三分

右㕮咀，每服四錢重，水一盞半，生薑三片，煎至一盞，去滓，食後溫服。

第十四問，小腹虛脹者何。答曰，因食硬物傷胎，胎既受病，傳於脾胃，脾胃氣虛，冷逼小腹，狀如奔豚。或腰重，大便秘澀，兩脇虛鳴，宜服勝金散，溫中下氣，疾即安矣。

勝金散

吳茱萸　陳皮　乾生薑　乾薑炮　川芎各三錢　厚朴　縮砂炮　甘草炙，各六錢

右細末，每服二三錢，以鹽湯服，不拘時候。

第十五問，將產，忽見橫產倒產者何。答曰，不能忌口，恣情多食，五藏氣滯，六府不和，胎氣既肥，或用力太早，胎受驚觸。急用瘦胎金液圓，其兒身自順生矣。金液圓（藥種有異物，故不出此。）

○《小品方》療逆產方，鹽塗兒足底，又可急搔爪之，並以鹽摩產婦腹上，即產。又方，以鹽和粉塗兒兩足下，即順也。橫產、逆產二條，其理雖別，療方蓋同，以意量逐善參用也。

催生鈆丹，治橫逆難產。

黑鈆（一錢重，用小銚子，火上鎔，投水銀二錢重，急攪結成砂子，傾出，作丸如綠豆大，臨橫逆產時，以香水吞下二丸，立便順生。香水者，井華水歟。麝香水歟。）

右譬如停水滅火，積年無用，偶爾不虞，乃救一時之急也。所以胎前數證危急，產後亦然，於病勢不無過慮，家有姙婦，正當預備先合，臨產或當煎下。若得幸而無恙，有不須服湯散，必是棄之，甚無所費，亦不爲多。

催生如聖散

黃葵子（日本謂之黃連花，造紙之家用之）

右細末，每服二三錢，用熱湯服亦佳。

香桂散，下死胎。

麝香（半錢重，別研）　官桂（三錢末）

右和勻，作一服，以溫酒服，須臾如手推下。

第十六問，欲產忽然氣血暈悶，不省人事者何。答曰，本因用力太過，脈理衰微，精神困倦，心胸痞悶，眼暈口噤，面青髮直，命在須臾，急服靈藥。

來甦散（甦蘇同字）

木香　神麴炒　陳皮　麥蘖炒　黃耆　生薑切，炒黑　阿膠炒　白芍藥各一錢，炒　糯米一合半，重二兩　苧根三錢，炒　甘草炙，三錢

右㕮咀，每服四錢，水一盞，煎至八分，去滓，溫服。斡開口，頻灌，連接煎，再三灌，知人事，可謂更生之人也。

第十七問，胞胎肥，臨產難生者何。答曰，身居富貴，口厭甘肥，聚樂不常，食物無度，既飽便臥，致令胞胎肥厚，根帶堅牢，行動氣急。蓋緣不曾預服瘦胎之藥，致於臨產，必是難生，入月可服無憂散，則易產矣。

無憂散

當歸　川芎　白芍藥各三錢　木香　甘草炙，各一錢半　枳殼麩炒　乳香各三錢　血餘亂髮灰也。一錢半

右細末，每服二三錢，水一盞，煎至八分，日進兩三服，不拘時。

第十八問，坐草驀然氣痿，目翻口噤者何。答曰，蓋因恣意喜怒，遂致衛竭榮枯，胎轉難動，坐草時用性過多，腹痛。又不能熟忍，自翻口噤，面黑唇青，沫出口中，子母俱殞。若兩臉微紅，子死母活，用霹靂奪命丹急救之。

霹靂奪命丹，修合時，勿令婦妾雞犬見。

虵退入無濕罐內，煨　千里馬草鞋舊履左腳一隻，燒灰，一錢　金銀箔各七個　髮灰一錢　馬鳴退又云蠶退　紙燒灰一錢　乳香半錢，別研　黑鉛二錢半，水銀七分半，小銚子火上鎔結砂子

右細末，以豬心血爲丸如梧子大，每服兩三丸，以倒流水化，灌口中，頻頻灌之。此藥預合，特臨時救急。

楊子建十產論《大全良方》第十六卷。

《大全良方》云，凡人生產，先知此十產證候，則生產之婦，永無傷損性命，生產之間，性命最重，幸

而孩子易生，人不知福萬一。有少艱難，則須臾之間，子母之命懸於絲髮。但世人所患者，惟看生產收生之人，少有精良妙手，緣此而多有傾性命。予因傷痛其事，不爲無補。外有盤腸產，僕添方法在後。

一曰正產

正產者，蓋婦人懷胎十月滿足，陰陽氣足，忽然腰腹作陣疼痛，相次胎氣頓陷，至於臍腹疼痛極甚，乃至腰間重痛，穀道挺迸，繼之漿破血下，兒子遂生。此名正產。

二曰傷產

傷產者，蓋婦人懷胎，忽有七月八月而產，忽至九月十月而產，忽有經一年、二年乃至四年五年而後產者，今獨以十月滿足爲正產。蓋一人之生，陰注陽定，各有時日，不可改移。今有未產一月已前，忽然臍腹疼痛，有如欲產，仍卻無事，是名試月，非正產也。但一切產母，未有前面正產證候，即不可令人抱腰，產母亦不可妄亂用力。蓋欲產之婦，臍腹疼痛，兒身未順，收生之人卻教產母虛亂用力，兒身纔方轉動，卻被產母用力一逼，遂使兒子錯路，忽橫忽倒，不能正產，皆緣產母未當用力之所致也。凡產母用力，須待兒子順身臨逼門戶，方始用力一送，令兒下生，此方是產母之用力當也。若未有正產之候而用力傷早，並妄服藥餌，令兒下生，譬如揠苗而助之長，非獨無益而又害之。此名傷產。

三曰催產

催產者，言婦人欲產，漿破血下，臍腹作陣疼痛，其痛極甚，腰重，穀道挺迸，已見是正產之候，但兒卻未生，即是服藥以催之。忽有經及數日，產母困苦，已分明見得是正產之候，兒子難生，亦可服藥以助產母之正氣，令兒速得下生。此名催生。

四曰凍產凍，冰寒義也。

凍産者，蓋言三冬之月，天氣寒冷，産母經血得冷則凝結而下散，因其血之不散，以至兒子不能生下，此之一弊，爲害最深，然世人不知覺。若冬月産婦下部不脱去綿衣，並不坐臥寒冷之處，當滿房著火，令遍房常有暖氣，常令産母背身向火，令臍下腿膝間常有暖氣。若背上心前少聞寒冷，須是暖炙綿衣以包之，貴其血得熱則流散，使兒子易生。此名凍産。若春秋之間，天地少有陰濕寒冷之氣，亦可就房中，以微炭火暖之爲妙。

五曰熱産

熱産者，蓋言盛煮之月，欲産之婦，當要其溫涼得所，不可因熱，恣意取涼，久有傷損胎氣。又生産之處，不可多人數，切恐人多，熱氣逼襲産母，蓋人之血氣，得熱則散，熱過則損。今當夏暑炎熱之盛而産母氣虛，人氣一逼，則其血沸溢，而血得熱則上蒸，能令産母發熱頭痛，面赤昏昏如醉，乃至不知人事。世有名血暈者，緣此而成也。此名熱産。若值夏月，少有清涼之氣，陰雨之變，産母亦不可任意取涼，恐生大病。

六曰横産

横産者，蓋兒子下生，先露其手，忽先露其臀，此因未當用力，而産母用力之過也。臍腹疼痛，兒身未順，則是産母用力一逼，遂致身横而不能生下，不幸有此證候。當令産母安然仰臥，令看産之人推而入去。凡推兒之法，先推其兒身，令直上，漸漸通手，以中指摩其肩，推其上而正之，漸引指，攀其耳而正之，須是産母仰臥，然後推我直上，徐徐正之，候其身正，門路皆順。煎催生藥一盞，令産母喫了，方可令産母用力，令兒下生。此名横産。若看生之人，非精良妙手，不可依用此法，恐恣其愚，以傷人命。

七曰倒産

倒産者，蓋因其母胎氣不足，關鍵不牢，用力太早，致令兒子不能回轉順生，便只直下，先露其足也。

治之之法，當令産母於牀上仰臥，令看生之人推其足入去，分毫不得令産母用力，亦不得驚恐，候兒自順。若經久不生，卻令看生之人，輕輕用手内入門中，推其足，令就一畔直上，令兒頭一畔漸漸順下，直待兒子身轉，門路正當。然後煎催生藥，令産母服一盞，後方始用力一送，令兒生下。此名倒産。若看生之人，非精良妙手，不可依用此法，恐恣其愚，以傷人命。

八曰偏産

偏産者，蓋因兒子回轉，其身未順，生路未正，卻被産母用力一逼，致令兒頭偏拄左腿，忽偏拄右腿，致令兒雖近人門，而不能生下。但云兒已露頂，然不知兒之所露，即非頂也。忽左額角，忽右額角而已。頭偏柱一畔，以此不能生。收之之法，當令産母於床上仰臥，令看産之人輕輕推兒近上，以手正其頭，令兒頭頂端正向人門，然後令産母用力一送，即便兒子生下。若是小兒頭之後骨偏拄穀道，即令兒卻只露額，當令看生之人，以一件綿衣炙令溫暖，用裹手急於穀道外旁輕輕推兒頭令正，即便令産母用力送兒生也。此名偏産。凡於穀道外旁推兒頭正，須推其上而正之，仍是小用輕力推些上，兒而正之也。若看生之人，非精良妙手，不可依用此法，恐恣其愚，以傷人命。

九曰礙産

礙産者，蓋言兒身已順，門路俱正，兒子已露正頂，而不能生下。蓋因兒身回轉，肚帶攀其肩，以此露正頂而不能生。此名礙産。收之之法，當令産母於床上仰臥，令看生之人輕輕推兒近上，徐徐引手，以中指按兒肩，下其肚帶也。仍須候兒身正順，方令産母用力一送，兒子下生。此名礙産。若看産之人，非精良妙手，不可依用此法，恐恣其愚，以傷人命。

十曰坐産

坐產者，蓋言兒子之欲生，當從高處牢繫一條手巾，令產女以手攀之，輕輕屈足坐身，令兒生下。非令產母臨生兒時，坐著一物，此名坐產。若是產母，兒將欲生，卻令坐著一物，即抵著兒路，不能生也。

已上十種產生之類如此。

又曰盤腸產十一《續添》凡有四方，趙都運恭人，每臨產，則子腸先出，然後產子，產子之後，其腸不收，甚以爲苦。名曰盤腸產。醫不能療。偶在建昌，得一坐婆，施之一法而收之。其法，遇產後子腸不收之時，以醋半盞，新汲冷水七分，碗調停，噀產婦面，每噀一縮，三噀收盡。此良法也。後學不可不知。

治推腸生方，又名盤腸產。

右以半夏爲末，搐鼻中，則腸上矣。

又方，以大紙撚，以麻油潤了，點燈吹滅，以其煙熏產婦鼻中，腸即上收矣。

又方，以萆麻子十四粒，去殼，研如膏，貼產婦頂中心，腸即收上了，即拭去之。

產難有六由《大全良方》第十七卷。

《大全良方》云，夫產難之由有六，所受各異，故治療之方不同，今具言之，以開世惑。凡婦人以血爲主，惟氣順則血順，胎氣安而後生理和。今富貴之家，往往保惜產母，惟恐運動，故羞出入，專坐臥，曾不思氣閉而不舒快，則血凝而不流暢，胎不轉動，以致生理失宜，臨產必難，甚至悶絕也一。且如貧者，生育日夕勞苦，血氣舒暢，生理甚易，何俟乎藥。則孕婦常貴於運動者明矣。次則婦人妊娠已經六七個月，胎形已具，而世人令子大母小，臨產必難也二。何以知之，生下孩子，頭上有白膜一片，滯膩如膠，俗強名曰戴白。生兒身有青有黑，俗強名曰宿痣。此皆是入月交合所致也。如此則不待母病，其子亦生浸淫赤爛瘡瘍，俗謂之胎蛆動。逾歲月不差，可不戒乎。三則臨覺太早，大小揮霍，或信卜筮，或說鬼祟，多方誤恐，致令產母心驚神恐，憂惱怖懼。又被閙雜婦人、喪孝穢濁之人衝觸，若不預爲杜絕，臨産必難也三。何以知之，如偷生之女，不正之屬，既無産厄，子母均安，其理可知。凡臨産初，然腰痛或作或止，名曰弄痛。坐婆疎率，不候時至，便令試水，試水頻併，胞漿先破，風颯産門，産道乾澀，及其兒轉，便令坐草太早，兒轉亦難，致令産難也四。真候痛極，眼中如火，此是兒逼産門，方可坐草，即令易産。如坐草稍久，用力太過，産母困睡，抱腰之人，又不穩當，致令坐立傾側，胎死腹中，其爲産難也五。時當盛暑，宜居深幽房室，日色遠處，開啟窗戶，多貯清水，以防血運、血悶、血溢妄行、血虛發熱之證。如冬末春初，天色凝寒，宜密閉産室，窒塞罅隙，内外生火，常令暖氣如春，仍下部衣服不可去綿，方免胎寒血結，母致産難也六。凡孕婦入月，斷不可洗頭，方免産難及横生逆産。自明謹論。

朱墨之紙數四十四丁

覆載萬安方卷第三十七

性全　集

婦人七　產後諸病二十一論

校正郭稽中《產科經驗保慶集》二十一篇

《產科論序》曰，世傳產書甚多，《千金》《外臺》《會主產寶》、馬氏、王氏、崔氏，皆有產書。巢安世有《衛生寶集》《子母秘錄》等，備則備矣。但倉卒之間，未易歷試，惟李師聖序郭稽中《產科經驗保慶集》二十一篇，九十八方，用之頗效。但其間敘論未爲至當，始用料理簡辨於諸之下，以備識者，非敢好辨也。辨，辯。

第一論曰，熱病，胎死腹中者何。答曰，因母患熱病，至六七日以後，臟腑熱極，熏煮其胎，是以致死。緣兒死身冷，不能自出，但服黑神散，煖其胎，須臾胎氣溫煖，即自出矣。又有不因病熱，以致胎死者，或因頓仆，或從高墜下，或因房室驚觸，或臨產驚動太早，觸犯禁忌，產時未到，經血先下，穢露已盡，致胎乾子死腹中。何以驗之，但看產婦舌色青黑，及舌上冷者，是其候也。疑貳之間，且進佛手散三二服，探之，若不死，子母俱安。若胎已死，立便逐下，的知其胎死，則進香桂散，須臾如手推下。○《嚴氏濟生方》第十，《三因方》有評。

黑神散，此方產後無所不治。

當歸　芍藥　乾薑　官桂(不見火)　甘草　生乾地黄(各一兩)　黑豆(炒，去皮，二兩)　附子(炮，半兩)

右細末，每服二三錢匕，溫酒調服。

又方，不用附子，入蒲黄，二物並入用，尤佳。

佛手散，產前十八證第三問答下載之。

當歸(酒浸)　川芎(各一兩)

右㕮咀，每服四錢，酒一盞，煎令飲，欲乾卻入水一盞，再煎三兩沸，去滓，溫服。若口噤者，時時灌下。(在此《萬安方》三十六卷，可見彼。)

香桂散，治下死胎。

麝香(半錢，別研)　官桂(去皮，三錢)

右細研和勻，只作一服，溫酒服，須臾如以手推下。(前第三十六卷產前十八問下載之)

《三因方》第十七評曰，夫妊娠謂之重身，二命係焉。將理失宜，皆能損胎，不特熱病熏煮所致。或因頓仆驚恐，出入觸冒，及素有癥瘕積聚，壞胎最多，其候舌青，即知子死。《養胎論》云，面青舌赤，母死子生，唇青吐涎，子母俱斃。又有雙懷二胎，或一死一活，其候尤難知。自非臨歧觀變，未易預述，不可不備學也。然以黑神散溫胎，未若補助產母，使其氣正，免致虛乏困頓，胎自下矣。催生湯殊勝黑神散。

催生湯，治產婦陳踈難產，經三兩日不生，或胎死腹中，或產母氣乏委頓，產道乾澀，纔覺陣痛破水，便可服之。

蒼朮(五兩)　桔梗(二兩二分)　陳皮(六錢)　白芷　桂心　甘草(炙，各三錢)　當歸　川烏頭(炮)　乾薑　厚朴(各二錢)　川芎(一錢半)　芍藥　茯苓

半夏(七錢)　附子(炮)　天南星(炮，各二錢)　枳殼(四錢)　阿膠(炙，各二錢半)　杏人(去皮尖，炒，二錢半)

右細末，每服一二錢，溫酒，覺熱悶，用新汲水、白蜜調服。

第二論曰，胎衣不下者何。答曰，母生子訖，血流入衣中，衣爲血所脹，是故不得下。治之稍緩，脹滿腹中，上衝心胸，疼痛喘急者難治。但服奪命丹，以速去衣中之血，血散脹消，胎衣自下。亦有胎初下後，產婦力羸，不能更用氣力，產胞經停，遇風冷乘之，血道閉澀，故胎衣不下，取黑豆一合，炒令熟，入醋一大盞，煎三五沸，去滓，分三服，溫服或取鞋底炙熱，熨小腹上下三五次，立效。

奪命丹

附子炮，半兩　牡丹皮一兩　乾漆炒，令煙盡，一兩

右細末，用酸醋一大盞，大黃末一兩，同熬成膏，和藥末如梧子大，每服七丸，或十二十丸，以溫服，不拘時。

《三因方》云，更有牛膝湯，用之甚效。錄以附行。

牛膝湯《三因方》，治產兒已出，胞衣不下，臍腹堅脹，急痛甚，及於死腹中不出。

牛膝酒浸　瞿麥各四兩　滑石八兩　當歸酒浸　木通各六兩　葵子五兩，根亦良

右㕮散，每服三四錢，水二盞，煎七分，去滓，溫服，不拘時。《三因方》胎衣不下，在第三論。

第三論曰，難產者何。答曰，胎成之後，子居腹中，每食母血，食血有餘，遂成結塊，謂之兒枕。子欲生時，血塊先破，爲敗血散，裹其子，所以難產。當服勝金散。要知胎成之後，全在調攝，常欲其氣道平順，十月滿足則產，無不順矣。更有年少初產，纔覺腹痛，便相告報。傍人擾擾，產婦驚怖不安，心氣蓄結，氣道不順，以致難產。宜服催生獨勝散，及紫蘇飲，順氣安胎，衣破漿行，須臾即生。

勝金散

麝香一錢重　鹽豆一兩，以舊青布裹，燒令紅，而急以乳鉢搥研細

右細末，取秤鎚燒令紅，以酒淬之，溫時調藥一二錢匕服。又催生獨聖散方，載産前十五問中。蘇飲方，載産前十六問中在於此《萬安》第三十六卷中。《三因方評》曰，産難不只胎側有兒枕破，與敗血裹凝，隨其胎息，因婦自有難易，其如横逆，多因坐草太早，努力過多，兒轉未進，或已破水，其血必乾，致胎難轉。若先露脚，謂之逆産。先露手，謂之横産。當以微鍼刺其手足，便使自縮入，即服神應黑散，以固其血，必自轉生。《養生方》云，倉皇之間，兩命所係，不可不廣傳，蓋替黑散之功也。或以鹽塗兒脚底，抓搔之。

神應黑散亦如神散，亦云烏金散，治横生逆生難産。

百草霜　香白芷等分

右細末，每服二三錢，童子小便，好醋，各一茶脚許準半盞歟，調和，更以沸湯浸四五分服上。一服見功，甚者已分娩矣。一名烏金散。

第四論曰，産後血暈者何。答曰，産後血暈，因産所下過多，血氣虚極，是致暈悶。甚則昏塞不知人，氣息欲絶，暈悶不止，則能斃人。若作暗風治之，誠爲謬矣。但服清魂散自瘥，如芎藭湯、黑龍丹，皆要藥也。或以乾漆燒煙，熏産婦鼻，更於産婦房室中頻用醋炭爲佳。○中風有暗風一證，昏塞不省人事也。

清魂散

澤蘭葉　人參各一兩　荊芥穗四兩　川芎二兩　甘草炙，八錢　十錢爲一兩

右細末，每服一錢重私云，二三錢重，以熱湯並溫酒各小半盞，調勻，急灌之，下咽喉則眼開氣定，省人事。

私云，增損四物湯、蘇合香圓，尤有效驗。

《三因方》清魂散　澤蘭　人參各一分　荊芥穗一兩　川芎半兩，皆十錢爲兩。《三因方評》曰，産後血暈，頃刻害人，須量

虛實爲治。若胸中宿有痰飲，但病不除，產後多致眩暈。又血盛氣弱，不快，血逆而上攻，此等皆非清魄可療。痰暈仍用半夏茯苓湯，血壅須用牡丹散，但駃藥尤難，輒用當識輕重，所謂擾乎可擾，擾無擾。若氣血平人，因去血多致暈者，芎藭湯尤佳。

半夏茯苓湯，治姙娠惡阻，心中潰悶，頭目眩暈，四肢怠墮，百節煩疼，痰逆嘔吐，嫌聞食氣，不進飲食。（在惡阻篇中）

半夏（二兩二分）　茯苓　熟地黃（各二兩二分）　陳皮　細辛　人參　芍藥　川芎　紫蘇葉　桔梗　甘草（炙，各一兩）

右㕮咀，每服四大錢，水二盞，薑七片，煎至七分，去滓，空服。大小便結，加大黃。

芎藭湯，治產後去血過多，暈悶不省，及傷胎去血多，崩中去血多，金瘡去血多，拔牙齒去血多，不止，懸虛心煩，眩暈頭重，目暗耳聾，舉頭欲倒。

川芎　當歸（各三兩，切，焙）

右剉，每服四錢，水一盞半，煎七分，去滓，熱服，不以時候。（在《三因方》第七卷）

第五論曰，產後口乾痞悶者何。答曰，產後血氣暴虛，脾胃頓弱，食麪太早，停聚胃脘，麪毒上熏於肺，是以口乾煩悶，心下痞滿，宜服見現丸，以消化之。或有產後勞傷虛羸，因事觸忤，怒氣上逆，以致胸膈痞塞，口乾煩悶者，亦宜服見現圓。蓋其間藥味，皆是順氣快膈之劑。紫蘇飲亦可服之。

見現圓

高良薑（炒剉）　薑黃　蓽澄茄　陳皮　蓬莪朮　人參　京三稜（炮，各一兩二分）

右細末，用蘿蔔，以慢火煮，令爛，研細，以煮餘汁，煮麪糊和丸如梧子大，不拘時候。用蘿蔔湯吞下三十丸，或五七十至百丸。（有蓬莪朮、三稜、良薑，亦消痃癖血塊必矣）《三因方評》曰，產後口乾痞悶，未必止因食麪，或產母內積憂煩，外傷燥熱，飲食甘辛，使口乾痞悶，當隨其所因調之可也。煩心，宜四物湯去地黃，加人參、烏梅煎。若外傷燥熱，看屬何經，當隨經爲治，難以備舉。飲食所傷，見現丸即能作效。

第六論曰，產後乍寒乍熱者何。答曰，因產勞傷寒，血氣，蓋血屬於陰，氣屬於陽，血氣一傷，陰陽互相乘剋，所以乍寒乍熱。此特論陰陽不和之所由致者，亦有因產惡露下少，留滯胞路，亦令人寒熱。但小腹痛急爲異爾，陰陽不和，宜服增損四物湯。敗血停留，宜服奪命丹，或黑龍丹。增損四物湯亦可兼進。

增損四物湯，《易簡方》云，治產後下血過多，榮衛虛損，陰陽不和，乍寒乍熱。

當歸　川芎　白芍藥　人參　乾薑　甘草各等分

右㕮咀，每服四錢，水一盞，煎至六分，去滓，熱服。

《三因方評》曰，乍寒乍熱，榮衛不和，難以輕議，若其敗血不散，豈脾肺二藏耶。大抵一陰閉一陽即作寒熱，陰勝故寒，陽勝故熱。只可云敗血循經流入，悶諸陰則寒，閉諸陽則熱，血氣與衛氣解，則休遇再會而復作，大調經散、五積散在《局方》尤宜，入醋煎服佳。

大調經散，治產後血虛，惡露未消，氣爲敗濁凝滯，榮衛不調，陰陽相乘，增寒發熱，或自汗，或腫滿，皆氣血未平之所爲也。

黑大豆炒，去皮，三兩三分　茯神二兩二分　真琥珀一錢

右細末，濃煎黑豆，紫蘇湯服之。

五積散，在傷寒卷中，並《局方》《三因方》。

○《大全良方》二十一云，產後乍寒乍熱者，陰陽不和，敗血不散故也。陰勝則乍寒，陽勝則乍熱。陰陽相乘，則或寒或熱。若敗血入於肺則熱，入於脾則寒。醫人若誤作瘧疾治之則謬矣。陰陽不和，宜增損四

物湯。敗血不散，宜奪命丹。又問，何以別之。曰，時有刺痛者，敗血也。但寒熱無他證者，陰陽不和也。增損四物湯不一，隨病加減。

知母湯《大全良》，治產後乍寒乍熱，通身溫壯，胸心煩熱方，知母三兩　芍藥　黄芩各三兩　桂心去麤　甘草各一兩。

右㕮咀，每服四錢重，水一盞二分，煎至七分，去滓，溫服。一方不用桂心，加生地黄云云。又《大全良方》云，亦有產後病瘧而作寒熱，有一日一發，或一日二三發，或間日一發，或三兩日一發，或先寒後熱，或先熱後寒，或寒多熱少，或熱多寒少，或但寒不熱，或但熱不寒。亦有自產前病瘧，而產後未愈者，最難用藥。如此柴胡、常山、信砒等，斷不可用。今有《經效》草果飲子、生熟飲子，用之有效。謾備檢閱，如《易簡方》四獸飲，亦可用。

草果飲子治產後瘧疾，寒熱相半者，或多熱者

半夏炮　赤茯苓　甘草炙　草果炮，去皮　川芎　陳皮　白芷各二錢重　青皮去白　良薑　紫蘇各一錢重　乾葛四錢重

右㕮咀，每服三四錢重，水一盞，薑三片，棗一二個，煎至七分，去滓，當發日侵早速進。三服或五服，無有不安。

生熟飲子，治產後瘧疾多寒者

肉豆蔻　草果仁　厚仆　半夏　陳皮　甘草　大棗去核　生薑

右等分細剉和勻，一半生，一半用濕紙裹煨，令香熟，去紙，與一半生者和勻，每服称五錢重，水二盞，煎至七分，食前一服，食後一服。

第七論曰，產後四肢虛腫者何。答曰，母生子訖，例服黑神散及芎藭湯者，取其逐瘀血以生新血也。倘惡露不盡，停留胞絡，生病多端，輕者爲脹，爲痛，爲寒，爲熱，甚者月水不調，閉斷不通，久成血瘕，以

致尪羸。有如產後面目四肢浮腫，此由敗血乘虛，停積於五藏，循經流入四肢，留淫日深，腐壞如水，致令浮腫。醫者不審，便作水氣治之，投以甘遂大戟等藥，以導其水，虛之復虛，因茲大柱者多矣。但服調經散，血行腫消，自然良已。黑龍丹亦治產後浮腫，血滯所致，不可不知。

調經散

沒藥別研　琥珀別研，各一錢重　肉桂不見火　赤芍藥　當歸各二兩二分　麝香半錢重　細辛半錢　甘草二錢，炙《三因方》無甘草

右細末，每服半錢重，或一二錢，生薑汁、溫酒各少許調勻服。

《三因方評》曰，產後浮腫多端，有自懷妊腫至產後不退者，亦有產後失於將理，外感寒暑風濕，內作喜怒憂驚，血與氣搏，留滯經絡，氣分血分，不可不辨，要當隨所因證治之，宜得其情。調經散，治血分固效，力淺難憑，不若吳茱萸湯、枳朮湯、奪魂散、大調經散，皆要藥也。

加減茱萸湯，治婦人藏氣本虛，宿挾風冷，胸膈滿痛，腹脇絞刺，嘔吐惡心，飲食減少，身面虛浮，惡寒戰慄，或泄利不止，少氣羸困，及因生產，藏氣暴虛，邪冷內勝，宿疾轉甚。

吳茱萸湯洗，炒，一兩半　桔梗　乾薑　甘草炙　麥門冬　半夏　防風　細辛　當歸　茯苓　牡丹皮　桂心各半兩

右麤末，每服四錢，水一盞半，煎至七分，去滓，食前熱服。

枳朮湯，治心下堅大如盤，邊如旋盤，水飲所作，名曰氣分。

枳實去瓤，麸炒，一兩半　白朮三兩

右剉散，每服四錢，水一盞半，煎七分，去滓，溫服，腹中軟，即當散也。

奪魂散，治婦人產後，虛腫喘促，利小便則愈。

生薑三兩，取汁　白麵三兩　半夏大，七個，洗

右以生薑汁搜麵，裹半夏，各爲七餅子，炙焦熟，爲末，以熟水服一錢二三錢，利小便即效。

大調經散，在前第六論評曰之下。

第八論曰，產後乍見鬼神者何。答曰，肝能藏血，心能生血，因產走耗，其血勞動，肝心敗血，奔衝邪淫於心，所以乍見鬼神，言語顛倒，非風邪也。但服調經散加龍腦一捻，煎服，得睡即安。調經散方在第七論。《三因方》云，調經散，每服加龍腦一捻服云云。

第九論曰，產後不語者何。答曰，心者君主之官，神明出焉。候血海外應於舌，舌者聲之機，產後敗血停蓄，上干於心，心氣閉塞，則舌強而不語矣。但服八珍散自瘥。

八珍散

人參　石菖蒲　生乾地黄酒浸，焙　川芎各二兩二分　辰砂別研　防風各一兩一分　細辛一錢重　甘草炙，一兩一分

右細末，每服一二錢，薄荷煎湯調服，不拘時候。地黄多喜戀膈，脾胃不快者，以當歸代之，其效尤著。《三因方》無甘草，名七珍散。

第十論曰，產後腹痛又瀉痢者何。答曰，因產血氣勞傷，外則腠理空踈，內則腸胃虛怯，若未滿月，飲冷當風，邪毒虛進，襲留於分肉之間，布於腸胃之內，遂致腹脇疞痛，痛如刀刺，流入大腸，腸鳴洞泄，洞泄不已，痢下赤白，宜服調中湯。又有食肉太早，強食過多，停積不化，臍腹疼痛而成泄痢者，誠有之矣。法當消化停滯則愈，但不可用牽牛、巴豆峻劑，以虛血氣。第五問中見現圓，最佳。倉卒未能辨此，用《局方》中治中湯加縮砂煎服。

調中湯

良薑炒　當歸　肉桂　白芍藥　附子炮　川芎各二兩　甘草炙　人參各一兩　○《三因方》無人參

右㕮咀，每服三四錢，水二盞，煎至一盞，去滓，熱服，空心，食前，日夜五服。

治中湯《局方》

人參　甘草炙　乾薑　白朮　青皮炒　陳皮各一兩

右麤末，每服四錢加縮砂一分，每用加之，水一盞半，煎至一盞，去滓，熱服，空心。亦治霍亂吐痢。私云，加炮肉豆蔻仁，尤佳，每服加一分。

《三因方評》曰，產後下痢，非止一證，當隨所因調之，既云飲冷當風，何所不至。寒熱風濕，本屬外因。喜怒憂思，還從自性內因。況勞逸飢飽，不內外因，皆能致病。若其洞泄，可服調中湯，赤白滯下痢，非此能愈。各隨門類，別有正方，從痢疾滯門中選用之。

第十一論曰，產後遍身疼痛者何。答曰，因產走動，血氣昇降失其常度，留滯關節，筋脈引急，是以遍身疼痛，甚則腰背強硬，不能俛仰，手足拘攣，不能屈伸，或身熱頭痛，不可作他病治。但服趂痛散，循流血氣，使筋脈舒暢，痛疼自止，俛仰得其所矣。

趂痛散

牛膝酒浸　川當歸　官桂　白朮　黃耆　獨活　生薑各一兩二分　甘草炙，三分　薤白二錢半重

右㕮咀，每服四五錢，水一盞半，煎至八分，去滓，熱服，不拘時。加桑寄生半兩，尤佳。無桑寄生則用續斷

《三因方評》曰，趂痛散，不特治產後氣弱血滯，兼能治太陽經感風，頭痛，腰背痛，自汗發熱。若其感寒傷食，及憂恐驚怒，皆致身疼，發熱，頭痛，況有蓐勞產後床席臥蓐之裏，得虛勞，曰蓐勞也。諸證尤甚，趂痛散皆不能療，不如五積散入醋煎用卻不妨。五積散，見《局方》傷寒中。

第十二論曰，產後大便秘澀者何。答曰，津液者，血之餘。因產傷產之氣，津液暴竭，氣少不能運掉，是以大便秘澀不通也。輕者，且進橘杏圓以潤滑之，滑則通矣。若過六七日，腹中滿痛，尚且不通，此必燥

糞在內，乾澀未能得出爾，卻服麻仁圓以通利之，下燥糞則愈。若以爲有熱，用重涼之劑以攻之，轉更傷動胃氣，變證多端，性命危矣。

麻仁圓

麻子仁　枳殼　人參　大黃各半兩

右爲細末，煉蜜和圓如梧子大，每服五十圓，溫湯米飲任服。未通，加丸數七八十或百丸服。一向不通，則加牽牛微炒末一二兩。

橘杏圓，治氣秘，老人虛弱人皆可服。

橘紅末　杏人去皮尖

右二味，等分和勻，蜜丸梧子大，每服七十圓，空心，米飲服，或百丸。

《可用方》名曰潤腸，老人、虛人、風人，常可服，潤澤腸胃，滑快便利。

《嚴氏》第五，亦有潤腸圓。肉蓯蓉、沈香云云。可見彼。

《三因方評》曰，產後不得利，利者百無一生，去血過多，藏燥，大便秘澀，澀則固當滑之。大黃以難輕用，唯蔥涎調臘茶爲丸，復以蔥茶下之，必通利。

阿膠枳殼圓，治產後虛羸，大便秘澀。

阿膠炒　枳殼麸炒，去瓤　等分

右細末，蜜圓如梧子大，別研，滑石爲衣，溫水服二三十丸，半日以來未利，再三服。

第十三論曰，產後血崩者何。答曰，因產所下過多，血氣暴虛，未得平復，或因勞役，或因驚怒，致血暴崩。又有榮衛蠹傷，氣衰血弱，亦變崩中。若小腹滿痛，此爲肝經已壞，爲難治，俱宜投固經圓止之。若小腹脹滿，此爲内有瘀血，則未可止之。止之非特淋瀝不已，小腹轉加脹滿。若小腹脹滿且急，芎藭湯及黑龍丹。若小腹不腹急，是内無瘀血，可服固經圓止之。惡熱藥者，進十灰圓亦得。

固經圓

赤石脂煅　艾葉　補骨脂炒　木賊各半兩　附子一枚，炮去皮

右細末，陳米飲和丸如梧子大，食前溫酒送下五十丸，或七八十丸，米飲亦得。

《三因方評》曰，血崩不是輕病，況産後有此，是謂重傷。恐不止，鹹酸不節而能致之，多因憂驚恚怒，藏氣不平，或産後服斷血藥早，致惡血不消，鬱滿作堅，亦成崩中。固經丸似難責效，不若太料煮芎藭當歸加芍藥湯，候定續次，隨證合諸藥治之爲得。○産後血崩名曰重傷

芎藭當歸加芍藥湯

芎藭三兩　當歸三兩　芍藥三兩

右剉散，每服四錢，水一盞，煎七分，去滓，熱服，不以時候。《三因方》第七卷，眩暈中芎藭湯加芍藥等分之名。

第十四論曰，産後腹脹悶滿，嘔吐者何。答曰，胃受水穀，脾主運化，生血生氣，内濡腑臟者也。因産府藏暴虚，惡露下少，敗血乘虚，散於脾胃，脾受之而爲腹脹，胃受之則成吐逆，亦有惡露過多，氣無所主，聚於脾胃。脾受之則爲腹脹，胃受之則爲吐逆。

抵聖湯而治惡露過多者，於抵聖湯中去澤蘭、赤芍藥，倍加生薑、橘皮也。

抵聖湯

赤芍藥　半夏　澤蘭葉　陳皮　人參各一兩　甘草炙，二分　生薑二兩二分

右吹咀，每服四錢，水一盞半，煎至七分，去滓，溫服，不拘時候，日夜三五服。

第十五論曰，産後口鼻黑氣起，鼻衄者何。答曰，陽明者，經脈之海，起鼻交頞中，還出俠口，交人中左之右，右之左，産後氣消血敗，榮衛不理，散亂入於諸經，卻還不得，故令口鼻黑起及變鼻衄。此緣産後虛熱，變生此疾，其疾不可治，名胃絶肺敗。《三因方》此疾不可治，則不出方。

右遇此疾，急取緋線二條，並産婦頂心髪而條繫兩中指上節即止，無藥可療，亦厭禳之一端也。

私云，本説雖如此，鼻口無黑氣，只吐衄血，則如常服蒲黄、伏龍肝等藥，多有瘥矣。

第十六論曰，産後喉中氣急喘者何。答曰，榮者，血也，衛者，氣也。榮行脈中，衛行脈外，相隨上下，謂之榮衛。因産所下過多，榮血暴竭，氣無所主，獨聚於肺中，故令喘也。此名孤陽絶陰，爲難治。若惡露不快，敗血停凝，上熏於肺，亦令喘急。如此但服奪命丹，血去喘急自止。

奪命丹見第二論下

《三因方評》曰，産後喘固可畏，若是敗血上熏於肺，猶可責效於奪命丹，未可均濟，況孤陽絶陰乎。若榮血暴絶，宜大料煮芎藭湯服之，亦自可救。傷風寒，宜旋覆花湯。性理欝發，宜小調經散。用桑白皮、杏人煎湯調服。傷食宜見現圓、五積散。

旋覆花湯，治産後傷風，感寒暑濕，咳嗽喘滿，痰涎壅塞，坐臥不寧。

旋覆花　赤芍藥　前胡　半夏作麯，尤佳　荊芥穗　甘草炙　茯苓　五味子　杏人　麻黄去根節，各等分

右㕮散，每服四大錢，水一盞半，薑五片，棗二個，煎至一盞，去滓，食前服。

大調經散，見第七論。

五積散見《局方》傷寒中，但入酢煎服。見現丸，見第五論中。

第十七論曰，產後中風者何。答曰，產後傷動血氣，勞損經絡，腠理空疎，勞役太早，風邪乘間而入，始則客於皮膚，次則入於筋脈，又其次則傳於諸藏，隨其諸藏經絡而生病焉。或身體緩急，或頑痺不仁，或口目不正，或奄奄忽忽，神情悶亂，及中風候，宜服小續命湯。又有產後五七日，強力下床，或一月之内傷於房室，或懷憂發怒，動擾沖和，或因著艾傷動藏府。得病之初，眼澀口噤，肌肉瞤搐，漸致腰背筋急強直者，不可治，此乃人作，非的爾中風所得也。

小續命湯，見於中風篇中。

《三因方評》曰，問產後中風，風是外邪，血虛則或有中之者，直答以人作，不可治，問答不相領解。如何開於後人，立論之難有如此者。若是中風，當以脈辨，看在何藏，依經調之。強力下床，月内房室，憂怒著灸，非中風類，蓐勞性氣火邪，治各有法。非產後病，不暇繁引，學者識之。（火邪者，人前後同時加灸，別火氣交攻成病，謂之火邪也。）

第十八論曰，產後心痛者何。答曰，心者血之主，人有伏宿寒，因產大虛，寒搏於血，血凝不得消散，其氣遂上衝擊於心之絡脈，故心痛。但以大巖蜜湯治之。寒去則血脈溫而經絡通，心痛自止。若誤以爲所傷，治之則虛極，寒益甚矣。心絡寒甚，傳心之正經，則變爲其心痛，朝發夕死，夕發朝死。若因七情傷感，血與氣併而心痛者，宜服玄胡索湯，則痛自止。

大巖蜜湯

熟地黃　當歸　獨活　乾薑　吳茱萸（炒）　桂心　白芍藥　小草（遠志苗，各二兩）　甘草（炙）　細辛（各一兩）

右㕮咀，每服一兩，水二盞，煎至一盞，去滓，熱服，不以時。

玄胡索湯，治婦人室女七情，傷寒，遂使血與氣併，心腹作痛，或連腰脇，或引背上下攻刺，甚作搐搦，經候不調，但是一切血氣疼痛，並可服之。

當歸　玄胡索　蒲黃炒　赤芍藥　官桂去麤，各一兩一分　薑黃　乳香　沒藥　木香各三分　甘草二分半

右㕮咀，每服四錢重，水一盞半，薑七片，煎至七分，去滓，食前，溫服。若吐逆，加半夏、橘紅各半兩。

《三因方評》曰，產後心痛，雖非產蓐，常病痛。或有之九痛，未必便是血痛，設是巖蜜湯，豈可用熟地黃。熟地黃泥血，安能去痛。此方本出《千金》，用生乾地黃耳。茱萸一升，合準五兩，乾薑三兩，細辛，治陳寒在下焦，本方一兩，卻減作半兩，制奇制偶，量病淺深，自有品數，不可妄意加減。然以巖蜜湯治血痛，不若失笑散用之有效。失笑散，治心腹痛欲死，百藥不效，服此頓愈。

五靈脂又云尖寒出糞　蒲黃炒各等分

右末，先用醋調三四錢，熬成膏，入水一盞，煎七分，食前熱服，如此頻頻服，以心痛愈爲度。

第十九論曰，產後熱悶，氣上轉爲腳氣者何。答曰，產臥血虛生熱，復因春夏取涼過度，地之蒸濕，因足履之，所以著而爲腳氣，其候熱悶掣縱，驚悸心煩，嘔吐氣上，皆其候也。服小續命湯兩三劑必愈。若惡附子，宜服獨活寄生湯。若嘔者，去地黃，倍加生薑。獨活寄生湯方，見腳氣論治下。《嚴氏方》〇問腳氣逆上，服小續命湯。

〇《大全良方》二十，蒲黃散，治產後煩悶，右蒲黃，以東流水和服方寸匕，極良。尋常治諸虛煩熱者，以竹葉石膏湯，溫膽湯，殊不知產後與尋常不同，如石膏等藥，宜輕用，用之必死。

《三因方評》曰，腳氣固是常病，未聞產後能轉爲者，往往讀《千金》，見有產婦多此疾之語，便出是證，文辭害意，可概見矣。設是熱悶氣上，如何令服續命湯，此藥本主少陽經中風，非均治諸經。腳氣要須依腳氣方論，陰陽經絡調之，此涉專門，未輕易論，既非產後要病，更不繁引。

第二十論曰，産後汗出，多而變痓者何。答曰，産後血虚，故多汗，因風邪搏之，則變痓也。痓者口噤不開，背強而直，如發癎之狀。搖頭馬鳴，身反折，須臾又發，氣息如絕，宜速斡口灌小續命湯，稍緩即汗出如雨，手拭不及者，不可治。小續命湯，右方不特治産婦，凡婦女偶中此疾，急以此藥灌之，無不愈者。或服他藥，則不及矣。

《三因方評》曰，産後汗出，多變痓，亦令服小續命湯。此又難信，既汗多，如何更服麻黄、官桂、防己、黄芩輩，不若大豆紫湯爲佳。《太醫局方》大聖散，亦良藥也。

大豆紫湯，治中風頭眩，惡風自汗，吐冷水，及産後百病，或中風痱痓背強，口噤直視，煩熱。

獨活一兩半　大豆半升　酒三升

右先以浸獨活，煎二三沸，別炒大豆，極焦煙出，急投酒中，密封，候冷，去豆，每服一二合許，得少汗則愈。日數十服，此湯能去風消血結。若姙娠折傷，胎死腹中，服此得安。

大聖散

白茯苓　川芎　麥門冬　黄耆　當歸各一兩　木香　人參　甘草炙，各半兩

右㕮咀，每服四五錢，水一盞半，生薑五片，煎七分，去滓，溫服，不拘時。

第二十一論曰，産後所下過多，虚極生風者何。答曰，婦人以榮血爲主，因産血下太多，氣無所主，唇青肉冷，汗出，目瞑神昏，命在須臾，此但虚極生風也。如此則急服濟危上丹，若以風藥治之則誤矣。

濟危上丹，（此藥品雖難得，非全無救危活命之良方。尤兼預可調持也。）

太陰玄精石別研　乳香　五靈脂　硫黄別研　桑寄生　陳皮　阿膠炒　卷栢生，各等分

右先以上四味同研勻，入石鍋內，以微火炒，勿令焦，了再研極細，後入餘藥末，用生地黄汁煮米，糊和丸如梧桐子大，每服五十丸，食前用溫酒吞下，當歸酒亦佳。

《三因方評》曰，所下過多，傷損虛竭，少氣，唇青肉冷，汗出神昏，此皆虛脱證，何以謂之生風。風是外淫，必因感冒中傷經絡，然後發動藏府，豈能自生風也。虛之説，蓋因《脈經》云，浮爲風爲虛，此乃兩病合説，在人迎則爲風，在氣口則爲虛。後學無識，便謂風虛是一病，謬濫之甚。學者當知《三因》，又云《保慶集》二十一論，人用既多，因評其説，仍將得效，方附行外，有産科諸證，併敘於後。

墨之紙數三十九丁

覆載萬安方卷第三十七

覆載萬安方卷第三十八

一產後虛勞
二產後風虛勞冷
三產後嘔逆不食
四產後霍亂
五產後發熱傷寒傷風
六產後頭痛
七產後陰脫玉門不閉
八婦人陰蝕五痔方蟲食陰門
九產後乳汁自出
十產後吹妳方妳，乳房也。
十一療乳硬作痛
十二療乳癰諸般癤癰疽
十三大小便鼻出血
十四治婦人萬病
十五婦人產後諸病總療

覆載萬安方卷第三十八

性全　集

婦人八 產後虛勞雜病總藥。

《大全良方》第二十一卷云，夫產後蓐勞者，此由生產日淺，血氣虛弱，飲食未平復，不滿日月，氣血虛羸，將養失所，而風冷客之，風冷搏於血氣，則不能溫於肌膚，使人虛乏勞倦，乍臥乍起，顏容憔悴，食飲不消。風冷邪氣而感於肺，肺感微寒，故欬嗽口乾，遂覺頭昏，百節疼痛。榮衛受於風邪，流注藏府，須臾頻發，時有盜汗，寒熱如瘧，背膊煩悶，四肢不舉，沈重著床，此則蓐勞之候也。

又論曰，婦人因產理不順，疲極筋力，憂勞心慮，致令虛羸喘乏，寒熱如瘧，頭痛自汗，肢體倦怠，咳嗽痰逆，腹中絞刺，名曰蓐勞。是曰產後得虛勞疾也。蓐則莚也。產席得此疾也。

增損柴胡湯老孫大保傳，治產後虛羸，發寒熱，飲食減少，腹脹。出《養生必用方》云，老孫太保增損柴胡湯云云。初虞世作。

柴胡　人參　甘草　半夏　陳皮　川芎　白芍藥各三兩

右㕮咀，每服三四錢，水一盞半，薑五片，棗二個，煎至一盞，去滓，食後溫服，日二三服。

熟地黃散，治產後蓐勞，皆由體虛氣力未復，勞動所致，四肢煩疼，時發寒熱，不思飲食。

熟地黃　人參　白芍藥　白茯苓　白朮各二兩二分　續斷　黃耆　桂心　五味子　當歸　麥門冬　川芎各一兩三分二朱

右㕮咀，每服四五錢，水一盞半，薑五片，棗二個，煎至一盞，去滓，溫服，日三五服。

胡氏牡丹散，治婦人產後虛羸，發熱自汗，欲變勞蓐，或血氣所搏，及經候不調，及發寒熱，自汗羸瘦並宜服。

白芍藥　當歸　五加皮　地骨皮　人參各一兩二分　沒藥　桂心去麤，各二錢　牡丹皮三錢

右細末，每服二三錢，水酒各半盞，合溫，調服。若不飲酒，則只用水一盞，開元通寶錢一文，麻油蘸之，同煎七分，去滓，通口服。煎不得攪勻，服不得吹。

《大全良方》云，《產寶》論曰產後虛羸者，因產傷損藏府，勞侵氣血，輕將養滿百日即差，重者日月雖滿，氣血猶不調和，故患虛羸也。夫產後氣血虛竭，藏府勞傷，若人年齒少盛，能節慎將養，滿月便得平復。如產後多因血氣虛弱，雖逾日月，猶常疲乏，或因飲食不節，調適失宜，爲風冷邪氣所侵，搏於氣血，流注於五藏六府，則令肌膚不榮，顏容痿悴，故曰虛羸。

人參散

黃耆　人參　草果仁　厚朴　附子各一兩　白朮　當歸　白茯苓　木香　川芎　桂心　甘草各半兩　陳皮　良薑　訶梨勒皮各三分

右㕮咀，每服四錢，水一盞，薑三片，棗二個，煎至六分，去滓，無時，溫服。

佛手散，治產後血虛勞倦，盜汗多困，少力，咳嗽有痰。《局方》有二種佛手散，此五種佛手散，奇方也。

當歸　川芎　黃耆各二兩二分　柴胡　前胡各一分半

右㕮咀，每服三錢，水一盞，桃柳枝各三寸，棗子、烏梅各一個，薑三片，煎至六分，去滓，溫服。若有痰，去烏梅加半夏歟。

產寶方，療產後虛乏，不思飲食，四肢皆倦，心腹陣痛，補虛治氣。可號人參散

人參　芍藥　桂心　甘草各一兩　當歸一兩半　生乾地黃二兩　生薑一兩

右㕮咀，每服三四錢，水二盞，棗二個，煎至一盞，去滓，溫服，日三服夜一服。

產後風虛勞冷《大全良方》二十一卷。

夫產則血氣勞傷，藏府虛弱而風冷客之，冷搏於血氣，血氣不能濕於肌膚，使人虛乏疲頓，致羸損不復平。若久不平復，若久不差，風冷入於子藏，則胞藏冷，亦使無子，謂之風虛勞冷也。

黃耆散，治產後風虛勞損，羸瘦，不思飲食，四肢疼痛。

黃耆　白朮　木香　羚羊角　人參　當歸　桂心　川芎　白芍藥　白茯苓各二兩　甘草一兩

右㕮咀，每服三四錢，水一盞，薑三片，棗二個，煎至七分，去滓，溫服，無時。

木香散，治產後風虛勞損，氣攻心腹，四肢疼痛，不思飲食。

木香　人參　陳皮　白茯苓　白芍藥　黃耆　川芎各三分　熟地黃　當歸　附子各一兩　甘草一分　桂心　白朮各半兩

右㕮咀，每服三四錢，水一盞，薑三片，棗一個，煎至七分，去滓，溫服。

產後嘔逆不食

夫胃爲水穀之海，水穀之精以爲血氣，榮潤藏府，因產則藏府傷動，有時而氣獨盛者，則氣乘腸胃，腸胃燥澀，其氣則逆，故嘔逆不下食也。

丁香散，治產後脾胃氣寒，心胸滿悶，吐逆，四肢少力，不納飲食。

丁香　人參　檳榔　白朮　桂心　當歸　厚朴　前胡各二兩二分　甘草一兩　良薑二兩

右麤末，每服四錢，水一盞，薑三片，煎至七分，去滓溫服，空心，食前。

開胃散，治產後胃氣不和，嘔吐不止，全不納食。

訶子皮三兩　人參二兩　甘草一兩

右細末，每用，別以半夏二分，生薑一分，薤白二十莖，水一盞，煎至六分，去滓，溫服，食前。

又方　療產後嘔逆不止（鄭知縣傳）

橘紅（一兩）　半夏麯　甘草（各二分）　藿香（三兩）

右細末，每服二三錢，水一盞半，薑三片，煎至六分，不去滓，和服，無時。

又方　治產後更無他疾，但多嘔逆不能食。

白朮（五兩）　生薑（六兩）

右細切，酒水各四升，煎取二分，三四服。

產後雜病

產後霍亂

夫產後霍亂，氣血俱傷，藏府虛損，或飲食不消，觸冒風冷，所致陰陽不順，清濁相干，氣亂於腸胃之間，真邪相搏，冷熱不調，上吐下痢，故曰霍亂也。經曰，渴而飲水者，五苓散。寒多不飲水者，理中圓。大段虛冷者，加附子，來復丹亦妙。（見《局方》）

白朮散，治產後霍亂，吐利腹痛，煩渴，手足逆冷。

白朮　橘紅　麥門冬　人參　乾薑（各二兩二分）　甘草（一兩一分）

右麤末，每服四五錢，水一盞，生薑五片，煎至七分，去滓，溫服。

溫中散，治產後霍亂，吐瀉不止。

人參　白朮　當歸　草豆蔻　乾薑（各一兩）　厚朴（二兩）

右麤末，每服三錢，水一盞，煎七分，去滓，溫服。

高良薑散，治產後霍亂吐利，腹中疞痛。

良薑　當歸　草果仁（各三兩）

右細末，每服二三錢，以沸湯服。

小木香散，理中湯等尤可宜也。

產後發熱傷寒傷風《大全良方》第二十二。

凡產後發熱頭痛身疼，不可便作感冒治之，此等疾證，多是血虛，或敗血作梗。血虛者，陰虛也。陰虛者，陽必湊之，故發熱。且以平和之劑，與服必效。

如玉露散、四物湯以生地黃易熟地黃，加柴胡等分服，或人參當歸散、秦艽鱉甲散、人參百解散、逍遙散可選用。多見不學無聞，纔見產後發熱不退，便以爲熱不退，便以爲熱入血室，便以小柴胡湯，竟不可救者。亦有用竹葉石膏湯而死者，亦有見前失而投以熱溫劑，其熱愈熾者，諸如此等，非不知罪福，皆是不觀古典，杜撰臆度，枉傷人命，殊不知此等疾狀是產後去血過多，而陰虛發熱，亦有寒極生熱，但以上件之藥，以脈證選用，無不獲安。若是陰陽不和，乍寒乍熱，宜增損四物湯。若敗血不散，宜奪命丹，大調經散、五積散，加醋煎服大效。

玉露散，治產後乳脈行，身體壯熱疼痛，頭目昏痛，大便澀滯，悉能治之，涼膈壓熱下乳。

人參　白茯苓　甘草各一兩一分　桔梗炒　川芎　白芷各二兩二分　當歸二分三銖　芍藥一兩三分

右細末，每服二三錢，水一盞，煎至七分，溫服。若煩熱甚，大便秘者，加大黃二分三銖。自餘方見第三十七卷『產科二十一論』中。私云，正氣散、養胃湯、香蘇散，可通用之。

王子亨云，婦人新產，去血過多，津液燥少，陰陽俱虛，如中風傷寒時氣之類，雖當發汗，如麻黃謹不可用，取汗毋令過多，以意斟酌。

夫人觸冒寒氣而爲病者，謂之傷寒，產婦血氣俱虛，日月未滿，而起早勞動，爲寒所傷，則淅淅惡寒，翕翕發熱，頭項肩背骨節痛，至七八日乃差也。如此皆相似時氣傷寒，則方可《和劑局方》小柴胡湯加生乾地黃、秦艽鱉甲散、百解散、正氣散、香蘇散等。

人參當歸散，治產後去血過多，血虛則陰虛，陰虛生內熱。內熱曰煩，其證心胸煩悶，吸吸短氣，頭痛悶亂，骨節疼痛，晡時輒甚，與大病虛煩相類，急宜治之。○《大全良方》

人參　當歸　生乾地黃　桂心　麥門冬各二兩　白芍藥四兩

右㕮咀，每服四錢，水二盞，先將粳米一合，淡竹葉十片，煎至一盞，去米，竹葉入藥，並棗二三個，煎至七分，去滓，溫服，虛甚者，用熟地黃。

增損柴胡湯，治婦人產後虛羸發熱，飲食少，腹脹等疾。

柴胡三分　人參　芍藥　半夏炮　甘草　橘紅　川芎各一兩三分二銖

右㕮咀，每服四錢，水一盞，薑三片，棗二個，煎至七分，去滓，溫服。

產後頭痛

川芎散，治產後頭痛。

烏藥　川芎等分

右細末，每服三四錢，燒秤鎚淬酒，乘溫調藥服。

一奇散，治產後頭疼。

當歸　川芎

右細末，每服三錢匕，水一盞，煎至七分，溫服。

產後小便數不禁，出血等病，在《大全良方》第二十三卷，藥桑螵蛸等難得之，仍不抄之可，可見彼卷中。私云，桑螵蛸無，則可用代桑白皮，併蠶屎歟。

產後陰脫玉門不閉○因產陰門脫出不閉。

《三因方》云，婦人趣產，勞力努嚥太過，致陰下脫。若脫肛狀及陰挺下出，逼迫腫痛，舉動房勞，能發清水續續，小便淋露。

硫黃散，治產後勞傷陰脫。《大全良方》第二十三卷

硫黃　烏賊骨各二兩　五味子一兩，《千金翼》用三銖，一方無

右細末，研令極細，糝患處，日夜三五度。

○見《大全良方》第八卷十八論中，有八方可見。

當歸散，《千金翼方》療婦人陰挺下脫。

當歸炒　黃芩各二兩　牡蠣二兩二分　蝟皮一兩，炙焦　赤芍藥二兩二分

右細末，每服二錢，食前溫酒服，米飲服，亦佳。

《廣濟方》治狀同前。

皂角去黑皮子，炙焦　半夏炒黃　大黃　細辛各一兩　蛇床子一兩半

右細末，薄絹袋盛，如指長，內陰中，日二易之。

《廣濟方》治產後陰腫下脫內出，玉門不閉。

石灰一升，炒，令能燒草

右熱湯二升，投石灰湯中，適溫冷，澄清，坐湯中，以浸玉門，斯須平復如故。《產寶》方只有此一方無論。私云，今以石灰湯淋浸陰門，皆有效。

凡至平愈，忌舉重登高。

陳氏玉龍湯，治婦人產後用力大過，產門惡出。

以四物湯入龍骨末少許煎，空心連進數服，以麻油湯熏浸。

婦人陰蝕五疳方蟲食陰門。

○陰門有蟲痛癢

凡婦人陰中生瘡，名曰䘌瘡，或痛或癢，如蟲行狀，淋露膿汁，陰蝕幾盡者，此皆由心神煩欝，胃氣虛弱，致氣血留滯。故經云諸痛癢瘡，皆屬於心。又云，陽明主肌肉，痛癢皆屬於心。治之當補心養胃，外以熏洗，坐導藥治之乃可。

《千金》療陰蝕瘡

當歸　芍藥　甘草　川芎兩各二　地榆兩三

右細切，以水五升，煮取二升，去滓，熏洗，如此日三度，夜一度。

又方《大全良方》第二十三卷，有數方可撰用。

蒲黄兩三　水銀分二

右研勻，以粉陰門痛癢處。

產後孔汁或行或不行。

一方行產母乳汁

葵子香炒　縮砂兩各三

右細末，每服二三錢，熱酒服，日夜三四服。滋養氣脈榮衛，行津液。上蔡張不思方，常用極有驗。

一方

土瓜根爲末，酒調服方寸匕，日二三服效。

產後乳汁自出

論曰，產後乳汁自出，蓋是身虛所致也。宜服補藥以止之。《局方》蘆漏散宜。

產後吹妳方妳，乳房也。千草要在此《萬安方》第二十二卷癰瘡中。

〇吹妳又云乳腫

夫產後吹妳者，因兒嘬妳之次，兒忽自睡，呼氣不通，乳不時泄，蓄積在内，遂成腫硬，壅閉乳道，津液不通，腐結疼痛，亦有不癢不痛，腫硬如石，名曰吹妳。若不急治，腫甚成癰。又云，產後吹妳，最宜急治，不爾，結癰逮至死者，速與服皂角散。

皂角散方，詞曰

婦人吹妳意如何，皂角燒灰蛤粉和，熱酒一盃調八字，須臾揉散笑呵呵。

栝樓散方

乳香研，一錢　栝樓根末二兩二分

右研勻，每服二三錢匕，溫酒，食後，日三五服。

天南星散

天南星爲末，用溫湯調，以鳥羽塗之。

療乳硬作痛

嫩桑葉握取汁，合米飲，塗之。又乾抹以米飲調如膏藥，攤紙花，貼腫硬處。

又方丁香細末，以水調塗之。痛甚，則與天南星粉合和傅之。

又有妬乳病證，夫妬乳者，由新產後，兒未能飲之，及乳不泄，或乳脹捏其汁不盡，皆令乳汁蓄結。血氣相搏，即壯熱，大渴引飲，牢強掣痛，手不可近是也。初覺便以手助捏去汁，更令傍人助吮引之，不爾，或作瘡有膿，其熱勢盛，必成癰也。吹妳、妬乳、乳癰，其實則一也，只分輕重而已，輕則爲吹妳、妬乳，重則爲癰，雖有專門，不可不錄。

療乳癰諸般癤癰疽

橘紅半兩　阿膠蛤粉炒　甘草炙，各一兩

右吹咀，分爲二服，每服用泉水一盞半，煎至半盞，去滓，溫服。

一醉膏陳日華方，治妳癰。

石膏不以多少，煅通赤，取於地上，以椀覆，出火毒，細研，每服三四錢，以溫酒服，亦更添酒服，醉睡，睡覺再進一服。《千金》療乳無汁，以水煮煎服。

又療乳癰初得，令消。

赤小豆　茼草

右等分，細末，以酢和傅乳腫上，立愈。

又方　鹿角以水石上磨，日夜塗之。又鹿角燒作灰，以酒調塗之。

金黃散，治妳癰。出《婦人經驗方》

大黃　甘草各二兩

右細末，以好酒熬成膏，攤紙，貼乳腫痛處，仰面臥，至五更。未貼時先用溫酒調服二錢匕，就悉處臥，明日取下惡物，相度強弱用藥，羸弱人不服。

神效瓜蔞散，治婦人乳疽妳勞。李嗣立方也

瓜蔞一個，去皮，焙，研爲細末。若急用，只爛研，子多有力　甘草不炙　當歸酒洗，焙，各一兩一分　乳香一錢重　沒藥通明者，二錢半重

右用無灰酒三椀，同於石器中慢火熬，取一椀清汁，分爲三服，食後良久服。若有妳勞，便服此藥，可杜絕病根。若毒氣已成，能化膿爲黃水。毒未成，即於大小便中通利，甚再合服，以退爲妙。婦人乳癰方甚多，獨此一方神效無比，萬不失一。陳良甫云，癸亥年，僕處五羊，趙經略廳判夫人，年七十一歲，隔一二年，左乳房上有一塊如雞卵大，今忽作楚，召余議藥。僕云，據孫真人云，婦人年五十歲已上，乳房不宜見癰，見則不可療矣。幸而未破，恐是氣瘤也。謾以五香連翹湯去大黃煎服，服後稍減，則已過六七年後，每

遇再有腫脹時，再合服，必消減矣。《大全良方》第二十三卷

〇大小便口鼻出血也

竹茹湯，治婦人汗血、吐血、尿血、下血大便血。

竹茹　熟地黃各三兩　人參　白芍藥　桔梗　川芎　當歸　甘草炙　桂心各一兩

右㕮咀，每服四錢，水一盞，煎至七分，去滓，不以時服。

瓜子湯，治產後腸頭如以鍼刺連穀道，亦如痔痛，小便如淋，狀或寒熱，此產時用力，氣併腸間，亦由陰虛，陽邪乘之，毒氣攻衝，恐成腸癰。內癰腸癰，和號內瘡。

薏苡人四兩　桃人去皮尖　牡丹皮　瓜樓子各一兩

右麤末，每服五錢，水二盞，煎至一盞，去滓，溫服。

〇治婦人萬病

烏雞煎，治婦人百病。

吳茱萸　高良薑　白薑　當歸　赤芍藥　延胡索　破故紙　山椒　生乾地黃　劉寄奴　蓬莪朮　橘紅

青皮　川芎各一兩　荷葉灰四兩　熟艾二兩

右細末，煮醋，麪糊丸如梧子大，每服五十丸，或七八十丸服之。

湯使如於後。

月水不通，以紅花蘇木酒服以酒煎服，白帶下，以牡蠣粉酒調服。

子宮久冷不懷孕，以白茯苓煎湯下。

赤帶下，以茶清服。

血崩，以豆淋酒綿灰服炒黑大豆令焦，入酒，服時入綿灰一二錢，點服。

妊婦胎不安，以蜜酒和服。
腸風下血，以陳米飲入百草霜服。心痛，以酒煎菖蒲根服。
漏胎下血，以溫烏梅酒服。
耳聾，以蠟茶清服。
胎死不動，班貓三十個，以酒煎服。
腳腰痛，以酒煎當歸。
血風眼眩，以黑豆甘草湯服。
生瘡，以地黃湯服。
身體疼痛，以黃耆末酒服。
胎衣不下，以酒或溫水服。
頭風疼痛，以薄荷茶服。
四肢浮腫，以麝香湯服。
咳嗽喘滿，以杏人桑白皮湯服。
腹痛，以芍藥末酒服。
妊婦產前白痢，則以乾薑湯服。
赤痢，以甘草湯服。赤白雜痢，則以乾薑甘草湯服，又常服以溫酒，或醋湯服，並皆空心食前服。

婦人產後諸病總療

人參養血圓《局方》，治女稟受怯弱，血氣虛損。常服補衝任，調血脈，宣壅破積，退邪熱，除寒痺，緩中下堅脹，安神潤顏色，通氣散悶。兼治婦人懷身，腹中絞痛，口乾不食，崩傷眩暈，及產出月，羸瘦不復常者。

烏梅肉三兩 熟乾地黃五兩 當歸二兩，去蘆 人參 川芎 赤芍藥 菖蒲根炒，各一兩

右細末，蜜杵千下，圓如梧子大，每服五十丸至百丸，溫酒米飲任意食前服。或若有痃癖積聚血塊，則加蓬莪朮、京三稜、香附子。潮熱痰咳，則加半夏、秦艽、黃耆、鱉甲、五味子各二兩。血崩，則加蒲黃三兩。

當歸養血圓《局方》，治產後惡血不散，發竭疼痛，及惡露不快，臍腹堅脹，兼治室女經候不勻，赤白帶下，心腹腰腳疼痛。

當歸 牡丹皮 赤芍藥 延胡索炒，各二兩 肉桂去麤，一兩

右細末，蜜丸如梧子大，每服三十或五十，乃至百丸。溫酒若米飲任下，疼痛甚則細嚼嚥下。

四神散，治產後留血不消，積聚作塊，急切疼痛，猶如遁尸，及心腹絞痛，下痢。

當歸三兩 黃耆 芍藥各二兩

右麤末，每服四大錢，水一盞半，薑五片，煎至一盞，去滓，食前，溫服。

神授散《局方》，治產後一切疾病，不問大小，以致危篤者。

青皮 桂心 牡丹皮 陳皮 白芍藥各五兩 紅花一兩二分 百合 乾薑 甘草 當歸 川芎各二兩半 神麯炒 人參 麥蘖炒，各三兩

右末，每服二三錢，水一盞，薑三片，棗一個，煎至七分，空心服。孕婦不可服。一本不用紅花。

交感地黃煎圓《局方》，治婦人產前產後眼見黑花，或即發狂如見鬼狀，胞衣不下，失音不語，心腹脹滿，水穀不化，口乾煩渴，寒熱往來，口內生瘡，咽中腫痛，心虛忪悸，夜不得眠，產後中風，角弓反張，面赤，牙關緊急，崩中下血如豬肝狀，臍腹疞痛，血多血少，結爲癥瘕，恍惚昏迷，四肢腫滿，產前胎不安，產後血刺痛，皆治之。

生地黃（淨洗，研，以布絞汁，留滓，入生薑汁，炒地黃滓，以地黃汁炒生薑滓，各至乾，堪末爲度）　生薑滓（與地黃滓同各二斤）　延胡索（以糯米交炒赤，去米）　當歸　琥珀（別研，各一兩）　蒲黃（炒香，四兩）○琥珀，即以日本熏陸代之。

右爲末，以蜜圓如彈子大，每服二丸，以當歸化，食前服。

加減吳茱萸湯，治婦人藏氣本虛，宿挾風冷，胸膈滿痛，腹脇疞痛，嘔吐惡心，飲食減少，身面虛浮，惡寒戰慄，或泄痢不止，少氣羸困，及因產藏氣暴虛，邪冷內勝，宿疾轉甚，並皆治之。○腎虛有少氣候

防風　乾薑　當歸　牡丹皮　桂心　茯苓　甘草（炙）　麥門冬　半夏　桔梗　細辛（各一兩）　吳茱萸（湯洗，炒，三兩）

右麤末，每服四錢，水一盞半，煎七分，去滓，食前熱服。

吳茱萸湯（《局方》），證治全同前。

桔梗　防風　乾薑　甘草（炙）　當歸　細辛（各半兩）　熟乾地黃（三分）　吳茱萸（炒，二兩）

右煎服，全同上用。

熟乾地黃湯（《局方》），治產後虛渴不止，少氣腳弱，眼眩頭昏，飲食無味。

熟乾地黃（酒浸，炒，一兩）　人參（三兩）　麥門冬（二兩）　栝樓根（四兩）　甘草（炙，半兩）

右麤末，每服四錢，水二盞，糯米一撮，生薑三片，棗三個，煎至七分，去滓，食前服。

已上自第三十一卷至三十八卷婦人要方如此，自外諸病與男子同，則中風、虛勞、傳屍、腳氣、腫瘡等之衆疾，散在於諸卷中。此外治方病證，博可見諸家方書。《聖濟》《千金》《聖惠》《三因》等，病名藥治，奇特妙術等甚多，不可屈於此小部抄出耳。

覆載萬安方卷第三十八

附墨之紙數三十四丁

此卷第八段之次，治產後乳汁不行方藥兩條有之。爲令撰易恐恐□□。宗治。

一小兒
二斷臍法
三裹臍法
四拭初生兒口法
五甘草與朱蜜前後用與法
六朱蜜法
七張渙牛黄法
八藏衣法
九小兒剃髮法
十浴兒法
十一小兒名法
十二相小兒壽命
十三小兒脈法
十四擇乳母
十五乳小兒法
十六乳母忌慎法
十七哺兒法
十八小兒初生將護法

覆載萬安方卷第三十九

性全　集

小兒一

《千金翼》並《幼幼新書》《聖惠》等諸方云，凡兒在胎，一月胚，二月胎，三月有血脈，四月形體成，五月能動，六月諸骨具，七月毛髮生，八月藏府具，九月穀入胃，十月百神備，則生矣。生後六十日，瞳子成，能咳笑，應和人。百五十日，任脈成，能自反覆。百八十日，髖骨成，能獨坐。二百一十日，膝髕成，能行也。若不能依期者，必有不平之處。

又云，兒初生落地，口中有血，即當去之（以綿拭之）。不去者，兒吞之，成痞病死（有八痞病也）。又云，兒生落地不作聲法，取煖水一盆浴之，須臾即作聲（人口吞溫水，噀灌兒面）。

又小兒始生，即當舉之，舉之遲晚，則令中寒，腹中雷鳴，先浴之，然後乃斷臍（故知出生則浴，無失）。若先斷臍後浴之，則令臍中水，中水則發腹痛。若臍中水及中冷，則腹絞痛，天糺啼呼，面目青黑，此是中水之過。當灸綿絮以熨之，不時治護臍至腫者，當隨輕重。重者便灸之（灸臍帶斷頭口），乃可至八九十壯（艾灸）。輕者臍不大腫，但出汗（呻出），時時啼呼者但禱，亦以當歸末粉傅臍。又以灸絮日日熨之，至百日乃愈，以啼呼止爲候。若兒尿清者冷也，與中水同。

斷臍法

凡初生斷臍，當令長六寸，臍長則傷肌，臍短則傷藏。不以時斷臍，若臍汁不盡者，即自生寒，令兒作風臍也。又臍短則中寒，令腹中不調，常下痢。（謂之風臍，又云臍風也。ソノ中タツテ不差）

《幼幼新書》第四斷臍法云，凡斷臍不得以刀子割之，須令人隔單衣物咬斷，兼以暖氣呵七遍（テイキヲシカケテアタタムル）也。（冷氣曰吹，暖息曰呵也。）

《嬰童寶鑑》云，凡小兒生下可浴，而後斷臍，及可以衣襯而口齧之，不然則刀斷。若刀斷者，則以剪刀先於懷中厭，令暖方用。又斷之則臍帶不可令長，只如子足長短，短即中寒而傷藏，長即傷膚。先斷而後洗，即令水入臍中，孩子多天瘹，痛苦啼叫，面青黑，爲中水患也。臍若短，即腹中不調，常下痢，有中寒之患，其臍不可傷動，傷動即令久不乾，如不乾即傷外風，傷外風即口噤，小兒不可救也。

《秘要指迷方論》云，嬰兒初生，剪去臍帶，切令剪刀暖，不可傷冷，及外風所侵。

私言，以竹刀而切之，長六寸，尤良。浴法亦三日以後說爲良矣。初生先浴後斷臍說，聊可慎之，恐依洗浴傷動兒血氣。又有裹臍法，能得其理，可裹護之，只貴丁寧耳。

《莊氏家傳》烙臍圖

黑豆　黃蠟（各二分）　麝香（少許）

右研，合捻作餅子，斷臍訖，安臍上，切口以艾炷灸三壯，艾炷如小麥大，若不痛啼，灸至五七壯，灸了以封臍散封之，不得濕著，恐令腫臍。

張渙封臍散方

川當歸（半兩，焙）　天漿子（三個，少炒，是雀甕也。可見《本草》）　亂髮（一錢，燒存性）

右細末，入麝香一字許，拌勻，用少許傅臍中，時時用之。（可見《幼幼新書》第四卷）

《聖惠方》云，小兒生下一宿，抱近明無風處，看臍上有赤脈直上者，當時於脈盡頭灸三壯，赤脈氣散，無患矣。

湖南檢法王時發傳，吾家雖大族，獨有本房兒女，自來少虛弱腹痛下痢之人，往往氣性無病。蓋數世以來，男女初生，方斷臍時，於所留臍帶上，常當灸處，灸大艾炷三十餘壯，所以強盛如此。

裹臍法

《千金翼》並《幼幼新書》等咸云，凡裹臍法，椎治白練，令柔軟方四寸，新綿厚半寸，與帛練長等合之，調其緩急，急則令兒吐哯。兒生二十日，乃解視臍。若十許日，兒怒啼，似衣中有刺者，此或臍燥還刺其腹，當解之，易衣裹。裹臍時閉戶下帳，燃火令帳中溫暖，換衣亦然，仍以溫粉粉之，此謂冬時寒也。《嬰孺方》裹臍法，當槌白布令軟，方四寸，新綿厚半寸，與布等合之，穿中央臍貫孔中，於表辟之，復以絮裹在臍，上之餘說皆同。

私言，裹臍帶法，只如日本風俗，可任老女舊練之意。若有失錯，則歸咎於醫師。若告問疾病，則爲施治療。雖然，古方義論，不可不知。

試初生兒口法

《千金論》云，小兒初生，先以綿裹指，拭兒口中及舌上青泥惡血，此謂之玉衡。若不急拭，啼聲一發，即入腹成百病矣。《千金翼》云，成痞病死（痞寒八痞，腹病也）。《小兒集驗方》云，小兒初生，每日以井華水或微溫水，乳母指以軟帛裹之，蘸水試小兒口中，即不生口熱牙齒之疾。拭畢，仍用麝香少許，杯鸗脂合塗小兒口中舌腭，令兒美乳食。○杯鸗脂（ヘニ也），付乾於杯椀故也。又只云杯脂，又云柸字，又只云柸，皆是紅粉名也（ヘニ也）。又云煙脂也。

《聖惠方》論曰，凡小兒初飲乳後，以髮纏指，沾清水，點拭口中了，看齒根上有黃筋兩條，便以葦刀割斷，點著麝煙脂。○葦刀，葦蘆破之，似利刀也。

甘草與朱蜜前後用與法

《葛氏肘後方》云，小兒新產出，未可與朱蜜，取甘草如中指節，炙碎，以水二合，煮取一合，以纏綿於指，點兒口中，可得一蜆殼止，兒當便吐胸中惡汁，亦雖不吐，令服盡一合。若得吐惡汁，兒智慧無病。《千金方》云，飲甘草湯一合盡，都不吐者，是兒不含惡血耳。勿復與甘草湯，仍可與朱蜜，以鎮心神，安魂魄也。此外《集驗方》煎黃連與之，吐兒胸中惡汁。亦《大觀證類》等本草，初生兒，與韮根汁，令吐惡水，令無病。可見《幼幼新書》第四卷

朱蜜法朱者，辰砂末也。非水銀朱也。

《葛氏肘後方》甘草吐惡汁後，更與朱蜜，主鎮安魂魄。揀真辰砂如大豆，以蜜一蜆殼，和一日，與一豆許，三日與之，大宜小兒。

《千金要方》五上云，一豆許，可三日與之，則用三豆許也，勿過此，則傷兒也。

《葛氏肘後》並《千金方》，與朱蜜後，與牛黃益肝膽，除熱定驚，辟惡氣，與之如朱蜜多少。《千金》云，除小兒百病。

張渙牛黃法

右以真牛黃一塊許，用好蜜練熟，和成膏，每服一大豆，乳汁化，時時滴口中。若形色不實者，不宜多服。若嬰兒胎熱，或身體黃色，宜多服之。

藏衣法エナヲサムル也。

《外臺》崔氏等方云，凡藏兒衣法，兒衣先以清水洗之，勿令沙土草污。又以清酒洗之，仍內錢一文在衣中，盛於新瓶內，以青帛裹其瓶口上，仍蜜蓋頭且置便宜處，待滿三日，然後依月吉地，向陽高燥之處，

入地三尺埋之，瓶上土厚一尺七寸，唯須牢築，令兒長壽有智惠。若藏衣不謹，爲豬狗所食者，令兒癲狂。蟲蟻食者，令兒病惡瘡。犬鳥食之，令兒兵死。置近社廟傍者，令兒見鬼。近深水洿池者，令兒病聾盲。棄道路街巷者，令兒絕嗣無子。當門戶者，令兒聲不出，耳聾。著水流下者，令兒青盲。棄於火裏者，令兒生爛瘡。著林木頭者，令兒自絞死。如此之忌，皆須一慎之。〇洿，於徒反。潦水也。潦，郎道反。雨水作潦也。タマリ水

《外臺》崔氏，又安產婦及藏衣，天德月空方法。

正月天德在下方，月空在丙壬方

二月天德在坤方，月空在甲庚方

三月天德在壬方，月空在丙壬方

四月天德在辛方，月空在甲庚方

五月天德在乾方，月空在丙壬方

六月天德在甲方，月空在甲庚方

七月天德在癸方，月空在丙壬方

八月天德在艮方，月空在甲庚方

九月天德在丙方，月空在丙壬方

十月天德在乙方，月空在甲庚方

十一月天德在巽方，月空在丙壬方

十二月天德在庚方，月空在甲庚方

凡藏衣，皆依此法，天德月空處埋之。若有遇反支者，宜以胞衣內新瓶盛，密封塞口，掛於宅外福德之

上，向陽高燥之處，待過月，然後依法埋藏之大吉。
〇南　坤未丁午丙巳巽
〇西　申庚酉辛戌乾
〇北　亥壬子癸丑艮
〇東　寅甲卯乙辰巽
〇甲寅旬日者，甲寅乙卯丙辰丁巳戊午己未庚申辛酉壬戌癸亥，是甲寅之旬日也。
《外臺》崔氏，又法甲寅旬日十日，不得藏埋兒衣，以瓶盛密封，安置空處，度十日，即藏埋之。
《外臺》崔氏，又法甲辰乙巳丙午丁未戊甲，此五日亦不藏兒衣，還盛瓶中密塞，勿令氣通，掛著兒生處，過此五日，即埋之。亦不得更過此日。（此五個日以後，即可埋之，更不可過數日也。）
《外臺》崔氏又法
甲乙日生兒，丙丁日藏衣吉。
丙丁日生兒，戊己日藏衣吉。
戊己日生兒，庚辛日藏衣吉。
庚辛日生兒，壬癸日藏衣吉。（已上五行日，相生故吉也。）
《子母秘錄》藏衣法，先用一罐盛兒衣，先以清水洗，次以清酒洗，次入大豆一合，次小豆一合，次城門土（門前土）、［市門土］、獄門土、葱園中土、韮園中土，各一合，次第重重入覆之，上用五色帛各一尺五寸，重重繫罐口上，用鐵券朱書云，大豆（甲某）胡去無辜，小豆歷歷去子癖。城門土見公卿，市門土足人行，獄門土辟盜兵，葱韮園土剪髮復生，與兒青，令兒壽命得長生。與兒赤，令兒身命皆清吉。與兒白，令兒壽祿皆千百。

與兒皂，令兒長壽不衰老。與兒黃，令兒清淨去百殃，急急如律令。將此令於一尺二寸鐵葉上，先用淨墨塗遍，上以朱砂寫此語，令在上，置在罐口上，且放便宜處，待滿三日，然後於月吉，向陽高燥之處，入地三尺埋之。罐上令土厚一尺七寸，唯須牢築，使兒長壽有智惠

已上《幼幼新書》第四卷出之，每兒藏衣法，可依此說作之。今人或不知此說，或適雖知之，而怠慢不用之，仍且秘之，且用之。不論貴賤，依此法作之，則長壽智惠之人，世世不絕，短祚夭害之患，往往可辟矣。

小兒剃髮法

《外臺》崔氏云，初剃兒髮良日。

寅丑日吉，丁未日大凶。

《集驗方》京畿初，剃小兒頭，不擇日，皆於滿月日（產後百日）剃之，蓋風俗所尚。前此產婦未出房，滿月即與兒俱出，以謂胎髮穢惡，多觸神竈，小兒不安，故此日必剃頭而出，於溫暖避風處剃之，剃後須以生油、杏人、胡粉合塗㨂兒頭上，以避風邪。其後小兒剃頭，亦宜用此。

浴兒法

《千金論》曰，凡浴小兒湯，極須令冷熱調和，冷熱失所，令兒驚，亦致五藏疾也。凡兒冬不可久浴，浴久則傷寒。夏不可久浴，浴久則傷熱。數浴背冷則發癇。若不浴，又令兒毛落。新生浴兒者，以豬膽一枚，取汁投湯中，以浴兒，終身不患瘡疥，勿以雜水浴之。

兒生三日，宜用桃根湯浴，桃根、李根、梅根，各三兩，枝亦得，㕮咀之，以水三十盞，煮二十沸，去滓，浴兒良，即去不祥，令兒終身無瘡疥。

金虎湯，治小兒驚，辟惡氣，金一斤，虎頭骨一枚，以水三斗，煮爲湯浴，但須浴，即煮用之。

《外臺》崔氏，又浴兒虎頭骨湯，主辟除惡氣，兼令兒不驚，不患諸瘡疥方。

虎頭骨五兩，無頭骨則身骨亦佳　苦參四兩　香白芷三兩《嬰兒集》五兩云云。

右三種，切，以水一斗煮爲湯，內豬膽汁少許，適寒溫以浴兒，良。

《本草注》云，主小兒身熱，食不生肌方。

右楮葉可作浴湯。又云，主惡瘡，生肉。

《簡要濟衆方》新生小兒浴方。

右以益母草一大把，剉，水一斗，煎十沸，溫浴，而不生瘡疥。

《元和紀用經》慶浴吉慶法，謂新生後三日五日，或七日，洗浴兒也。當取寅卯酉日，爲大吉良。宜避壬午丁未，並凶，癸巳亦凶。今不能合上三日者，但勿犯下三日凶惡之日，皆平安浴法。

《聖濟總錄》云，治小兒卒客忤，吐下乳哺，面青黃色變弦急浴之方。

錢七十文，以水三升，煮令有味，適寒溫，浴兒。

又云，凡尋常浴兒法。

右以湯添水，著少鹽，浴兒後，以粉傅之。若無事，勿數浴，恐遇風冷，令兒發驚成癇。粉者，栝蔞粉或米粉、胡粉、輕粉等也。

《聖惠方》浴兒辟溫惡氣，療百病，去皮膚沙粟方沙粟者，私言皮膚如沙粟也。或疳瘡、疥瘡等類歟。。

桃根　梅根　李根各三把

右都剉，以水三斗，煎至一斗半，澄濾，候冷暖得所，浴兒佳。

又云，以李葉煎湯浴亦佳。

《嬰孺方》治兒生一月至五月，乍寒乍熱，柳枝湯浴方。

右以柳枝，不限多少，煮湯浴之。若渴，取冬瓜汁飲之。

《莊氏家傳》浴小兒五根湯。

桃　柳　楝　桑　槐各取根

右五木根等分，剉，入黑豆一升，煎浴兒太妙，辟邪氣大吉，輕粉、蛤粉合塗兒身尤佳。五木枝亦良。

小兒名法《幼幼新書》第二卷云，敘初有小兒方第一云云。

《小品方》云《聖惠方》云，《小品》曰黃帝言，凡人年六歲已上爲小，十六已上爲少《病源論》《外臺方》作十八已上爲少，三十已上爲壯《病源》併《外臺》作二十已上爲壯，五十已上爲老。其六歲已下，經所不載，所以乳下嬰兒有病難治者，皆爲無所承據也。中古有巫防《病源論》作巫方者，立小兒《顱顖經》，以占夭壽，判疾病死生，世相傳授，始有小兒方焉。逮於晉宋，江左推諸蘇家傳習有驗，流於人間。齊有徐王者，亦有《小兒方》三卷，故今之學者，頗得傳授。徐氏位望隆重，何暇留心於少小，詳其方意，不甚深細，少有可採，未爲至秘。今博撰諸家，及自經用有效者，以爲此篇。凡百居家，皆宜達茲養小之術，則無橫夭之禍。

《嬰童寶鑑》云，初生者曰嬰兒，三歲者曰小兒，十歲者曰童子，大小各異，且不可概而用藥也。必明消息形候，審定生死，察病患之淺深，知藥性之寒溫，乃一世之良工矣。

《秘要指迷論》云，初生曰嬰兒，周歲曰孩兒，三歲曰小兒。

○襁褓，俗ムツキ云云。不然，即是負背兒之衣帶也。

《惠眼觀證》云，凡生下一七日至襁褓內及一歲，皆謂之牙兒。二歲曰嬰兒，三歲曰妳童，四歲曰妳腥，五歲曰孩兒，六歲曰小兒。自一歲至十五歲，皆以小方脈治之。

○《顱顖經》之起

《顱顖經》者，夫顱顖者，謂天地陰陽化感顱顖，故受名也。嘗覽黃帝內傳，王母金文始演四敘二儀，陰陽之術，三才一元之道，採御靈機，黃帝得之昇天，秘藏金匱，密固內經，百姓莫可見之。後穆王賢士師巫於崆峒洞而釋敘天地大德，陰陽化功，父母交和，中成胎質，遂究古言，尋察端由，敘成疾，目曰《顱顖經》焉。具見《幼幼新書》第二卷

相小兒壽命《千金》相小兒壽命長短法。

兒生枕骨不成者，能言而死。

尻骨不成者，能倨而死。《千金翼方》作「膝骨」

掌骨不成者，能扶伏而死。

踵骨不成者，能行而死。

臏骨不成者，能立而死。

生身不收者死。

魚口者死。

股間無生肉者死。

頤下破者死。

囊下白者死，赤者死，黑者長壽。

相法甚博，略述十數條而已。

兒初生，額上有旋毛者，早貴妨父母。

兒初生，陰大而與身色同者成人。

兒初生，叫聲連延相屬者壽，聲絕而復揚急者不壽。

兒初生，汗血者，多危不壽。

兒初生，目視不正，數動者，夭非佳人。
兒初生，自開目者不成人。
兒初生，通身軟弱如無骨者不成人。
兒初生，髮稀少者，強不聽人。《聖惠方》不聽。
兒初生，臍小者不壽。
兒初生，早坐早行，早語早齒，生皆惡性，非佳人。
兒初生，頭四破者，不成人。
兒初生，頭毛不周匝者，不成人。
兒啼聲散，不成人。
兒啼聲深，不成人。
兒汗不流，不成人。
兒小便凝如脂膏，不成人。
兒常搖手足者，不成人。
無此等狀候者，皆成人。
兒初生，臍中無血者好。
兒卵下縫通達而黑者壽。
兒鮮白長大者壽。
論曰，兒三歲以上十歲以下，觀其性氣高下，即可知其夭壽大略。兒小時識悟通敏過人者多夭，則項託、顏回之流是也。小兒骨法成就，威儀迴轉遲舒，稍費人精神雕琢者壽。其預知人意，迴旋敏速者亦夭，則楊脩、孔融之流是也。由此觀之，夭壽大略可知也。亦猶梅花早發，不覩歲寒。甘菊晚榮，終於年事。是知晚成者，壽之兆也。

《千金翼》相小兒壽命並同。

《聯珠論》云，凡小兒未滿歲已前，五不成醫。

掌骨不成，而不能匍匐必死。

枕骨不成，而不能言語必死。

膝骨不成，而不能移步必死。

胯骨不成，而不能動坐必死。

尻骨不成，而不能行立必死。

右已上不足之疾，並是父母已過之疾。

小兒脈法

《顱顖經》云，凡三歲已下，即須於一寸取之，不同大人分寸。一呼脈來三至，一吸脈來亦三至，呼吸定息脈七至，此爲無患矣。以一指診小兒脈，又云孩子脈，呼吸十五至已上爲極數，三至已下爲極遲，皆死脈也。〇醫師之一呼一吸之間，小兒脈七至、八至也。

《千金翼》云，小兒四五歲者，脈自疾駃，呼吸七八至也。是平脈也

《聖惠方》云，夫小兒脈，三歲已上，五歲已下，呼吸八至，是其常也。九至者病，十至者困。近死也

《嬰童寶鑑》論脈候云，夫小兒三歲已上七歲已下，其脈駃，一息七八至爲平，八至已上至於十至者曰太過其病爲陽盛也，下不及五至、六至，曰不足其病爲陰盛也。

浮爲風浮者陽，按之不足，輕手乃得，如蔥管者曰浮也。

沈爲冷沈者陰，重手乃得，舉指即無，行於骨下曰沈也。
洪爲熱洪者，按之散大滿部，狀如浮脈者，曰洪也。一指下云一部也，三指下云三部也。
微爲寒微脈，指下往來細如亂絲，重手即無，輕手乃得也。
緊爲實亦曰痛緊者如弦，而急按之有力曰緊也。
沈細爲乳結亦爲冷，言其脈細小而沈也。
強數爲瘧病脈弦如箏，通度帶駃。
弦急爲客忤弦急如新上之弦。
變蒸之脈寸口亂亂爲大小不勻。
三部脈緊急，其癇可治。
傷寒脈洪者易治，微者難治。
脈浮大者，宜發汗。
春脈弦，夏洪，秋浮，冬沈，土用緩。
四時土用五脈，各推其相剋相生，王相死囚老，而可察難易。
《保生論》云，小兒三歲已前，或生五百七十六日內，皆以一指，可診兩手脈，定三關。
《仙人水鑑》《小兒脈經要訣》有三關錦紋之說，以圖示之。在《幼幼新書》第二卷
《漢東王先生家寶》小兒死生訣。同第二卷
幼童脈氣辨何形
二十五種甚分明有二十五候，定其死生
抱著遍身不溫暖血絕不瘀

四肢垂亸哭鴉聲四肢垂亸者，爲胃絕也。胃主四肢，四肢既絕，不能言也。鴉聲者，《幼幼新書》第三卷云，肝主淚流，肝絕無淚。肺主於聲，肺欲絕，聲出而無返。哭聲不返，無淚，謂之鴉聲也。

鼻乾黑燥目直視鼻乾黑燥者，脾絕也。目直視者，志絕也。脾主志，故脾欲絕，則目直視也。

啼哭無淚瀉涎清是肺絕也

撏眉摘眼爪甲黑即是筋絕筋癢，故撏摘其眉眼。

泥壇腫起或爲坑顖門即腫或陷

將口咬人魚口急即是口兩角垂如鯽魚飲水狀

腳直肚大有青筋是筋絕不能收，腳肚脹即是氣絕也。

上視以覷於高物目直故上視也

長噓出氣黑文行氣欲絕，出而不廻，黑文即血不癊脈。

喫乳不收舌出口喫乳不快則胃絕，舌出口即是心絕也。

脣不蓋齒眼坑傾則是脾絕。脾主肌，齒外應於脣，脾絕則舌縮，眼坑傾亦屬脾。

瀉痢多變異黤血則是心絕。心主血，心若絕，則下血黑色矣。但療治不可休。

偏搐似笑沒心情一邊搐也。虛笑不休，顏沒其心情，是惡候也。

已上《幼幼新書》第二也。小兒病候，察形色治病，皆在《幼幼新書》第三卷。有神妙奇術，可見彼卷。

擇乳母法

《千金》《聖惠》《聖濟錄》等皆云，乳母以血氣爲乳汁，五情善惡悉血氣所生，凡擇乳母，欲其喜怒不妄，情性和善而已。他亦不可求備，但形色不惡，相貌稍通，無胡臭、瘻瘻、瘖瘂、疥癬、白禿、癧瘍、瀋脣、耳聾、齆鼻、顛眩等疾，便可飲兒。

乳小兒法

又云，凡乳兒，不欲大飽，飽則嘔吐，若太飽則以空乳含之則消。夏不去熱乳，令兒嘔逆。冬不去寒乳，令兒欬痢。凡欲乳兒，先令乳母捏去乳汁，挼散熱氣，勿令乳汁奔出，奔出即令兒噎，若噎便出其乳（引出於乳房），候兒氣歇定，良久復飲之。又每侵早，捏去宿乳。乳母共兒臥，當令兒頭與乳房齊飲之，若頭低乳高，則嗽飲不快。又小兒初生一月內，常與豬乳飲爲佳。○空乳者，非乳汁之乳也。飼鷹之人，若鷹飽餌之時，與先鳥而令食，則其鷹飽氣消化也。

《顱顖經》云，乳母沐浴之，浴熱氣未散，則不可乳兒。又沐浴後，以冷水冷乳妳，勿乳兒，冷熱共損兒胃，冷熱得所而乳兒矣。

又云，乳母欲寢則奪其乳，恐填兒口鼻，亦不知飢飽。

乳母忌慎法（《幼幼新書》乳母雜忌。）曰

《聖濟總錄》云，小兒飲乳，則乳母當知禁忌，不爾，令兒百病由此而生。大忌之法，春夏不得衝熱與兒乳，令發熱疳，並嘔逆。秋冬不得以冷乳與兒，令腹脹羸瘦。乳母嗔怒，次不得哺兒，令患狂邪。乳母醉不得哺兒，令患驚癎、天瘹（天瘹、外瘹、內瘹等凡有二十四瘹。又作吊）、急風等。乳母有孕，不堪哺兒，令患胎黃及脊疳。乳母有疾，不得哺兒，令患癲癎風病。乳母吐後不得哺兒，令嘔逆羸瘦。乳母飽食不得哺兒，令多熱喘急。乳母忌食諸豆，及醬熱麪生冷類。凡乳母不得以綿衣蓋兒頭面，及不得以口鼻吹著兒顖，衣服忌著新綿，百日內不得以油膩手棚抱，及不得令火炙襁褓，令兒染熱病。若冬中大寒，以火炙乾衣被，且置地上，少時熟挼，令冷煖得所，然後用之。若乳母行房，氣息未定便哺兒，亦致多病。《幼幼新書》云，新行房事而乳，則兒瘦悴。襁褓者，衣欲舊，帛綿欲故絮，非唯惡於新燠，亦資父母之餘氣，以致養焉。

《聖惠》論乳母忌食諸豆，及醬熱麪韭蒜蘿蔔等。

哺兒法乳之外，令與食穀物，謂之哺。乳汁與哺食，依小兒體有多少。

《葛氏肘後方》云，小兒新生三日，應開腹助穀神脾藏神，謂之穀神。碎米取濃汁作粥飲，與兒大豆許，頻與五大豆許，三七日與哺。

《千金》云，兒生十日，始哺如棗核，二十日倍之，五十日如彈子丸《聖惠》二十日云，百日當以意稍增之。若三十日而哺者，令兒無疾。兒哺早者，兒不勝穀氣，令生病，頭面身體喜生瘡，愈而復發，令兒尪弱難養。三十日後雖哺勿多，若不嗜食，勿強與之。強與之，不消復生疾。哺乳不進者，腹中有痰癖也。當以四物紫圓微下之紫圓，一名紫霜圓。《全嬰集》名，紫元子，故私號之曰丹元子也，節乳哺數日便自愈節者，少減也。謂哺不飽也。〇姚和衆云，小孩初生七日，助穀神，以導達腸胃，研粟米煮粥飲，厚薄如乳，每日碎與半粟穀《本草》粟名穀神，大病後未食未飯，最初與粟粥，而助脾胃神故也。半粟穀者，罌粟殼之一殼許歟。〇《嬰童寶鑑》云，小兒五十日可哺，哺如棗核許，百日加之如彈丸，早一哺，晚一哺。錢乙云，小兒多因愛惜過，三兩歲未與飲食，致脾胃虛弱，平生多病。生而自半歲以後，宜與陳米稀粥爛飯，以助中氣，自然易養少病。惟忌生冷油膩甜物等。〇紫霜圓，治小兒五疳，有加味方，出《顱顖經》。有此《萬安方》第四十五卷五疳門中。

初哺吉日

《外臺》崔氏，初哺兒良日，以平定成日爲大吉，其哺不可鹹。

又云，寅丑辰巳酉日良。

又云，男戊己日不得哺，女丙丁日不得哺。〇男主水，女主金故也。

《嬰孺方》云，哺兒初吉日，壬寅壬辰己酉日吉。

小兒初生將護法《千金翼》云，養小兒。私謂之養小兒譜。

《病源論》曰，小兒始生，肌膚未成，不可暖衣，暖衣則令筋骨緩弱，宜時見風日。若都不見風日，則令肌膚脆軟，便易損傷，皆當以故絮著衣，莫用新綿也。天和暖無風之時，令母將抱日中嬉戲，數見風日，則血凝氣剛，肌肉硬密，堪耐風寒，不致疾病。若常藏在幃帳之內，重衣溫暖，譬如陰地之草木不見風日，輭脆不任風寒。又當薄衣，薄衣之法，當從秋習之，不可以春夏卒減其衣，不即令中風寒，從秋習之，以漸稍寒，如此則心耐寒。冬月但當著兩薄襦一複裳耳，令不忍見其寒（私云，令兒少寒佳），愛而暖之，適所以害也。又當消息，無令汗出，汗出則致虛損，便受風寒，晝夜寤寐，皆當慎之。（私言，丹毒瘡疹，皆依衣被厚暖者也。）常當節適乳哺（不飢不飽謂之節適）。若微不進，切當將護之。凡不能進乳哺，則宜下之（與紫圓），如此則終不致寒熱也。又小兒始生，生氣尚盛，無有虛勞，微惡則須下之，所損不足言，及其愈病則致深益。若不時下，則成大疾，疾成則難治矣。其冬月下之，難將護。然有疾者，不可不下。夏月下之後，腹中常小脹滿，故當節哺乳。若乳哺減少者，此是腹中已有小不調也，便當微將藥（紫圓、蘇合圓、紅圓子等），若都不肯食哺而但飲乳者，此是有癖爲疾，可下之。不下則致寒熱，或吐而發癇，或致下痢，此皆病重，不早下之所致也，則難治。先治其輕時，兒不耗損而病速除矣。小兒所以少病癇者，其母懷娠，時時勞役，運動骨血，則氣強胎養盛故也。若侍御多，血氣微，胎養弱，則兒軟脆易傷，故多病癇也。兒背須著帽項衣，取燥菊花爲枕，乳母日日三時摸兒項風池。若兒壯熱者，即須熨使微汗，微汗不差，便灸兩風池及背第三椎、第五椎、第七椎、第九椎，兩傍各三壯，風池灸十壯。一歲兒七壯，兒大者以意節度增壯數，可至三十壯。唯風池特令多，十歲已上可百壯。小兒常須慎護風池，諺云，戒養小兒，慎護風池。但田舍小兒，任自然，皆得無此夭。又云，春夏決定不得下小兒，所以爾者，小兒府藏之氣軟弱，易虛易實，下則下焦必虛，益則上生熱，熱則增痰，痰則成病，自非常病不可下也。〇夭，死也，已也，中夭者。

《千金》論云，生兒宜用其父故衣裹之，生女宜以其母故衣，皆勿用新綿新帛爲善，不可令衣過厚，令兒傷皮膚，害血脈，發雜瘡而黃兒，衣綿帛特忌厚熱，慎之慎之。（已上《幼幼新書》第三卷）

《聖惠》云，凡小兒一朞之內（生而十二，個月之內），造兒衣裳，皆須用故綿及故帛，不得以綿衣蓋於頭面。

《聖惠》云，凡兒匍匐已後，雖春夏不可與飲冷水，滯冷物，至秋初或作瘧痢熱病，四肢腫，腹脹，則

不可救之。（取意）

張渙論云，嬰兒生後兩滿月，即目瞳子成，能笑識人，乳母不得令生人抱之（生人者，兒未見知之人也。厭畏彼故），及不可令見非常物。半晬（五十日也）尻骨已成，乳母當教兒學坐。百晬（百日也）任脈生，能反復，乳母常存節喜怒，適其寒溫。二百日外掌骨成，乳母當教兒地上匍匐。三百日臏骨成，乳母當教兒獨立。周晬（一歲也）膝骨已成，乳母當教兒行步。上件是定法，蓋世之人不能如法存節，往往抱兒過時，損傷筋骨，切宜慎之爲吉。（《幼幼新書》第三）

《嬰童寶鑑》論，孩兒春勿覆頂裹足，致陽氣亡出，故多發熱。小兒衣物勿夜露，若在露經宿，則小兒多生天瘹病（天瘹者，驚亂而目直視也。有二十四種）。三歲之中勿太飽太飢，臥須覆腹，食須少飲水漿，若能如此，則子少患而無夭傷矣。

《萬全方》論曰，田舍婦人產育，皆不知小兒初生將護之法，所養有絕無他疾者，譬之凡草凡木，生於深山大澤之中，容易合抱。至於奇材異菓，縱加培壤間，有不秀實者，此豈貴賤之理有異哉。蓋天之於物，出於自然，故古方小兒，令見風日，則強骨固肌之，以田舍小兒較之，此說尤良。

私言，已上養兒之法，大概如此。以此說令嬰兒將養，則世皆可無哭夭傷之患，人咸有誇壽考之樂而已。思之思之。

覆載萬安方卷第三十九

嘉曆元年十二月二十四日重清書之

性全　六十一才

同二年二月二十日朱點了

今日萬壽寺塔婆供養，建長寺長老（清拙和尚）導師千僧供（云云）。僕爲點此書，不拜彼會，得其時而不結其緣。悲哉悲哉。

性全

同二十四日墨點了

冬景可秘之

莫令麤學之兄弟看之，或致粉失，或成抑留，可爲不孝之最，可爲禍害之源穴賢賢。

性全　六十二才

覆載萬安方卷第四十

小兒二
一乳母無汁治法
二小兒變蒸
三客忤
四被魃病
五小兒喜啼驚啼夜啼
六初生小兒有懸癰病
七小兒重舌
八小兒木舌
九小兒撮口
十小兒臍病
十一解顱
十二滯頤
十三齒不生
十四髪不生
十五蟲胞
十六鶴節
十七語吃
十八行遲

十九語遲
二十龜胸
二十一龜背

覆載萬安方卷第四十

性全　集

小兒二

乳母無乳汁治法

《千金方》治無乳汁方

右栝樓根，切，一升，酒四升，煮三沸，去滓，分三服。一升即一大盞也。

《千金》亦云，栝蔞子青色，大者一枚，熟擣，以白酒一斗十盞也，煮取四升四盞也，去滓，溫服一升，日二三服。黄色小者，用二枚亦好。

《千金》又方

右用土瓜根，切，焙，細末，每服一二錢匕，以米飲或酒，日二三服，乳汁如流水。

《張氏家傳》通妳汁方

右以木通爲散，以葱酒调下二三錢，日二三服。

《嬰童寶鑑》云，凡乳母飲酒淫泆，而勿飼兒乳，令發霍亂，不治。

錢乙方，烏藥散，治乳母冷熱不和，及心腹時痛，或水瀉，或乳汁不好。

烏藥　香附子　高良薑　赤芍藥各三兩

右細末，每服一二錢，水一盞，同煎六分，溫服。若心腹痛，入酒煎服。水瀉冷痢，以米飲調服，不定時。

《莊氏家傳》治乳母體熱，令小兒黃瘦，薑黃散。

薑黃　人參　陳皮各等分

右麤末，每服二三錢，水一盞，煎至六分，去滓，溫服，日只一服。

又《局方》有蘆漏湯，亦有效。

小兒變蒸在《幼幼新書》第七卷。和名云夜。是夜夜熱故也。

《聖濟經》慈幼篇形氣變成章曰，兒生三十二日一變，六十四日再變，變且蒸也。變者上氣，蒸者體熱。二百八十日九變，三百二十日十變且蒸，是之謂小蒸畢。後六十四日一大蒸，積二百五十六日大蒸畢。凡五百七十六日變蒸數足，形氣成就，每經一變，則情態異常。蓋天有五行御五位，以生寒暑燥濕風。人有五藏化五氣，以生喜怒悲憂恐。七情之生得，非成於變蒸之後耶。其變蒸之候有輕重，其時有遠近，輕者體熱微汗，似有驚候。耳與後陰所會皆冷，重者壯熱而脈亂，或汗或否，此其候也。平者五日而衰熱氣減衰也，遠者十日而衰，先期五日，後之五日，爲十日之中熱乃除，此其時也。當是時務致和平，不欲驚擾，灸刺湯劑，皆非所宜。或變蒸之中，加以時行溫病者，大率相類，唯耳及後陰所會皆熱，爲非變蒸爾。學者可審焉。

《巢氏病源論》云，變蒸者，以長血氣也。變者上氣，蒸者體熱。輕者體熱微驚，耳冷髖亦冷，上脣頭白疱起，如死魚目珠子，微汗出，而近者五日而歇，遠者八九日乃歇。其重者體壯熱而脈亂，或汗或不汗，不欲飲食，食輒吐哯，無所苦也。變蒸之時，目白睛微赤，黑睛微白。《千金》曰，目白者重，赤者微也。

《茅先生方》小兒有變蒸傷寒候，身熱，脣尖上起白珠，或熱瀉，或呻吟，或虛驚，此候小兒生下便有。變蒸而長意志，乃四十九日一變而長骨肉，只用鎮心圓方見一切驚門中、勻氣散，服之自平和也，不可服他藥。《幼幼新書》第七

《漢東王先生家寶》變蒸候，宜用神仙黑散子三二服，並調胃觀音散三二服（方見胸氣不和門中）。《幼幼新書》第七

錢乙論變蒸云，小兒在母腹中，乃生骨氣，五藏六府成而未全，自生之後，即長骨脈，五藏六府之神智也。變者，易也。生日之後，三十二日一變，變每畢，即性情有異於前（和語云サカシヨ）。何者，長生府藏智意故也。何謂三十二日長骨添精神，人有三百六十骨，除手足中四十五碎骨外，有三百二十數，自生下，骨一日十段，而上之十日百段，而三十二日，計三百二十段爲一遍，亦曰一蒸。骨之餘氣，自腦分入齦中，作三十二齒（人人齒數，皆有三十二也），而齒牙有不及三十二數者，由變不足其常也。或二十八日即至長，二十八齒已下倣此，但不過三二之數也。故初二日一變生腎志，六十四日再變生膀胱，其蒸發之時，耳與骫冷，腎與膀胱其俱主於水，水數一，故先變生之。九十六日三變生心喜，一百二十八日四變生小腸，其發汗出而微驚。心爲火數二。一百六十日五變生肝及哭，一百九十二日六變生膽，其發目不開而赤。肝主木，木數三。二百二十四日七變生肺聲，二百五十六日八變生大腸，其發膚熱，而汗或不汗，肺屬金，金屬四。二百八十八日九變生脾智，三百二十日十變生胃，其發不食腸痛而吐乳，此後乃齒生能言知喜怒，故云始全也。太倉云，氣入四肢，長碎骨於十變後，六十四日長其經脈，手足受血，故能持物，足立能行也。○一水二火三木四金五土

《秘要指迷論》凡小兒纔至變蒸後，多有身熱微瀉青黃者，不可用藥止住，須溫暖藥勻氣，如藥力重，即變成慢脾風也。

黑散（《葛氏肘後方》又號神仙黑散子）

麻黃二兩　大黃一兩　杏人二分

右並擣爲散，將杏人熬，別研如脂，乃內散，同擣令調和，密盛器中。勿令見風，仍一月兒服如小豆一枚，乳汁和咽之，抱令得汗，忽使見風。百日兒，服如棗核，量大小與之，佳。又《千金要方》同。《翼方》

黑散，治小兒變蒸，挾時行溫病，或非變蒸時而得時行。《元和紀用經》四味飲、黑散、紫圓、至聖散、五加皮、蜀脂飲、麝香圓七方，謂之育嬰七寶。紫陽道士，一名保子七聖至寶方，專爲一書者，此方是也。

紫圓（《葛氏肘後方》）

代赭石　赤石脂（各一兩）　巴豆（四十枚）　杏人（五十枚）

右代赭、赤石脂先擣細末，巴豆四十枚，去殼心皮，熬。（《千金翼》《元和紀用經》並三十枚。又《紀用經》以二十枚先炒製，十個生用云云。）杏人五十枚，去皮，令碎，研如脂（《元和紀用經》用四七個云云），合三物，擣三千杵，自相著，若硬，加少蜜更擣，密器中盛。生三十日兒，服如麻子一圓，與少乳汁，令下，良久，復與少乳，勿令多，宜至日中當下熱。若不盡，明旦更服一圓。百日兒如小豆大小，以此加減。若小兒夏月多熱，往往發疾，此圓無所不治，三二十日，與一服，殊佳。如真代赭不可求，用左顧牡蠣代之。《千金要》及《千金翼》以紫圓治小兒變蒸發熱不解，並挾傷寒溫壯，汗後熱不歇，及腹中有痰癖，哺乳不進，乳則吐哯，食癇，先寒後熱，此亦《元和紀用經》育嬰七寶，紫陽道士保子七聖方也。又《千金翼》謂小兒氣盛有病，但下之，必無所損。若不時下，則將成病，固難治矣。（已上《幼幼新書》第七）

《全嬰集》云紫元子，《三因方》《和劑局方》謂之紫霜丸。（私號丹元子）

代赭石、赤脂（各一兩），巴豆霜（二分），杏人（三分），以蜜丸，如麻子大。初生三十日外兒可服一丸，一歲至三歲可服二丸，或三五丸，以快利爲期，或七八丸服之，亦不令虛人也。

○《究原方》二云，有一室女患癇病，諸醫皆作風治，數年不愈。一日求醫，僕爲診其脈，脾脈沉，胃脈弦急。脾脈沉食癇，分曉，以《局方》小兒紫霜圓，用辰砂爲衣，用皂角子煎湯，每服四五十圓，日三兩服，旬日遂下，痰積如魚腦之狀，病更不作。

○《顱顖經》治小兒五疳兼腹肚虛脹，疳氣煩悶，或時燥渴。

紫霜圓

大黄　黄連　代赭（各二分）　辰砂　麝香（各一分）　杏人（去皮尖，別研）　肉豆蔻　巴豆霜（各一兩）

右細研，以蜜丸如赤小豆大，每服空心，米飲服一丸。五歲、十歲只可服五丸，臨時加減。忌冷水油膩炙煿。（在此《萬安方》第四十五卷疳病中）

柴胡散，治小兒變蒸，經時不止，挾熱心煩，啼叫無歇，骨熱面黄。（《聖惠方》）

柴胡　甘草（炙）　人參　元參（各一兩）　龍膽（去蘆根，半兩）　麥門冬（去心，一兩半）

右細末，每服二錢，以水一小盞，煎至半盞，去滓，不計時，温服。量兒大小，加減與之。

張涣治嬰兒周晬内，時或體熱，眠睡不寧，乳哺不調，目睛不明，或差或作。三十二日一變，六十四日再變，甚者微驚，乃長血氣，名曰變蒸候。過周晬漸除，切不可亂投湯藥，宜用清心湯。

人參（半兩）　麻黄（去節根）　大黄　麥門冬（去心）　甘草（炙）　犀角屑（各一分）

右細末，每服一二錢，水一盞，入杏仁一個（去皮尖，打破），同煎至半分，去滓，放温，時時頻與服。

匀氣散，長沙醫者丁時發傳，治變蒸候方。變蒸日數甚分明，或瀉槐黄，又夾驚發熱，喜啼多不乳，急須匀氣便安寧。

香附子　甘草（炙，各二錢半）　天仙藤　人參　橘皮　藿香（各一錢重）

右細末，每服半錢，用米飲調服。（已上《幼幼新書》第七卷）

客忤（ヲカスト ヨムナ）**和名人氣**（ヲヒヘナ アム也。）

《千金論》云，少小所以有客忤病者，是外人來，氣息忤之，一名中人，是爲客忤也。雖是家人或別房異戶，雖是乳母及父母，或從外還，衣服經履，鬼神兼惡暴氣，或牛馬之氣，皆爲忤也。執作喘息，乳氣未定者，皆爲客忤。凡非常人及諸物從外來，亦驚小兒致病，欲防之法，諸有從外來人及異物入戶，當將兒避之，勿令見也。若不避者，燒牛屎，令常有煙氣置戶前則善。

又小兒懸癰（是亦客忤流類也。此卷下又有懸癰病篇也。今是屬客忤證。）

小兒中客，急視其口中懸癰左右，當有青黑腫脈核如麻豆大，或赤或白或青，如此便宜用鍼速刺潰去之，亦可爪摘決之，及以綿纏釵頭拭去血也。《千金方》吞麝香如大豆許，立愈。《聖惠方》治客忤，研麝香如粉，以清水調服一字許。《廣利方》治客忤，用麝香調塗兒口舌。

又諸方與服蘇合香圓

《子母秘錄》治小兒卒客忤死。

右燒桔梗末三錢匕，以米飲服。

《元和紀用經》療小兒客忤。

右擣菖蒲汁内口中。

又生艾汁内口中。

又磨刀水三四滴入口中，妙。

又有中人忤、馬客忤等，符灸藥等。

可見《幼幼新書》第七卷

被鬾病，一名繼病（ヲトツハリ又ヲトミツハリ）。鬾音奇，小兒鬼也。

《巢氏病源論》云，小兒被鬾病者，婦人懷妊，有惡神導其腹中胎，妬嫉制伏他小兒，令病也。鬾之爲疾，喜微微下，寒熱有去來，毫毛鬢髮鬇鬡不悅，是其證也。《千金論》云，鬾者，小鬼也（音奇）。宜服龍膽湯。

凡婦人先有小兒未能行，而母更有娠，使兒飲此乳，亦作鬾也。令兒黃瘦，骨立髮落，壯熱，是其證也。（今繼病，是此證也。）

龍膽湯（在《幼幼新書》第十卷癇門中）

白鮮皮湯，治少小客魃挾實《千金》熱也。

白鮮皮　大黃　甘草炙，各一兩　芍藥　茯苓　細辛　桂心去皮，各三分

右吹咀，以水二盞，煎一盞，分三服，日二三服。

又方《聖惠》及《千金》以治魃病。

右龍膽二兩，切，以水二盞，煎至六分，去滓，漸漸服之。

《本草》云，伯勞一名鶪毛羽主小兒繼病。繼病者，母有娠，乳兒，兒有病如瘧痢。他日亦相繼腹大，或差或發。他人相近亦能相繼，北人未識此病，懷妊者，取鶪毛羽帶之。又云，取伯勞居木枝打繼病兒，令啼即差。

小兒喜啼驚啼夜啼

《葛氏肘後方》云，小兒汗出，舌上白，愛驚者，衣被厚過熱也。又鼻上青及下痢青，乳不消，喜啼者，衣被薄過冷也。《葛氏肘後》當歸散，治小兒喜啼夜啼，久不治則成癇疾。

右當歸細末，以乳汁及米飲服一錢匕，或半錢匕，隨兒大小，日三服，夜二服，有神驗。

《外臺》《備急》或治常好啼方。

右取大頸下毛，以絳囊盛，繫兒兩手，立效。

《嬰孺方》治小兒啼日夜不止，胸滿氣脹，膈中逆，哯嘔腹痛。

芍藥　桂心去皮，各三分　川芎　黃芩　薯蕷各一分

右同炒色變，爲末，以米泔汁一刀圭，日日進三服，夜再服，以知爲度。〇一刀圭，四方一寸板之十分一也。謂長一寸，廣一分，謂之一刀圭也。可見《本草序例》

赤芍藥散，治小兒初生及一年內多驚啼不休，或不得眠臥，時時肚腹脹，有似鬼神所爲。

赤芍藥　桂心　白朮　甘草炙　大黃剉炒，各等分

右細末，每服一錢，以水一小盞，煎至半盞，量兒大小加減，溫服。

《嬰孺方》治小兒夜睡忽驚啼，不識母，母喚之搖頭方。

右小兒忽驚啼，不識母者，是夢中見母棄之去，謂母實去，故啼。但令人抱坐於暗中，令母從外把大火來喚之，即止。所以然者，謂母去還來也。此方天下未之知，隱居效方。

《嬰孺方》治小兒驚啼，軀啼不安，此腹痛故也。至夜輒極狀如鬼禍，五味湯。

五味子　當歸　白朮（各三兩）　甘草（炙）　桂心（各二兩）

右㕮咀，每服二錢，水一盞半，煎至一盞，去滓，量兒大小與服。

《劉氏家傳方》治小兒驚啼。

寫『天心』二字於顖門上，寫『泥圓』二字於丹田上（臍下三寸曰丹田）。

《嬰孺方》治少小兒夜啼不安，欲驚，腹中風痛，如中風，發有時，夜則甚，如有鬼禍方。

當歸　芍藥（各一兩）　甘草（半兩，炙）　桂心（去麤）　白朮（各二兩）

右切，每服二錢，水一盞，煎至六分，去滓，日三服，夜二服。一方無芍藥，有五味子。

乳頭散（《聖惠方》），治小兒夜啼不止，腹痛。

黃耆　甘草（炙）　當歸（剉，炒）　赤芍藥　木香（各等分）

右細末，每用以少許著乳頭，令喫兒。

《張渙嬰兒方》云，藏寒稟氣怯弱，或多顱解，面色青白，遇夜多啼。甚者煩悶，狀若神祟，亦由觸犯禁忌所致。此名曰夜啼，宜用萬金散。

沉香　丁香　人參　五味子　當歸（各一兩）　赤芍藥　白朮（各半兩）　桂心（去麤，一分）

右細末，每服二錢，以米泔水一盞，煎至半盞，溫服，少少立效。

《聖惠方》治小兒夜啼符法道三。

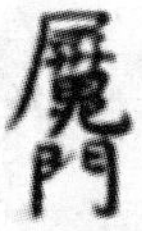

此符左右手中貼之

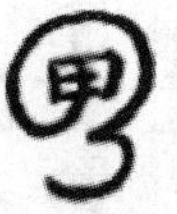

此符臍中貼之

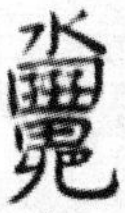

此符貼屋門上

又一說云，小兒左右眼下書鬼字，即夜啼必止，有神效。

治客忤夜啼法

右用本家廚下火柴頭一箇，火滅者，以朱書云，吾是天上五雷公，將來作神將，能收夜啼鬼，一縛永不放，急急如律令。

《劉氏家傳方》小兒夜啼。柴頭以火燒焦頭爲上，書了勿令兒知，立在床下，倚床前腳裏，男左女右。床者，臥席下也。《三因方》

《幼幼新書》第七寫若以色見我，以音聲求我，是人行邪道，不能見如來，燒灰吞之，男左一本，女右一本。左字書右字書歟

已上《幼幼新書》，尚有藥方灸穴，今略之，可見彼第七卷。

初生小兒有懸癰病《幼幼新書》亦名垂癰。

《千金論》曰，小兒出腹六七日後，其血氣收斂成肉，則口舌喉頰裏清淨也。若喉裏舌上有物如蘆籜盛水狀者，名懸癰。有脹起者，可以綿纏長鍼，留刃處如粟米許大，以刺決之，令氣泄，去青黃赤血汁也。一刺之止，消息一日。未消者，來日又刺之。不過三刺自消盡，餘小小未消，三刺亦止，自然得消也。有著舌下如此者名重舌，有著頰裏及上齶，如此者名重齶。有著齒齗上者名重齗。皆刺去血汁也。

小兒重舌

《巢氏病源論》云，心脾熱故也。心候於舌而主於血，脾之絡脈又出舌下，心火脾土二藏，母子也（土母生心火子）。有熱即血氣俱盛，其狀附舌上下，近舌根生，形如舌而短，故謂之重舌矣。鵝口、重舌、重齶、口瘡，皆上焦熱所致，以冷藥治之。

《葛氏方》以金下土（伏龍肝也），和苦酒（醋也），塗舌上下。（《千金翼》云，釜月下土。）

《千金》云，用赤小豆末，醋和，頻塗舌上。

《千金翼》方云，取鹿角末，如大豆許，安舌上，日三即差。

又云，以蒲黃傅舌上下，不過三度愈。

《外臺》《古今錄驗》療小兒重舌欲死。

右以亂髮燒，末之傅舌上下，甚佳。張涣用豬脂和髮灰塗之。

《姚和衆方》治小兒重舌。

右用馬牙硝塗舌下，日三五度。

《子母秘錄》云，治小兒重舌。

右以黃丹如大豆許，以安舌下。

孟詵云，用小豆煮汁，和鹿角灰末，安於舌上下，日三五度，夜二三度。

日華子曰，治重舌鵝口瘡。

右用鹿角炙熨口舌。

《聖惠方》治重舌。

右以桂心半兩，爲末，生薑汁和，每用少許塗舌下，日再三塗之。

又云，用桑根白皮一兩，細剉，以水一盞，煎至半盞，去滓，漸漸以匙子抄少許，令兒吮之。

私云，桔梗根、甘草同煎，頻頻與服之，消散心脾熱故也。

又云，用釜底墨（百草霜也），以水或醋和塗之。

灸重舌方

《千金》治重舌，灸行間，隨年壯，其穴在足大指歧中。

《千金》並《千金翼》灸左足外踝尖七壯，或灸三壯（《嬰孺方》三壯），《千金》即左右共灸尤良。《外臺》《古今錄驗》同。

○重舌咒法有口傳，以生氣方柳作札書鬼字，鬼 如此當踝上灸札上，火氣達而愈也。今謂之。

私言，日本有重舌秘方咒術，其咒法即以艾炷灸外踝上三壯，只秘此灸穴，故用柳札鬼字縛圖歟。

小兒木舌

《聖惠方》云，邪熱之氣，上衝於舌本，則令舌腫脹，漸漸麤大，若不早療，滿塞口中，故謂之木舌。小兒尤多斯疾也。

又云，若不急治，滿口當塞，殺兒也。

又云，以鯉魚切作片子，貼於舌上，日夜數易之，有效。（鯉性寒故也）

又云，用炲煤，醋和塗舌上下，當脫涎膜。又塗之，以涎膜盡，舌如故，即止。

○炲，大來反。煤，莫杯反。

又云，治心脾壅熱，生木舌，腫脹，宜服元參散。

玄參　升麻　大黃（剉炒）　犀角（各三分）　甘草（炙焦，半兩）

右細末，每服三錢，水一中盞，煎至半盞，去滓，不計時候，溫服。

小兒撮口

《千金論》曰，小兒初出腹，骨肉未歛，肌肉猶是血也，血凝乃堅成肌肉耳。其血沮敗不成肌肉，則使面目繞鼻口左右悉黄而啼，閉目取口撮面，口中乾燥，四肢不能伸縮者，皆是血脈不歛也。喜不育，若有如此者，須急療。

《聖惠論》凡初生兒，須防三病，一曰撮口，二曰著噤，三曰臍風也。皆是急病。就中撮口尤甚，生後過一臘，方免此厄。但看面赤喘急，啼聲不出者，是撮口狀候已重，善救療者，十不得四五，但依將護法，防於事先，則必無此患矣。

《漢東王先生家寳方》云，臍風撮口，不得飲乳，面青，啼聲不出，唇青撮口，若口出白沫，四肢逆冷，此是惡候。

張渙云，小兒胎氣挾熱，亦因母有邪熱傳染，或生下洗浴當風，襁褓失度，致令嬰兒啼聲不出，乳哺艱難，名曰撮口。七日之内尤甚。

《聖惠方》治小兒撮口及口噤。

右生甘草二分，切，以水一小盞，煎至六分，去滓，微溫，與兒令服之，吐出痰涎。

私言，初生兒不喫乳，氣麤喘，則皆撮口病也。大略不可救，只與甘草以後，可與蘇合香圓。又《幼幼新書》第五卷，雖有多治方，藥種難得，故不引載於此。

小兒臍病

《萬全方》曰，小兒臍病候，古方有三種，謂臍風、臍濕、臍瘡。三者皆因斷臍帶之後，爲風濕所傷而成疾也。夫風入臍，令兒四肢不利，多啼，不能乳哺，謂之臍風。其中濕令臍腫，濕經久不乾，謂之臍濕。其風濕相搏，令臍生瘡，久而不差，謂之臍瘡。三者有一不已，則入於經脈，多變爲癎。其已成癎者，作癎治之。
《聖惠方》以瓜蒂燒灰，研，傅之良。
茅先生小兒貼臍風豆豉膏。
豆豉　天南星　白蘞　赤小豆各半兩
右細末，每服二大錢，用芭蕉自然汁調塗臍四邊，一日只一度，兩日兩次塗即安樂。
私言，蒼茸乾抹傅之，太一膏亦佳。
《顱顖經》云，治孩子臍中不乾。《幼幼新書》
白礬煆，一錢　龍骨二錢半
右細末，入麝香少許，先拭乾臍，傅臍風。《聖惠方》同，但不入麝香。
《千金》治小兒臍汁出不止，兼赤腫。白石脂散。
右用白石脂細研，熬，令微暖，以傅臍瘡，日三五度。
《外臺》《古今錄驗》療小兒臍瘡汁不差。
黃黑散錢乙方，加髮灰，名蘗墨散。
黃蘗炙，末，一兩　釜底墨二分，百草霜也
右細研，和傅臍中，即差。
《子母秘錄》小兒臍風濕腫久不愈方。
右用露蜂房燒灰末傅之。
又云，用杏仁杵如膏，傅臍上。
《漢東王先生家寶方》治臍風臍瘡不乾方。

右以舊綿燒灰，頻頻傅之。

《翰良方》治小兒臍久不乾，赤腫出膿及清水出。

右用當歸焙乾，爲末，研細，著臍中，頻用自差。予家小兒嘗病臍濕五十餘日，貼他藥皆不差。《聖惠方》有十餘方，從上試之至此方，一傅而乾。後因尿入瘡復病，又一貼愈。

《千金》治小兒臍風，遂作惡瘡，歷年不差，汁出不止方。

右燒蒼耳子細末，塗臍中。

《子母秘錄》用黃蘗末傅之。

《聖惠方》馬齒莧焙乾，細末，傅之。

又云，龍骨末傅之。

解顱 アタマノヒロクアキチ 久不合也。

《巢氏病源論》小兒解顱候者，其狀小兒年大，顖應合而不合，頭縫開解是也。由腎氣不成故也。腎主骨髓，而腦爲髓海，腎氣不成則髓腦不足，不能結成，故頭顱開解也。顱頭骨縫，目等也，顖アタマノオトル處也。

《萬全方》小兒頭病有三，一解顱，頭骨縫開解也。二顖不合，三顖陷。皆亦本於腎氣不足也。

《千金》治小兒解顱，三物細辛湯方。

細辛　桂心各半兩　乾薑炮，一分

右末，以乳汁和傅顱上，乾復傅之，兒面赤即愈。

白及散，治小兒顱骨開，宜塗之。《聖惠》

白及　細辛　防風　柏子仁　等分

右細末，以乳汁調塗兒顱骨上，日再三用之。

《千金》治小兒顖開不合。

防風一兩半　栢子人　白及各一兩

右細末，以乳汁和傅顖上，十日知，二十日愈，日二度塗。

《嬰孺方》治小兒顖開不合方。

防風一兩二分　白及一兩　梔子人二分

右細末，以乳汁與蜜和塗顖上，日一二度。

又云，小兒顖開令合方。

防風一兩二分　白及二分

右末，乳汁和塗顖上，日十度，以知爲度，二十日當合。

錢乙治顖開不合，鼻塞不通。

右天南星大者，微炮，去皮，爲細末，以淡醋調塗緋帛上，貼顖上，以火炙手，頻熨之。《幼幼新書》第五卷百數方。

滯頤多涎病也。

《巢氏病源論》云，小兒滯頤候，滯頤之病，是小兒多涎唾流出，漬於頤下，此由脾冷液多故也。脾之液爲涎，脾氣冷，不能收制其津液，故冷涎流出，滯漬於頤。

《五開貫真珠囊》云，小兒滯頤疾者，涎流口邊無時，此即因風冷入脾胃，故令涎水常流。《幼幼新書》第六

《千金方》治滯頤。

右以桑白汁塗於小兒口舌，頤差。

張渙云，小兒有多涎，常留在兩口角，此由脾胃有冷流出，漬冷頤下，乃名滯頤之病，宜溫脾丹方。

半夏一兩，用生薑六兩，同擣細，炒令黃　丁香　木香各一兩　乾薑　白朮　青橘皮各半兩

右細末，以煉蜜和如黍米大，每服十粒、二十粒，以米飲服下，量兒大小加減。

半夏白礬水浸，炒黃　人參　肉豆蔻　白朮　乾薑　甘草炙，各半兩　丁香一兩

右細末，每服一錢，水一小盞，入生薑二片，煎半盞，去滓，溫服，食前。

齒不生

《巢氏病源論》云，齒是骨之所終，而爲髓之所養也。小兒有稟氣不足者，髓即不能充於齒骨，故齒久不生。

俗說云，生而五箇月而齒生，則五歲而齠。六七箇月而齒生，則六七歲而齠也云云。

《千金翼》云，溺坑中竹木主小兒齒不生，正旦刮彼，彼竹木塗齗即生。

《外臺》《小品》云，取雌鼠屎三七枚，以一枚拭齒根處，盡此止二十一日，齒當生。雌鼠屎者，頭尖是也。《千金》同。《楊氏產乳方》用三十枚，仍云雌鼠屎用兩頭圓者。

《聖惠》治小兒齒不生，或因落不生方。

右取牛糞中黑豆二七枚，小開去頭上皮，以此豆頭開處，注齒根上，時時用之當效。

髮不生

《病源論》云，腎經其華在髮，小兒有稟性少陰之血氣不足，即髮疎薄不生。亦有因頭瘡而禿落不生者，皆由傷損其血，血氣損少，不能榮於髮也。

《千金》治少小頭不生髮，一物楸葉方。右楸葉擣取汁傅頭上，立生。

又云，燒鯽魚灰末，以醬汁和傅之。

《聖惠方》治小兒頭禿不生髮，苦癢，蔓菁子散。

右取蔓青子，擣爲末，以豬脂調，塗於禿處，尤佳。

又方，用貫衆（管仲也），燒灰細研，以油調傅之。

又方，取麻子熬，絞取脂，傅頭上，良。

又方，用鹽湯洗之，生油和蒲葦灰傅。

又方，用鴈脂傅之，佳。

《嬰孺方》取桃葉汁塗之。

《千金翼》治髮黄，若血氣不足，則不能潤悦於髮，故髮黄也。

右以醋煮黑大豆，爛去豆，後亦煎，令稠，頻頻塗髮。

安師傅治小兒髮黄極妙方。

右破故紙，不計多少，石器中以慢火炒爲細末，用地黄汁煎成膏，和圓如緑豆大，每服十五丸或二十丸、三十丸、五十丸，以鹽湯服，食前，日二三服，久服尤佳。

蟲胞（ムシカサ）

《病源論》云，小兒初生，頭即患瘡，乃至遍身，其瘡有蟲，故因名蟲胞也。

《千金》治小兒頭瘡也。

胡粉（一兩）　黄連（二兩）

右末，洗瘡去痂，試乾，傅之即差。更發如前傅之。

又方

胡粉　連翹（各一兩）　水銀（半兩）

右以水先煎連翹，加入胡粉水銀和調，傅之。

又方治小兒頭瘡，苦參洗湯方。

苦參　黃芩　黃連　黃蘗　甘草炙　大黃　川芎各一兩　蒺藜子五兩

右㕮咀，以水六盞，煮取三五盞，漬布搨瘡上，日數過。

安師傅治小兒蟲胞藥方

百部　雄黃　黃蘗各等分

右細末，以油調，塗瘡上。

鶴節

《病源論》曰，小兒鶴節者，小兒稟生血氣不足，即肌肉不充，肢體柴瘦，骨節皆露，如鶴之脚節也。

《外臺秘要》療小兒羸瘦惙惙，常服不妨乳方。○惙，陟雪反。疲也，憂也。

甘草五兩

右一味，細末蜜丸如小豆大，一歲兒服十丸，日三服盡，即再四合服，量兒歲加減服。

《集驗方》小兒稟氣不足，真元怯弱，肢體柴瘦，補其本氣，自然體充盛，肌膚盈溢，宜服補腎地黃圓。

熟地黃八錢重，焙杵　山茱萸　山藥各四錢重　澤瀉　牡丹皮　白茯苓各三錢

右細末，煉蜜和丸如梧子大，或麻子大。每服，三歲兒三五丸，麻子大二三十丸，以溫水空心食前服。不能服，以湯化研服之。

小兒手脚拳不辰病候治方，與中風同，可見《幼幼新書》中風篇及第六卷。

語吃 ナツム 下居一反，語難。

《千金》論小兒初出腹，有連舌，舌下有膜如石榴子，中隔膜連其舌下，後令兒言語不發，舌不轉，謂之語吃，可以摘斷之。微有血出，無害。若血出不止，可燒髮作灰末，傅之，血便止。

行遲（オソクアリクナリ）

《病源論》云，小兒數歲不能行候，小兒生，自變蒸至於能語，隨日數血脈骨節備成，其臏骨成，即能行。骨是髓之所養，若稟生血氣不足者，即髓不充強，故其骨不即成，而數歲不能行。

《聖惠》云，夫小兒行遲者，是肝腎氣不足，致骨氣虛弱，筋脈無力，故行遲也。

張渙論云，近世小兒多因父母氣血虛弱，故令胎氣不強，骨氣軟弱，筋脈無力，不能行步。柴胡飲子（《顱顖經》），治小兒骨熱，肺脈寒，長不能行，自小傷胞，腳纖細無力，行立不得，或骨蒸疳勞，肌肉消瘦。

柴胡　鱉甲（米醋浸，炙）　知母　桔梗　枳殼（麩炒）　玄參　升麻（各等分）

右細剉，每日煎，時三歲已下，取藥半兩，水半盞，煎至半分，去滓，兩服，空心，食前後各一二服。忌毒物，飲後用澡浴。

《元和紀用經》療小兒三歲不能行，由虛弱受氣不足，腰脊腳膝筋骨軟躄。

右五加皮（真者），細末之，粥飲，滴酒少許，調一粟殼許，日三服。有風骨節不利者，尤相宜。以四味飲、黑散、紫圓、至聖散、蜀脂飲、麝香圓，並此五加皮藥七方，謂之育嬰七寶。紫陽道士一名保子七聖至寶方，專爲一書者，此方是也。

《吉氏家傳》五六歲不行方。

石斛　牛膝　鹿茸（炙酢）　茯苓　菟絲子（各二兩）　黃耆（四兩）

右細末，蜜丸梧子大，每服四五丸，以溫水服，加至十丸或二十丸。

《食療方》云，白鴨卵，小兒食之，能使兒腳軟不行，行愛倒。

《嬰童寶鑑》灸法，小兒五歲不能行，灸足左右外踝各三壯。

私云，常可灸足三里並風市穴。

語遲

《病源論》云，小兒四五歲不能語候，人之五藏有五聲，心之聲爲言。小兒四五歲不能言者，由在胎時，其母卒有驚怖，內動於兒藏，邪氣乘其心，令心氣不和，至四五歲不能言語也。張渙云，心氣不足，則舌本無，故無語。

右赤小豆粉酒和，常傅舌下。

芍藥散《聖惠》，治小兒心氣不足，舌本無力，令兒語遲方。

赤芍藥一兩　黃耆三分　犀角屑　檳榔　甘草炙令赤，各半兩

右剉，每服一二錢，水一小盞，煎至半盞，去滓，溫服，量兒大小，不計時候。無減，則服至數劑。

菖蒲圓《聖惠》，治小兒五六歲不語者，爲心氣不足，舌本無力，發轉不得。亦云風冷傷於少陰之經，是以舌難發於五音，故至時不語。

菖蒲根　人參　黃連各半兩　麥門冬去心，焙　天門冬去心，焙，各一兩　赤石脂　丹參各三分

右細末，煉蜜爲丸如綠豆大，每服五七丸，或十五丸，或二十丸，以溫水，不計時，隨歲加減。

菖蒲圓乙錢方，治小兒心氣不足，五六歲不能言。

石菖蒲根　丹參各二錢重　天門冬去心，焙，秤　麥門冬去心，焙，各十錢重　赤石脂三錢重　人參五錢重

右細末，煉蜜丸綠豆大或麻子大，溫水下五七丸至十丸，或二三十丸，不計時候，日三服，夜一服，久服有效。又有病後腎虛不語者，宜服。

《莊氏集腧穴灸法》四五歲不語，灸兩足踝上各三莊。

《莊氏集腧穴灸法》小兒至五六歲不語，是心氣不足，舌本無力，發轉難故也。灸心腧三壯，在第五椎

下兩旁各一寸五分，常可灸之二三十壯。

龜胸（和名ハトムネ 鴿胸，和名也。）

《聖惠》論小兒龜胸者，緣肺熱脹滿，致使胸高如龜。又云，多食熱乳，亦能致此也。

張渙論，凡乳母常捏其宿乳，常洗乳淨，捏去熱乳。若令兒飲熱乳，損傷肺氣，胸高脹滿，令兒胸高如龜，乃名龜胸。

大黃圓，治小兒龜胸，肺熱壅滯，心膈滿悶。

大黃（三分剉，炒） 天門冬（去心，焙） 百合 杏人（去皮尖，麩炒） 木通 桑白皮 甜葶藶（焙） 朴消（各半兩）

右細末，煉蜜和丸如綠豆大，不計時候，以溫水研破，五丸服，量兒大小加減令與服之。○《直指方》用滑石無朴消。

《聖惠》又方

甜葶藶（炒） 杏人 麻黃（去根節） 大黃（炒，各半兩） 桂心（一分）

右細末，煉蜜和丸如綠豆大，不計時候，以溫水研化，五丸服之，量兒大小臨時加減。

張渙治龜胸百合丹。

桑白皮 木通 朴消 杏人 大黃 天門冬（去心，焙，各半兩） 百合（一兩）

右細末，煉蜜丸如黍米大，每服十粒或二三十粒，米飲與服，或五十粒，量兒大小加減。

《吉氏家傳》治龜胸。

葶藶（炒） 大黃（各三分） 桂心（一分） 麻黃（去根節，二分）

右細末，煉蜜丸梧子大，每服十丸，或二十丸，米飲化服。

《莊氏集腧穴灸龜胸法》取九家灰一斗，盛簸箕中，令兒合面印胸跡於上，於龜胸從上當中及兩邊，合三個處，令三姓人同時下火，於灰上各灸三壯，棄灰於河流域水中。

○龜字（カカマルト）讀也。《莊子》云，不龜手藥云云。手カカマラサル也。今此龜鱉之胸背也。《資生經》云，肺俞治胸中氣滿，背僂如龜云云。傴僂者，龜背病一名也。又背中穴，一名神字，在第十一椎節下間中央，俛而取之，禁灸。鍼五分，得氣即瀉。若灸此穴，令人傴僂（ククヤ）。

龜背（ククヤ　俗エヒ　カカムヤマヒ）

《聖惠》論小兒龜背者，由坐見稍早，爲客風吹著背骨，風氣達於髓，使背高如龜脊之狀也。錢氏論龜胸龜背者，肺熱脹滿，攻於胸鬲，即成龜胸。又乳母多食五辛，亦成。又兒生下客風入脊，逐於骨髓，即成龜背。治以龜尿點骨節也。取尿之法，當蓮葉安龜在上，後用鏡照之，自尿出，以物盛之。

張渙論嬰兒生後一百八十日，始髇骨成，方能獨坐。若強令兒坐，坐之太早，即客風寒吹著兒背，及湫至骨，傳入於髓，使背高如龜之狀，乃曰龜背。○湫，古穴反。《銅人經》云，風池灸，主傴僂。傴僂者，龜胸龜背。

檳榔圓，治小兒龜背。

檳榔　大黃剉，炒，各一兩　桂心　前胡　防風　赤芍藥　獨活　訶子皮　枳殼去子，麩炒　麻黃去根節，各半兩

右細末，煉蜜丸如麻子大，每服五丸，或十丸、二十丸至五十丸，以米粥飲服，量兒歲加減。獨活圓《吉氏家傳》，治龜背，大抵小兒此病，爲生時被客風吹拍，著背風透於骨髓，使背高如龜狀。

獨活　防風　桂心　大黃各二兩　麻黃去根節　枳殼麩炒　芍藥各一兩

右細末，煉蜜丸如梧子大，每服十丸，米飲服，加至二三十丸。《幼幼新書》第六卷亦有方，即入松花云云。春松花如蒲黃，先可取蓄之。

《聖惠方》灸法，小兒龜背，灸肺俞、心俞、膈俞，各三壯私謂，可灸二三十壯，炷如小麥大。肺俞，在第三椎下，左

右相去各一寸五分小兒指寸。心俞在第五椎，左右各一寸五分。膈俞在第七椎下，左右各一寸五分。私謂，可灸此等穴也。

覆載萬安方卷第四十

嘉曆二年正月一日丑刻於燭下，拭老眼清書訖。

性全　六十二才

嘉曆二年二月二十八日朱點了

冬景可深秘之，句句段段爲憐汝費巨多神力，不可忽，不可忽。

同三月四日墨點了　性全

朱墨之紙數四十九丁

小兒三

一驚候

二急慢驚風

三急驚風

四慢驚風

五天瘹亦云天吊

六諸癇

四寶丹《衛生良劑方續集》，治小兒驚癇潮熱等證，發爲搐搦驚癇鬼忤，每服一丸，生薑米飲湯化下。但是驚痟潮熱，悉皆治之。此藥安鎮心神，溫養胃氣，壓驚化痰，止吐進食，極有神效。更量兒大小加減服之。如急驚，以薄荷湯化下。慢脾風，米飲湯化下。並食後。

右用蘇合香圓、青州白圓、子感應圓、金箔鎮心圓等分，同擦細，入少熟蜜和爲圓如鷄頭大。已上四個圓藥，皆在《局方》中。小兒此病尤難治，此四寶丹可調用，不可忽之。

覆載萬安方卷第四十一

性全　集

小兒三

驚候ヲトロク，ヲヒユ小兒多有此疾，尤可詳之。

巢元方《病源論》曰，驚候者由血氣不和，熱實在內，心神不定，所以發驚。甚者掣縮變成癎。又小兒變蒸，亦微驚。所以然者，亦由熱氣所爲。

《小兒形證論》云，五藏驚傳候，一肝藏驚風，令小兒非時竄上眼睛，手腳冷。二腎藏驚風，令兒齧齒，面色赤。三脾藏驚風，令兒夜啼，日日多睡。四心藏驚風，令兒發心熱，四肢逆冷。五肺藏驚風，令兒口內熱喘，出氣細微，或即涎潮，藏腑入驚邪也。日久不醫，致傳邪氣入於心肺，或傳肝脾腎等也。卻被巫師皆言有祟妖禍，求神漸加深重，即令小兒枉喪性命，雖有名方千道，須曉病源。今具傳入五藏於後。

一驚邪入脾。鄭沖虛云，令兒非時噴乳，嘔逆翻吐，不思飲乳，故成慢驚。

二驚邪入心。周奇云，令兒非時面止赤紅，惡叫，四肢緩慢，故成慢驚也。

三驚邪入肝。鄭沖虛云，令兒眼目上翻，眼多白睛上竄，引飲，故驚癎也。

四驚邪入腎。趙氏云，令兒忽然面上黑色，惡咬人，故驚啼也。

五驚邪入肺。雀氏云，令兒夜多虛汗，狂言亂叫，或傳下利，是虛驚也。

《惠眼觀證論》云，小兒元有驚候，白日多睡，遍身虛汗，是驚氣納脾。喘氣微細，是驚氣傳肺。無故咬㚷，是驚氣傳腎。非時忽然眼睛吊上，是驚氣在脾。夢裏多咬牙，是驚氣在骨。夜啼至曉，是驚氣傳心。面色非時紅赤，是驚氣在心。上喘喫水，是驚氣在肝。惡聲啼叫，是驚氣在腎。前後心及四肢熱，是驚氣傳脾，欲吐瀉。凡小兒驚風，切忌爪甲青黑，及吐出白蟲，有血瀉下，啼叫無淚，眼直視，半開半閉，兼亦咬人，時復鴉聲，皆不可用藥。

《嬰童寶鑑》云，驚癇死候，項軟無力，魚口開氣麤，喉中如鋸，頭不直，面紅如粧，目陷無光，嚙衣並咬人，兩目似開，瀉下如瘀血，身體若無筋骨，是皆死兆，不可救之。

張渙論有胎驚，《石壁經》有三十六種胎驚候，未出胎中以前，依母驚動，其兒有驚。無惡證可治之，有惡候不可治。又《小兒形證論》有四十八候胎驚，皆在《幼幼新書》第八卷，可見於彼。

《孔氏家傳》治小兒胎驚涎盛，不飲乳。半夏三枚，以灰火炮，令黄色，研令細，用生薑自然汁爲丸如粟米大，乳汁與服一二丸，無時服。

《聖惠論》小兒驚熱者，由血氣不和，熱實在内，心神不定。甚者掣縮，變成癇也。又小兒變蒸，亦微驚，所以然者，亦熱氣所爲者也。

陶隱居治小兒驚熱，時氣煩悶，止渴。瓦屋上青苔衣，名屋遊，剝取煎服。

犀角散（《聖惠》）治小兒驚熱，睡臥不安，筋脈抽掣。

犀角　人參　茯神　黄芩　甘草（炙，各一兩）　龍齒　麥門冬（去心，焙，各二兩）

右麤剉，每服一錢，水一小盞，煎至半分，去滓，入生地黄汁少許，不計時，量兒大小加減與服之。

《聖惠》治小兒心熱多驚，宜服土瓜圓，解心熱，止虛驚。

土瓜根（シトミノ子，三兩）

右細末，以粳米飯和丸如麻子大，每服三五圓，以薄荷湯或生薑湯與服，量兒大小加增丸數。

金花散《博濟方》，治小［兒］驚，化痰利膈。

川大黃紙濕煨炮 乾葛 甘草炙 朴硝別研，各一兩

右細末，每用半錢，或一錢，水一小盞，煎至六分，食後溫服，日夜三服。

阿膠圓《劉氏家傳》，治上焦風壅，咽喉澀痛，鎮心藏，去邪氣，化痰涎，解傷寒煩熱，兼小兒驚涎，五般潮熱。

阿膠麩炒焦，三分 人參 甘草炙 辰砂各一兩 龍腦一分

右辰砂、龍腦別研，前三種細末後和勻再研，以煉蜜丸○大，每服一丸，細嚼，以麥門冬煎湯冷，食後，夜臥服，欲解煩熱，以井華水挍薄荷葉汁，乘冷化服。小兒一圓分兩服，煎荊芥薄荷湯化服，看兒大小加減。此藥合畜，臨疾可施與之。

越桃散《朱氏家傳》，治小兒驚熱。

山梔子去皮，一名越桃 石膏生 藿香葉各一兩 甘草炙，三分

右末，每服一錢，小兒半錢或一字，水一盞，煎七分，以麥門冬湯冷服，亦利大小便澀痛。

變蒸散長沙醫者王兌傳，治小兒體性常熱及變蒸驚熱不解，夾熱煩燥，時叫泣無歇，及骨熱生瘡，面色常黃，瘦瘁不進妳食。

柴胡 甘草炙 人參 玄參各一兩 麥門冬去心，一兩半 龍膽草半兩

右細末，每服一錢，水一小盞，煎至三五沸，溫服，一日三五服。常服去疳，若骨蒸煩熱尤好。

羚羊角湯《石壁經》三十，六種內驚積，治驚風漸熱有積驚風熱久成積聚，腹中有物也。

子芩黃芩也 羚羊角屑各二兩

右爲麤末，每服二錢，水一小盞，煎至半盞，去滓，分作二服。若未解加煎服。

金花散《劉氏家傳》，治小兒驚風，眼上視，手搐搦。

鬱金慢火炮熱後，入地中出火毒，取出

右細末，二歲已下用半錢，二歲已上用一錢，以薄荷湯服，以微利爲度。

赤茯苓湯《聖惠》，治小兒心熱多驚，睡中狂語，煩悶。

赤茯苓　龍齒　黄芩　甘草炙　葛根　玄參　石膏各半兩　升麻三分　麥門冬一兩

右麤末，每服一錢，以水一小盞，入竹葉七片，煎至半盞，去滓，量兒大小，以意加減。

黄連散《聖惠》，治小兒熱，夜臥狂語，煩渴。

黄連　升麻　黄芩　犀角　大黄剉，炒　麥門冬焙　甘草炙，各半兩　茯神三分

右細末，每服半錢，以竹葉煎湯服，日三四服，量兒大小加減。

急慢驚風急驚風　慢驚風

《養生必用論》云，小兒驚癎，古醫經方論但云陰陽癎，而今人乃云急慢驚等。今立方一準古聖賢爲治，陽癎屬腑，於治癎方中去溫藥。陰癎屬藏，於治癎方中用溫藥。寒溫等藥，皆於治癎方中增損之則無失。又小兒蟲證與癎相類，覺者審別之。

《錢一附方》論小兒急慢驚，古書無之，惟曰陰陽癎。所謂急慢驚者，後世名之耳，正如赤白痢之類是也。古方云滯下、秘澀、滯停，而苦痛甚故也。後人名赤白痢。陽動而速，故陽病曰急驚。陰靜而緩，故陰病曰慢驚。此陰陽虛實寒熱之別，治之不可誤也。急驚由有熱，熱即生風也。又或因驚而發，則目睛上摒，涎潮搐搦，身體與口中氣皆熱，及其發定或睡起即了了如故，此急驚證也。

《萬全方》小兒有急驚候，有慢驚候，又有天吊候，又有客忤候，此數候者，大同小異。夫身體壯熱，忽然之間四肢抽掣，痰壅口噤，謂之急驚。身體壯熱，心神不安，嘔吐痰逆，睡中多驚，乍發乍靜，荏苒經

日，謂之慢驚。皆由內有積熱，外感風邪，候有遲速，因而爲名。其曰天吊者，蓋出於驚風之候也，以其手足搐搦，眼目上戴如魚之著釣，遂以爲名。大抵因驚而生熱，因熱而生風，指病則謂之驚風，指候則謂之天吊，治法亦同。其所謂客忤者，取其觸忤之意。小兒未有所識，外人適至，因而驚忤，故曰客忤也。古人論說，謂人爲客，從外來，衣服經履鬼氣或牛馬之氣，皆爲忤也。其形小兒吐下青黄赤白，腹痛夭矯，面色變易，狀貌似癇，眼不戴上，其脈弦急數者，是其候也。

豆卷散《錢一方》，治小兒慢驚，多用性太溫熱藥治之，有驚未退而別生熱證，有病愈而致熱證者，有反爲急驚者甚多。當問病者幾日，因何得之，曾以何藥療之，可用解毒藥，無不效。

大豆黄卷曝乾，是黑生牙也　板藍根アヰノ子也　貫衆　甘草炙，各一兩

右四物，同爲細末，每服半錢至一錢，水一小盞，煎至半分，去滓，與服之。甚者三錢，漿水內入麻油數點煎。又治吐蟲，不計時服。

《保生信效方》治小兒驚風。又名《古今錄驗方》，有上下兩卷，唐初虞世作。

芭蕉自然汁，時時呷一兩口，甚者服及五升，必愈。升即盞同

朱砂膏《劉氏家傳》，治小兒急慢驚風，大人風狂燥熱，風癲，傷寒中風，舌強風涎。

桃仁麸炒，去皮，研　辰砂研　乳香研，各三分　紅花末，一兩一分　麝香一分

右細研，以煉蜜圓鷄頭大，每服一丸，以薄荷煎湯，研化服。以人參湯服尤佳，或以茶點化服亦良。

奪命散《張氏家傳》，治小兒急慢驚風，及治破傷風走馬疳。

白附子　黑附子　天南星　半夏皆生用，不見火　各等分

右細末，並生。大人每服半錢，小兒半字一錢之八分一，以葱茶調服。大人中風不語，小兒急慢驚風，皆可服。

匀氣散長沙醫者鄭愈傳，治小兒急慢驚風，取轉了，用補藥。轉即利也

丁香(十五個) 白朮 青皮 甘草(炙，各一分) 肉豆蔻(一個)

右細末，每服半錢，用白湯點服。

《王氏手集方》灸小兒急慢驚風，於兩足大指甲肉間(爪根與肉之間)，灸三壯，須是立灸即效。

急驚風(但熱也。)

《病源論》曰，小兒急驚者，由血氣不和，熱實在內，心神不定，所以發驚。甚者掣縮，變成癇也。又小兒變蒸，亦微驚，所以然者，亦由熱氣所爲，以血氣長而成微驚，不作大驚。

《聖惠》論云，夫小兒急驚者，由血氣不和，夙有實熱，爲風邪所乘，干於心絡之所致也。心者，神之所舍，至血脈，若熱盛血亂，血亂則氣並於血，氣血相並，又被風邪所搏，故驚而不安也。其候遍身壯熱，痰涎壅塞，四肢拘急，筋脈抽掣，項背強直，牙關緊急是也。

茅先生論，小兒生下周歲已上，至十歲已來，有急驚風、客忤、卒死，此三種俱一般。急驚風候者，涎響雙搐，雙目直視，面口青黑，不記人事，此候因初生下兒渾陽，或將養剩，有衣被蓋覆失理，或因放送兒子大小便，被鷄犬觸驚，或因人家鬧喚，大聲小叫，驚著遂積漸，次第驚成積在心，家被風邪虛，乃至此候。長沙醫者李剛中說云，古書無驚候，陰陽癇而已，故陽受之曰急驚，陰受之曰慢驚。故陽動而燥，陽疾而速。陰靜而緩，陰慢而遲。

利驚圓(《錢一方》)，治小兒急驚風。

輕粉 青黛(各二錢) 天竺黃(四錢) 黑牽牛子(末，二兩二分)

右同研勻，蜜丸梧子大，一歲兒一圓，溫薄荷湯水化服，或呑下，食後。

張渙碧霞丹，治急驚，膈實涎盛者。

硫黃 胡粉 青黛 辰砂(各二分二銖) 巴豆霜(去油，一分)

右細研，滴水和丸如黍米大，每服五丸，以薄荷湯服，量兒大小加減。

私謂，療驚之藥方雖有多種，而或牛黃虎睛，或腦麝全蠍等，則由難得叵用，以略之。廣須見於《幼幼新書》第八、第九卷。

慢驚風

《聖惠》論，夫小兒慢驚風者，由乳哺不調，藏府壅滯，内有積熱，爲風邪所傷，入舍於心之所致也。其候乍靜乍發，心神不安，嘔吐痰涎，身體壯熱，筋脈不利，睡臥多驚，風極不除，變化非一，進退不定，荏苒經時，故名慢驚風。

天南星煎圓《聖惠》，治小兒慢驚風。

天南星二兩，剉，以水三盞，煎至一盞半，去滓，亦重煎如膏，以此圓藥　天麻一兩　白附子半兩，炮

右細末，以天南星煎膏丸綠豆大，每三五歲兒，以薄荷湯服二三丸，五六歲兒三丸，日二服，隨歲加減。

補虚圓《博濟方》

白附子湯洗去皮　大半夏各二兩二分

右二種，各以白湯浸三日，每日換水，三度而取出，焙乾爲末，以生薑自然汁，入乾薑末二錢重，米粉少許，煮糊和丸綠豆大，每服三丸，以溫粟飲服下。

如聖青金丹《博濟方》，治小兒體熱，忽發吐逆，夜多驚啼，荏苒不解，或泄或秘，變成慢驚，或爲疳疾等，定搐搦，療疳病，逐痰涎，鎮心神。

龍腦一錢重　麝香　胡粉各二錢半重　香墨一錢半重　史君子二個，以白麵裹，以慢火煨，麵熟時去麵　白麵三錢重　青黛三錢重

右同研細，滴井花水，和丸如鷄頭子大。患慢驚，以冷薄荷水化服一丸，服訖須臾便睡，睡覺立愈，後更服三兩服。如些少驚著及急驚，只服半圓以下，慢隨大便，取下涎一合以來，神效。

大附散茅先生傳，治小兒慢驚風，下涎後伏熱不退，回陽退伏熱。

大附子十錢或八九錢重，爲大附子，炮　人參　前胡　桔梗各二分　木香一分

右取末和勻，每服半錢，用生薑湯調服。

宣風散《錢方》一，治慢驚風。

檳榔二個　橘皮　甘草炙，各半兩　牽牛子四兩，半生半炒熟，末

右細末，三二歲兒，以蜜湯調服半錢以上一錢服，食前。

《九籥衛生》熏陸香圓，療小兒虛風慢驚，潮搐瘛瘲，安神魂，益心力。

血竭麒麟竭也，一兩一分　乳香

右二味細研，火上炙爲圓，乾時滴水，丸如棗大，每服一丸，以薄荷酒化服，兼治婦人產後血暈，不省人事。

解表散，《石壁經》治三十六種慢驚。

荊芥穗　杏仁去皮尖，別研，各五錢重　川芎二錢重　麻黃去節　防風　甘草炙，各五錢重　赤茯苓五錢重，或云三錢半重

右爲末，每服一錢，蔥白三寸，薑三片，水一盞，煎三五沸，連進二三服，汗出避風。

白朮麻黃湯，《石壁經》治三十六種慢驚將發。

白朮炮　乾薑各二錢半重　麻黃五錢重，去節

右細末，每服半錢或一錢，以荊芥穗湯服，服後忌衝風，須有汗如水出，再進一二服。

又方治三十六種慢驚風正發，又治心煩噦惡。○噦，於繼也。

人參　甘草炙　木香　沈香　藿香葉　白朮各二分

右細末，每服一錢，以飯飲服下。

溫驚圓《趙氏家傳》，治小兒陰家證方。

天南星大一個，炮　香白芷二分　墨燒，一銖半　麝香一錢重私云，南星炮粉二分，白芷末三分，墨灰末三銖，麝香末一錢重。

右細末和勻，以米糊爲丸如○大，以金銀箔爲衣，每服一二丸，量兒大小與服，以薄荷湯化服。

醒脾散《吉氏家傳》，治吐瀉轉成慢驚。

厚朴一兩，剉，用水一盞，硇砂一豆許，煮，取出，焙乾用之也　草菓子一個，麵裹煨，去皮及麵　人參　茯苓各一錢重　甘草炙　陳皮去白，各半錢重　白豆蔻一個

右細末，每服半錢，以冬瓜子煎湯調服，以棗湯服亦佳。

醒脾散長沙醫者丘松年傳，治小兒慢驚，脾困及大病後全不進乳食。

天南星大者，一兩，每一個剉作五六塊用，生薑一兩，切作片　厚朴一兩，剉碎，水三盞煮，令南星透，揀去厚朴、生薑，只用南星薄切焙乾　冬瓜子一百二十粒，去皮鄭愈方用三十粒　白茯苓五錢重

右細末，每服一錢，水半盞，生薑一片，煎三分，溫服。

灸法

《聖惠方》小兒緩驚風，灸尺澤各一壯，在肘中横紋約上動脈中，炷如小麥大。私云，灸可至三五壯，慢與緩意同。已上《幼幼新書》第九

漢東王先生論小兒驚風，可醫者十一。《幼幼新書》第十卷

非時鴻眼是即驚氣入肝也。鴻音鳥，深目貌。鴻眼者重著。

夢裡咬牙驚入腎，其齒癢故也。

夜啼至曉驚入腸。

面青下白驚入膽，必須吐妳。

氣喘喫水驚入肺，肺熱，要飲水也。

面臉紅赤驚入心血，外應臉，故令面赤也。

覆載萬安方卷第四十一

喘氣微細（驚入肝，喘屬肺金，肺剋木肝也。）

前後並五心熱（驚入脾）。

喉内如鋸（驚入大腸）。

無時乾嘔（驚入胃）。

睡中驚哭渴（驚在三焦）。

已上十一證，只宜下驚藥也。日久自差。

又論小兒驚風，不可醫者七。

驚風爪黑不醫（肝絶，十無一存也）。

驚風瀉黑血不醫（心絶，不得過一周時也。只得一日而死也）。

驚風日多盜汗不醫（汗出不止者，數日而死也）。

驚風忽作鵶聲不醫（此爲肺絶，聲只出不廻，三日而死也）。

驚風咬人不醫（是骨絶，七日而死也）。

驚風眼半開半合不醫（腎絶，眼黑腫，四日而死）。

驚風口鼻乾黑不醫（脾絶，津液俱無，兩日而死也）。

已上七證不可醫。

《本草》治小兒夜啼驚風，及大人因驚失心方。

右取震肉作晡，與食之。此畜爲天雷所霹靂者是也。（牛馬六畜類，中雷電死者肉也。）

《斗門方》治小兒未滿月驚者，似中風欲死。

右用辰砂，以新汲水濃磨汁，塗五心上，立差，最有神驗。（五心者，左右手足心及胸心也。）

遠志茯神圓《王氏手集》，治小兒驚怖大啼，及見非常之物，干動神志，恍惚不寧，狂妄驚悸，眠睡不穩，多汗心忪，精神闇鈍，寒熱咽乾，手足煩熱。

人參　茯神各三兩　遠志去苗心　菖蒲根各二兩　桂心末，二錢半重　已上皆十錢爲一兩。

右細末，白麵糊爲圓綠豆大，每服十五丸，食後，以煎荊芥湯服，日二三服，量兒歲增減丸數。

人參圓《吉氏家傳》，鎮心驚。

人參　芍藥　甘草炙，各三分　大黃蒸，一兩

右細末，煉蜜丸如麻子大，每服一丸，米飲服下。

鎮心圓《吉氏家傳》，治驚。

辰砂　犀角末　升麻　大黃各半兩

右細末，蜜爲丸如綠豆大，每服三丸，以薄荷水服下。

神聖當歸散長沙醫者鄭愈傳，治驚風癇病，咽喉有涎，四肢壯熱，大小便秘澀兼心神亂者。

當歸　甘草　滑石　通草各一兩一分　大黃　芍藥各一兩

右細末，每服二錢，水一盞，生薑三片，薄荷五葉，燈心少許，同煎至半盞。小兒分爲二服，六七歲作一服。

《萬全方》灸法，小兒身強，角弓反張，灸鼻上入髮際三分三壯，次灸大椎下節間三莊，炷如小麥大，小兒但是風病，諸般醫治不差，灸耳上卒谷穴。

《漢東王先生家寶》治嬰孩小兒驚風並退，只是聲啞不能言。

通關散

右以天南星炮爲末，每服嬰孩半字或一字，三五歲、八九歲一錢，以生薑自然汁服。

《集驗方》治小兒驚退而啞不能言語。

木通剉　防風　升麻　羚羊角　桂心各二分　甘草一分

右麤末，每服一錢，水一小盞，煎至半盞，去滓，服之。入竹葉二三片煎，亦良。

天瘹亦云天吊。

《幼幼新書》第九云，《萬全方》小兒諸風並天吊、客忤方，論小兒有急驚候，有慢驚，又有天吊候，又有客忤候，此數者大同而小異。夫身體壯熱，忽然之間，四肢抽掣，痰壅口噤，謂之急驚。身體壯熱，心神不安，嘔吐痰涎，睡中多驚，乍發乍靜，荏苒經日，謂之慢驚。皆由內有積熱，外感風邪，有遲速，因而爲名。其曰天吊者，蓋出於驚風之候也。以其手足搐搦，眼目上戴如魚之著釣，遂以爲名。私云，吊、釣音同。《聖惠》論云，夫小兒天瘹者，由藏府風熱，脾胃生涎，痰涎既生，心膈壅滯，邪熱蘊積，不得宣通之所致也。此皆乳母食飲無常，酒肉過度，煩毒之氣流入乳中，便即乳兒，遂令宿滯不消，心肺生熱，熱毒既盛，風邪所乘，風熱相兼，觸於心藏，則令心神驚悸，眼目翻騰，壯熱不休，四肢抽掣，故謂之天瘹也。

巢氏論小兒無辜，病面黃髮直，壯熱時渴，多食即瘦，積經歲月，遂致死者，謂之無辜。言天上有鳥名無辜，晝伏夜遊，因洗兒衣，夜露經宿，鳥縱上過，衣與兒著，即生此病。又《寶鑑》引《元中記》云，有一雌鳥無雄，一名姑誰，一名釣星鬼。此禽但喜夜飛於人家堂，過見露小兒衣，飛尿其上，或遺毛羽，令兒所患無辜之疾，至死不理，後即魂魄化爲斯鳥之子，俗云天瘹，即非天瘹。人乃指鳥之爲害爾，故名曰天瘹鬼也。鄭端友《全嬰集》第二云，愚考所說，雖有按據，乃古人飾文也，其間有不因露衣得此病多。王氏云，其言非也。蓋是八邪所得之，其八邪者，飢飽勞役風驚暑濕《素問》曰暑濕，王氏曰暑積，謂之八邪。久則令兒日漸黃瘦，飲食雖多，不長肌肉，又不知飢飽，晝夜啼哭，便利不定，壯熱多渴，核塊瘡疥是也。此王氏論之，其理甚明，小兒有此疾者，但作驚疳治之，更宜隨證。凡小兒不可夜露衣者，慮其隱氣令兒生病。亦不可於星月之下飲兒乳者，致生吐瀉也。

已上《全嬰集》第二卷，及《幼幼新書》第二十四卷之無辜病下有此等說。又瘹、吊音同，亦有內吊、外吊說者。《全嬰集》云，小兒得此瘹病者則生，而百日之內與百日之外矣，故知百日內得之名曰內吊，百日之後得之名曰外吊焉。小兒諸方夜啼、驚慢、疳瘹之疾，皆有內外吊之語，此具意也。

《聖惠方》膩粉圓，治小兒天瘹，藏府風熱壅滯，四肢抽掣，大小便不利。

膩粉胡粉也　巴豆霜　麝香各一分　鬱金　地龍　馬牙硝各二分

右研細和勻，以糯米飲和圓如綠豆大，一歲一丸，以薄荷湯服下。三歲已上即服二丸。

《劉氏家傳》治天瘹翻眼向上。

辰砂通明者，三豆大　乾蠍一個，全者，銚內炒過

右細末，以飯少許，丸綠豆大。又以辰砂少許，細研入酒內，化服一丸，頓愈。

《吉氏家傳》治小兒天瘹，急驚風盛熱。

鬱金一塊，不蒸　巴豆一粒，去皮

右件二味，面北門限上杵一千杵，每服一字，以薄荷湯服下。

《漢東王先生家寶》論凡嬰孩小兒驚風內瘹、盤腸氣瘹及蟲痛三者，發作一般也。

桃符圓《東王先生家寶》，治嬰孩小兒驚風內瘹，眼尾有細碎紅脈現者，是內瘹也。又《小兒形證論》云，目有紅筋，手在後，胸高，是內瘹也。時人不識，呼爲鬼神祟。

銀朱水銀朱也。畫家綵具　乳香各三錢重　大蒜三個，煨研

右研，先乳香極細，後入銀朱，再研，後亦同大蒜研，看軟硬得所，丸如●大。每服，半歲兒五丸，一歲七丸，二三歲十丸，以意加減，以薄荷湯化服。

止痛圓《張氏家傳》，治小兒孩兒內瘹。

木鱉子肉　胡椒各二兩

右細研，用黑豆末，醋煮糊丸如綠豆大，每服三四粒，以荊芥湯服下。

魏香散《漢東王先生家寶》，治盤腸氣、瘹氣。瘹者發動，腰先曲空，啼無淚，上唇乾，額上有汗者是也。

阿魏真者，二錢重　蓬莪茂二兩二分十錢重也

右先用溫水化阿魏，浸蓬莪朮一日一夜，焙乾，爲細末，每服一字，紫蘇湯或米飲服，空心，食前。

宣連圓，治盤腸氣痛。

黃連　雷丸各一兩一分　木香一兩

右末，用粟米飲和丸如麻子大，每服十丸，飯飲服下。

越桃散《鳳髓經》，治小兒盤腸氣瘹痛。

越桃梔子也。去殼，二兩二分，入草烏頭，切，少許，同炒熟，去草烏頭不用　香白芷二分，切，不見火

右細末，每服半錢或一錢，用炒茴香蔥白煎酒服下。

檳榔圓《劉氏家傳》，治小兒盤腸氣瘹。

檳榔　大腹子　紅丹黃丹也

右等分末，以麵糊丸如大麻子大。三歲已下，小麻子大。每服十丸，用蘿蔔煎湯服三日，亦用燈心湯服三日，用霹靂湯服三日。霹靂者，用薑錢十片，入水一盞，燒秤鎚浸水，候沸止，去鎚，將此湯服藥，號霹靂湯也。薑錢者，生薑片如錢大並重也。

灸法

可灸百會　大椎　巨闕　臍心

又《幼幼新書》第十卷有各灸二十四癎之法，其二十四癎名並灸穴可見彼卷。

諸癇 クツチシラタメ

《千金論》云，凡小兒之癇有三種，有風癇，有驚癇，有食癇。然風癇、驚癇時時有耳，十人之中，未有一二是食癇者。凡是先寒後熱發者，皆是食癇也。驚癇當按圖灸之，風癇當與豬心湯等，食癇當下乃愈，紫霜圓佳（丹元子也）。凡小兒所以得風癇者，緣衣暖汗出，風因入也。風癇者，初得之時，先屈指如數，乃發作者，此風癇也。驚癇者，起於驚怖大啼，乃發作者，此驚癇也。急治之，微者急持之，勿復更驚之，或自止也。其先不哺乳，吐而變熱，後發癇，此食癇，早下則差，四味紫圓、逐癖飲最良，去病速而不虛人。風癇亦可下之，驚癇不可下之，心氣不定，下之內虛，甚者難治。故養小兒，常鎮驚勿令聞大聲，持抱之間當安徐，勿令怖也。又驚癇一月，輒一以紫圓下之。

《病源論》曰，十歲已上爲癲，十歲已下爲癇，其發之狀，或口眼相引而目睛上搖，或手足掣瘲，或背脊強直，或頸項反折。諸方說癇，名證不同，大體其發之源，皆因三種。三種者，風癇、驚癇、食癇是也。（私云，癇與病癎相類。）

《秘要指述方》云，凡癇疾有數般，不可盡述，且說五藏表裏受風形狀。初受驚癇，目反視，踞坐舉頭，唇皮青色，面青黃，此乃病傳肝。若唇黑眼慢，旬日死。風癇，口吐白沫，已傳受心藏，放齒咬人，或即口頰手指青黑，或醒而發。若指黑色，面青黑，乃五日內死。臍風發癇，面虛腫，搐搦，手足搖動，兩瞼白，病已傳肺。面如土色者，七日而死。搐搦或夢中啼笑，下齒咬人，乃似慢脾形狀。若眉帶黑色，病傳入腎，腎已絕，旬日而死。脾癇之形，喉如鋸鳴，多睡，不進乳，口乾唇赤，眼白多，此病旦夕而死。

茯神散（《聖惠》），治小兒心腹結實，身體壯熱，四肢不利，心神多驚，欲發癇者。

茯神　玄神（各一兩半）　升麻　秦艽　龍膽根（各一兩）　寒水石（二兩）　大黄（剉，炒）　芒硝（各三兩）

右㕮咀，每服一錢，以水一小盞，煎至半，去滓，分溫二服，早午晚各一服，更量兒大小加減。

定驚煎（《嬰孺方》），治小兒驚熱欲發癇，消熱。

紫胡　升麻　梔子仁　芍藥（各一兩三分）　黄芩　知母（各二兩）　寒水石（三兩）　竹葉（切，一盞）　甘草（二分）　杏仁（一兩二分，去皮尖，炒研）

右㕮咀，以水四升七合（四盞七分）者，取一升半，絞去滓，內蜜葛汁於文武火煎，攪勿住手，至一升二分，自初生兒，量歲加減令服。嬰孩子一日一服，一二三歲、五六歲，次第一二三服，溫冷可隨熱氣淺深。

《外臺》《小品》載《元中記》曰，天下有女鳥，一名姑獲，又名釣星鬼也。喜以陰雨夜過飛鳴，徘徊人村里，喚得來也。是鳥淳雌無雄，不產，喜落毛羽於中庭，置入兒衣中，便使兒作癇，必死，即化爲其鳥兒也。是以小兒生至十歲，衣裳不可露，七八月尤忌之。（小兒死而成鳥子也。）

張渙論小兒癇疾最惡病，自古說癇止有三種，至晉唐間，神仙名醫，諸人方治講究，一切諸癇病形證，大抵數類，皆因積驚遇時而發，邪氣傳歸心藏，每發時屈指如數物，良久眼直視，口嚼涎沫，腰背強直，忽然死，良久即甦，一日之中常三五次，或數日數月數歲之間一二次發，其候手足逆冷是也。醫者只作驚風治之，必難得痊。《吉氏家傳》癇有八候，前曰仆，後曰僵。晝曰陽，夜曰陰。罵人曰顛，笑人曰邪。一日數次發曰癇，小年有此患曰吊。

《本草》治小兒癇方。

烏鴉（一個，臘月者良，不可故殺用）

右自然死者一枚，入瓦器以泥塗固，燒爲灰，以飲湯服一二錢，無時。

《子母秘錄》治小兒癇方。

鱉甲（炙，令黄）

右細末，每服一二錢，以乳並米飲服。又以蜜丸如小豆大，三五丸服。
又方
青竹茹三兩
右以醋三盞，煎一盞，去滓，服一合，兼治小兒口噤，體熱病。
大黃湯《葛氏肘後》，治小兒二十五癇。
大黃　甘草炙　當歸各一兩　細辛二分
右細末，每服三錢，水一中盞，煎取三分，一量兒大小服之。
大黃湯《外臺備急》，治少小兒二十五癇。
大黃　甘草炙　甘皮柑子皮也　當歸各一兩　細辛半兩
右㕮咀，每服一二錢，水一中盞，煎至半盞，少許頻頻與服之。
四味大黃湯《嬰孺方》，治少小兒衆癇，乳哺不時，發溫壯熱，吐利驚掣，胎寒腹痛二十五癇。
大黃一兩　芍藥　當歸　甘草炙，各二分
右㕮咀，每服二三錢，水一盞半，煎至半盞，去滓，量兒大小，頻頻與之。生一月兒服一杏核許，日三服。百日兒二杏核許，歲大小以此爲率。若發熱加麻黃二分，去根節，當切之，先煮數沸，去沫，入諸藥。若反析戴眼目ヲ上ニミカヘス也，掣縮者，加細辛四分。若乳哺不消，熱壯有實者，增大黃令倍。諸藥不爾者，等分尤良。小兒下利，則減大黃三分之一。
獨活湯《嬰孺方》，治少小癇，手足掣瘲，十指顫，舌強。
獨活　麻黃去節，先以水煮數沸，去沫之後，乾用　人參各二分　大黃四分右㕮咀，每服二錢，水一小盞，煎至半盞，去滓，與服，大有神效。

灸癇法

〇小兒不可鍼灸

《千金》論曰，小兒新生無疾，慎不可逆鍼灸之。若逆鍼灸，則忍痛動其五脈，因喜成癇。河洛關中，土地多寒，兒喜病痙，其生兒三日，多逆灸以防之。吳地溫，無此疾也。古方既傳之，今人不詳南北之殊，便按方而用之，是以多害於小兒也。所以田舍小兒，任其自然，皆得無有夭橫也。小兒驚啼，眠中四肢掣動，變蒸未解，慎不可鍼灸，動其百脈，仍因驚成癇也。

《千金》灸暴癇，身軀正直如死人，及腹中雷鳴，灸大倉穴中脘一名也，在上脘下一寸也，及臍中心名神闕也，並臍上下左右各一寸，凡六處。

又臍中心之背脊，以繩子懸頸當臍，轉繩頭向背，順脊下行，盡繩頭灸兩傍各一寸，各五壯。私云，量兒大小之歲，五七壯，或二三十壯。

又灸項上旋毛中央百會穴也。又灸耳門耳前、卒谷耳上有髮中一寸。又灸巨闕胃脘。

又灸大小陰道中央號屏翳穴也。又灸大椎穴、手尺澤、肩井、足三里、膏肓穴、膈俞、肝俞、心俞、脾俞、腎俞等可灸。諸癇灸法在《幼幼新書》第十一卷可見彼卷中。

私，凡治驚癇相類，灸藥通用，加減良藥等，在《局方》並《衛生良劑方》。四生飲、小續命湯、青州白圓子、金液丹、黑錫丹、妙香散、調氣散、排風湯、蘇合香圓等，悉皆主之。小兒諸病，大抵帶驚癇，自餘病證不分辨，則皆此二病之類也。

大黃湯《千金》，治少小風癇，積聚腹痛夭矯二十五癇。《幼幼新書》第十二

大黃　人參　細辛　乾薑　當歸　甘皮各三銖，《嬰孺方》用甘草

右㕮咀，以水一盞，煎取四合，服如棗許，日三服，量歲大小加減。

《嬰孺方》敕賜神驗方名，治少小熱風癇，兼失心者。

菖蒲根石上者，一寸九節佳　黄連　白朮　車前子　生乾地黄　苦參　地骨皮各一兩

右細末，蜜丸如黍米大，每服十五丸，或二三十丸，以米飲，不拘時。不論治疾，兼令人長壽，忌豬飴糖桃梅菓物。

麻黄湯治少小風癇，晝夜數十發。

麻黄　黄芩　黄連　大黄各一分　甘草二分，炙

右先別煮麻黄兩三沸，去沫而後與餘共㕮咀，每服二錢，水一小盞，煎至半盞，去滓，溫服。初生兒少少頻頻與之。

茯神湯張涣，治風癇，身體壯熱不除，精神恍惚。

茯神　黄耆　獨活　防風　羚羊角各一兩　肉桂去皮　桔梗　甘草炙　麻黄去根節，各半兩

右細末，每服一二錢，水一小盞，荊芥穗三個，乳香一大豆許，煎半盞，去滓，放溫服。

《劉氏家傳》治風癇及小兒驚風。

右以芭蕉自然汁，時時呷一兩口，甚者服及五盞，必愈。亦治小兒驚風。邵孚仲通直云，加麝香更佳。予見《蒔元明秘校》云，風蛀牙，頤頰腫痛，以自然汁一椀，煎及八分，乘熱嗽，牙腫處嗽盡即止。凡是風牙，用之必愈。頤頰腫而牙齦痛者，風牙也。頤頰不腫，只牙齦腫痛者，蟲牙也。

《本草》治小兒驚癇方因驚怖而成癇疾，如上出。

右以豬齒燒灰，每服半錢或一錢，用米飲與服之，並治虵咬。

《廣利方》治孩兒驚癇不知，迷悶嚼舌，仰目者方。

右以犀角末半錢或一匙，水一小盞或半盞，調服之，立效。

天南星圓《仙人水鑑》，治男子女人上膈痰壅，頭目昏眩，咽喉腫痛，小兒驚癇，潮熱，一切涎積等患。

天南星四兩，湯洗，去皮臍　半夏二兩，湯洗

右二味，焙乾，以生薄荷葉五斤已來，擣取自然汁一大椀，入藥浸，焙，直候藥汁盡，擣羅爲末，煉蜜爲丸如梧子大，每服十丸或十五丸，以生薑薄荷湯吞下。小兒如黍米大丸，每服七丸至十丸。驚風以金銀薄荷湯吞下，心藏壅熱以荊芥薄荷湯吞下，食後，臨臥服。○薄荷葉花如銀故也。

《藥性論》治小兒驚癇客忤，鎮心安神。

麝香當門子一粒如大豆大　丹砂辰砂也，一塊與麝香等分

右細研，以熟水與服。

《嬰孺方》治驚癇發熱，如無癇，但似熱，即與服之。

升麻　黄芩　犀角各三分　大黄六分

右水二盞半，煮一盞二合，候溫，漸漸與服，微利三兩行，忌麵豬魚酢。

辰砂乳香圓《王氏手集》亦名鎮驚安神丸，治驚癇胎風，壯熱瘈瘲，弄舌搖頭，眠睡不穩，目睛上視，口眼牽引，痰實咳嗽，咬齒譫語。

半夏炮　乳香　辰砂別研

右等分，細末，麵糊爲丸，每服十丸，乳食之後，溫薄湯服。

《聖惠》治小兒食癇，乳食不消，心腹壅滯，四肢驚掣，宜服之。張渙云，每遇傷飽即發，名食癇。

辰砂　五靈脂哭寒蟲糞云云，各二錢半重　巴豆五枚，去皮心膜，研，以紙去油

右細研如粉，用粟米飯和丸如粟米粒大或黄米大。一二歲兒，每服用溫水服一二丸，以吐利爲妙，量兒大小加減與之。

鉛霜圓《聖惠》，治小兒乳食不消，心腹結實，壯熱煩悶，搖頭，及目口吐涎沫，名爲食癎。

鉛霜燒爲粉　膩粉各一分，胡粉也　巴豆五粒，爲霜

右研爲末，以糯米飯和圓如粟米大，每服以通草薄荷湯服一丸。三歲已上加丸數，與服之。

丹參膏《嬰孺方》，治少小驚癎，除熱。

丹參　雷丸各二兩

右豬脂與藥同煎，七上七下去滓，摩塗小兒身上，日日再三摩之。

犀角湯張渙，退癎，鎮心神。

犀角一兩　茯苓　麥門冬去心　人參　甘草炙　黄芩各二分

右細末，每服二錢，水一小盞，生地黄汁少許，同煎至四分，去滓，溫服。

私云，又《和劑局方》青州白圓子，治小兒風癎。《衛生良劑方》白圓子下有奇說，可見彼。

覆載萬安方卷第四十一

嘉曆元年十一月一日夜丑刻清書之了，依老眼不寢睡，於燈燭任筆書寫也。

子孫效此志勿倦，爲冬景重所書也。

四個夜終功了　性全　六十一才

同六日墨點了　性全

朱墨之紙數五十一丁

覆載萬安方卷第四十二

一中風小兒中風與大人同，可見此方第一帙
二傷寒是亦可見此方第六、七、八三卷大人篇
三傷寒後咳嗽
四鼻衄
五煩渴
六大小便不通
七結胸
八下痢
九咽喉痛
十發斑
十一發黄
十二傷寒餘熱不退
十三傷寒勞復
十四瘡疹
十五愛護面目法
十六咽喉痛並牙齗腫
十七瘡疹間雜病

覆載萬安方卷第四十二

小兒四

中風小兒中風與大人同，可見此方第一帙。

小兒中風在《幼幼新書》第十三卷中

私謂，灸治藥法與大人全同，故不别載於此，以服藥多少，壯數大小爲異。若有異證，可見《幼幼新書》。

傷寒是亦可見此方第六、七、八三卷大人篇。

傷寒時行、瘟病、傷風，病證治療，亦與大人全同，故《活人書》序曰，小兒傷寒與大人治法一般，但分劑小，藥性差涼耳。

私云，《和劑局方》惺惺散，人參羌活散、柴胡散、葛根散、人參散、升麻葛根湯、正氣散、養胃湯、小柴胡湯、承氣湯等如常。皆出於大人傷寒篇中。

傷寒不可醫者六《幼幼新書》第十四

傷寒面黑者，不治。傷寒氣傷皮膚，本入肺，肺傳腎。腎主水，水屬北方，其色黑，復傳心。心屬火，其水大能剋火，故令面黑不治耳。一傷寒大小腸痛，不治。其傷寒受在肺，肺以大腸爲府，藏不能受，倒傳出一藏，不再傳。入心則火剋金，心將小腸爲府，故大小便痛耳。二

傷寒忽作鴉聲，不治。此是傷寒邪氣傷肺，肺主聲，肺被邪傷，絕則聲出不廻，如便作鴉聲，是肺絕也。三

傷寒叫聲不出，不治。此是傷寒入腎失解，腎氣絕，不能作聲即死耳。四

傷寒糞黑，不治。何以瀉黑血糞，傷寒邪傷肺，肺絕不能行血，其血黑色，從大腸中下，如死鵝鴨血一般，即死。如無大便赤黑不妨，卻是熱盛，宜與涼藥耳。五《究原方》有治黑痢之犀角地黃湯方。

傷寒爪甲黑，不治。爪黑者，傷寒傳肝，其邪勝，正氣絕。肝主筋及主諸爪甲，肝絕則不能榮於爪，故爲死之形。六

右件其傷寒皆是邪氣傷於藏府，滯其血氣，則寒熱血脈亂，不能飲食，其頭痛面赤者，則是陽毒亦云陽證也，其面青不語，多哭身寒，是爲陰毒亦云陰證也。

凡傷寒三日前宜汗，三日後宜轉瀉也。

又云，陰毒宜廻陽先與熱藥後，方可汗，陽毒宜解先與涼藥後可汗，此大略之言耳。有初得便宜轉者，有得之三兩日後宜汗者，不可拘此。

芍藥四物解氣湯《千金》，治少小傷寒。

芍藥　黃芩　升麻　葛根各半兩

右㕮咀，以水三盞，煮取一盞，去滓，分三服，頻頻與服，五六歲兒分二服或一服，再三合服。又治小兒瘡疹之候，與傷寒溫疫相似，疑似之間，先可與之。與《局方》升麻葛根湯同。

升麻葛根湯《錢一方》，治傷寒溫疫，風熱壯熱，頭痛，肢體痛，瘡疹已發未發，並宜服之。

升麻　乾葛　芍藥　甘草炙剉《活人書》加黄芩、五味，名升麻黄芩湯，通治傷風傷寒。

右各等分，同爲麤末，每服四錢，水一盞半，煎至一盞，溫服，無時。《婦人大全良方》藥製卷云，葛根者，人家植者好，在山野者殺人。今升麻葛根湯合和之家，買取店肆葛根，則皆野葛也云云。

人參散《漢東王先生家寶》，治夾食傷寒取下，欲補虛，調胃氣，進乳食，止吐瀉。

人參　蓮子肉去殼心，炒　茯苓各一兩一分　黄耆二兩二分，蜜炙　甘草炙，一兩

右末，每服一二錢或一字，水一小盞，棗一個，煎十數沸，服。

茅先生云，小兒夾食傷寒候，大熱，嘔逆，肚膨口渴泄瀉。此候因與物食所傷，而五藏結實所得。

《東漢先生家寶》云，夾食傷寒者，面青吐逆，渾身發熱，或煩渴發燥，頭痛也。

已上《幼幼新書》第十四。

咳嗽

杏人散《嬰孺方》，治少小兒傷寒後咳嗽不止，差。

杏仁炒，去皮尖　升麻各一兩一分　貝母二兩　甘草炙，一兩

右細末，每服半錢，或一二錢，隨兒大小，以米飲，日三四服。

麥門冬湯張渙方，治傷寒未除，咳嗽喘急。

麥門冬去心　欵冬花　人參　紫菀根，洗，焙，各一兩　桂心去麤，半兩　甘草炙，一分

右細末，入杏仁三十粒麩炒，去皮尖，細研拌勻，每服一錢，水一盞，入生薑三片，煎至五分，去滓，放溫，時時令服。

鼻衄

《聖惠方》治鼻衄方。

生葛根（汁用家葛根《大全良方》）

右一小盞，分二服，即止。

又方治小兒傷寒鼻衄，經日發歇不止。

蒲黃（一兩）　石榴花（末，半兩）

右和令勻，不計時候，以新汲水調服半錢，更量大小加減服。大人服二三錢匕。（私云，以糯米泔水服彌良。モチノコメスリコミツ）

煩渴

土瓜根散（《聖惠》），治小兒傷寒煩熱大渴。

土瓜根　麥門冬　柴胡（各半兩）　葛根　枇杷葉（拭去毛，炙）　甘草（炙，各一分）

右麤末，每服一二錢，水一小盞，煎至半盞，去滓，不計時候，溫服。

葛根湯（張渙），治小兒傷寒體熱煩渴。

葛根　人參（各一兩）　麥門冬　甘草（炙）　白茯苓　澤瀉（各半兩）

右細末，每服一二錢，水一小盞，生薑二片，薄荷三五葉，煎至五六分，去滓，溫服。

大小便不通

大黃散（《聖惠》），治小兒傷寒壯熱，心燥頭痛，口乾，大小便澀赤難。

川大黃（半兩，炒）　梔子人　赤芍藥　甘草（炙）　黃芩（各一分）

右麤末，每服一二錢，水一小盞，煎至半盞，去滓，溫服，以利爲效。

洗心散《活人書》，治遍身壯熱，頭目碎痛，背髆拘急，大熱衝上，口苦唇焦，夜臥舌乾，咽喉腫痛。涕唾稠黏，痰壅，喫食不進，心神燥熱，眼澀睛疼。傷寒鼻塞，四肢沉重，語聲不出，百節痛，大小便不利。麩豆瘡，時行溫疫，狂語多渴，及小兒天瘹風，夜驚，並皆宜服之。

大黃以米泔水浸一炊時間，漉出，令乾，慢火炒，令熟　當歸炒　芍藥生用　甘草炙　荊芥穗各四兩　白朮一兩，炒

右細末，每服二三錢，水一盞，薑一片，薄荷兩葉，同煎至八分，放溫，和滓服。服了略臥，仍去枕少時，五藏壅實，煎至五錢匕。若要溏轉則熱服。

結胸

《活人書》云，問心下堅滿，按之如石硬而痛者，何也？此名結胸也。傷寒本無結胸，應身熱，下之早，熱氣乘而入，痞結不散，便成結胸。理中湯圓煎服，則自然解也。是結胸，即中焦疾故也。腹痛甚者，增人參一兩半，寒者加增乾薑一兩半，渴欲水者加朮一兩半，臍上築者，腎氣動也，去朮加桂四兩。吐多者，去朮加生薑三兩。下多者，還用朮。悸者，加茯苓二兩。或四肢拘急，腹滿下利，或轉筋者，去朮加附子一枚，生用。

理中湯，治傷寒結胸。

人參　乾薑炮　甘草炙　白朮各一兩

右剉散，每服五錢匕，水一盞半，煎至一盞，去滓，溫服，日三服夜一服。若理中圓，即打碎煎服，尤佳。又服小柴胡湯，又理中圓加枳實十六片，名枳實理中圓。尤佳，有效。

下痢

傷寒下痢，黃芩湯《活人書》、《三因方》治赤白。

黃芩一兩半　芍藥　甘草各一兩

右㕮咀，每服五錢，棗一個，水一盞半，煎至一盞，去滓，溫服。《活人書》云，傷寒自利清水，心下痛，口乾燥者，卻宜下之大小承氣湯，又不可不知也。

桃花湯《活人書》，治傷寒赤白痢。

赤石脂四兩　乾薑一分

右㕮咀，每服四錢，入粳米一兩，水一盞半，煎至一盞，去滓，後入赤石脂末一方寸匕服，日三服夜一服。若一二服愈，勿再三服。

犀角地黃湯《究原方》，治傷寒大便黑。又治瘀血，鼻衄，吐血，面黃斑出。

赤芍藥二兩二分　生乾地黃五兩　牡丹皮二兩二分　犀角二錢，若無則用升麻代之，更增桃人半兩，去皮尖

右㕮咀，每服四錢，水一大盞半，煎至一盞，去滓，熱服，不以時候。

咽喉痛

桔梗湯《活人書》，治傷寒喉痛，水食不通。

桔梗一兩　甘草二兩

右㕮咀，每服五錢匕，水一盞半，煎至一盞，去滓，溫服，日夜三五服。

傷寒發斑

《病源論》云，發斑之病，是熱毒氣入胃，而胃主肌肉，毒氣熏發於肌肉，狀如蚊蚋所嚙，赤斑起，周匝遍體。此病或是傷寒，或時氣，或溫病，皆由熱不時歇，故熱入胃，變成毒，乃發斑也。凡發斑者，十生一死。黑者，十死一生。

《活人書》論傷寒，小兒大人治一般，但小分劑藥差涼耳。問發斑者何也。發斑有兩證，有溫毒發斑，有熱病發斑。溫毒發斑者，是冬月觸冒寒毒，至春始發。若熱病發斑者，與時行發斑並同。或未發汗，或已經汗下，而熱毒不散，表虚裏實，熱毒乘虚出於皮膚，所以發斑瘡癮疹如錦文，俗名麩瘡。《素問》謂之疹。發斑者，傷寒下之早，熱氣乘虚入胃故也。下之太遲，熱留胃中，亦發斑。或服熱藥過多，亦發斑。微者赤斑出，五死一生。劇者黑斑出，十死一生。大抵發斑，不可用表藥，蓋表虚裏實。若發其汗，重令開泄，更增斑爛也。玄參升麻湯、調胃承氣湯主之。

玄參升麻湯《活人書》，治傷寒時行瘟疫，發斑麩瘡。

玄參　升麻　甘草炙，各等分

右剉散，每服五錢重，水一盞半，煎至一盞，去滓，分二三服大人爲一服。

調胃承氣湯

甘草一兩　大黃二兩　芒硝一兩三分

右㕮咀，每服五錢匕，水二盞，煎至一盞，去滓，後入芒硝，一二沸，溫服。

化斑湯《活人書》，治發斑。

人參　石膏各一兩，十錢重。《究原》云，細研，綿裹入煎，不裹煎，留脾胃，作損害。　知母　萎蕤各半兩。《外臺》若無，則代用菖蒲根。五錢重，半兩也。　甘草一錢重

右㕮咀，每服五錢，抄水二盞，米一合，煎至一盞，取米熟爲度，溫服。

犀角散《聖惠》，治發斑。

犀角　升麻各二分　甘草一分，炙　大黃一兩，剉，炒

右麤散，每服一二錢，水一小盞，煎至半分，去滓，溫服，量歲加減。

覆載萬安方卷第四十二

青黛散《聖惠》，治小兒斑瘡及疹豆瘡，心神煩燥，眠臥不安。

青黛兩半

右細研青黛爲散，每服半錢，用暖磨刀水服，日二三服，更量歲加減。

私云，溫病、傷寒等胸熱不退，頻欲飲冷水，以新汲水一二錢服之，立胸胃中燥熱散，累有驗。

《究原方》第三卷云，發斑之證，胃主於內，瘀熱在胃，蟲則生斑。斑者，陽之患也。暑氣方隆，病人若陽毒之患，陽熱內然，暑氣外迫，而又醫家誤投溫中養氣之藥，於是斑形於內外也。紅斑則胃熱，赤斑則胃損，黑斑則胃爛。已上宜速下，承氣湯主之。當是之時，蚊蟲傷人，亦成赤斑點，恐醫人不審，便投下藥，誤傷人命。又不可不熟慮也。若寸口脈大，病人困劇，先紅後赤斑也。若寸脈不大，病人自靜，先紅後黃者，蚊蟲之跡，非斑也。斑多在腹，蚊蟲多在手足。若陽毒具而見陰脈者，不治。陰脈者，沈遲也。

《聖惠方》治傷寒發斑。

右煎黑大豆汁，徐徐溫服，尤良。

私謂，赤斑瘡與發斑，小同大異也。猶如傷寒發黃與黃疸，大異小同。《病源論》則合在赤斑瘡於傷寒時行篇中，自餘諸方《三因》《聖惠》《千金》《幼幼新書》等，皆發斑在傷寒篇，而赤斑、瘡疹、豌豆瘡等在別一篇，治方雖相兼，病證根源全殊，審之思之。《幼幼新書》第十五，傷寒變疹者，發斑之外，有變疹候。小兒形論四十八候，傷寒變疹子歌後云，此候初如傷寒，或似驚風，須要辨別仔細。既是出在皮膚，只宜平和湯藥解表勻氣。疹豆論與諸家瘡疹說，若皮膚中未見，乃可通利，若是已在皮膚，切忌通利。蓋內虛即毒氣及入，能損人命。

私云，斑瘡、痘瘡、發斑，皆出現之時，雖利結澀，而不可服瀉藥。

二聖散（《鳳髓經》），治小兒疹豆欲出不出，服此發出。

浮萍（水上紫背浮草，乾焙）　香白芷（等分）

右細末，每服半錢，或一錢，麝香酒服之。

牛蒡散（《鳳髓經》），治小兒疹豆不出，或用藥發出後餘熱未退，發渴壯熱，飲水乃下血，斑疹，用此藥解。

甘草節　荊芥穗　牛蒡子（少炒）

右等分，細末，每服一錢半，以薄荷湯服。未出以紫根湯服，頻進數服。

《石壁經》四十八候通關匀氣托裏散，治傷寒變瘡疹。（瘡痘、瘡疹、赤斑疹）

人參　麻黃（去節）　甘草節（各二分半）　白朮　蔓荊子　紫草（各一錢）　白茯苓（半錢）　升麻（二錢）

右細末，疹瘡未出，用好酒調服。若已出，以香熟水調服。（私云，沉香煎冷，謂之香熟水歟。）

以上《幼幼新書》第十五卷也。第十六卷咳嗽，第十七卷痰實諸瘧疾，第十八卷瘡疹也。發斑則在傷寒卷中，故知傷寒發斑，即非純正赤斑瘡疹。《病源論》赤斑瘡在傷寒篇。又小兒傷寒篇出斑毒，不載瘡疹、痘瘡等，古方皆不盡其義故也。《三因方》《醫說》《幼幼新書》等，分別其差異，不可不甄別。〇斑瘡與傷寒發斑全別證。

《聖濟總錄》傷寒變作豌豆瘡卷云，凡傷寒經五六個日，赤斑及豌豆瘡出現，則皆汗下失度故也。拙醫見瘡疹，以從前傷寒熱氣將謂斑豌之序分，大拙之所致也。傷寒中初見出瘡，急即治之，若不早治，殺人。既差後瘡瘢色黑，彌歲亡滅，此是皆惡毒傷寒、時氣之餘類也。若正胞瘡差後，瘡般不黑，終身有點陷之痕，是真豌豆瘡，非傷寒之流類也。

又《醫說》第十云，小兒生，未有不發瘡疹，自一歲至十歲，至十二三歲，須發一次。家有數小兒，一兒病此，餘即次第皆及之，便當防慎。其證有身熱頭痛，如傷寒狀，但不惡風，唯惡熱，所以異於傷風者。脣紅，尻骨及耳尖皆冷，或腹痛眼澀，及口舌皆痛。腹痛者，腹中先出。眼澀者，眼中先出。咽喉及口舌痛者，皆先有瘡也。或如沙如粟米狀，或爲癮疹如風泛狀，皆其證也。

發黃

傷寒發黃者，《病源論》云，發黃者是熱入於脾胃，熱氣溫積，與穀氣相搏，蒸發於外，故皮膚悉黃，眼亦黃。脾與胃合，候肌肉，俱象土，其色黃，故皮膚肌肉熱積蒸發，令肌膚黃色。或是傷寒，或時行，或溫病，皆由熱不得解，所以入胃也。凡發黃而下利，心腹滿者死。診其脈，沉細者死。又生百日，半歲小兒，非關傷寒、溫病而身微黃者，亦是胃熱，慎不可灸也。灸之則熱甚，不得妄與湯藥及灸也。《活人書》云，論傷寒小兒大人治一般，但小分劑藥差涼耳。問發黃者何也。病人寒濕在裏不散，熱蓄於脾胃，腠理不開，瘀熱與宿穀相搏，鬱蒸不消化，故發黃，即用茵蔯煎湯調服，五苓散尤良。又五苓散加茵蔯蒿，名茵蔯五苓湯，尤佳。私云，減桂或除桂。

《千金方》治小兒傷寒發黃。

右擣絞土瓜根汁三合，頻服之。又《聖惠方》加蜜少許，漸漸服之，尤良。又治黑疸，及黃疸變成黑疸也。

又方

赤小豆三七粒　瓜蒂十四個　糯米十四粒

右細末，吹入鼻孔中，黃汁出，立差。

《經驗方》治遍身如金色。

瓜蒂（四十九個，須是六月六日取者，爲末）　丁香（四十九個，於鍋中燒，煙盡爲度，細研）

右同研勻，小兒用半字，吹入鼻內及揩牙齒。

三黃散（《聖惠》），治小兒天行病發黃，心腹脹急。

大黃（炒剉）　黃芩（各半兩）　梔子人（一分）

右麤末，每服二錢，水一小盞，煎至半盞，去滓，溫服，不計時候。（加甘草一分亦良）

蘆根湯（張渙），治傷寒時氣，熱入於胃，與穀氣相搏，蒸發肌肉，使面目皮膚悉黃，謂之黃病，亦名發黃。

蘆根（二兩，焙）　茵蔯　山梔子　黃芩　甘草（炙，各半兩）

右細末，每服一二錢，水一小盞，薄荷三葉，煎半盞，去滓，溫服。

梔子蘗皮湯（《活人書》仲景方），治發黃。

梔子（八枚）　黃蘗（一兩）　甘草（炙，半兩）

右剉散，每服五錢匕，水一盞半，煎至一盞，去滓，溫服。（五苓湯、三黃圓尤良。）

傷寒餘熱不退

黃耆散（《聖惠》），治小兒傷寒汗利已後，餘熱不除，口乾心煩，不欲乳食。

黃耆　知母　人參　赤茯苓　甘草（炙）　黃芩（各二分）　麥門冬（一兩，去心，焙）

右麤散，每服一二錢，水一小盞，煎至半盞，去滓，溫服，不計時。

清涼湯（張渙），解傷寒邪熱餘毒。

當歸　大黃　生乾地黃（各一兩）　芍藥　甘草（炙，各半兩）

右細末，每服一二錢，水一小盞，竹葉、薄荷各五葉，煎至半盞，去滓服。

黃耆散（長沙醫者丁時發傳），治小兒傷寒汗利已後，餘熱不除，口乾心煩，不欲乳食。

黃耆　知母　茯苓　人參　甘草（炙，各三分）　麥門冬（半兩）

右細末，每服二錢，水一小盞，煎至半盞，去滓，不計時候服。

傷寒勞復（再發之ヤミカヘルナリ）

《活人書》論傷寒小兒大人治一般，但小分劑藥差涼耳。問傷寒差後發熱者，何也？此名勞復食復也。病新差，血氣尚虛，津液未復，因勞動生熱，熱氣既還，復入經絡，名曰勞復。仲景云，傷寒差已後，更發熱。小柴胡湯主之。脈浮者，以汗解（正氣散、養胃湯）。脈實者，以下解（大柴胡湯、大承氣湯）。又有食復者，大病新差，脾胃尚弱，穀氣未復，強食過多，停積不消，因爾發，名食復。（大抵食復則噫，聞食臭，腹中雷鳴，下利，亦名傷食。）

大柴胡湯（在大人傷寒卷及《局方》第二卷）

枳實梔子湯（仲景），治大病差後勞復者。

枳實（二個，去白，麩炒）　梔子（七枚）　豉（二兩，黑大豆也）

右以清漿水二盞，空煎至八分，後入枳實、梔子，煮取九分，次入黑豆煮五六沸，去滓，溫服，覆被令汗出。若有宿食，則入大黃如博碁子大五六枚，同煎服。〇空煎，未入藥而只煎沸於水也。

麥門冬湯（《活人書》）《幼幼新書》第十五卷云。

《千金》勞復，起死人，麥門冬湯云云。

麥門冬（一兩）　甘草（二兩）

右剉如麻豆大，先用水二小盞，入粳米半合，煎令米熟，去米，約取水一小盞半，次入藥五錢匕，棗二枚，竹葉十五片，同煎至一盞，去滓服，不能服者，浸綿滴入口中。

七味蔥白湯《活人書》，許仁則治勞復食復。

蔥白連鬚切，半斤　乾葛切，三合　新豉半合，綿裹，大黑豆　生薑切，一合　麥門冬　乾地黃三兩

勞水四升，以杓洋之一千過，名勞水。私云，令水力勞弱也。東流水，即流水弱故也。

右煎藥，用勞水煎之，三分減二，去滓，分二服，漸漸服，覆被取汗。**私謂，四升者，四大盞。半升者，半盞也。《本草序例》云，凡一升者，準一大盞。五合者，準一中盞。三合者，準一小盞云云。勞水並東流水，即在於《可用方》虛勞篇也。東流，逆流水者。西流之岸，逆流者，其水力勞弱也。勞病虛弱之人，可怖強力水歟。千遍杓洋之水，此義也。**

白朮散《局方》，治大病後將理失宜，食復勞復病證如初。又治傷寒初中後，並五勞七傷，氣虛頭眩，精神恍惚，睡臥不寧，潮熱盜汗，婦人產前產後，血氣不和，霍亂吐瀉等之諸疾，常服辟四時不正之氣，及山嵐瘴瘦，神效不可具述。可見《局方》第二卷傷寒門中

山藥　桔梗　茯苓　甘草　白芷　陳皮　青皮　香附子各二兩　白朮四兩　乾薑二兩

右細末，每服二錢，水一盞，薑三片，棗一枚，乾木瓜一片，紫蘇三葉，煎七分，食前服。若吐瀉，入白梅煎。喘息，入桑白皮、杏人煎。傷寒再復，入薄荷葉。膈氣，入木通三分，麝香少許。中暑嘔逆，入香薷。產前產後，血氣不和，入荊芥煎。霍亂，入藿香煎。氣血入鹽湯調服。

瘡疹《幼幼新書》十八卷，斑瘡麻豆有十六門，瘡則豆瘡，是疱瘡也。疹即赤疹，是赤斑瘡也。

《幼幼新書》第十八《養生必用》論其始難知，蓋與傷寒相類，不可不審也。小兒身熱，耳冷，尻冷，咳嗽，瘡疹候也。又一歲之中，瘡疹大小相類，此疫氣也，當作疫氣治之。傷寒至陽明經，亦用利藥，須是未見是瘡疹，疑貳之間，乃可利。及見是瘡疹，不可利也。

《聖惠》論嬰孩患瘡豆疹子者，皆是積熱在於藏府，蒸欝熱毒，散於四肢，小兒皮肉嫩弱，多成此疾。凡食乳嬰孩，湯藥不可與。童兒同療，則藥過劑必有損也。蓋由飲啜熱乳，在於藏府熱極，方成此疾。腑熱生於細疹，藏熱生於豆瘡。若用湯藥，宜療於乳母也。〇府熱生細疹，藏熱生疱瘡。

《醫說》第十卷云，小兒生未有不發瘡疹者，有一歲至十歲，至十二三歲，須發一次，家有數小兒病此，餘即次第皆及之，便當防慎。其證有身熱頭痛如傷寒狀，但不惡風，唯惡熱，所以異於傷風者，唇紅，尻骨及耳尖皆冷，或腹痛、眼澀，及口舌皆痛。腹痛者，腹中先出。眼澀者，眼中先出。咽喉及口舌痛者，皆先有瘡也。或如沙如粟米之狀，或爲癮疹如風泛狀，皆其證也。熱輕者瘡亦輕，熱重者瘡亦重。方其身熱時，瘡未出，直待身涼方出，亦不可不知。其未出，亦須服藥。唯是認得證候分明，以投湯劑，庶不誤人性命也。未出時，只可服升麻湯、紅綿散、地龍散、消毒飲，此皆平平藥，或見兒身不甚熱，即飲少酒。熱甚者，不可飲酒。又曰，瘡疹有表裏證，其瘡皮不薄，如赤根白頭，漸漸赤腫而有膿，差遲者，謂之木豆，此裏證發於臟也。其瘡皮薄如水泡，破即易乾者，謂之水豆，此表證發於腑也。發於臟者重，發於府者輕，熱重者至有見鬼神，目上視，發搐搦，如驚癎之狀，世人誤認驚癎，投以冷藥，無不爲害者，不可不慎也。如覺熱大盛，涎壅，平平藥不可攻者，宜以雄黃解毒丸利之，以減其毒，須遍身以燈照子細看覷，如未有紅點子出可下之，既出則不可利，恐蓄熱也。

《錢一論》瘡疹候，面燥顋赤，目胞亦赤，呵欠頤悶，乍涼乍熱，咳嗽嚏噴，手足稍冷，夜臥驚悸，多睡，並瘡疹證，此天行之病也。惟用溫涼藥治之，不可妄下。五藏各有一證，肝藏水疱，肺藏膿疱，心藏斑，脾藏疹，歸腎變黑。惟斑疹病後，或發癎，餘瘡難發癎矣。小兒在胎十月，食五藏血穢，生下則其毒當出，故瘡疹之狀，皆出帶五藏之色也。凡瘡疹若出，辨視輕重，若一發便出盡者，必重也。瘡夾疹者，半輕半重也。出稀者輕，裏外肥紅者輕，外黑裏赤者微重也，外白裏黑者大重也，瘡端裏黑點如鍼孔者勢劇也。青乾紫陷昏睡，汁出不止，煩燥，煩渴，腹脹，啼喘，大小便不通者，困也。凡瘡疹，當乳母慎口，不可令飢。若乳母受風冷，必歸腎而變黑，難治也。有大熱者當利小便，有小熱者宜解（出汗）。

大抵瘡疹屬陽，出則爲順，故春夏病爲順，秋冬病爲逆。冬月腎王盛，寒病多歸腎變黑。

又當辨春膿疱，夏黑陷，秋斑子，冬疹子，亦不順也。難重病，猶十活四五。黑者無問何時，十難救一。其候或寒戰噤牙，或身黃腫紫，宜急以百祥圓下之。復惡寒不已，身冷出汗，耳骩反熱者，死病也。若下後身熱氣溫，欲飲水者，可治。

《錢一論》傷寒瘡疹同異云，傷寒男體重面黃，女面赤喘急，增寒，各口中氣熱，呵欠頓悶，項急也。瘡疹則顋赤，燥多嚏噴，悸動昏倦，四肢冷。

《活人書》論小兒瘡疹與傷寒相類，頭疼身熱，足冷脈數，疑似之間，只與服升麻湯，瘡子已發未發，皆可服，但不可踈轉，此爲大戒。傷寒表熱，固不可下，瘡疹發熱在表，尤不可轉。世人不學，乃云初覺以藥利之，宣其毒也，誤矣。大抵瘡疹首尾皆不可下，小兒身熱，耳冷尻冷，咳嗽輙用利藥，即毒氣入裏殺人，但與化毒湯、紫草木通湯、鼠黏子湯。出得大盛，即用犀角地黃湯解之。若熱毒攻咽喉痛，服如聖壇湯。瘡豆入眼，決明散、通聖散、蛤粉散等主之。治瘡疹之法，無出此矣。

《全生指迷》論曰，瘡疹之疾，見《巢氏病源論》及《千金要方》所載，或附於時行熱病之後，亦無專論的確主療之法，或出於俗傳俚語，執以爲法。

劉洙《小兒瘡子訣》若小兒覺身熱，或是瘡疹，又恐是傷寒傷風，又恐是傷食，未辨明中間，且與惺惺散，唯候一兩日。若身上無赤點，必是傷風，須候他五六日，必自安。若是傷食熱一二日，決安穩。

董汲《斑疹總論》曰，夫生民之道自微而著，由小而大，此物理灼然，不待經史證據可知。乳下嬰兒有疾難治者，皆爲無所依據，至如小兒斑瘡一候，不惟脈理難辨，而治療最比他病重。始覺證與傷寒陰癎相近，斑疹未出，往往疑爲傷風，即以麻黄等藥重發其汗，遂使表虚裏實。若爲陰癎治之，便用温驚藥品，則熱勢愈盛。直至三四日，證候已定，方得以斑瘡藥治之，則所失多矣。更生熱證，大小便不通，更以巴豆取積藥下之，則使兒藏府内虚，熱又不除，邪氣益深，變爲喘滿便血，或爲疱癰，身體裂破，遂使百年之壽，一旦爲俗醫所誤者，可不痛哉。

又《巢氏病源論》傷寒發豆瘡候，傷寒熱毒氣盛，多發皰瘡，其瘡色白或赤，發於皮膚，頭作瘭漿戴白膿者，其毒則輕。有紫黑色，作根隱隱在肌肉裏，其毒重則甚者，五内七竅皆有瘡形如發豆，故以名焉。

《養生必用方》治小兒瘡疹始作，與傷寒相類，頭痛憎寒壯熱，疑似之間，先與解肌湯，已發未發，皆可服。又名升麻湯是升麻葛根湯也。○升麻葛根湯，本名解肌湯，次名升麻湯。

升麻　白芍藥　乾葛　甘草炙，各等分，今半減甘草亦良

右麤末，每服二三錢，水一盞，煎至七分，去滓，温服，日三服夜一二服。病甚，連夜數服。貧家細末，緩急亦可湯點服。若身心煩熱即温服，寒多即熱服。《必用方》《活人書》《全生指迷方》《董汲方》《和劑局方》《三因方》等皆同用之，但《局方》葛根五兩，餘三味各十兩云云，治大人小兒時氣瘟疫。《大全良方》云，近人家葛根也。不可用野葛。

消毒犀角飲《局方》第六卷積熱中，治小兒癮豆欲出及已出，熱未解，急進此藥三四服，快透消毒，應手神效。

防風一兩　荊芥穗四兩　甘草二兩，炙　鼠粘子コハウノミ八兩《蘇沈良方》云，鼠粘子則蒼耳子也。《本草》云惡實也。惡實則牛房子也。

右麤末，每服三錢，水一盞，煎至七分，去滓，食後，温服。

○《活人書》鼠粘子湯。《簡易方》云，大利咽膈，止漱化痰。若春冬間常服，能免瘡疹之患，老幼皆

宜。一方治瘡疹未出，毒氣壅遏。已出未能遍透，壯熱狂躁，咽膈不利，睡臥不安，大便秘澀，去鼠粘子，用牛蒡，麤末水煎，名消毒散。

安斑散（渙張），調理瘡疹。

升麻　赤茯苓　羌活　黃耆（各一兩）　人參　枳殼（麩炒）　桔梗　甘草（炙，各半兩）

右細末，每服二錢，水一盞半，入紫草、薄荷煎至半分，去滓，放溫服，量兒大小加減。

快斑散（渙張），平調瘡疹。

貫衆　赤芍藥（各一兩）　甘草（炙）　升麻　枳殼（麩炒，各半兩）

右細末，每服二錢，水一盞，入竹葉七片，煎半盞，去滓，溫服，量兒大小加減。

紫草如聖湯（渙張），瘡疹初出，喫乳嬰兒與乳母兼服之。四五歲已外，只令兒服此藥，尤神效。紫草（二兩，若無草茸用根）　陳皮（去白，一兩）

右細末，每服一大錢，水一盞，入葱白大三寸，煎至六分，去滓，溫服。乳母即每服四錢重，水一盞半，煎至一盞服。〇乳母服藥法

化毒湯（《活人書》），治小兒瘡豆已出未出，並可服之。（神方也）

紫草（嫩者）　升麻　甘草（炙，各半兩）

右㕮咀，以水二盞，糯米五十粒，煎至一盞，去滓，溫溫分二服。《劉氏家傳》云，麩豆瘡欲出，渾身壯熱，不思飲食。若服此一盞，即內消。已有一兩顆出，即解其半。若全出，即當日頭焦，只三服差。〇瘡頭焦（ホシクルナリ）

紫草木通湯（《活人書》），治小兒瘡疹。

木通　紫草　人參　茯苓　糯米各二兩　甘草炙，一兩

右㕮咀，每服四五錢匕，水一盞半，煎至一盞，去滓，溫溫分服。

白虎湯董汲，治小兒豆疱、麩疹、斑瘡赤黑出不快，及疹毒餘熱，並溫熱病，中暑氣煩燥，熱渴。

知母一兩半　人參半兩　甘草炙，三分　石膏四兩，末研，以綿裹煎。若不以綿裹，則留積於腸胃中，損脾胃。《究原方》第三說

右爲麤散，每服二錢，水一盞，入粳米二十粒同煎至七分，去滓，溫服，不以時候。小兒減半服。春冬秋寒有證亦服，但加棗煎，亦乳母同可服之。

奪命散張代家傳，治孩兒小兒瘡麻豆已發未發，並宜服之。

升麻　糯米　紫草　甘草各二兩二分　木通一兩一分

右㕮咀，每服一二錢，水一盞，煎至半分，去滓，溫服，量兒大小加減。

黃耆散長沙醫者鄭愈傳，治小兒熱退瘡疹。

黃耆　柴胡　乾葛　甘草炙，各等分

右細末，每服一二錢，薄荷三葉，水一小盞，煎至半盞，三呷，空心。

活血散《活人書》，治瘡子或出不快。

白芍藥末

右一二錢，以酒調服。若欲止痛，只用溫湯服。

如聖湯《九龠衛生》，療小兒斑瘡不快，欲倒壓黑凹者。黑凹者，惡證也。

赤芍藥不以多少

右杵細末，每服半錢，或一二錢，以酒煎蔔萄，冷調服。

私謂，蔔蔔或在山，則其子大而佳，或在野，則其子小而味不佳。

張銳《雞峰方》，治小兒斑瘡出不快。

右用開花蘿蔔煎汁，時時與服之。

胃愛散《張氏家傳》，調理小兒脾虚吐瀉，如斑瘡未出，醫人不識形候，便將冷藥冰卻瘡子，致令内伏不出，將此胃愛散調理。若身體汗，即不用控心散發也。如無汗出，即用控心散發之，後下羌活散與胃愛散。控心、羌活二散在《幼幼新書》第十八卷已出未出門中。

糯米一兩 木瓜三分 甘草一分 丁香二十五粒，已上四味一處同炒，焦黄色爲度 藿香葉 紫蘇葉各一分

右乾細末，每服一錢，以粟米、棗子煎湯服。五六歲兒服二三錢。

犀角地黄湯《活人書》《究原方》，治傷寒及溫病應發汗而不發汗，内有瘀血者，及鼻衄吐血不盡，内有餘瘀血，面黄，大便黑者，此方主消化瘀血，兼治瘡疹出得大盛，以此方解之。

犀角一兩，若無代用升麻 生乾地黄半斤 芍藥三分 牡丹皮去心，一兩

右㕮咀，每服五錢匕，水一盞半，煎至一盞，溫服。有熱如狂者，加黄芩二兩。若脈遲，腹不滿，無熱，不用黄芩。

防面上及眼中瘡疹

○愛護面目法，眼目中瘡疹

黄蘗膏《聖惠》，瘡疹出後，愛護面目法。

黄蘗一兩 緑豆一兩半 甘草四兩，生用

右細末，再細研後，以生麻油調如薄膏，從耳前眼唇厚塗，日三五遍上，亦塗面上。早用此方塗於面上，

令不生疹豆，縱出疹豆亦少。諸家方愛護面目者，皆以此方治療，分兩用法皆同，惟疹豆論一料用綠豆粉三兩半。

《王氏手集》云，又於清晨人未起時，抱兒於井上，令自投綠豆七粒於井中，云使兒斑瘡不入眼。又小兒若食鷄鴨等卵，未有不損眼目者，瘡疹差後，尚可慎數月，勿食。

涼肝圓《龍木論》，治瘡疹入目。

防風二兩　黄芩　茺蔚子メハシキノミ　玄參　大黄　知母各一兩　人參　茯苓各一兩半

右末煉蜜和圓梧子大，每服十圓，或二三十圓，以茶服之，空心，食前。

秦皮湯《龍木論》

秦皮二兩　秦艽　細辛　防風各一兩　甘草半兩

右細末，每用二三錢，水二三盞，煎至三五沸，乘熱淋洗眼，立效。

《王氏手集》治小兒瘡疹入眼方。

地骨皮枸杞根皮也　鹽豆乾納豆也。以瓦炒，各三兩

右細末，每服一二錢，以陳粟米飲調服，日二服夜一服，神妙。

黄芩散長沙醫者丁時發傳，治斑瘡入眼。

黄芩　山梔子　黄丹各等分

右件細末，杵挍牛蒡葉汁，調塗在頂門上。

《聖惠方》灸法，小兒疹豆瘡斑瘡入眼，灸大杼二穴，各一壯，項後第一椎下，兩傍各一寸半陷者中，炷如小麥大。

咽喉痛並牙齗腫。

甘露飲子《錢乙》，治心胃熱，咽痛，口舌生瘡，並瘡疹已發未發，並可服。又治熱氣上攻，牙齗腫，牙齒動搖。

甘草炒　茵蔯葉　石斛　枇杷葉去毛　枳殼麩炒　黃芩　熟生乾地黃焙　天門冬各等分

右麤末，每服二錢，水一盞，煎至八，去滓，食後，溫服。牙齒動搖，齗腫熱，含漱渫並服。

消毒散《錢乙》，治瘡疹未出或已出，未能勻遍。又治一切瘡，涼膈去痰，治咽痛。

牛蒡子二兩，炒　甘草半兩，炙　荊芥穗一分

右麤末，每服四錢，水一盞半，煎至一盞，去滓，溫服，不拘時。

如聖湯《活人書》，治小兒瘡疹毒攻，咽喉腫痛。

桔梗　甘草　牛蒡子炒，各一兩　麥門冬半兩

右細末，每服二錢，以沸湯點服，細細呷服，入竹葉五七片，煎服，尤妙。

瘡疹間雜病大便不通 膿血痢 瘡疹後餘熱毒 小便不利 煩喘 滅瘡疹瘢。

川黃散張渙，治麩瘡及斑瘡，大便不通。

川大黃切，炒　川芎各一兩　甘草炙　黃芩微炒　枳殼麩炒，各半兩

右㕮咀，每服二錢，水一盞，入紫草一分，煎至半盞，去滓，溫服。

大承氣湯《全生指迷方》

厚仆二兩　大黃一兩　枳實麩炒，二分

右麤末，每服五錢，水二盞，煎至一盞，入芒硝一錢，去滓，溫服，利爲度。

薤白湯《瘡疹論》，治小兒瘡疹，其或下痢赤黃膿血，及渾身熱。

薤白（切，半盞）　大黑豆（一盞）　山梔子（十枚）

右用水五盞，同煎至薤白爛爲度，去滓，量兒大小服之，解去惡積。

疹豆瘡膿汁不乾，爛痛治方。

右疹瘡爛上頻塗蜜，除痛，無瘢痕。

大黃散（《聖惠》）治小兒疹豆瘡出盡後餘毒。

川大黃（剉，少炒）　黃芩　玄參（各半兩）

右麤末，每服一錢，水一小盞，煎至半分，去滓，放溫服，量兒大小加減。（《萬全方》同）

《疹豆論》加山梔子（三分），名黃芩散。以解餘毒，兼治嘔吐。

燈心湯（《疹豆論》）治疹瘡出後煩喘，小便不利者。

燈心（一把）　鱉甲（醋炙黃，二兩）

右剉散，每服一兩，水一盞，煎取四分，溫服，量兒大小加減。

黃耆散（長沙醫者鄭愈傳）解瘡疹餘毒。

黃耆　升麻　柴胡　乾葛　甘草（炙，各一兩）

右細末，每服二錢，薄荷三葉，水小盞，煎至六分，作三四呷，空心服。

《譚氏小兒方》滅小兒面上瘡疹瘢痕。

右牛皮膠（黃明者），以慢火炙爲末，每服一錢匕，用溫酒服，無瘢。未出者服之，瀉下，無溫毒。

《聖惠方》

右用升麻，不以多少，細剉，用水煎，去滓，取汁，以綿沾汁，洗拭瘡瘢上。

又云

右用黃檗，細剉二兩，以水二升，煎取一升，去滓，摩拭瘢痕上。

又方同

右用上好白蜜，不計多少，通身塗，瘡痂落無瘢。

《良方》療病豌豆瘡，欲無瘢。

右頻揭去痂，勿令隱肌，乃不成瘢，縱傷有微血，但以面膏塗，即無苦也。瘡家不可食雞鴨卵，即時盲瞳子如卵白，其應如神，不可不戒也。

私云，此《萬安方》四十三卷末，出小兒諸熱病中，時行傷寒、瘡疹、諸虛、諸瘧，通用良藥神方等，亦多與此卷相照，而可勘用之。

覆載萬安方卷第四十二

嘉曆元年十一月五日重清書訖於燈下事之

以《幼幼新書》第十五卷並十八卷約之也。廣方可見彼卷卷中。

性全　六十一歲

同二年三月六日爲源三冬景點之了。不敢倦怠於此。

此書是則老懷之所遺望也

同七日墨點了　性全

性全　六十二才

朱墨之紙數五十一丁

覆載萬安方卷第四十三

一咳嗽喘息
二瘧疾
三小兒溫熱諸病

覆載萬安方卷第四十三

性全　集

小兒五

咳嗽（息喘）

《病源論》云，小兒嗽候者，由風寒傷於肺，肺主氣，候皮毛，而腧在於背（第三椎背俞也）。風寒傷皮毛，故從肺俞入傷肺，肺感寒即嗽也。故小兒生，須常暖背，夏月亦須生單背襠。若背冷得嗽，生月內不可治，生百日內嗽者，十中一兩差耳。

《嬰童寶鑑》云，咳嗽死候，嗽而眼時上視下，青黑糞，死也。

《葛氏肘後方》療小兒咳嗽。

紫菀（六錢重）　貝母（二錢重）　款冬花（一錢重）

右細末，每服大豆許，著乳頭令兒和乳嚥之，日三四度。乳母勿食大鹹醋物。《聖惠》用清粥飲調一字。

桂枝湯（《千金》），治少小十日已上至五十日，卒得謦欬，吐乳嘔逆，晝夜不得息。

桂心（去羸，半兩）　甘草（二兩半）　紫菀（三分）　麥門冬（一兩三分）

右㕮咀，以水二升，煮取半升，以綿點滴兒口中，晝夜四五度與之，節乳哺。（不令飽，乳哺，謂之節也。）

四物湯《外臺》《小品》，療少小生而十日以上，至五十日，卒得暴欬，吐乳嘔逆，晝夜不得息。

桔梗　紫菀各三分　甘草炙，一分　麥門冬去心，七分

右切，以水一升，煮取六合，去滓，分五服，以差爲度。《千金方》有桂心無桔梗，以水二升，煎取一升，以綿浸滴入兒口中，晝夜四五度，節哺乳。

阿膠散《王氏手集》，治小兒咳嗽喘急。

阿膠炒　甘草炙，各四錢　半夏洗　糯米各十錢重

右細末，每服一錢，水一小盞，薑一片，煎至半盞，溫服。

《吉氏家傳》治小兒咳嗽。

麻黃半兩　皂角一寸，醋浸，炙

右細末，每服一錢，米飲服。

同《傳》治小兒咳嗽貝母散。

貝母半兩，去心，每個麵裹，煨熟

右細末，每服一錢，以百沸湯點服，不拘時。

《嬰童寶鑑》灸法，灸肺俞左右各三七壯。

咳逆

人參散《聖惠》，治小兒咳逆上氣，乳食即吐。《巢氏病源論》云，咳逆者，由乳哺無度，因挾風冷傷於肺故也。肺主氣，爲五藏上蓋，在胸間，小兒啼氣未定，因而飲乳，乳與氣相逆，氣則引乳射於肺，故欬而氣逆，謂之咳逆也。冷乳冷哺傷於肺，搏於肺氣，亦令欬逆也。

人參 半夏 紫蘇子各半兩 桂心去麤 紫菀 甘草炙 款冬花 陳皮焙，各一分，

右麤末，每服一錢，水一小盞，薑二片，煎半盞，去滓，溫服，不拘時，四五歲兒，二三錢煎服。

紫蘇子散《錢一附方》，治小兒欬逆上氣，因乳哺無度，內挾風冷，傷於肺氣，或小兒啼，氣未定，與乳哺飲之，乳與氣相逆，氣不得下。

紫蘇子 訶子皮 蘿蔔子 杏人去皮尖，炒 木香 人參各三兩 青皮 甘草剉炒，各一兩二分

右細末，每服一二錢，水一小中盞，薑三片，煎至半盞，去滓，溫服，不拘時候。

款冬花圓《聖惠》，治小兒咳嗽不差，喉鳴喘急。《巢氏病源》云，肺主氣，肺氣有餘，即喘欬上氣。若又爲風冷所加，即氣聚於肺，令肺脹，即胸滿氣急也。

《錢一論》若悶亂氣麤，喘促哽氣者，難治，肺虛損故也。脾肺病久，則虛而唇白，脾者肺之母也脾土肺金，即土生金故也。母子皆虛，不能相營，故名肺怯。肺主唇，唇白而澤者吉，白如枯骨者死。

款冬花 甘草炙，各一分 麻黃去根節 貝母煨 麥門冬 赤茯苓 杏人去皮尖，炒，各半兩 紫菀一分

右細末，入杏人，研令勻，用煉蜜和圓如綠豆大，每服以清粥飲，研化五圓服，量大小加減。

甘草圓《嬰孺方》，治小兒未及百日，初生兒咳喘上氣。

甘草炙 桂心 杏人去皮尖，各二分

右蜜圓如小豆大，乳下兒一丸，大兒二、三丸，大人三十、五十丸，以米飲服。一方入紫菀二分，更佳。

瀉白散《錢一論》，治小兒肺盛氣急，喘嗽。又名瀉肺散。

桑白皮炒 地骨皮焙，各二兩 甘草炙，一兩

右細末，每服一二錢，水一中盞，入粳米百粒，同煎至六分，食後，溫服。

白朮五味湯（張渙），治小兒咳嗽，氣逆上喘。

五味子　白朮（炮）　丁香　人參　款冬花（各二分）　細辛（一分）

右細末，每服一二錢，水一小盞，薑三片，煎至四分，去滓，放溫，時時呷。

平氣散（《聚寶方》），治小兒氣不和，定喘和氣，補虛思食。

人參　白茯苓　百合　甘草（炙）　白朮　桔梗（各一兩）

右細末，每服一二錢，水一小盞，薑二片，煎至半盞，溫服，日二三服。

貝母散（《吉氏家傳》），治小兒咳嗽喘悶。

貝母（去心，麩炒，半兩）　甘草（炙，一分）

右㕮咀，或細末，每服一二錢，水一小盞，煎至半盞，去滓，食乳後溫服。

《百一選方》並《衛生良劑方》，貝母、甘草等分，名止嗽散。治小兒因感風邪，咳嗽不止，上氣煩熱，牙兒以一字點乳房上，令飲之，立效。

勻氣散（《吉氏家傳》），治小兒調氣定喘。

丁香（四十九粒）　白朮（一分）　肉豆蔻（一個，麵炮）　青皮（半兩）　甘草（炙，一兩）

右末，每服一字或二字，或一錢，用陳米飲用。

桔梗湯（張渙），治小兒咳嗽呀呷，咽膈不利。〇呀呷（ハカミ　イキヒク　ネ　又ツヲノムネ）

桔梗　半夏　紫蘇葉（微焙）　石膏（末，以綿裹煎）　甘草（炙，各半兩）　皂莢（燒灰存性，一分）

右細末，每服一二錢，水一小盞，薑三片，煎至半盞，去滓，放溫服，時時。

《聖惠方》治小兒咳嗽，聲不出。

麥門冬焙　杏人炒，去皮尖　甘草炙　貝母煨黄　款冬花各二分　紫菀一兩

右細末，每服半錢，以乳汁調服，日三四服，長兒二三錢服。

又方《聖惠》

杏仁二兩，去皮尖，以水一盞，研爲膏　紫菀末一兩，

右以杏人膏汁，並紫菀末入蜜，一同煎如膏，每服一二錢，以粥飲清服，量歲加減。

貝母湯張渙，治肺中風，欬喘滿。

貝母炒，黄色　半夏白礬湯洗，焙，各一兩　乾薑炮　麻黄去根節　甘草炙　款冬花各半兩

右細末，每服一二錢，水一小盞，薑三片，杏人二個，去皮尖，同煎至半分，去滓，溫服。

《劉氏家傳》小兒肺中風形候，咳嗽氣急，咽喉有涎。

麻黄去根節，三錢　訶子肉皮二錢　甘草炙，一錢

右爲一劑，以水三椀，煎至半椀，去滓，溫服。一歲小盞爲三服，二歲二服，四五歲爲一服，不拘時。一二劑不差，至三五劑。

半夏湯《外臺》，范汪則病痰飲者，當以溫藥和之。療心腹虚冷，遊痰氣上，胸脇滿而不可食，嘔逆胸中冷主之。

痰飲已下三方，在《幼幼新書》第三十二卷，今以次引載於此。

半夏洗，一升，　生薑一斤　橘皮四兩

右三味切，以水一斗，煮取三升，分三服。若心中急及心痛，内桂心四兩。若腹痛，内當歸四兩。羸瘦老小者，服之佳。忌餳。小兒少分減服。

倍朮圓《王氏手集》，治脾胃受濕，心下停飲，煩渴嘔吐，腸間瀝瀝有聲，胸膈痞滿，短氣，腹脇脹滿，小便不

利，身面虛浮，全不思食。《局方》即治五飲酒癖

官桂　乾薑各一兩　白朮二兩

右爲末，煉蜜圓綠豆大，每服十五二十丸，米飲服。小兒小丸減服。

丁香開胃圓《王氏手集》，治脾胃不調，停積痰飲，嘔吐吞酸，胸膈痞悶。

半夏以薑汁作麯炒　甘草炙　京三稜炮切，各一兩　丁香三分　木瓜半兩　生薑十二兩，入鹽一兩，炒末

右細末，煉蜜丸雞頭子大，每服一二圓，以沸湯化服，不拘時，小兒分減服。

解肌圓《王氏手集》並《幼幼新書》二十七卷，治外搏風邪，內挾痰飲，寒熱往來，煩渴頰赤，心忪減食，熱上焦，咳嗽有血。

防風　地骨皮各一兩

右煉沙糖爲丸如綠豆大，每服二三丸，或五丸十丸，食後，紫蘇湯服。

金粉散《劉氏家傳》、《幼幼新書》三十四卷，治小兒無故生口瘡，不下乳食，只塗貼於腳心方。

黃蘗　天南星

右等分末，以釅醋調塗兩足心，咳嗽塗頂門。

止嗽散，治小兒因感風邪，咳嗽不止，上氣煩熱。《衛生良劑方》《百一選方》

貝母　甘草生用等分

右細末，每服半錢或一錢，米飲調服。牙兒以一字，乳上飲之。服之立效。

《究原方》治小兒咳嗽，聲不出。

杏人去皮尖，以水擂細　紫菀洗去土等分

右細研，入蜜少許，同煎如膏，每服少許，量兒大小加減與之。

菖蒲散《王氏手集》，治肺中風嗽。

菖蒲　官桂　甘草炙，各二兩

右麤末，每服一二錢，水一盞，煎至半盞，去滓，溫服。

逐水麻黄圓《嬰孺方》，治少小胸中痰實嗽，並治傷寒痰嗽。

麻黄　茯苓各三分　紫菀四分　五味子　杏仁　細辛　桂心去麤　乾薑各二分

右末，蜜丸小豆大，三四歲兒二三丸，五七丸。以薑湯服，不知，稍增丸數服。

蘇香湯張渙，平小兒心肺，消痰壅欬嗽。

紫蘇葉　木香　人參各一兩　甘草炙　五味子　陳皮各半兩

右細末，每服半盞，或一二錢，薑自然汁少許，同荊芥湯調服。

人參半夏丹張渙，消小兒痰飲止嗽。

人參　半夏　乾薑　白朮　天南星炮，各二兩

右細末，取生薑自然汁，以麵作糊，和丸如黍米大，每服十粒，煎生薑湯服。生而月內、百日內嬰兒，如鍼頭大沾乳令吮。

主塵散《保生信效方》，治大人小兒痰壅欬嗽，氣促喘滿，咽膈不利，及大治虛勞咳嗽。

天南星去皮　半夏各熱湯洗七反　桔梗　桑白皮各三兩

右麤末，每服三大錢，水一盞半，薑如錢大七片，煎至一盞，去滓，溫服，不計時候，小兒痰盛咳嗽等，亦宜與之。政和癸巳歲，官守豫章，以此方官舍施人，無不得效。

惺惺散《孔氏家傳》，解小兒風壅痰熱，化涎嗽，止煩渴。

桔梗　人參　甘草炙　括蔞根　白朮各一兩　白茯苓　防風各半兩　細辛一分

右細末，每服一二錢，水一盞，入荊芥穗三個，同煎至半盞，去滓，溫服。

白朮半夏圓《王氏手集》，化痰，治小兒咳嗽，和胃止逆，利胸膈，思乳食。

半夏一兩一分　白朮　人參炙　乾薑各二錢半

右細末，用生薑自然汁作麵糊丸如綠豆大，每服十丸。乳食後稍消，空腹，以生薑煎湯服之。

潤肺散《大醫局方》，治小兒寒壅相交，肺氣不利，咳嗽喘急，語聲不出，痰涎壅塞，胸膈煩滿，鼻塞清涕，咽喉乾痛。○《幼幼新書》第十六卷

麻黃去根節　人參各二兩　貝母麩炒，黃色　杏人炒去皮，各二兩半　甘草炙，一兩　陳皮一分　桔梗　阿膠炒燥，各半兩

右細末，每服一二錢，水一小盞，煎至六分，去滓溫服，食後。

華蓋散《大醫局》，治小兒肺感寒邪，咳嗽上氣，胸膈煩滿，項背拘急，聲重鼻塞，頭昏目眩，痰氣不利，呀呷有聲。

紫蘇子焙　麻黃湯泡，去沫根節　杏人去皮尖，炒　桑白皮蜜炙　赤茯苓去皮　陳皮去白，各半兩　甘草炙，一分

右末，每服一二錢，水一小盞，煎至半盞，去滓，溫溫服。

人參半夏圓《大醫局》，治小兒肺胃受冷，咳嗽氣急，胸膈痞滿，喉中呀呷，嘔吐涎沫，乳食不下，亦治瘧嗽。

人參　細辛　陳皮各二兩　丁香　半夏　厚朴各四兩

右細末，用生薑汁打麵糊爲丸如麻子大，三歲兒服二十丸，生薑湯服，食後。四五歲三五十丸。

木香半夏丹張渙，治小兒胃寒咳嗽。

木香　半夏　肉豆蔻炮，各一兩　藿香葉　丁香　白朮炮，各半兩

右細末，用生薑自然汁和丸如黍米大，每服十、二十粒，或三五十粒，量歲煎人參湯服。

五味子膏《王氏手集》，調勻小兒肺胃，止咳嗽嘔逆，中寒喘滿，可思乳食。

五味子　人參　白朮　官桂　乾薑各等分

右細末，煉蜜爲丸，一兩作八十丸，每服一丸，以沸湯化服，日三服，大人即服七八十丸。

知母散《譚氏殊聖方》，治小兒熱嗽。

知母　麥門冬　甘草各一分，生　皂角半兩，去皮，蜜炙後，以盆子合，出火毒

右爲末，每服二錢，水一盞，同煎至八分，分五服，放冷服。

人參散《張氏家傳》，治孩兒虛熱，生涎咳嗽。

人參　貝母去心，炒　款冬花　半夏　甘草炙，各一兩

右細末，每服半錢或一錢，水一小盞，入杏人二三粒，去皮尖，同煎至半盞，溫服。

貝母散長沙丁時發傳，治小兒久咳嗽，急氣。

貝母炒　杏人炒，去皮尖　麥門冬　款冬花各二分　紫菀一兩，去苗

右細末，每服半錢或一錢，以乳汁點服，或以米飲服之。

二陳湯、杏子湯、溫肺湯《局方》今略之　人參胡桃湯《醫說》，皆有速效。

《醫說》第三云，洪輯居溧陽縣西寺，事觀音甚敬。幼子佛護病痰喘，醫不能治，凡五晝夜不乳食，證危甚。又呼醫杜生診視之，曰三歲兒抱病如此，雖扁鵲復生，無如之何爾。輯但憂泣，辦凶具，而其母以嘗失孫，愁悴尤切。輯益窘懼，投哀請禱於觀音。至中夜，妻夢一婦人自後門入，告曰，何不服人參胡桃湯？覺而語輯，輯洒然悟曰，是兒必活，此蓋大士垂教爾。急取新羅人參寸許，胡桃肉一枚，不暇剝治，煎爲湯，

灌兒一蜆殼許，喘即定。再進，得睡。明日以湯剝去胡桃皮，取淨肉入藥與服，喘復作。乃只昨夜法治之，信宿有瘥。此藥不載於方書，蓋人參定喘，而帶皮胡桃則斂肺也。予以淳熙丁未四月，有痰疾之撓，因晚對上宣諭使，以胡桃肉三顆，生薑三片，臨臥時服之畢，即飲湯三兩呷。又再嚼桃薑如前數，且飲湯。勿行動，即就枕。既還玉堂，如恩指敬服，且而嗽止，痰不復作。輯之事，亦類此云。（已志）〇一夜曰宿，再宿曰信也。信宿即二夜也。

前胡湯（《聖惠》）治小兒痰實，心胸不利，多欲嘔吐。

前胡（半兩）　貝母（煨）　白朮　桑白皮　人參（各二分）　陳皮（一分）

右麤末，每服一二錢，水一小盞，煎至半盞，去滓，不拘時候，溫服。

枳殼湯（張渙），治小兒痰實，壯熱不除。

枳實（數炒）　半夏　木香　前胡（各一兩）　乾薑　甘草（炙，各半兩）

右細末，每服一二錢，水一小盞，入生薑三片，陳皮少許（一片），同煎至六分，去滓，放溫服。

逍遙圓（《保生信效方》），治膈實氣痞，痰盛喘促。

半夏（二兩）　枳實（數炒）　檳榔　赤茯苓（各一兩）

右細末，用生薑自然汁煮麵糊和丸如綠豆大，每服二三十丸，荊芥湯服，別作小圓與服於小兒。

《吳氏家傳》治大人小兒風壅，咽喉不利，痰實煩渴，困倦頭昏，或發潮熱，及一切風痰瘡疥，並宜服之。

薄荷葉（十四）　栝蔞根（不焙，一兩）　荊芥穗（生用，四兩）　甘草（生用，五兩一分）　縮砂（生用，三兩）

右細末，藥末四兩，鹽末炒一兩，同研勻，以瓷器盛貯，每服一二錢，如茶點服，連進數服。

已上《幼幼新書》第十六卷，具可見彼卷，尚有數十奇方。

瘧疾 ヲコリツルヒヤミ《幼幼新書》第十七卷。

《聖惠方》曰，夫小兒瘧病者，是夏傷於暑，熱客於皮膚，至秋復爲風邪所折，陰陽交爭，故發寒熱而成瘧也。凡發欲解則有汗出，汗出多則津液減耗。又熱乘於藏則生虛燥，其瘧差之後，府藏未復，腹內猶有熱，故渴而引飲。若引飲不止，小便澀者，則變成飲癖也。《病源論》云，小兒未能觸於暑而病瘧者，是乳母抱持解脫，不避風者也。治大人小兒瘧。陳藏器

接骨木葉

右小兒三葉，大人七葉，並生擣，絞取汁服之，得吐爲度。此藥有小毒，不宜多服也。服訖須利及吐，尤治痰瘧。

桃仁散《聖惠》，治小兒瘧疾，發歇寒熱，小便赤黃。

桃人去皮，炒　赤茯苓　鱉甲醋炒焦，各三分　知母　黄芩　升麻各半兩　甘草炙，一分

右麤末，每服一二錢，水一小盞，煎至半盞，去滓，溫服，日三四服，夜一二服。量兒歲加減與之。

黄丹圓《聖惠》，治小兒瘧疾，寒熱發歇不定。

黄丹炒　人參　常山　鱉甲醋浸，焙，各半兩

右細末，煉蜜丸綠豆大，每服三丸或一丸，於未發前，以冷水，每發日服之。量兒大小與之，大人可服三十、五十丸。

鬼哭散《茅先生傳》，治小兒脾寒，瘧疾。

常山　大腹皮　白茯苓已上三味皆不見火　鱉甲醋炙　甘草炙，各等分

右細末，每服二三錢，水一盞，冬取桃柳枝各二七寸，同煎，至半盞，臨發時服。略吐出涎不妨，大人多服。

《嬰孺方》治瘧

右菖蒲石地生者佳，煎浴之，三四度必佳云云。

私云，瘧疾愈後，沐浴可用菖蒲湯。

瘴瘧《巢氏病源論》大人小兒山嵐瘴瘧，此病生於嶺南，帶山瘴之氣。其狀發寒熱，休作有時，皆由挾溪源嶺濕毒氣故也。其病重於傷暑之瘧。

私謂，《局方》正氣散之類，養胃湯、鐵刷湯、聖散子、香蘇散、萊蘇散、《嚴氏濟生方》清脾湯，《三因方》紅圓子、老瘧飲，《事證方》木香煮散等，隨證頻可用彼等神方。

犀角散《聖惠》，治小兒熱，瘴氣爲瘧。

犀角無則代用升麻　甘草炙　川大黃切，炒　知母各半兩　鱉甲一兩，酢炙　柴胡　常山各三分

右麤末，每服一二錢，水一小盞，煎至半盞，去滓，溫服，日三四服。

〇傷寒變成瘴瘧

大五補湯《千金》，治大人小兒時行後，變成瘴瘧方。

桂心去麤，一兩一分　遠志去苗心　桔梗　厚朴　甘草炙　烏梅去核　棗各一兩　常山一分

右細末，每服二三錢，水一盞，薑二片，煎至七分，溫服。或去柴胡加鱉甲。

治小兒一切瘧病。《朱氏家傳》

好臘茶末　硫黃別研，飛

右二物，各頓一處，細研。寒多熱少，但寒不熱，則倍硫黄。熱多寒少，但熱不寒，則倍臘茶。每服一錢，用米飲調服，於當發日五更初服之。奇驗。（私云，諸瘧丹等，同可與之。）

《千金翼方》有五藏瘧並胃瘧，十二時瘧之所爲，灸刺禳禬等法。《幼幼新書》第十七卷具引彼，不可不知。（可見彼卷）

先熱而後寒瘧者，《病源論》云，夫寒者，陰氣也。風者，陽氣也。先傷於寒而後傷於風，故先寒而後熱。先傷於風而後傷於寒，故先熱而後寒。亦以時作，名曰溫瘧也。

常山湯（《千金》），治小兒溫瘧。（先熱後寒也）

常山（一兩）　小麥（三合）　淡竹葉（一握，切）

右以水一盞半，煮取半分，量兒大小，令與服之，以差爲期。

又方（《千金》）

右鹿角細末，未發前以沸湯服二三錢匕，頻進三五服。

又方

右鱉甲（燒灰），未發前以酒服一二錢匕，至發時亦服三匕，並以火炙身。

《千金》小兒溫瘧，灸乳下一指三壯。

常山圓（《千金》），治大人小兒痎瘧，說不可具述也。先寒而後熱，名曰痎瘧。

常山　知母　甘草（炙）　大黄（各三分）　麻黄（去根節，一兩）

右細末，煉蜜丸梧子大，小兒黍米大，以熟水服。大人二三十丸，小兒三丸、五丸、七丸、十丸，以差爲度。此藥《活人書》名祛邪圓。

《活人書》治瘧疾先寒後熱，兼治支結。

柴胡（八兩）　人參（炙）　半夏　黄芩　桂心（去麤，各三兩）

右㕮咀，每服五錢匕，水一盞半，薑七片，棗二個，煎至一盞，去滓，溫服，日三夜二。服若渴，去半夏加人參、栝蔞根，同煎服之。

荊芥散（《全生指迷方》）治寒熱交瘧。《病源論》云，陰陽二氣，更實更虚，故寒熱更往來也。

荊芥穗　人參　白朮　常歸　黄耆　芍藥　桂心（去麤，各一兩）　柴胡（二兩）　甘草（炙，半兩）

右細末，每服五錢，水二盞，煎至一盞，去滓，溫服。《千金》《局方》備急圓，常服可宣轉。（《指迷方》同）

○單熱不寒，名曰癉瘧。

香豉飲子（《聖惠》）治大人小兒癉瘧，但熱不寒，嘔逆不下食。

香豉（半合，炒，黑豆也）　葱白（七莖，切）　常山　檳榔（各三分）　升麻（一兩）　知母　生乾地黄　鱉甲（醋炙，各一兩半）

右都皆剉碎，以水二大盞半，煎至一盞半，去滓，不計時，分爲三服，一日服盡。小兒服一合。

《活人書》治瘧疾但熱不寒者。

知母（六兩）　甘草（炙，二兩）　石膏（一斤）　桂（去麤，三兩）　糯米（二合）

右㕮咀，每服五錢匕，水一盞半，煎一盞，去滓，熱服。

《聖惠方》治但寒而不熱。

獨頭蒜（十顆）　黄丹（五兩）

右研勻相和，五月五日午時同擣一千杵，丸如綠豆大（或以五家粽米頭和丸），發前或五更初，以溫茶服二三圓，或五七丸。小兒粟米大一丸三丸。

半硫圓《全生指迷方》，治但寒不熱瘧。

半夏洗，三兩　硫黃二兩，研飛

右細末，用生薑汁煮麪糊丸如梧子大，每服三十丸，或五十、七十丸，以米飲服，不計時，日三服。小兒如黍米大丸，三五丸或十、二十丸。《局方》以蒸餅丸。

常山湯《指迷方》，治瘧熱多寒少。

常山　知母　甘草炙，各三兩　麻黃去根，一兩

右麤末，每服五錢，水二盞，煎至一盞，去滓，溫服。以糜粥一盃服助取汗。

葀蔞湯同，功全同前。

葀蔞根四兩　柴胡八兩　人參　黃芩　甘草炙，各三兩

右細末，每服五錢，水二盞，生薑三片，棗一個打破，煎至一盞，去滓，溫服，日夜五服。

祛邪圓《活人書》，治瘧疾脈浮大，寒熱往來。《衛州書》云，瘧寒多熱少者，痰多也，可吐之也。

麻黃去節，湯泡，四兩　常山　甘草炙　大黃　知母各三兩

右細末，煉蜜丸如梧子大，每服十五丸，面東以淨水呑下。

桃人湯張渙，治瘧疾寒熱相等。

桃仁去皮尖　鱉甲酢炙，各一兩　桂心去麤　黃芩　赤茯苓　升麻各半兩

右麤末，每服一二錢，水一小盞，煎至半盞，去滓，溫服。量歲加減。

常山散《外臺救急》，療瘧連綿積日不差。

常山　羚羊角炙令焦　黃芩二兩　烏梅肉炙令乾，各三兩　黃芩二兩　甘草炙，一兩

右先竹葉、米以水煮飯，取六七合，調服。常山散方三寸匕，未發前一服。若差，停。不差，臨欲發又進二方寸匕。老少以意量之。忌海藻菘菜生葱生菜。

三稜飲子《嬰孺方》，治久瘧癖塊。

三稜　鱉甲　大黄各三兩

右切剉，每服一兩，水一盞半，煎至一盞，去滓，溫服。忌莧菜油膩。

又可服紅圓子入阿魏、礬石服之，三稜散等尤宜。在此《萬安方》第十諸瘧門。

○瘧後脇腹支結

知母圓《嬰孺方》，治少小瘧，有痞結堅滿癖疾，除熱下氣。

知母　甘草炙　常山各一兩　麻黄二兩，秘結加大黄一兩，治骨間熱，臥不安。

右細末，蜜丸小豆大，每服五丸，日進三服。此至欲發三服畢，非發日亦可服。

防葵散《聖惠》，治小兒瘧發後肚脹氣，兼頭面浮腫。

防葵黄葵也　柴胡　大黄微炒　桑白皮各半兩　甘草炙

右麤末，每服一二錢，水一小盞，煎至半盞，去滓，溫服，日三服。《嬰孺方》忌菘菜油膩生冷黏滑物，乳母同忌之。

秦艽湯張渙，治小兒寒熱往來。病寒熱往來者，內有痰涎，外感風邪，邪氣與正氣相爭成寒熱，甚者已漸羸瘦。又痰實壯熱不除者，變成驚癇。又夏傷於暑者，至秋成瘧。

秦艽去蘆　鱉甲酢炙，各一兩　大黄炒　麻黄去根節，各半兩　竹茹　甘草炙，各一分

右麤散，每用一二錢，水一盞，入葱白二三寸，同煎至半盞，去滓，溫服。

又《局方》小柴胡湯、養胃湯、正氣散尤佳。虛勞、傷寒等寒熱往來治之。

人參前胡散張渙，治一切乍寒乍熱。

人參　前胡　柴胡各一兩　桔梗　地骨皮　甘草炙　半夏洗焙，半兩

右細末，每服一大錢，大人三四錢，水一盞，薑三片，煎至半盞，去滓，放溫服。量大小加減。

柴胡人參湯《王氏手集方》，治小兒脾熱生風，往來寒熱。

柴胡　人參　芍藥　茯苓　甘草炙，各三兩

右細末，每服二三錢，水一盞，薑三片，煎至四分，溫服。

柴胡圓《聖惠》，治小兒寒熱結實，或熱攻衝心肺，氣急，晝夜有汗，日漸消瘦，不喫乳食。

柴胡　大黃炒　鱉甲醋炙，各半兩　赤茯苓　人參　木香　桂心去麤　枳殼麩炒　甘草炙，各一分

右細末，煉蜜丸如麻子大，每服五七丸，用溫水服，日三服。

大黃圓《聖惠》，治小兒憎寒壯熱，發歇不定，腹中結實，不能乳食。

大黃炒　柴胡　檳榔各半兩　赤茯苓　人參　木香　桂心　枳殼麩炒　桃人炒去皮尖，各一分

右細末，煉蜜丸如麻子大，每服五七丸，溫水服。

柴胡散《聖惠》，治小兒寒熱往來，乳食不下，四肢無力，心腹脹滿，上焦痰壅，漸漸羸瘦。

柴胡　鱉甲醋炙黃，各一兩　人參　前胡　桔梗　訶子皮　地骨皮　赤芍藥　杏人炒去皮尖　甘草炙　陳皮各半兩

右㕮咀，每服一二錢，水一小盞，煎至半分，去滓，不計時候服，日三五服。

五味子散《聖惠》，治小兒寒熱往來，不欲乳食，羸瘦，心腹脹。

五味子　當歸炒　人參　桔梗　前胡　白朮　赤茯苓　黃芩各二分　甘草炙，一分　麥門冬去心焙，一兩

右㕮咀，每服一二錢，日三五服。

人參散《聖惠》，治小兒寒熱往來，食少羸瘦。

人參　黃耆　柴胡　白茯苓　鱉甲　木香各一兩　甘草炙　白朮　桃人炒去皮尖，各二分　訶子皮一兩二分

右細末，每服一二錢，以米飲服。

黃耆圓《聖惠》，治小兒往來寒熱，多汗心煩，小便赤黃，不欲乳食，四肢羸瘦。

黃耆剉炒　麥門冬去心，焙　赤茯苓　白朮　黃芩　甘草各二分　柴胡　鱉甲醋炙，各一兩

右細末，煉蜜和丸如綠豆大，每服七丸或十丸、二三十丸，以粥飲服，日二三服，夜一二服。

檳榔圓《聖惠》，治小兒乳食不節，傷於脾胃，致往來寒熱，時復嘔吐，不欲飲食，日漸羸瘦。

檳榔　丁香　桂心去麤　人參各二分　大黃炒　訶子皮　陳皮各一兩

右細末，蜜丸如綠豆大，每服五七丸，以薄荷湯化服，日夜三五服。

香甲散張渙，治寒熱往來，肌瘦。

鱉甲醋炙　木香各二兩　大黃炒　陳皮　當歸　柴胡　知母　甘草炙，各一兩　檳榔六個

右麤末，每服一二錢，水一小盞，薑二片，煎至六分，去滓，溫服。已上《幼幼新書》第十八卷

已上寒熱，非只治瘧病寒熱往來，兼治小兒痃癖積聚，傳屍骨蒸，勞瘵虛羸等諸病，乍寒乍熱，皆悉治之也。見方下功能，用之神妙，不可具述。

小兒溫熱諸病

夫小兒溫熱病者，《幼幼新書》第十九有九種候，謂一胎熱，二膈熱，三胃熱，四風熱，五煩熱，六潮熱，七積熱，八實熱，九極熱也。又鄭端友《全嬰集》第六卷，小兒諸熱總論云，夫熱者，有潮熱、驚熱、

夜熱、餘熱、食熱、疳熱、肚熱、煩熱、積熱、風熱、虚熱、客熱、癖熱、寒熱、血熱、瘮熱，十六熱者，大同小異，故必有所因也。凡人之熱，必乘陽邪而發。《經》云，邪之所湊，其氣必虚。留而不去，其病則實，邪正分爭，客搏於皮膚，或恍惚而啼叫，或悶亂而喘麤，其變多端。或在表在裏，或似實似虚，或半表半裏，半實半虚，皆由血氣盛實，藏府生熱，陰陽熏蒸於皮肉，致令身熱。若病熱者，左臉先赤肝受熱也，右臉先赤肺受熱也，額上先赤心受熱也，頤間先赤腎受熱也。五藏所主熱各不同，其治亦不同，是不可一概論也。大抵熱則生風，風生則悸矣。潮熱發歇，有時驚熱，顛叫恍惚，夜熱，夕發旦止。餘熱，寒邪未除，食熱肚背先熱，疳熱骨蒸盜汗，肚熱一向不止，煩熱心躁不安，積熱頰赤口瘡，風熱汗出身熱，虚熱困倦少力，客熱來去不定，癖熱涎嗽飲水，寒熱發如瘧狀，血熱辰巳發熱，瘮熱耳鼻尖冷。諸熱得之，各有所歸。其間有三兩證交互者，宜隨其輕重而治之。

諸熱禁忌

黄帝曰，病熱當何以禁之。歧伯曰，病熱少愈，食肉則復。此其禁也。是所謂戒食勞也。熱雖少愈，猶未盡除，脾胃久虚，故未能消化，肉堅食駐，故熱復生，謂復舊病也。亦不可飲酒。蓋酒有大熱，至於大寒凝海，唯酒不冰，其性之酷熱。凡病熱者，切宜戒之。乳母亦然。胎熱者，本因母受胎時，身熱不安，母由病而服藥，牙兒在胎中受藥毒，至有此候。《靈苑方》銀液丹，治胎熱，小生下肌肉厚，遍身血色紅，滿月以後，漸肌瘦，目白睛粉紅色，五心熱，大便難，時時生涎，口鼻悉皆黄。

私云，銀液丹方在《幼幼新書》第十九卷，亦《萬全方》朱砂圓，皆藥材難得，今不引此。紫元子、蘇合香圓、惺惺散等，尤可宜。又《幼幼新書》第二十一卷有小兒胎寒、虚寒等，此《萬安方》第四十四卷出之。

膈熱，《局方》涼膈散，治大人小兒府藏積熱，煩燥多渴，面熱頭昏，唇焦咽燥，舌腫喉閉，目赤，鼻頷頰結硬，口舌生瘡，痰實不利，涕唾稠黏，睡臥不安，譫語狂妄，腸胃燥澀，便溺秘結，一切風壅膈熱，並宜服之。

大黃　朴消　甘草炙，各二兩　梔子仁　薄荷葉　黃芩各一兩　連翹二兩二分

右細末，每服二錢，水一盞，竹葉七片，蜜一蜆殼許，同煎至七分，去滓，食後，溫服。小兒可服半錢，得利熱退即休。

四時飲子《朱氏家傳》，治小兒心肺壅熱，唇口澀，面赤口乾，驚熱，大小便不利。

山梔子仁　甘草炙　芍藥　大黃煨，各等分

右麤末，每服三錢，水一盞半，煎至一盞，澄清，溫服，作二服。

胃熱，《巢氏病源論》云，小兒胃中有熱候，小兒血氣俱盛者，則大便黃色，四肢溫壯，翕然體熱。脾熱者，《錢一論》弄舌者，脾藏微熱，令舌絡微緊，時時舒舌。治之勿用冷藥及下之，當少與瀉黃散。

梔子人散《聖惠》，治小兒胃中熱，日漸肌瘦。

梔子仁　甘草炙　黃連　黃芩各一兩

右麤末，每服一二錢，水一小盞，煎至半盞，去滓，溫服。

《嬰孺方》治小兒胃中熱，便利赤黃而難，或四五日乃便利，此爲胃中熱故也。

大黃四兩　甘草炙，一兩　括蔞根二兩　棗二十個，打破

右以酒水各一盞，煮取一盞三服，日日合服。

瀉黃散《錢一方》，又名瀉脾散，治小兒脾熱。

藿香葉三分二銖　梔子人一兩一分　石膏二分二銖　甘草炙，三兩三分　防風焙，五兩

右剉，一處同灑蜜，與酒炒令香。細末，每服一二錢或三錢，水一小盞，同煎至半盞，溫服清汁，無時。

石膏者，南方多以寒水石爲石膏，以石膏爲寒水石，正與京師相反，乃大誤也。蓋石膏潔白堅硬，有墻壁，而寒水石則軟爛，以手可碎，外微青黑，中有細紋。方書中寒水石則火煆用之，石膏則堅硬不可入火，如白虎湯用石膏則能解肌熱，破痰，治頭痛。若用寒水石則誤矣。又有一等堅白，全類石膏而方，敲之亦皆成方者，名方解石也理石也，可代石膏用之。南人有不信此說者，孝忠嘗相與同就京師大藥肆中，買石膏、寒水石、方解石三種，又同詣惠民和劑局，及訪諸國醫，詢證之，皆合此說，乃信服孝忠。頃編《保生信效方》，已爲辨論，恐小兒尤不可誤，故復見於此。《究原方》第五云，石膏白色者佳，黃色不入藥，搥碎綿裹入藥煎之。若綿不裹，則服損人脾胃。

藿香散《錢一論》《全嬰集》，治脾胃虛有熱，面赤，嘔噦涎嗽及轉過度者。

藿香葉一分　半夏麩炒　甘草炙　麥門冬去心，焙　石膏各半兩

右細末，每服半錢或一錢，水一中盞，煎七分，食前，溫服。

甘露飲子《活人書》，治胃中寒熱，口臭，不思飲食，或肌煩不欲食，齒斷腫疼膿血，舌口咽中有瘡，赤眼，目瞼重不欲開，瘡疹已發未發，並宜服。

熟乾地黃　生乾地黃　天門冬　麥門冬　枇杷葉去毛　枳殼麩炒，去白　黃芩　石斛　山茵蔯　甘草炙，各二兩

右細末，每服二錢，水一盞，煎至六分，去滓，溫服，食後，臨臥。

風熱者《聖惠》論云，夫小兒心肺壅滯，內有積熱，因解衣，風邪傷於皮毛，入於藏府，則令惡風壯熱，胸膈煩悶，目澀多渴，故曰風熱也。《素問》岐伯曰，喘鳴肩息者，脈實大也。緩則生，急則死。《東王先生家

寶》云，小兒發熱，煩叫不時，面青謂之風熱。

洗心散《局方》，治風壅壯熱，頭目昏痛，肩背拘急，肢節煩疼，熱氣上衝，口苦唇焦，咽喉腫痛，痰涎壅滯，涕唾稠黏，心神煩躁，眼澀睛疼，及寒壅不調，鼻塞聲重，咽乾多渴，五心煩熱，小便赤澀，大便秘滯。

大黃麵炮，切，炒　甘草炙　當歸　麻黃湯煮，不去根節　芍藥　荊芥穗各六兩　白朮一兩半

右細末，每服二三錢，水一盞，薑三片，薄荷五七葉，同煎至七分，去滓，溫服。若小兒欬痘瘡疹欲發，先狂語多渴，及驚風積熱，可服一錢，並臨臥服。若大人五藏壅實，欲要溏轉，加至四五錢，乘熱服之。

如聖湯《局方》，治風熱毒氣上攻，咽喉痛，喉痺腫塞妨悶，及肺壅咳嗽，咯唾膿血，胸滿振寒，咽乾不渴，吐出涎沫，氣息腥臭，久久吐膿，狀如米粥。又治傷寒咽痛。

桔梗一兩　甘草炙，二兩

右麤末，每服二錢，水一盞，煎至七分，去滓，溫服。小兒時時呷服，食後，臨臥。

龍腦飲子《局方》，治大人小兒蘊積邪熱，咽喉腫痛，赤眼口瘡，心煩鼻衄，咽乾多渴，睡臥不寧，及除痰熱咳嗽，中暑煩燥，一切風壅，並宜服之。

甘草二兩二分，蜜炙　藿香葉一分三銖　石膏一兩　縮砂　栝蔞根七兩二分　梔子大者，三兩

右細末，每服一二錢，用新汲水入蜜調服。又治傷寒餘毒，潮熱虛汗，藥二錢，水一盞，入竹葉五六片，煎七分，溫服，並食後服。

清涼飲子《局方》，治小兒血脈壅實，府藏生熱，頰赤多渴，五心煩燥，睡臥不寧，四肢驚掣，及因乳哺不時，寒溫失度，令兒血氣不理，腸胃不調。或溫壯連滯，欲成伏熱。或壯熱不渴，欲發驚癇。又治風熱結核，頭面瘡癤，目赤咽痛，瘡疹餘毒，一切壅滯，並宜服之。

大黃（入米蒸，切，焙）　赤芍藥　當歸　甘草（炙）

右等分，麤末，每服一二錢，水一中盞，煎至七分，去滓，溫服。溏利爲度，食後，臨臥服。

消毒散《局方》，治小兒瘡疹已出，未能匀透，及毒氣壅遏，雖出不快，壯熱狂燥，咽膈壅塞，睡臥不安，大便秘澀，及治大人小兒風熱，上膈壅熱，咽喉腫痛，胸膈不利。

牛房子（炙，六分）　甘草（炙，二兩）　荊芥穗（一兩）

右麤末，每服一二錢，水一盞，煎至七分，去滓，溫服，食後。大便利過度者，不宜服之。

惺惺散《局方》，治小兒風熱瘡疹，傷寒時氣，頭痛壯熱，目澀多睡，咳嗽喘麤，鼻塞清涕。

桔梗　細辛　人參　甘草（炙）　白茯苓　括蔞根　白朮（各一兩）

右細末，每服一二錢，水一小盞，入薄荷三葉，同煎至四分，溫服。若要和氣，即入生薑煎服，不計時候。

桔梗散《良方》，治小兒風熱，及傷寒時氣，瘡疹發熱等。

桔梗　細辛　人參　白朮　括蔞根　甘草（炙）　白茯苓　川芎（各等分）

右細末，每服二錢，水一盞，薄荷二三葉，同煎七分，三歲以下兒作四五服，五歲以上分二服。**予常作此藥，凡小兒發熱，不問傷寒風熱，與此散服，往往輒愈。與《活人書》方同，亦名惺惺散。**

《聚寶方》惺惺散，無川芎一種，餘全同。但云若要和氣，即入生薑煎（云云）。

四順散《張氏家傳》，治小兒風熱，肌瘦五心煩熱，不長肌肉，面黃痿瘦，夜臥不安，時發虛汗，或藏府泄瀉變痢，難服涼藥。

柴胡　地骨皮　桔梗（用純白者，各一兩二分）　甘草（炙，三分）

右焙乾，細末，每服一錢二錢，大小加減，水一小盞，煎至半盞，溫服。

潮熱者《漢東王先生家寶》曰，小兒發熱早晚兩度者，謂之驚熱，世呼爲潮熱。又《錢一方》有潮熱問難，謂皇都徐氏子三歲，病潮熱，每日酉則發搐，身微熱而目微斜，及露睛，四肢冷而喘，大便微黄（錢氏問，李氏答，略之）。錢曰，搐者，肝實也，故搐。日酉身微熱者，肺潮熱。身溫且熱者，爲肺虚，所以目微斜露睛者，肝肺相勝也。肢冷者，脾虚也。肺若虚甚，母脾亦弱，木氣乘脾，四肢冷。治之後，九日平愈。

《張氏家傳》退小兒潮熱。

當歸　芍藥　柴胡　茯苓（等分）

右細末，每服一二錢，水半盞，煎二分，通口服，日夜三五服。

秦艽散（長沙醫者鄭愈傳），治小兒骨熱，潮熱盜汗，咳嗽，可食，多渴，心躁多驚，面黄消瘦。

鱉甲（醋炙）　地骨皮　秦艽　柴胡　枳殼（麸炒）　知母　當歸（各等分）

右㕮咀，三歲兒每服一錢或二錢，水一盞，桃柳枝各三寸，烏梅一枚，煎至三分，去滓，溫服，無時候。

《傷寒論》云，潮熱者，實熱也。當利大便。《寶鑑》云，日間潮熱或即憎寒，手足俱冷，能乳即瘦有加，盜汗，此食疳之候也。

柴胡飲《全嬰集》，治小兒骨蒸潮熱，面黄瘦弱。

柴胡　地骨皮　甘草（炙，各一兩）

右㕮咀，每服一二錢，水一小盞，煎至半盞，去滓，溫服，大小加減。

防風散《劉氏家傳》（號李氏防風散），治小兒五藏積熱，驚風，頭面赤熱，口舌生瘡，好飲冷。《玉訣論》云，積熱者，因口不慎味，常傷脾胃病也。

防風　甘草炙　柴胡　連翹　山梔子各等分

右麤末，每服一二錢，水一小盞，煎至半盞，去滓，温服，量大小加減。

越桃飲子《莊氏家傳》，退小兒積熱。

山梔子一名越桃　甘草　大黄　赤紅芍藥各二分　連翹　黄芩各一分

右細末，每服半錢或一錢，用蜜湯調服，大退積熱。

〇小兒不可服丸藥。又春初服此藥，則其一年之内無熱病。

《趙氏家傳》春踈下積熱，切忌用丸子藥，徒損胃氣，積熱不行。

大黄用深黄，生，切，一分　甘草一寸許，炙，切　皂角不蛀，肥者，一寸許，切

右剉，水一椀同煎，至半椀以下，去滓，臨卧，熱服。次日取下熱氣，更看大便黑色，即一年無病。若病不動，即利。作一劑，加生薑二片如錢大，切碎同煎，須天氣晴明服。十五歲以上，用一劑爲一服，小兒量歲可服。

知母柴胡湯《養生必用方》，治大人小兒實熱，赤眼口瘡，傷寒後煩渴，手足熱。

知母　柴胡　茯苓　茯神　甘草炙　人參各等分

右細末，每服二錢，水一盞，煎至七分，去滓，食後温服，日二三服。

〇嘉禾散非補藥

《錢一附方》云，凡小兒實熱踈轉後，若無虚證，不可妄温補，熱必隨生。《局方》要藥總論傷寒篇云，傷寒無補法，飲食不進，只可服嘉禾散、參苓白朮散云云，故知嘉禾散則非温補之劑。**私謂（原脱字）**

姚和衆云，治小兒腦熱，常閉目。

右大黃一分，麤剉，以水半盞，浸一宿，一歲兒每日與三分一服，餘者塗頂。

導赤散《錢二》，治小兒心熱，視其睡，口中氣溫，或合面睡，及吐竄咬牙，皆心熱色，心氣熱則心胸亦熱，欲言不能，而有就冷之意，故合面臥。

生乾地黃（焙秤）　木通　甘草（炙，各等分）

右細末，每服三錢，水一盞，入竹葉三片，煎至半分，食後溫服。一本不用甘草，用黃芩。

甘桔湯《錢二》，治小兒肺熱，手掐眉目鼻面。

甘草（炙，二兩）　桔梗（米泔浸一兩，焙乾一兩）

右細末，每服二大錢，水一盞，入阿膠半斤（炮過），煎至半盞，食後溫服。

三黃圓尤佳，如常（在此卷下）。

清肌散（張渙），治小兒春初，不問有病無病，但宜肌踈解積熱。〇小兒預可服方

當歸　大黃（微炮，切）　人參（各一兩）　芍藥　甘草（炙）　犀角（末，各半兩）

右細末，每服一二錢，水一盞，入生薑三片，竹葉二片，同煎至半盞，去滓，放溫，乳食後服，量兒大小加減。

《劉氏家傳》涼藥，小兒大人皆可服。

甘草（炙）　黃耆　防風　越桃仁（梔子也，各等分）

右細末，每服一二錢，水一小盞，煎七分。量大小加減。

極熱病，可用紫雪，或《千金翼方》元霜，但紫雪則調合十年之內可用（云云）。**私謂，若過十年，則不可用歟。今世數十年以後，用之如何。**

秦艽飲《全嬰集》，治小兒虚熱進退，亦治傷寒壯熱及餘熱。虚熱者，因傷寒及諸熱汗下之後，去津大過，氣血未調，食飲勞傷，致令虚熱，困倦少力。其有久嗽、久瀉、久痢、久血、久瘧，以致諸疾之後而成者，皆虚熱也。凡病久則氣血虚，氣虚則發厥，血虚則發熱，氣血虚則身熱而手足厥。《全嬰集》第六

柴胡一兩 秦艽 知母 赤茯苓 甘草炙 人參 半夏泡 地骨皮各半兩

右㕮咀，每一二錢，水一小盞，生薑三片，煎至半盞，去滓，服無時候。一方加桂心半兩。**私云，大人亦可服。**

十全飲上同，治小兒骨蒸熱病，腹急，盜汗多渴，少食虚熱。

人參 白朮 茯苓 川芎 當歸 甘草 白芍藥 熟地黄 黄耆各一兩 桂心半兩，去麤。是十全大補湯也。但桂減一半矣。

右㕮咀，每服二錢，水半盞，煎至三分，去滓服。**私云，今人熱勞，則不令服之，太謬。**

八賢飲上同，治小兒洩瀉發熱，手足稍冷。

當歸 白芍藥 白茯苓 甘草各一兩 川芎 桂心 柴胡各半兩 熟地黄一兩

右㕮咀，每服一二錢，水一小盞，煎半盞，去滓，服不計時。

六合湯同，治小兒血熱，每日巳午間發熱，遇晚則涼。夫血熱者，每日巳午間發熱，而遇夜則涼，是陽中有陽，氣血盛實也。蓋血者榮也，氣者衛也，榮行脈中，衛行脈外，營周不息。巳午者，當心火用事之時也。心主血，血行至巳午則陽氣盛，陽氣盛則與正氣相擊，故至期而發熱，非其時，非血行。

當歸 大黄 川芎 熟地黄 白芍藥 柴胡各一兩

右細末，每服一二錢，水一小盞，煎至五分，服無時。一方加桂半兩，名琴飲子，亦治頭熱身涼，並五心熱。名四順飲子，加川芎一倍。

三黃圓，治小兒諸熱，身黃，黃疸，最治衄血便血。

黃連　大黃　黃芩各等分

右末，以飯爲丸如小豆大，三歲兒每服三十丸，米湯服。若衄血，以濃鹽水服，立效。便血以荊芥湯服。

導赤散同，治小兒客熱，心躁睡語，並利小便。客忤者，爲陽邪，干於心也。心若受邪，則熱形於額，故先起頭面，次而身熱，恍惚多驚，聞聲恐悸，良由真氣虛，而邪氣勝，邪氣既勝，真邪交爭，發歇無時，進退不定，如客之往來，故曰客熱。藥味分兩全同前《錢一方》。

草菓飲同，治小兒寒熱盜汗，不思飲食，面黃腹急。

草菓一兩　厚朴三兩　甘草半兩　生薑四兩，不去皮，切片　棗子半兩，去皮

右五味同杵，淹一宿，焙，每服一二錢，水一小盞，煎至半盞，去滓，溫服。又治瘧疾。

疳熱則可在諸疳篇，癖熱則可在癖塊、積聚中，驚熱則在驚悸、慢急驚中，疹熱則在瘡疹中。凡此諸熱病證、治方，多與傷寒、時行、瘡疹、瘧病等熱氣相同。一切熱病，大人、小兒、婦人，通用之妙術也。

已上《幼幼新書》第十九卷畢。

秦艽散張渙，治肌熱病。已下《幼幼新書》第二十卷。

秦艽一兩　大黃切，炒　黃耆　赤小豆　糯米各半兩

右細末，每服一二錢，水一小盞，煎至半盞，去滓，溫服，食後。

人參犀角散《莊氏家傳》，治小兒榮衛不和，上焦虛熱，因積變爲肌熱，不已，變爲疳勞，夜汗頰赤，多嗽不止。

人參　茯苓　白朮各半兩　犀角　柴胡　鱉甲醋炙　甘草炙　半夏薑制，各一分

右細末，每服一二錢，水一小盞，薑二片，棗一個，煎至半盞，去滓，溫溫服，食後。大人四五錢可服。

私謂，此藥可治虛勞、傳屍、骨蒸矣。

《莊氏家傳》治初秋虛熱驚悸。

藿香葉　土瓜根各二兩　甘草炙，一兩　草豆蔻半兩，去皮

右麤末，每服一二錢，水一小盞，煎至半盞，去滓，溫服。

黃耆圓《莊氏》，治小兒因患體虛，時復發熱，不思飲食，或多驚悸，壯氣補虛。

黃耆蜜炙　山藥乾　赤茯苓　柴胡　人參各半兩　黃芩小緊者良　犀角末，各一分

右細末，煉蜜丸如梧子大，每服三五丸，用麥門冬熟水磨消服。

人參散《莊氏》，治小兒虛熱煩渴。又療因吐瀉煩渴不止，及疎轉後，並宜服之。

人參　茯苓各八兩三分　甘草一兩　桔梗　乾葛　犀角各半兩

右細末，每服一二錢，水一小盞，入燈心五莖，同煎至六分，放溫服，不拘時。煩渴者，入新竹葉三五葉。

《孔氏家傳》治童男室女潮發虛熱，煩燥羸瘦。

柴胡　地骨皮各半兩　甘草炙　細辛各一分

右細末，每服二錢，水一小盞，煎七分，溫服，不拘時候。

同《家傳》治童男室女肌瘦潮熱。

右用青蒿焙乾，爲細末，每服三錢，以河水一盞，煎甘草一寸，切，烏梅一個，小麥五十粒，至七分，調服，日夜三五服。

已上《幼幼新書》第二十卷，抄之畢。此外，骨蒸之疾與傳屍、骨蒸、勞瘵相類，即載於《萬安方》第

四十四卷初，凡此卷諸熱之病，亦有骨蒸勞瘵之部，互可通用之。

覆載萬安方卷第四十三

嘉曆元年十一月十日重所清書也

冬景秘此書濟人兼身耳

性全　六十一才

同二年三月八日朱點了　性全

同十一日墨點了　性全

昨日十日太守禪閤自二所御下問了

於極樂寺門前見物驚目了

朱墨之紙數六十八丁

小兒六

一骨蒸

二盜汗

三勞氣

四黄疸

五小兒諸寒疾

六胃氣不和

七積聚　癥癖　癖氣　乳癖　痃氣　痞結　宿食不消　傷飽

覆載萬安方卷第四十四

性全　集

小兒六

骨蒸附骨熱。凡骨蒸與骨熱，雖有淺深，治方可通用，骨熱在次前卷。

骨熱骨蒸者，病初則骨熱，病劇則骨蒸。《幼幼新書》《聖惠論》凡小兒一歲至十歲，衣絮皆不得著新綿。又不得冬天以火烘炙，衣服與著亦令兒體熱。勿食桃杏，令兒體熱，或作骨蒸也。

秦艽散《聖惠》，治小兒五歲至十歲以來，骨熱及手心煩悶，不欲飲食。

秦艽去苗　甘草炙，各三兩

右麤末，每服一錢二錢，水一小盞，煎至半盞，去滓，溫服，不拘時。隨歲大小加減。

生犀角飲子《吳氏家傳》，治小兒至十歲，肌體煩燥，或夏月食桃杏不節，酸熱之類，或因傷寒後肌熱羸瘦，令兒體熱，或作骨蒸瘦瘁，潮熱頰赤，口乾，五心煩燥，雖飲食，食不生肌，夜有盜汗，甚則多令伏臥，好食泥土，應小兒一切蒸熱，治之無不效者。大人同可服用〇犀角、羚羊角互通用，功全同。

羚羊角使此不用犀角　地骨皮　紫菀　麥門冬去心，焙　秦艽去苗　大黃生用　枳殼去瓤，麩炒焦　紫胡　茯苓　赤芍藥　人參　桑白皮不露根者，白佳　黃耆生　羌活　半夏麴炒黃　鱉甲醋炙焦，去裙　各等分

右㕮咀，每服一二錢，水一中盞，煎至半盞，食後，夜臥，去滓溫服。

升麻散《孔氏家傳》，治小兒骨熱漸瘦，眠臥盜汗。

升麻　人參　茯苓　鱉甲醋炙　甘草炙　黄芩　柴胡各等分

右麤末，每服一二錢，水一小盞，煎至五六分，去滓，食後臨臥服。

骨蒸者，或母有宿疾，久冷血海，氣衰羸瘦，胎内自已虧傷，及至養得，自然尫悴。此蓋由父母之遺氣，若非巧憑按治之方也，終積爲沈痾。其中或少乳多哺咀嚼之食，腸胃轉，轉乾慘。兒少者俗號腑乾，長成者則呼爲骨蒸。

〇小兒骨蒸病名石曰腑乾，大人病此曰骨蒸。

生犀角湯《局方》，治小兒骨蒸肌瘦，頰赤口乾，日晡潮熱，夜有盜汗，五心煩燥，四肢困倦，飲食雖多，不生肌肉，及大病差後，餘毒不解，或傷寒病後食豬肉，體熱不除，宜服之。私云，此藥男女老若皆可服之，大有效。

羚羊角　地骨皮　秦艽　麥門冬　枳殻麩炒　大黄蒸，切，焙　柴胡　茯苓　赤芍藥　桑白皮　黄耆　人參　鱉甲醋炙各等分

右麤末，每服二三錢，水一中盞，入青蒿一分，煎至六分，去滓，溫服，食後，日夜三五服。

國老散《聚寶方》，治骨蒸熱，久去三焦，壅滯虛熱，不思飲食，大人小兒並可服。

甘草炙　柴胡　秦艽　烏梅肉焙，各二兩

右爲末，每日食後，熱湯點服，忌熱物。

柴胡圓《惠眼觀證》，治疳勞骨蒸發熱及上焦渴。

柴胡　茯苓各二兩二分　木香一兩一分　桂心去麤，三分　枳殻麩炒　大黄微炒，各一分

右細末煉蜜爲丸如綠豆大，每服七丸或十、二十丸，以熟水呑下。作散服一二錢亦佳。

八仙散《劉氏家傳》，治小兒骨蒸體熱成勞倦。

人參　地骨皮　茯苓　牛膝酒炒　菊花各一兩　麥門冬三兩　甘草炙　遠志去心，各半兩

右㕮咀，每服五錢匕，水二盞，煎至一盞，去滓，溫服，不計時候，日三服。

地黃散《張氏家傳》，治骨蒸潮發虛勞。

熟地黃　當歸　地骨皮　枳殼去白，麩炒　柴胡　秦艽　知母　鱉甲醋炙　各等分

右細末，每服一二錢，水一中盞，烏梅一個，煎至七分，和梅熱服。

青蒿圓《莊氏家傳》，治小兒骨蒸勞熱，肌膚羸瘦，可思飲食，夜多盜汗，及諸痟熱。

人參　茯苓　鱉甲醋炙　柴胡　秦艽　黃耆各一兩

右取青蒿自然汁三盞，於石器内熬取一盞，入蜜四兩，再熬得所入藥末，同杵一千下，如綠豆大丸之，以米飲或麥門冬熟水服十丸或二、三十丸，空心，日午。

灸穴　治傳屍骨蒸諸虛勞

唐中書侍郎崔知悌四花穴，加後二穴，謂之六花灸。點穴方在《幼幼新書》第二十卷，與《嚴氏濟生方》《翰良方》等全同，彼六花四花灸穴並崔知悌傳，在此《萬安方》第十五卷虛勞部中。

○灸四花，灸後可服此藥，大人小兒通用之。

地黃圓《幼幼新書》第二十卷，灸四花穴後可服此藥，號治勞地黃圓。

生地黃汁　青蒿汁　薄荷汁　童子小便　好酒各二盞，同煎成膏，入後藥　柴胡　鱉甲醋炙　秦艽各二兩二分　辰砂　麝香各一兩一分

右柴胡已下五味爲末，入前膏，和丸如梧子大，每服十五丸，或二三十丸，溫酒服下，忌生冷物。

私云，與大人虛勞門全同，服藥並灸壯數多少異而已。可見此《萬安方》第十四、十五、二十一卷。

盗汗世俗云子アヤ。

《巢氏病源論》云，盗汗者，眠睡而汗自出也。

犀角飲子《千金》云，盗汗由心藏熱所感。又《聖惠方》同，治小兒盗汗，體熱瘦瘁多驚。

犀角三分　茯神　麥門冬　黄耆　人參各一兩　甘草炙，二分

右麤末，每服一二錢，水一小盞，煎至半盞，去滓，不拘時，溫服。

沉香黄耆散張渙，調益榮衛，治肌瘦盗汗。

黄耆剉　常歸　沉香　赤芍藥　人參各二兩　木香各一兩

右細末，每服一大錢，水一小盞，生薑二片，棗二枚，煎至六分，去滓，放溫服，食前，空心。

沉香鱉甲丹張渙，治潮熱盗汗。

鱉甲童子小便浸一宿，去裙，酢炙黄　綿黄耆　草龍膽　當歸　沉香各一兩　大黄微炮　黄連各半兩

右細末，煉蜜和丸黍米大，每服十粒，或二三十粒，用麥門冬湯服。

升麻湯張渙，治肌熱盗汗。

升麻　黄耆　人參各二兩　熟乾地黄一兩

右細末，次入天竺黄、牡蠣粉各一兩，同拌匀，每服半錢或一二錢，用竹葉湯服，食前。

人參黄耆散《張氏家傳》，治身熱肌瘦，自汗盗汗服之大妙。

人參　黄耆　白茯苓　山藥　百合　甘草炙，各一兩

右細末，每服二三錢，濃煎麥門冬湯點服，不以時候，小兒服一錢，頻服甚妙。

麻黄根湯《吉氏家傳》，治小兒胃熱盗汗，及衣厚傷溫汗出。

麻黃根一兩，焙　麥麩一兩二分，炒黃黑色コムキノスリカス也

右細末，每服半錢或一錢，米湯服。

二物茯苓粉散《千金》《聖惠》，治小少頭汗出。

茯苓　牡蠣各四兩

右末研細，汗處塗之。

犀角飲子《外臺》，治心藏熱之所感汗。

犀角三分　茯神四分　麥門冬六分　甘草炙，二分　白朮一分

右切，以水一升煎取四合，再三服。又加龍齒四分尤佳。

勞氣

《東王先生法》夫勞疾諸證應，又夫婦人，童男室女，若得此患者，未須察脈，但看手指甲美惡，分明是何勞候。病熱甚，宜看脚甲色與手一同也。其甲青黑者，傳屍之證。紅白者，正色之候。黃白者，酒色之候。紅紫者，氣勞之候。細詳必知其病之所在，或咳嗽，或涎塞咽中，或骨蒸汗出，或泄利，或吐紅，或驚魘，或婦人不調之類，先服去蟲藥，然後治病湯劑。《局方》化蟲圓，小兒遇仙丹。大人。

私云，去蟲之藥在此《萬安方》第二十一卷，大人小兒可通用。

蘇合香圓《外臺方》《玉函方》名吃力迦圓，本名白朮圓，《幼幼新書》第二十卷云，老少傳尸，骨蒸殗殜，肺痿疰忤，鬼氣，卒心痛，霍亂吐利，時氣鬼魅，瘴瘧，赤白暴痢，瘀血月閉，痃癖丁腫，驚癇鬼忤，小兒吐乳，狐狸，宜服蘇合香圓《外臺》。每朝以井華水服四丸，老人小兒可服一丸云云。忌生血物、桃李、雀肉、青魚鮓等。

鱉甲圓《莊氏家傳》，治大人小兒勞氣，心腹脹滿，寒熱，不思飲食，日漸羸瘦，腹內似有氣塊，盜汗痿黃，四肢

無力等。

鱉甲青厚者，醋炙　柴胡各三兩，二味細末　杏人五兩，去皮尖，研碎

右先杏人去皮尖，童子小便浸一宿，次用小便一盞，於石器中入杏人，同熬盡小便，研爲膏，與藥末一處和勻，爲丸如梧子大，每服十丸，或二十丸，大人五十丸、百丸，以青蒿湯服下。若叵丸，以麵糊爲丸。

私云，黄耆建中湯、人參鱉甲散《局方》**、青蒿散、樂令建中湯等可與之。**

黄疸キヤマヒ

《巢氏病源論》小兒黄疸之病，由脾胃氣實，而外有溫氣乘之，變生熱。脾與胃合，候肌肉，俱象土，其色黄。胃爲水穀之海，熱擣水穀，氣蘊積成黄，蒸發於外，身疼髆背強，大小便澀，皮膚面目齒爪皆黄，不便如屋塵色，看物皆黄是也。小便宣利者，易治。若心腹滿，小便澀者，多難治也。不渴者易治，渴者難治。脈沉細而腹滿者死也。

《病源論》又云，小兒胎疸候，小兒在胎，其母藏氣有熏蒸於胎，至生下兒體皆黄，謂之胎疸也。

《錢一論》黄病與黄疸二證，多病於大病後，身皮目皆黄者，黄病也。身痛髆背強，大小便澀，一身盡黄，面目指爪皆黄，小便如屋塵色，看物皆黄，此黄疸也。別有一證，不因病後，身微黄者，胃熱也。大人亦同。又有面黄腹大，食土，渴者，脾疳也。又有自生而身黄者，胎疸也。古書云，諸疸皆熱也。深黄者是也。若淡黄兼白者，胃怯。胃不和也。

藿香散《惠眼觀證》，治小兒黄疸，遍身虛腫，其色如金。

藿香一分　瓜蔕四十九個　赤小豆十四粒

右細末，每用一字半，搐入兩鼻中，須臾黄水出，至二更，待頭痛即住，次日自腰已上黄退白色。再三入鼻

《吉氏家傳》治小兒身體黃，及小便黃，眼白睛黃，即是疸也。宜此方。

茵蔯　大黃各二分　梔子人六個　朴消一兩

右皆以水二盞，煎一盞，去滓，分作二服，再三與服。

私云，三黃圓、茵蔯五苓湯頻服。

黑疸《千金翼》，治大人小兒黃疸變成黑疸，醫所能治，此方主之。

右用土瓜根擣取汁一盞，頓服之，病當從小便出。小兒分減服。《葛氏方》亦治小兒四歲發黃。已上《幼幼新書》第二十卷抄之。

○寒疾之中胎寒，前卷出胎熱。

小兒諸寒疾

當歸散《聖惠》，治小兒胎寒，聚唾弄舌，躽啼，反張怒驚。《病源論》云，小兒胎寒候者，小兒在胎時，其母取冷過度，冷氣入胞，傷兒腸胃，故生之後，冷氣猶在兒腸胃之間，其狀兒腸胃冷不能消乳哺，或腹脹，或時穀利，令兒顏色青皅。時啼者，是胎寒痛也。

當歸切，炒　細辛　黃耆　黃芩　龍骨　桂心去麤　赤芍藥各一兩

右細末，每服半錢，以乳汁調服，日二三服。

黃耆湯《嬰孺方》，治小兒胎寒，腹中㽲痛。

黃耆　黃芩　芍藥各一兩二分　當歸二分　甘草　川芎各一兩　生薑二兩

右剉散，爲一劑，每服二錢，水一小盞，煎至半盞，去滓，日夜令與服。

補腎地黃圓《錢乙方》，若兒本虛怯，由胎氣不成，則神不足，目中白睛多，其顱即解，面色皅白，此皆難養，

縱長不過八八之數。若恣色慾多，不及四旬而亡，或有因病而致腎虛者非也。〇虛寒難成長。

熟地黃（焙，八錢重）　山茱萸（各四錢重）　澤瀉　牡丹皮　白茯苓（各七錢半重）

右細末，煉蜜丸梧子大，三歲已還一二丸、三五丸，以溫水空心化服。四五歲十、二十丸，或吞服。

私謂，此方八味圓只除附子、桂心。

和氣散（《吉氏家傳》），治小兒面青黃，手足逆冷，不思食。

厚朴（薑制，半兩）　人參　茯苓　甘草（炙，各二分三銖）　茴香（一分）

右細末，煎，頓服，以顏色好，飲食進爲期。

草豆蔻散（《聖惠》），治小兒胸中寒氣積滯，氣逆不下乳食。

草豆蔻（去皮，三個）　人參　前胡　檳榔（各二分三銖）　訶子皮（一兩一分）　甘草（炙，二分）

右麤末，每服一二錢，水一小盞，煎至半盞，去滓，溫服。

溫膈湯（《聖惠》），治小兒胸中有寒，氣逆嘔吐。

人參　丁香　草豆蔻（去皮）　甘草（炙）　陳皮（各一分）　訶子皮（半兩）

右麤末，每服一二錢，水一小盞，煎至半盞，去滓，溫服。

芍藥散（《聖惠》），治小兒心痛不可忍。

赤芍藥　人參　白朮　黃芩　大黃（炒）　當歸（各等分）

右㕮咀，每服一二錢，水一小盞，煎至半盞，去滓，溫服，不拘時。

木香散（《聖惠》），治小兒心痛，手足不和。

木香　白朮　桔梗　赤茯苓（各一兩）　高良薑（二兩）

右㕮咀，每服一二錢，水一小盞，煎至半盞，去滓，稍熱頻服。私，可治痃塊、疝氣、陰癩也。

茅先生治小兒心痛，金鈴散。

金鈴子炮，去皮核　蓬莪茂煨，各一兩　茴香　木香炮　荊三稜炮，各半兩

右細末，每服一二錢，用溫酒鹽湯服。

普救散《王氏手集》，治心痛不止。

延胡索二兩　香附子一兩

右細末，每服一二錢，白湯點服。

五味湯《葛氏肘後》、《居效方》，治小兒夜啼，驚不安，此腹痛也。至夜輒劇，狀如鬼禍。

○夜啼腹痛

五味子　當歸　白朮各一兩　甘草炙　桂心去麤皮，各二分

右切，以水二盞，煮取一盞，分爲三服，大良。

《圖經》徐王效驗方，治小兒腹痛，大汗出，名曰寒疝。

○腹痛寒疝

右濃煮梨葉，取七合，以意消息，可作三四服，飲之大良。

青橘皮散《聖惠》，治小兒傷冷腹痛。

青皮去白，焙　桔梗　赤芍藥各半兩

右麤末，每服一二錢，水一小盞，煎至半盞，去滓，溫服，不計時。

香朴散《博濟方》，治小兒脾痛，兼和氣止瀉，及腹肋刺痛，起止疼痛，不思飲食。

厚朴一兩　木香　麥蘖炒　神麴炒　青皮　陳皮各一分

右細末，每服半錢，或一二錢，溫湯調服。

和中散《錢一附方》，治腹痛思食，和胃氣，止吐瀉，定煩渴。

人參　白茯苓　甘草炙　乾葛　黃耆　白萹豆炒　藿香葉各等分

右細末，每服三錢，水一盞，棗二個去核，薑五片，煎至八分，食前溫服。

寬中湯張渙，治心腹疼痛不可忍者。

高良薑　木香各半兩　丁香　青皮炒　桔梗　甘草炙，各一分

右細末，每服半錢，或一二錢，溫酒鹽湯服。

蓬莪茂丹張渙，治小兒腹痛，癖塊秘結。

蓬莪朮炮　當歸各一兩　木香　人參　桂心去麤皮，各二分　黑牽牛炒末，一兩一分

右細末，以白麵糊和丸如黍米粒大，每服十粒，以煎生薑湯服，或二三十粒，以微利爲度。

私云，紅圓子加牽牛子末，尤有驗。

《劉氏家傳》治小兒腹痛疳疾。

右用水磨烏藥，煎取汁，服有效。

貼藥《莊氏家傳》，小兒未能語，啼哭不能辨者，當以手候其腹，若有實硬處，即是腹痛，治之方。

右研生薑取汁，暖令溫調麵成糊塗紙，貼臍心，立定。

腹脹滿

《葛氏肘後》治小兒腹暴病滿，欲死。

半夏炮

右細末，酒和之服。亦以米糊和丸粟米粒大，每服五、七丸，或十、二十丸，日三服，以淡薑湯服，立差。

丁香散《聖惠》，治小兒脾胃虛冷，腹脇脹滿，四肢不和，乳食全少。

丁香　桂心　白朮　人參各二分　厚朴　陳皮各一兩

右麤末，每服一二錢，水一小盞，薑二片，棗一枚，煎至半盞，去滓，溫服，日三五服。《錢一論》腹脹，由脾胃虛氣攻作也。實者悶亂滿喘，用紫霜丸，可下之。若不喘者虛也，不可下，若誤下則脾虛氣上不差也。

赤茯苓散《聖惠》，治小兒腹氣壅脹滿，虛熱，不能乳食，大小腸氣滯。

赤茯苓　木通　人參　甘草炙　枳實麸炒　當歸炒，各二分　大黃一兩，切，炒

右㕮咀，每服一二錢，水一小盞，煎至半盞，去滓，不拘時，頻與服。

檳榔散《聖惠》，治小兒不和，心腹脹滿，不欲飲食乳。

檳榔　厚朴薑汁炙，各一兩　丁香二分

右麤末，每服一二錢，水一小盞，煎至半盞，去滓，溫服，不拘時候。

塌氣散《吉氏家傳》，治小兒疳虛腹脹。

甘草　茴香　白牽牛末炒　木香各二錢

右細末，每服一二錢，以紫蘇湯服，日二三服，隨歲大小增減。

胃氣不和（脾胃疾。）

〇胃氣不和，不食。諸大病後補胃法。

木香散（《博濟方》），調中順氣，補脾胃虛。《錢一論》胃虛冷，面㿠白，色弱腹痛，不思食。

草豆蔻（四個，和皮同用） 防風 人參 茯苓 藿香（各半兩） 陳皮（去白，一分）

右細末，每服半錢、一錢，以薑鹽湯或米飲調服。

建脾散（茅先生），治小兒胃氣虛冷。

白茯苓 人參（各一兩） 厚朴（三兩） 蒼朮（米泔浸，焙，四兩） 陳皮（五兩） 甘草（半生半炙，二兩） 草果（去皮，二兩）

右細末，每服一二錢，水一小盞，薑二片，棗一個，煎至半盞，溫服，無時。

錢氏白朮散，治小兒脾胃虛冷，泄瀉，煩渴飲水，不欲乳食。（《局方》載之）

人參 白朮 木香 白茯苓 甘草（炙） 藿香葉（各一兩） 乾葛（二兩）

右麤末，每服一二錢，水一中盞，煎至半盞，去滓，溫服。若飲水者，多煎與之，無時。

參苓散（《惠眼觀證》），常服養氣安神，益胃。此藥不冷不熱，進乳食。

白朮（二兩） 人參 茯苓 紫蘇子 甘草（炙，各一兩） 木香（二分）

右細末，每服一二錢，濃煎棗湯調服。此藥宜常服。

匀氣散（同上），調中補益，調理用之，不論諸疾。

縮砂 茴香（各二兩二分） 陳皮（一兩三分） 乾薑（三分） 桔梗（十兩） 甘草（五兩，半生半炙）

右細末，每服一二錢，木瓜湯服。

《寶童方》壯脾去積，進乳食，兼治腹中癖塊滯氣。

京三稜　蓬莪茂　益智去皮，四兩　甘草炙，四兩半　陳皮　青皮各三兩

右細末，每服一二錢，以湯點服，用薑湯服亦良，不拘時候。

同方，調氣進食，兼治傷寒。

白芷　乾薑各二分　桔梗　甘草炙　茴香炒　烏藥　陳皮各一兩一分

右細末，每服一二錢，水一小盞，薑二片，棗一個，煎至六分，去滓服，不拘時候。

丁香煮散《張氏家傳》治大人小兒脾胃不和，泄瀉下利，傷冷，面色痿黃，心痛，藏府不安，癥癖氣塊，但是脾胃一切疾病皆治之。

丁香一兩　神麯濕紙裹，煨熟　訶子皮用小者　乾薑半炮半生　半夏火炮黃色，去皮　甘草半生半炙，各三兩　陳皮四兩半

右一時焙乾，細末如麵，研勻，每服一二錢，生薑燒三片，水一盞，煎至半盞，食前熱服，甚者兩服，可效。一日進三服，忌生冷動氣物。

人參散《聖惠》，治小兒脾胃氣不和，腹脇妨悶不能飲食，四肢羸弱。

人參　黃耆　甘草炙　丁香各三分　訶子皮　陳皮各一兩

右麤末，每服一二錢，水一小盞，薑三片，棗一枚，煎至半盞，去滓，溫服。

《千金》灸法，小兒不能食，胸中滿，膈上逆氣，悶熱，灸心俞二七壯，大人同灸。

訶梨勒散《聖惠》，治小兒羸瘦，脾胃虛弱，挾於宿食，不欲乳食，四肢不和。

訶子皮　陳皮各一兩　黃耆　人參　白朮　藿香葉　桂心去麤　白茯苓各二分　甘草炙，一分

右麤末，每服一二錢，水一小盞，薑二片，棗一個，煎至半盞，去滓，溫服，日三四服，夜一服。

溫脾散《聖惠》，治小兒脾氣不和，食少無力，肌膚羸瘦。

訶子皮　人參各一兩二分　白朮　木香　黄耆　白茯苓　藿香　陳皮　桔梗各一兩　甘草炙，二分

右麤末，每服一二錢，水一中盞，薑二片，棗一枚，煎至半盞，去滓，溫服，不拘時候。

香甲圓《張氏家傳》，治男子婦人，童男室女，氣血虛疎，肌膚消瘦，百節疼，潮作溫，五心煩熱，四肢逆冷，不思飲食，中滿氣滯，婦人經血凝澀。建脾胃，暢神氣，充肌膚，澤顔色。

柴胡　生乾地黄　荊三稜各一兩二分　鱉甲醋炙　神麯炒　杏人炒　熟地黄　麥蘖炒，各二兩　牛膝　木香　薑黄　當歸各一兩　白朮　川芎各二分

右細末，白麵糊丸如梧子大，每服十丸、二十丸，空心以茶清服，米飲亦佳。

當歸圓《聖惠》，治小兒冷熱不調，大便青黄，心腹多痛，不欲乳食。

當歸　人參　白芍藥　川芎各一兩二分　甘草炙　白朮各一兩

右細末，以麵糊和丸如麻子大，每服五丸，或十、二十、三十丸，以米粥飲服，日三服。

木香散《聖惠》，治小兒冷熱不調，腹痛不可忍，或時寒熱，下痢膿血。

木香二分　川芎　當歸炒　桔梗　黄芩各一兩

右細末，煉蜜和丸如梧子大，每服三五丸，以生薑湯研化服，不拘時。腹痛甚，則以甘草湯服之。

調氣散《聖惠》，治小兒腹內冷熱不調，不能飲食。

白朮　甘草炙　人參各一兩二分　厚朴薑制，二兩

右麤末，每服一二錢，水一中盞，薑二片，煎至半盞，去滓，溫服。**私云，此調氣散，即四味理湯，除乾薑入厚朴也。**

和中散《局方》，治小兒脾胃不和，嘔逆惡心，冷熱不調，減食，泄瀉，腹痛腸鳴，少力嗜臥。

厚朴六兩　白朮三兩　乾薑　甘草炙，各二兩

右細末，每服一二錢，水一中盞，薑二片，煎六分，去滓，稍熱服，乳食前服。

私云，此和中散，即理中散除人參入厚朴也。

烏犀散《譚氏殊聖》，治小兒冷熱不調，暴瀉注下，通心氣，利小便。

右車前子杵末，每服半錢，或一二錢，以甘草湯服，不以時候。

已上《幼幼新書》第二十並二十一卷抄之畢。

積聚　癥瘕　癖氣　乳癖　痃氣　痞結　宿食不消　傷飽　丁奚已上九條在於《幼幼新書》第二十二卷。

《嬰童寶鑑論》小兒五積爲藏氣不行，蓄積一處不動，故曰積。心積爲伏梁，攻其心下。脾積爲痞氣，在胃口上橫之。肝積爲肥氣，在臍之左邊。肺積爲息賁，在臍之右邊。腎積爲賁豚，在臍下。各有變動，非食之所成，乃氣積也。藏屬陰，故在一處而不動也。

又云，小兒有聚，謂六府之氣留聚也。腑屬陽，陽氣運轉不停，故其聚不定一處，發而腹痛。夫積聚之候，皆面黃瘦劣，嗞啀不生肌肉，髮立或肌體浮腫，腹急多困，多爲水氣。

七宣圓《局方》，療風結聚，宿食不消，兼沙石皮毛在腹中，及積年腰痛，冷如水石，腳氣衝心，煩憒悶亂，頭旋暗倒，肩背重悶，心腹脹滿，胸膈閉塞，風毒氣連及頭面，大便或秘，小便時澀，脾胃氣痞，不能飲食，腳轉筋，掣痛攣急，心神恍惚，眠寢不安等疾。

大黃麴煨，七兩二分　桃人去皮尖，炒，三兩　枳實麩炒　木香　柴胡　訶子皮各二兩二分　甘草炙，二兩

右末，用煉蜜爲丸如梧子大，每服二十丸，米飲服，食後或臨臥服，稍增至四十丸，取宣利爲度，量虛實增減。覺病勢退，即服五神圓，不問男女老少，並可服餌。

五神圓《局方》五，補諸虛，安五藏，堅骨髓，養精神。

地骨皮　白茯苓　牛膝酒浸，炙　熟乾地黃　人參各一兩

右細末，蜜丸梧子大，每服二三十丸，溫酒服，稍增至五十丸，日二服，至十日及半月覺氣壅，即亦服七宣圓，二三日覺氣散，即還服五補圓，久服去百病，髭髮黑潤。

消積圓《錢一方》，治癖塊積聚。

丁香九枚　縮砂仁十二個　巴豆二個，去皮心膜　烏梅肉三個，炒

右細末，麪糊圓黍米大，三歲已上三五圓，已下二三圓，溫水服，無時。

紫霜圓《錢一方》，消積聚。

巴豆去油心皮　杏人去皮尖，各二十一枚　代赭石一錢，研飛

右細末，飯圓如粟米大，每服三五圓至十圓，煎皂角仁湯服下，無時。

私謂，紅圓子、勝紅圓、三稜散等，在此《萬安方》第十八卷大人積聚門，大人小兒治方惟同，只用藥多少有異耳。

鱉甲散《聖惠》，治小兒癥瘕壯熱，頭痛嘔逆，腹痛寒熱，頭髮作穗及食癖、乳癖。

鱉甲一兩，醋炙　大黃炒　枳殼麩炒　木香　京三稜　檳榔各一兩　人參　赤茯苓　柴胡各三分　桂心去麤，二分

右麤末，每服一二錢，水一小盞，煎至半盞，去滓，溫服，日二三服。

《巢氏病源論》云，小兒癥瘕癖結候，五藏不和，三焦不調，有寒冷之氣客之，則令乳哺不消化，結聚成癥癖也。其狀按之不動，有形段者，癥也。推之浮沈者，瘕也。其弦急牢強，或在左或在右者，癖也。皆由冷氣痰水、食飲結聚所成，故云癥瘕癖結也。《聖惠》云，其食結在腹，喜寒，四肢灑灑如瘧，不能飲食，常自隱隱而痛，此則食癥也。

《嬰童寶鑑》云，小兒瘕者，在腹中疼痛，癥，不痛。定一處者，瘕也。瘕者假。

鱉甲圓（《聖惠》），治小兒癖氣，手腳心熱，面色痿黃，不思飲食，日漸羸瘦。

鱉甲（炙醋） 大黃（炒，各一兩） 柴胡（三分） 人參 赤茯苓 當歸（各一分） 桂心 白朮 木香（各一分） 檳榔 京三稜 生薑（切，焙，各半兩）

右細末，煉蜜丸綠豆大，三歲兒每服五丸、十丸，以米飲研化服，可下諸惡物。

《長沙醫者丁時發傳》，治七八歲兒多睡，或時壯熱，日加羸瘦，身雖不痛，有時痢膿，嘔逆不食，是癖氣之候，其狀似瘧疾，人多不知此疾治之方。

柴胡 黃芩（各二分） 枳殼（四片，炒） 甘草（炙） 知母 芍藥（各一兩） 訶子皮（大者，二個）

右細末，每服二三錢，水一盞，煎半盞服。

京三稜散（《聖惠》），治小兒乳癖結實，令兒日漸羸瘦，面色痿黃。春夏多發，不欲乳食。乳癖者，由乳母食飲無常，醉飽過度，便即乳兒。小兒脾胃虛嫩，不能消化。或乳母偏臥一向乳兒，不能回轉，兒亦睡著，乳偏滯於脇下，因茲結聚成塊而痛者是也。其候面色青黃，發歇壯熱，吐乳多睡，口內生瘡，漸漸黃瘦，腹內結塊不散，故名乳癖也。

京三稜（切，煨） 大黃（切，炒） 檳榔 鱉甲（炙醋） 赤茯苓（各半兩） 枳殼（麩炒，一分）

右細末，每服一二錢，水一小盞，煎至半盞，去滓，分爲二服，日三五服，逐下惡物爲度。

三稜散（張渙），治小兒飲食不進，乳癖結實。

京三稜 赤茯苓 當歸 鱉甲（各一兩） 白朮 枳殼 木香（各半兩）

右細末，每服一二錢，水一盞，薑片煎半盞，去滓，溫時時與服。

蓬莪茂散（《茅先生傳》），治小兒痃氣，一切氣疾。痃氣者，《聖惠》云，夫小兒痃氣者，由飲食不調，生冷過度，與藏氣相搏，結聚之所成也。其狀臍脇兩傍上下有物，強直大者如臂，小者如指，強起急痛，故名痃氣。

蓬莪朮　青皮　益智各半兩　木香一分　糯米一兩

右細末，每服一二錢，用陳米飲調服，日三五服。

〇丁奚，哺露病。

《巢氏病源論》小兒大腹丁奚候者，由哺食過度而脾胃尚弱，不能磨消故也。其病腹大頸小，黃瘦是也。若久不差，則變成穀癥。傷飽，名哺露病，一名丁奚。三種大體相似，輕重立名。

《五開貫真珠囊》云，小兒丁奚，謂之鼓槌鶴膝候，凡小兒或因吐而瀉，久不差。或病退不能行，膝大腸紅，號曰丁奚。七歲已下號鼓槌風，十五已下名鶴膝風。蓋此並是風冷傷於腎所致，腎主骨故也。

私謂，故知自一歲至六歲，曰七歲已下。十五歲以前，曰十五已下。丁奚名，不知其由來。和名アヒハレ歟

《莊氏家傳》疳肚丁奚辨證云，小兒腹大如有青筋見，即曰疳肚也。如無青筋，乃名丁奚，是因過飽傷食而得之。

《葛氏肘後》若患疳氣，大腹瘦弱方。

右擣生薤根，以豬脂煎，稍稍服之。

葛氏又方

右用熟炙鼠肉，若伏翼哺之，亦治哺露。

赤芍藥圓《聖惠》，治小兒丁奚，雖食不生肌肉，腹大，食不消化。

赤芍藥　大黃切，炒　鱉甲醋炙，各三分　桂心去麤　赤茯苓　柴胡各半兩

右細末，煉蜜和丸如麻子大，每服五丸、十丸，二、三十丸，隨兒大小，煎蜜湯服。

《嬰孺方》芍藥　茯苓　大黃各一兩一分　柴胡一兩　鱉甲炙，三分　桂心二分　人參二分　丸大、服使，全同前。若腹堅大者加鱉甲一二分，渴者加括蔞二分。

麝香安中圓《張氏家傳》，治小兒飲食不化，寬中止吐。

甘松葉一兩一分　益智　丁皮　香附子各一兩三分一字　蓬莪朮二分二字　南木香一分一字　麝香一銖，研

右同末研，以白麵糊爲圓，更用生蜜麻油煎少許，一處和搗，丸，量兒大小，如黍米大，每服二十丸或三十丸，以薑湯服，不拘時候。○非醋酒等，而只以水煮糊曰白糊也。白水者，又只水許也。

人參圓《聖惠》，治小兒哺露，失衣當風，濕冷水浴，苦腹大時時痢，或寒熱如瘧，不欲食，縱食，不生肌肉，或不消化，四肢羸瘦。

人參　麥門冬　半夏　黃耆　大黃炒　白茯苓　柴胡　黃芩各三分　訶子皮　甘草炙　鱉甲醋炙，各一兩　川芎生，一兩

右細末，煉蜜丸麻子大，每服三五丸，以米粥飲服，或十、二十丸服。

《嬰童寶鑑》云，小兒哺露，灸大椎穴。又灸尺澤穴左右。又灸九角。

私云，丁奚、哺露、鼓搥風、鶴膝風，謂小兒多染此病。醫不辨病源，不知藥方，直至於死，無加正療，故今抄於數方。請審思之，施命於諸兒，豈非惠民之術乎。

覆載萬安方卷第四十四

嘉曆元年十一月十三日子刻於燭下清書之畢。子孫感於老懷，勿倦於醫學。

性全　六十一才

嘉曆二年三月十二日朱點了　性全

同年同月十七日墨點了　性全

朱墨之紙數四十五丁

覆載萬安方卷第四十五

一諸疳
二無辜疳
三二十四疳候《莊氏家傳》
四十二疳
五走馬疳
六鼻疳
七眼疳
八疳瘦
九灸諸疳法
十熱疳
十一疳勞
十二疳積
十三疳瀉痢疳
十四濕疳蟲䘌
十五疳瘡

覆載萬安方卷第四十五

性全　集

小兒七

諸疳

《聖惠論》曰，夫小兒託質胞胎，成形氣血，誕生之後，骨肉輕軟，腸胃細微，哺乳須是合宜，藏府自然調適。若乳母寒溫失理，動止乖違，飲食無常，甘肥過度，喜怒氣亂，醉飽勞傷，便即乳兒，致成疳也。又小兒百日已後，五歲已前，乳食漸多，不擇生冷，好餐肥膩，恣食甘酸，藏府不和，並生疳氣。凡五疳者，一曰肝疳，亦名風疳。其候搖頭揉目，白膜遮睛，流汗遍身，合面而臥，目中澀癢，肉色青黃，髮竦頭焦，筋青腦熱，腹中積聚，下痢頻多，久而不痊，轉甚羸瘦。此是肝疳，風疳也。二曰心疳，亦名驚疳。其候渾身壯熱，吐利無常，頰赤面黃，胸膈煩滿，鼻乾心燥，口舌生瘡，痢久不痊，多下膿血，有時盜汗，或乃虛驚。此是心疳，驚疳也。三曰脾疳，亦名食疳。其候腹多筋脈，喘促氣麤，乳食不多，心腹脹滿，多啼欬逆，面色痿黃，骨立毛焦，形枯力劣，胸膈壅悶，水穀不消，口鼻常乾，好喫泥土，情意不悅，愛暗憎明，腸胃不和，利多酸臭。此是脾疳，食疳也。四曰肺疳，亦名氣疳。其候咳嗽氣逆，皮毛乾焦，饒涕多啼，咽喉不利，揉鼻咬甲，壯熱憎寒，口鼻生瘡，唇邊赤癢，腹內氣脹，乳食漸稀，大腸不調，頻頻泄痢，糞中米出，皮上粟生。此是肺疳，氣疳也。五曰腎疳，亦名急疳。其候肌骨消瘦，齒齗生瘡，寒熱作時，口鼻乾燥，腦熱如火，腳冷如冰，吐逆既增，乳食減少，瀉痢頻併，下部開張，肛門不收，疳瘡癢痛。此是腎疳，急疳也。今以一方同療之，故曰五疳也。

《幼幼新書》第二十三卷引《聖惠方》有五疳可治不可治候，文義繁多，仍略之，可見彼矣。

紫霜圓（《顱顖經》），治小兒五疳，兼腹肚虛脹，疳氣煩悶，或時燥渴。

〇此方尤神妙也。

大黃　黃連　代赭（各二分）　辰砂　麝香（各一分）　杏人（去皮尖，別研）　肉豆蔻　巴豆霜（各一兩）

右細末，以蜜爲丸如赤小豆大，每服空心，米飲服一丸，五歲、十歲只可服五丸，臨時加減。忌冷水油膩炙煿。

黃耆飲子（《吳氏家傳》），治小兒五疳，或傷脾，腹脹，髮黃，時時壯熱，頭上虛汗，日漸黃瘦或泄瀉。

黃耆（一兩）　人參　陳皮　白茯苓　檳榔（大而白者佳）　甘草（炙，各半兩）　肉豆蔻（一個）

右麤末，每服三四錢，水一大盞，慢火煎至七分，去滓，時時溫服。

黃連圓（《朱氏家傳》），治五般疳氣。

黃連　蕪荑（炒，去扇）　龍膽草　鬱金（各等分）

右細末，米糊爲丸麻子大，每服十丸，以米飲湯服。

雄黃圓（《長沙醫者丁時發傳》），治五疳。

雄黃　黃連（各二分）　巴豆（一分）　乾薑（二分，巴豆與乾薑同以醋一椀，煮熟爲度，不用巴豆）　辰砂（一錢）

右細末，以麵糊丸如大麻子大，每服五丸、七丸，以熟水服。

五疳圓（《肅景仁獻海上方》），治小兒五疳。

黃連　大黃　黃蘗　苦參（各二錢）　蕪荑（取仁，半錢）　史君子（一個）

右用醋煮麵糊丸綠豆大，每服五丸，或十、二十丸，以白湯服，空心。

私謂，已上總治五疳良方如斯，凡各治一疳之藥方，可見《幼幼新書》第二十三卷，或牛黃、蘆薈，或乾蚵蚾、蟾蜍等藥材則難得，故不抄載之。疳病尤重，治療亦難矣。《幼幼新書》二十三卷至二十六卷四個卷，只論五疳一類，廣須看記，彼諸方救諸嬰兒焉。

無辜疳（是亦疳之流類也）**《幼幼新書》二十四卷**

《巢氏病源》曰，小兒無辜病者，面黃髮直，時壯熱，飲食不生肌膚，積經日月，遂致死者，謂之無辜。言天上有鳥名無辜，晝伏夜遊。洗濯小兒衣席，露之經宿，此鳥即飛從上過，而取此衣與小兒著，並席與小兒臥，便令兒著此病。《幼幼新書》第二十四卷引《玉函關》曰，唐永徽四年，從西域而此鳥來（云）。《聖惠》小兒無辜，腦後有核如彈丸，捏之皮下轉是也。凡小兒有此物，如禽獸舌下有噤蟲，若不速去，當損其命。此核初生軟而不痛，中有蟲如米粉，得熱氣漸長大，大則筋結定，定即蟲隨血氣流散，所有停留，子母相生，侵蝕藏府，肌肉生瘡，或大便泄膿血，致使小兒漸漸黃瘦，頭大髮立，手足軟弱，從茲夭折也。又云，小兒無辜疳痢者，大腹泄痢膿血，毛髮皮膚枯槁，肌體日漸瘦羸，腸胃既虛，痢無時節，故名無辜痢也。（此《萬安方》第四十三天釣病下論無辜病）

《漢東王先生家寶》云，古說無辜鳥者，其義太非也。此蓋是八邪所傷得之，其八邪者，飢飽勞役風驚暑積，謂之八邪。久則令人日漸黃瘦，喫食不長肌肉，夜間多哭，身上發微微壯熱，多渴，喫食不知飢飽，或生瘡癬是也。

《金嬰集》第二引此《王氏家寶》曰，此王氏之論，其理甚明，小兒有此疾者，但作驚疳治之，更宜隨證。凡小兒不可夜露衣者，慮其陰氣令兒生病，亦不可於星月之下飲兒乳者，致生吐瀉也。

大黃煎圓《外臺崔氏》，治無辜閃癖，或頭乾瘰癧，頭髮黃聳分去，或乍痢乍差，諸狀既多，不可備說。

大黃九兩，錦文新實者，若微朽即不堪用也。削去蒼皮乃秤

右一味，擣羅爲散，以好米醋三盞和之，置銅器內，於大鐺中浮湯上，以炭火煮之，火不用猛。又以竹木篦攪藥，候堪丸乃停，於小瓷器中蜜貯。凡兒年三歲，一服七丸如梧子大，日再服，常以下青赤膿爲度。若不下膿，或下膿少者，稍稍加丸。下膿多者，丸又須減。病重者，或至七八劑方盡根本。大人小兒不等，以意量之。此藥唯下膿及宿結，不令兒痢。禁雞豬魚肉兔、生冷黏滑油膩、小豆蕎麥。乳母同忌之。

鱉甲散《聖惠》，治小兒無辜疳，項紅肚大，毛髮乾立作穗。

鱉甲三分　檳榔三顆　沈香　漏蘆無則代用梔子　牛蒡子炒　史君子　赤芍藥　訶子皮　甘草炙，各半兩

右細末，每服一二錢，水一小盞，煎至半盞，去滓，溫服，不拘時候。

張渙論小兒周晬已後，五歲已前，食物漸多，不擇生冷，恣食肥膩甘酸，並生疳氣。但小兒一切疳病，種類甚多，最爲緊急。

《嬰童寶鑑》諸疳通論，夫小兒疳證，互論多端，言詞煩迷，愈失大旨。但小兒髮立焦黃，肌體瘦劣，腹肚疼痛，愛喫泥土，瀉痢無常，盜汗不止，腹大即喘，腳細難行，洞下脫肛，糞中有米，便如泔淀，嘔吐無時，有似瘦勞，更加寒顫，如此之狀，即是疳也。凡一十二種，各異其名，在心爲驚疳，在肝爲風疳，在肺爲氣疳，在脾爲肉疳，在腎爲急疳，此五藏之五疳。此外更有十二般疳，而重言別論。

乾疳，雖能乳食，見者皆餐，最便酸鹹之物。

急疳，瀉痢脫肛，其糞五色，雖食不生肌肉，睡多汗出，此急疳之候也。

風疳，手足顫瘲，雙目微牽，或笑或嗔，爪甲青色，狀如神祟，此風疳之候也。

肉疳，眼澀而痛，食物不消，體羸黃瘦，四肢無力，腹脹氣喘，此肉疳之候也。

脊疳，蟲攻脊膂，指背皆癢，頭髮焦立，皮肉枯燥，兩脇脹滿，一日數利，脊如鋸齒，此脊疳之候也。

口疳，唇反齒黑，舌上生瘡，兩齗潰爛，並蟲自出，此口疳之候也。（是亦心疳之候也）

腦疳，鼻下赤爛，以手自揉，身熱體乾，目赤如朱，此腦疳之候也。

食疳，夜間潮熱，或即增寒，手足俱冷，能乳即瘦，有如盜汗，此食疳之候也。

妳疳，因病後得之，乳母壅毒衝上，或是喫乳母之鮫妳也（鮫者，乳母妊之乳也），初只氣促，雖能乳食，漸加羸瘦，瀉久不止，三焦壅熱，五藏困乏，此妳疳之候也。

蛔疳，合面而臥，氣急面黃，時哭聲高。又似心痛，或即發作有時，只在月初。（謂月朔則蟲頭舉也。）○蛔，音尤也，又回也。蚘，音回，又尤也。同意也。

脾疳，嘗喫泥土生米及鹽，心意不悅，身體黃，口內多涎，瀉痢有蟲，此脾疳之候也。

氣疳，或喫熱乳，或因重病漸成此患，忽然咳嗽。初得更服冷藥，使日夕渾身壯熱，脚冷如冰，氣從而喘，漸漸目昏，此氣疳之候也。

已上十二疳，各各治方等，在《幼幼新書》第二十四卷，具可見於彼中，繁多不載於此。

二十四疳候（《莊氏家傳》）

第一候　瀉膿血，日漸瘦，是冷熱疳。

第二候　脚細肚高，胸前骨生，愛喫泥土酸鹹，日久通身黃，時時吐逆，下痢，腹內疼痛，是脾疳。

第三候　鼻下赤爛，愛揉眼，兼血痢，是肺疳。乃因喫著承熱物，或病妳所損心肺，加之咳嗽，更以服涼藥過多，便上熱下冷，漸漸昏沈，日夜煩哭。○乳母病惱，謂之病妳也。

第四候 皮虛皺，面無顏色，身上瘙癢，心煩。

第五候 毛髮稀疎，鼻生瘡，是肺疳。

第六候 頭生瘡，毛髮稀焦，是肝疳。

第七候 牙變黃赤不定，是腎疳。

第八候 頭髮焦乾，鼻下瘡生，是肺疳。

第九候 咬指甲，毛髮作穗，四肢沈重，是心疳。

第十候 肚上筋生，齒齗蟲蝕，是骨槽疳。

第十一候 吐逆腹脹，是胃疳。又名妳疳。

第十二候 齒齗臭爛，面無顏色，心不思食，是脾疳。又名口疳。心疳，舌脾疳，口也。

第十三候 愛合面臥，多睡如醉，腹脹氣急，蓋是因曾喫生肉，如此腹內有蟲，是心脾疳。

第十四候 鼻內乾痛，口中臭氣，齒根有脾血，是肝肺疳。

第十五候 脚細肚高，並肚上有青脈，是脾疳。

第十六候 非時生瘡，愛喫冷水，是熱疳。

第十七候 皮膚上生粟子，糞中米出，是脾冷疳。

第十八候 氣滿腹脹及口乾，是心胃疳。

第十九候 愛餐生米麵炭甎瓦，是脾胃疳。

第二十候 揉鼻揩眼，及咬指甲，愛飲水，是肝渴疳。

第二十一候　多寒熱，愛臥不起，是骨熱疳。
第二十二候　愛飲水，眼目不開，是肝疳。
第二十三候　肌體或熱或涼，發渴無時，是急疳。
第二十四候　齒齗黑，脣懶開，開則赤，是心疳積熱。
以上二十四候疳治方，在《幼幼新書》第二十四卷。
《聖惠》云，今以一方同療之，故謂一切疳也。
神效丹《集驗方》，治小兒疳氣不可療。
綠礬用火煆，令赤，浸醋過，亦煆亦浸，三度
右細末研，用棗肉和丸如綠豆大，每服三五丸，以溫酒，日兩三服。
《子母秘錄》治小兒疳。
右用益母草絞汁，稍稍服。益母草者，茺蔚苗也，俗名鬱臭。
《食療方》治小兒疳。
右瓜葉陰乾，研末，以酒常服一二錢匕。
保童圓《茅先生傳》，治小兒疳及諸病。
皂角灰　川烏頭炮　硫黃別研　陳皮各一兩　乾薑半兩　巴豆六十粒，去皮心膜，不去油，湯浸一宿，別研
右爲末，用軟飯爲丸如綠豆大，每服十丸，用濃飯湯服下，以快利爲度，隨兒歲增減。
木香圓《良方》，治瘴及五歲已上疳氣，腹脹氣喘。
南木香　大附子炮，去皮臍　人參　厚朴　官桂去皮　羌活　京三稜　獨活　乾薑　甘草炙　川芎　大黃切，微炒　芍藥各半

兩　肉豆蔻六個　檳榔　陳皮各三兩　牽牛子微炒，末，四兩，別取

右除牽牛子末外細末，瓷器盛之，蜜封，臨用時，牽牛子末二兩，藥末一兩，同研勻，以煉蜜爲丸梧子大。若心腹脹滿，一切風勞冷氣，臍下刺痛，口吐清水白沫，醋心，痃癖，氣塊。男子腎藏風毒攻刺，四肢及陽毒腳氣，目昏頭痛，心悶嘔逆，及兩脇堅滿不消，臥時以橘皮湯服三十丸，快利爲度。此後每夜二十丸。若女人血痢，下血，刺痛，積年血塊，胃口嘔逆，手足心煩熱，不思飲食，用薑湯服三十丸，取利。每夜更服二十丸，或可加服三十、五十丸，快利爲良。小兒五歲已上疳氣，腹脹氣喘，空心溫湯與服五七丸。小者減丸數服。

凡胸腹飽悶不消，脾泄不止，臨臥溫酒服之，丸數隨證取快利。

食毒癧疽發背，山嵐瘴氣，纔覺頭痛，背膊拘急，便宜服之，快利爲度。常服可以不染瘴疾。凡瘴疾，皆因脾胃實熱所致，常以涼藥解膈上壅熱，並以此藥通利彌善。此圓藥本治嵐瘴及溫瘧，大效。李校理敦裕嘗爲傳，刻石於大庾嶺，蒙效者不可勝數。予伯氏任閩中，嘗擁兵捕山寇，過漳浦，軍人皆感瘧，用此治之，應時悉愈。予在江南時，值歲發溫瘧，以此藥濟人，其效如神，皆以得快利爲度。又記，凡久瘧服藥訖，乃灸氣海百壯，又灸中管三十壯，尤善。《張氏家傳》云，刑部李學士治疳禦瘴方，得之於馬都丞，分兩稍別，木香、黑附子各二兩，大黃、人參、厚朴各一兩，桂心、檳榔、豆蔻、陳皮各三兩，餘皆半兩，牽牛子末一斤。

神麴散《張氏家傳》，治小兒諸般疳。

神麴　陳皮不去膜　大黃炮熟　芍藥各一分　桔梗　川芎　厚朴　枳殼麩炒　白茯苓各二分　人參二分二銖　甘草炙，一兩

右細末，每服一二錢，入薑一片，水一盞，煎半盞，如茶法服。

沈香圓《張氏家傳》，治小兒疳氣。

沈香　巴豆麪裹油煎，令黃色即出，入乳缽，研如粉　肉豆蔻　大黄炮　木香　乾薑各一兩　檳榔一兩半　青皮三分

右細末，麪糊爲丸如緑豆大。小兒疳氣，以生薑橘皮湯服下一二丸，量兒大小加減。

○神藥通治諸疳

定命丹《洪州張道人傳》，治小兒一十二種疳，肝疳、氣疳、風疳、肉疳、脊疳、口疳、腦疳、食疳、蛔疳、脾疳、腎疳、心疳，定生死，有此疳候者，取得蟲青者死，黄者生，可治。

木香　夜明沙　麝香各一分二錢半重也　蟬蛻三個　胡黄連二錢重　金銀箔各五片

右細末，以軟飯爲丸如麻子大，每服三五粒，空心，以米飲服下。忌酸鹹油膩。

十二疳各各治方。

第一肝疳亦名風疳，小兒雖飲妳乳，漸喜肉食，尤愛酸鹹，只服前定命丹，次服此。

肉豆蔻三個　枳殼三個，焙　茯苓　胡黄連各一兩一分　大黄　甘草各二兩二分　丁香　麝香各二分

右細末，和勻，每服一二字，米飲服，日二服，久者五服有效。

第二急疳亦名腎疳，小兒疳痢，下赤色膿血，下部脱肛，雖有精神，命在須臾，但服此沈香圓。

沈香　人參　全蝎去羽手足　胡黄連　乳香　龍骨　甘草各一兩

右細末，棗肉爲丸如麻子大，每服三丸或五丸、十丸，米飲服，日二三服。久患者七服見效。

第三風疳亦名肝疳，小兒手足拘拳，眼目不開，有時自笑，或嗔怒，驚叫，手爪甲青，狀似鬼形，已似天釣，須服此金箔茯苓散。

金箔五片　茯苓　牛膝　胡黄連各二兩二分　龍骨二分半　木香　麝香各一分

右細研，每服一二字，或一錢，米飲服，日二服，忌油膩。

第四肉疳（亦名脾肝(疳)），眼目常痛，飲食不下，食物不消，日漸羸瘦，服此調中圓。○食塞胸中，謂之不下也。

鱉甲（炙醋）　當歸　黃耆　人參　附子（炮）　桂心（去麤）　胡黃連（各一兩）　雄黃（一分）

右末，以棗肉爲丸如麻子大，每服二三丸，米湯服，忌魚油物。

第五脊疳，十指爪甲癢痛，頭髮焦乾，腹肚虛鳴，脊骨如鋸，時時下痢，狀如青淀或膿或血，服此朱砂圓。

靈天蓋（炙、一個）　柴胡（燒）　白朮　麝香（各一錢）　檳榔（一個）

右用蒸棗肉爲丸如麻子大，每服三五丸，米飲或棗湯服下。

第六口疳（治方闕不見）

第七腦疳，鼻下赤爛，身心煩燥，鼻內生瘡，頭髮自落，日夜痛無休歇，狀似鬼形，服此安息圓。

安息香　丁香　胡黃連　麝香　雄黃（各一分）　肉豆蔻（二個）　金銀箔（各五片）

右末，煉蜜丸麻子大，每服三五丸，米飲服下，空心，日二服。

第八食疳，小兒夜間壯熱，或時憎寒，手足或冷，兼生陰汗，漸加消瘦，多饒虛腫，往往下痢，服此鐵粉圓。

鐵粉（此是煞鹽繳子，凡要用時燒紅，或醋潑外，其鹽霜白起，刮鐵粉也。）　辰砂（各二錢重）　木香　桔梗（各五錢重）　胡黃連（一錢重）　全蝎（五個）

右細末，白米飯爲丸麻子大，每服三五丸，米飲服。

第九蛔疳，小兒合地，面無顏色，啼聲乍高，狀似心痛，往往口乾，發動有時。醫人不識，妄呼見祟，不知小兒曾喫生肉，肉化爲蟲。

苦楝根　鶴蝨　辰砂各一兩　檳榔三個　麝香一錢

右末，麵糊丸小豆大，每服三丸，白湯服，日三服，忌毒物。

第十㖼疳，由乳母胃氣不足，小兒喫著冷㖼，便生吐逆，漸成㖼疳，宜急治，莫緩之矣。交腫毒，遍身通黃，狀如橘皮，宜服木香散。

黃耆　人參　龍腦各一錢　蝎　乾薑　橘皮各半兩　附子炮　甘草各一兩

右末，每服半錢，用乳香湯調服，日二三服。重者不過七服。忌毒物。

第十一脾疳，虎睛圓依藥難得略之

第十二肺疳，便生喘嗽，愚醫不辨冷熱，以藥攻之，變成黃腫，漸覺昏沈，服桃仁散。

杏仁十四粒　甘草　款冬花各二錢　麝香　胡黃連各一錢　半夏半兩

右末每服一二字，用棗湯調服，日二三服。

胡黃連麝香圓《錢二》，治疳氣羸瘦，白蟲作。《聖惠》云，小兒五疳，若久而不差，則腹內有蟲，肌體黃瘦，下痢不止，其蟲之狀如絲髮，或如馬尾，多出於腹背，及頭項上。若蟲色黃白及赤者可療，青色者不可療也。

胡黃連　白蕪荑各一兩半，去扇　黃連　木香各半兩　辰砂別研，三分　麝香一錢

右細末，麵糊丸綠豆大，米飲服三五丸至十丸。三五歲者，十五、二十丸，無時。〇《外臺方》若無蕪荑，則代用史君子。

張渙桃柳湯，服諸疳蟲藥，後用此浴法助之。

桃枝　柳枝各等分

右並剉碎，以水煎數沸，通手浴兒甚佳，浴兒畢，用一表衣服蓋之，疳蟲自出爲驗。

西京丁左藏黃連圓，治小兒五疳出蟲方。

巴豆(霜成)　黃連(末)　熊膽(焙研，如是新者，盞內坐於瓶上，以慢火熬乾，如糊和藥各一分)

右拌勻，用水丸如麻子大，每服三五丸，米飲服下。

《莊氏家傳》小兒取疳蟲方。

檳榔(二個，生末)　蕪荑(無，代用史君子)　鶴蝨(炒)　狼牙(各一兩)

右末，每服二三錢，飯飲調服，臥時或以沙糖服二錢匕，尤妙。

龍膽圓(《朱氏家傳》)，治小兒疳氣，不思飲食，常服退疳，殺蟲。

龍膽草　苦參　川楝子(各等分)

右細末，以水米糊爲丸如黍米大，每服十五丸，飯湯服，日三服。

《茅先生》小兒患甚不知人事，既無脈，形候又不好，可用此吹鼻散試，如入鼻中，打噴嚏來吉，不打噴嚏來即死。又名問命散。

青黛(末)　細辛　瓜蒂　黃連(各二分)　麝香(一銖)

右細末，取少許入小兒鼻中。

已上《幼幼新書》第二十四卷也。但彼中多入蘆薈、牛黃、虎眼睛等之藥種，是等皆難得，除之。蘆薈者，西天之物，唐國猶言難得其真，胡人以白象膽而稱蘆薈(云云)。象膽尚叵得，況真物乎。若亦適，雖有其真物，不可辨知。治疳之神藥，不如蘆薈。今《萬安方》因難得，以不載之。

走馬疳

《幼幼新書》第二十五曰，茅先生云，小兒走馬疳候，甚即遍沿作崩沙候，牙邊肉腫爛，口肉氣臭，身微有潮熱，喫食不得，齒縫出鮮血，齒常欲脫，肉爛自漏落。此候因肚中疳氣盛而奔上，上焦蒸得牙如此。

《仙人水鑑》治小兒走馬疳，蟲透損骨。

右天南星一枚，當心剜作竅子，入安好雄黄一塊在內，用大麥麵裹，以炭灰火煨，候雄黄鎔作汁，取出，用盞子合定，出火毒，一宿，去麵研細。雄黄、南星爲末，入好麝香少許，掃在口瘡齗爛上，有神驗。此藥《全嬰集》名必效散。

《集驗方》治小兒走馬疳。

右用蠶退紙，不計多少，燒成灰，存性，入麝香少許，和勻貼爛瘡處。

譚氏珠聖治走馬疳。

右用尿桶內白，不拘多少，焙乾爲末，入麝香少許，研細，揩牙，立效。

私云，尿白若秋石，可用之。

李琬麝香散（《劉氏家傳》），治小兒走馬急疳，口臭牙齒損爛，及攻蝕唇鼻顋頰，累治未效者，可用此方，立效。

麝香（一錢，真者）　黄蘗（二兩二分，末）　青黛（一兩一分）　雄黄（二分二銖，研）

右研細和勻，極細。若有患者，先以綿杖子擦卻齒上，蝕損死肌，後以軟帛拭去惡血，量爛處大小乾摻，日夜五度，或血盛並多不定者，加定粉半兩，同研勻用之。

《莊氏家傳》治齒疳。

五倍子（不拘多少，微炒，放冷，打碎，再炒，令焦黑）

右細末，貼爛瘡上。痛者至痛止，不痛者至痛爲效。

《孔氏家傳》治小兒走馬疳，牙齗爛者。

右以好辰砂少許，細，入麝香少許，一處研勻，用紙撚子點藥粟米大，絍在牙縫內，不過三兩上，即效。

一字散《吉氏家傳》治走馬疳。

天麻　麻黃　川芎　地龍破，洗，去土，焙　烏頭炮，各一兩

右細末，每服半錢，或一錢，用薄荷湯服，日夜三服。

五倍子散《聖惠》，治小兒口齒疳蟲䘌。

五倍子三分，末　黃丹一分，焙

右同研細，以綿裹貼於齒上，塗之亦得，日四五度。

安師傳治小兒口齒併喉齶疳瘡如白膜者，藥之神妙，不可具言。

輕粉　黃丹等分

右拌勻，用乳汁和塗瘡上，即時如殼退下。

鼻疳

《病源論》云，小兒䘌鼻之狀，鼻下兩邊赤，發時微有瘡而癢是也，亦名赤鼻，亦名疳鼻。鼻是肺氣所通，肺候皮毛，其氣不和，風邪客毛皮，血氣隨虛處而入，停於鼻兩邊，與血氣相搏成瘡者，謂之䘌鼻也。

《子母秘錄》治小兒鼻下兩道赤者，名曰䘌鼻，亦名赤疳鼻。

右黃連末，用米泔洗鼻下日三五度，傅之。

《聖惠方》又方

右研熊膽細末，以湯化調塗鼻下。

茅先生小兒鼻下赤爛鼻疳方。

青黛（炒，一錢半）　黃蘗（末）　黃連（末）　杏人（去皮尖，炒，各二錢半，研）　輕粉（少許）

右爲末，用芭蕉自然汁調塗赤爛。

澤瀉散《東王先生傳》，治小兒肺積，鼻內生瘡，及鼻下赤爛。

澤瀉　鬱金（生）　甘草（炙）　梔子人（炒，各一兩三分）

右細末，每服半錢或一錢，以甘草湯調服。

眼疳

《龍木論》曰，小兒疳眼外障，此眼初患時，皆因腦頭上有瘡，或因經日多時，瀉痢潛衝，疼痛淚出難開，膈間伏熱氣，肝風入眼。初患疳時，癢澀揉眉，咬甲，致令翳生，赤腫疼痛，淚出難開，瞼硬白睛遮瞞，怕日，合面臥，不喜擡頭，此疾不宜燒灸頭面，恐損眼也。切忌點藥，只宜服殺疳散併退翳圓。

殺疳散《龍木論》

防風　龍腦　牡蠣　白芷　細辛　五味子（各二兩）

右細末，每服一錢或二錢匕，食後以粥飲服。

退翳圓（同上）

玄參　防風（各一兩）　細辛　石決明（削去麤皮，研）　車前子（各二分）　桔梗　黃芩（各一兩二分）

右細末，煉蜜丸梧子大，每服十丸，以茶點服。空心，食前，或二三十丸。

疳瘦（ヤスルナル）

史君圓《張氏家傳》，治小兒疳瘦滑泄，或下痢腹脹，退食，生胃氣。

史君子（麪炮，一兩）　厚朴　甘草（炙）　呵子皮（各半兩）　陳皮（一分）

右細末，煉蜜丸如雞頭大，三歲兒每服二三丸，一二歲兒或半丸，或一二丸，以乳汁化服，或清水米飲化服。

史君子圓《局方》，治小兒五疳，脾胃不和，心腹膨脹，時復㽲痛，不進飲食，漸致羸瘦。

厚朴　陳皮　川芎各二分　史君子仁去皮，二兩

右細末，煉蜜丸如皂子，人三歲已後，一粒或二三粒。三歲已還，半粒一二粒，米飲化服，治腹痛。

加減四君子湯《局方》，治小兒吐瀉不止，可進乳食，常服調胃進食。

白蔦豆蒸炒　藿香葉　甘草炙　黃耆各一兩　人參　茯苓　白朮各四兩

右細末，每服一二錢，以鹽湯點服，或水一小盞，煎半盞服。

肥兒圓《局方》，治小兒疳病者，多因闕乳喫食太早所致，或因久患藏府胃虛，蟲動，日漸羸瘦，腹大髮豎，不能行步，面黃口臭，發熱，面無精神，此藥殺蟲進食。

神麴炒　黃連各五兩　肉豆蔻麪炮　史君子去皮　麥蘗炒，各二兩二分　檳榔十個，不見火　木香一兩

右細末，以豬膽丸如粟米大，每服三十丸。一方黃連、神麯、史君子各一兩，檳榔、肉豆蔻各半兩，木香二錢，麪糊丸如蘿蔔子大，熟水呑。

五疳消食圓《局方》，治小兒五疳八痢，殺腹藏蟲，療疳勞及走馬牙齒唇爛，肚大青筋，此藥大能進食，悅顏色，長肌膚。此方本出《沈達庵方》

麥蘗　使君子炒，去皮　黃連少炒　橘紅焙　草龍膽　蕪荑各等分〇《外臺方》無蕪荑，代用史君子。

右細末，用粟米糊丸如粟米大，每服二三十丸，空心米飲呑服，不拘時服。

八痢者，一說云熱痢、熱冷痢、白雜痢赤白、食痢、驚痢、脾痢、時行痢、血疳痢。已上《王氏家寶方》。

又《五開貫真珠囊》云，小兒八痢，一曰膿痢、二魚腦痢、三五色痢、四血瘕痢、五水瀉痢、六腹肚痢、七瘕積痢、八赤白痢也。是則《幼幼新書》第二十九。

磨積圓《局方》，治小兒藏府怯弱，內受積冷，脇肋脹痛，嘔吐痰逆，腸鳴泄瀉，日夜頻併，四肢困倦，面無顏色，肌肉消瘦，不進飲食，及疳氣羸瘦，腹肚大筋，口乾煩渴，小便白濁，食不生肌，或發虛腫，寒熱往來，或因食甘肥，蟲動作痛，叫哭合眼，皆服之。

乾漆焦炒　丁香各一兩　青皮　京三稜炮，各六兩　蓬莪朮八兩

右細末，以水米糊爲丸如粟米大，二歲兒每服五七丸，或十丸、十五、二十丸，用淡薑湯吞服，不拘時。

銀白散《局方》，治小兒百病，如慢驚搐搦，用麝香飯飲調服。急驚定後，用陳米飲調服。驚吐不止，丁香湯調服。天柱倒，腳軟，濃米飲調服。夾驚傷寒，用薄荷葱白湯調服。疳氣肚脹氣急，多渴，用百合湯調。渾身壯熱，面赤驚叫，用金銀薄荷湯調服。赤白痢，不思乳食，用薑錢三片，棗子三枚，煎湯調服。喫食不知飢飽，不長肌肉，麥芽一撮，炒，同生薑煎湯服。暴瀉，紫蘇木瓜湯服。神形脫，言語不正，及大人吐瀉，用藿香湯服。諸病後無精神，少氣力，不思食，煎生薑棗湯服。稟受氣怯，小兒可每日一服，最妙。

升麻　知母　甘草炙　白藊豆炒　山藥　人參　茯苓　白朮各等分

右細末，生服一二錢或三四錢匕，量歲加減。湯使如前，常服用沸湯點服，不計時。〇湯使，依諸病而煎湯助服，如銀白散也。

《無倦齋衛生良劑方》小兒門有銀白散，功效全與《局方》同，但《良劑方》有十四味。人參　白朮入綠豆一合，炒熟，去豆　黃耆微炙　白藊豆微炒　直殭蠶炒　木香濕紙煨　升麻生用　甘草炙，各一兩　白附子文武火炒黃，去火毒　天麻切，炒　糯米炒黃　藿香葉各半兩　右細末云。又《百一選方》同，治驚吐不止，陳米飲服。

參耆湯《良劑方》，治小兒衛榮不和，身體潮熱，心忪驚悸，咽乾煩渴，咳嗽喘麤，夜出盜汗，腹滿有癖，黃瘦生疳，及治傷寒後，餘毒未盡，或瘧後肌熱不除。

人參　白朮　白茯苓　藿香葉　黃耆蜜炙　白萹豆少炒　甘草炙　乾葛各等分

右㕮咀，每服二錢，水一小盞，薑三片，煎至半盞，去滓，溫服，不拘時候。

益兒圓《吉氏家傳》，治小兒一切疳瘦，夜多盜汗，肌熱。

人參　白朮　茯苓　柴胡　甘草炙　陳皮　鱉甲醋炙　京三稜炮　各等分

右細末，煉蜜丸如大豆大，每服一二丸，或十、二十丸，米飲化服，食前，日二三服。

六甲圓《全嬰集》六，治小兒疳瀉，白濁腥臭，肥膩，骨熱多渴，腹痛可食，困倦少力。此藥六甲日修合多效，故名六甲圓。

黃連二兩二分，炒　肉豆蔻炮　木香炮，各一兩一分

右細末，以水米糊丸如小豆大，三歲兒三十丸，用米湯服，食前。

又方　木香一分　肉豆蔻半兩，以薑汁調麪裹炮　訶子皮去核，取皮一兩　黃連二兩　治法一同。

木香圓同前，治小兒疳瀉不止，腹急。亦治尋常腹痛。

木香炮　肉豆蔻炮，各二分　牽牛子半生半炒，末，一兩

右末，米糊丸小豆大，三歲兒三十丸，米飲服，或五十丸，隨歲大小。

灸諸疳法

《萬全方》云，小兒諸疳，疳痢脫肛，體瘦渴飲，形容瘦瘁，諸醫治方不瘥者，灸尾翠骨上三寸骨陷中三壯，炷如小麥大。岐伯曰，兼三伏內，用桃柳水浴孩兒，午時當日灸之，後用青帛子拭，兼有似見疳蟲子，

隨汗出也。此法神效不可量。

已上《幼幼新書》第二十五卷，並《全嬰集》之説畢。

○疳喫泥土、炭、紙。

黄土圓《全嬰集》，治小兒疳積在脾，面黄，腹急，咬甲，撏眉毛，揉口鼻，要喫泥土、炭、茶、紙。

○黄土者，塗堂社木端者也。

黄土　陳皮各一兩　木香一分　巴豆三十粒，去殼心膜，不去油

右研末，用米糊圓小豆大，三歲三十粒，煎黑豆汁服下，候瀉五七次，疳積盡，與益黄散，後與疳藥。

又方治食土，黄連、黄土等分，末丸，每服，三歲兒三十丸，米湯服。

益黄散《全嬰》二，治小兒吐瀉，脾虚不食，米穀不化，困倦少力，滑腸夜起，並疳虚盜汗，及治涎唾流，頷下常濕，名曰滯頤。

陳皮二兩二分　丁香二分　訶子皮去核　青皮　甘草炙，各一兩一分

右細末，三歲兒每服一錢半，水一小盞，煎半盞，去滓，食前服。

大黄圓同前，治小兒無辜疳病，急疳壯熱，疳勞骨蒸，頭髮作穗，身上生瘡，瘰癧核塊，多要噉煎食物，不成肌膚，腹大頸細。

大黄三兩　木香半兩

右細末，醋一大盞，相和入銅器中，浮鐺水上，以炭火煮，以竹蓖子攪藥，候可丸，即入稠糊，如小豆大丸。三歲兒每服二十丸，米湯服，隨歲大小、病輕重加減與之，當下青膿爲效。已上《全嬰集》第六通治一切疳良方畢。

熱疳

調中圓《顱顖經》，治孩子諸疳，或熱攻衝心，肺氣急，晝夜有汗，日漸羸瘦，不喫乳食。已下《幼幼新書》第二十六卷

柴胡　茯苓　人參　木香　桂心　大黄炮　枳殼麸炒　甘草炙　鱉甲醋炙，各等分

右細末，蜜丸如梧子大，每服二丸，四五歲兒五七丸，用熱湯服。

柴胡散《茅先生傳》，治小兒疳熱，四肢如柴，不能起止。

柴胡　知母　貝母去心　茯苓　茯神　乾葛　甘草炙，各等分

右細末，每服一二錢，小麥一二錢匕，水一盞，煎至六分，去滓，溫服，不拘時候。

地骨皮散《王氏手集方》，治小兒熱疳進食。

地骨皮　黄耆　柴胡各一兩　人參焙　白茯苓　甘草炙，各半兩

右細末，每服一二錢，白湯點服。

又同方云，史君子一味，曝乾爲末，空心，用米飲服下半錢，或一錢、二錢，蟲出效。

《吉氏家傳》治小兒疳渴。疳渴者，乳母飲酒，喫五辛諸熱物，故令兒熱渴也。

乾葛　胡黄連私云，用葀蘷根代之尤良　玄參　麥門冬去心，各等分

右爲末，每服一二錢，水一小盞，薑一片，煎至四分，漸服，不定時。

疳勞

三和飲子《張氏家傳》惠海長老方云，治三焦膈塞，五藏澀滯，氣逆痰涎，及治山嵐瘴氣，吐逆，不美飲食，面色浮黄，指甲青黑。小兒疳勞吐乳，及大人小兒久病乍安，神氣未復，寒熱往來，並皆救療。小兒疳勞者，《嬰童寶鑑》

云，胎中受毒熱，流於骨髓之間，生下百日後，仍有驚疾，便服冷藥過劑則利，利而腹冷，骨中熱，謂之疳勞也。

人參切口，有紫團，三兩，生　甘草一兩半，炙　黃耆五兩，酒浸一宿，焙

右同入木臼，用木杵擣碎，爲麤末，每服三大錢，生薑三片，水二盞，棗三個，同煎八分，去滓，溫服，日三。

溫肺散《惠眼觀證》，治小兒疳嗽不止。

栝蔞根一兩　甘草炙，二分

右末，每服一二錢，用蜂糖熟水服。

私謂，蜂糖，則蜜歟。生蜜入水沸，候冷調服，是蜜熟水也。

止嗽散《衛生良劑》，治小兒因感風邪，咳嗽不止，上氣煩熱。《百一選方》

貝母　甘草炙，各等分

右細末，每服半錢，或一錢，米飲與服。牙兒以一二字，以乳上飲之效。隨歲增加。

疳積又音責　モトコリツモレルニハ積タダ今ツモルヲハ積シアクトヨム也。

褐圓子《張渙遺方》，治小兒疳積，腹脹如鼓，及妳癖食癖。茅先生云，此因疳盛而傳此候，面帶青黃色，身瘦肚膨脹，頭髮立，渾身或熱，腹中微痛。

蘿蔔子一兩半，炒　牽牛子末，一兩　胡椒一分　木香　蓬莪朮各半兩

右細末，麪糊丸黍米大，每服二三十丸，以枸杞湯服。

參苓散《莊氏家傳》，治小兒因積成疳，久致脾胃虛弱，不食飲食。

人參　茯苓　川芎各一兩　甘草炙　芍藥　黃耆各半兩　青皮去白，一分

右細末，每服一二錢，水一小盞，煎半盞，去滓，溫服，不拘時。

私謂，加蓬莪朮、京三稜，尤可消積。

荳蔻散《吉氏家傳》治疳積吐奶。

肉豆蔻麪炮　縮砂去皮　草果炮去皮，各一個　甘草炙　肉桂不見火，各一錢重　陳皮半錢

右末，每服半錢，陳米飲調服。

大效知母飲《長沙醫者鄭愈傳》治諸般疳積，肚脹，無時瀉痢，或時壯熱，狀如瘧疾。

知母　青皮　柴胡各一兩　甘草　人參各二分　訶子皮六個

右細末，每服一二錢，水一小盞，煎半盞，溫服。有熱則退，有痢則除，有結則通。

私謂，感應圓、紫霜圓、蘇感圓、蘇合香圓、紅圓子、勝紅圓、三稜散等，皆可與服之。

疳瀉　疳痢

《斗門經》治小兒疳瀉。茅先生云，疳瀉候者，渾身瘦弱，肚膨多渴，通下瀼糞，凡一處積糞，即移三五處，糞內有蟲。此因疳積盛，而食得物不成腹肚也。

赤石脂

右杵羅極細末如麵，每服半錢，或一二錢，用米粥飲調服，立差。或加京三稜、川芎等分，同服更妙。

私謂，《局方》赤石脂散，尤可宜矣。

《長沙醫者鄭愈傳》治驚疳瀉。

滑石　硫黃少炙　定粉各一兩，胡粉也

右爲末，每服半錢或一錢。孩幼兒半錢，用米飲服。私，《局方》半硫圓尤良。

史君子圓《博濟方》，治小兒藏府虛滑，及疳瘦下痢，腹脹，不思飲食。《聖惠》云，夫小兒疳痢者，由乳哺不節，生冷過度，傷於脾胃，致藏府不調，冷熱相搏，大腸虛弱，水穀不聚，肌體瘦羸，盜汗壯熱，面色痿黃，皮毛乾枯，嗜食鹹酸，心腹虛脹，變爲下痢，泄瀉惡物，日夜無常，故名疳痢。

史君子麵炮，一兩　陳皮去白，一分　甘草炙　青黛熱痢入此，冷痢不用　訶子皮半生半熟　厚朴各半兩

右細末，煉蜜丸如小雞頭大，三歲每服一丸，以乳汁或清米飲化服。

宮氣方，解小兒疳熱疳痢，殺蟲。

右用青黛，不以多少，以水研服。

《外臺》《必效方》療疳方，丈夫婦人小兒久痢，百方療不能差，此方最效。

丁香　麝香　黃連各等分

右三味，細末，取杏核大，入竹筒中，吹入下部。小兒及孩子，量力減之，不過三四回差，積年久疳痢不差。裴光州云，常用奇效。《備急》同。

《外臺》《廣濟》又療小兒疳痢，困垂死。

右煮益母草，食之，取足差止，甚妙。崔氏同。《食醫心鑑》又益母草葉煮粥食之，治疳痢痔疾。

龍骨散《聖惠》，治小兒疳痢，日夜不止。

龍骨　胡粉炒黃　白礬燒枯，各二分　黃連一兩，炒

右細末，每服半錢或一錢，以米飲調服。**私謂，以米飲，丸如大麻子大，每服二三十丸，用米飲服。**

《聖惠》又方

右取橡斗子肉仁（一二枚，煨熟），大人嚼爛與服兒，煎汁令服亦佳。

私謂，細末以麵糊丸服，有神效。又黃連二分，柘榴皮炒二分，橡斗仁末，一兩，甘草二分，炙，右細末，米飲丸如梧子大，每服十、二十丸，大人五十、七十丸，以米飲服，日二三服。

《聖惠》又方治脾胃氣弱，食不消化，痢下赤白不止。

神麯（微炒，一兩）　粳米（二合）

右煮粥，空腹食之。又主小兒無辜痢。**私謂，二味炒焦細末，以米飲或艾葉湯服之必效。**

苦散（《養生必用方》），治脾胃受濕氣，泄痢不止，米穀不化。小兒有疳氣下痢，亦治之。方叔今改作戊己圓。（在《局方》）

黃連　吳茱萸　白芍藥（各五兩）

右同剉，一處炒令黃，細末，用米糊丸如梧桐子大，每服二十丸，或三十丸，大人五十、七十丸，用濃米飲服，空心，食前，日夜三五服。然不及作散，散每服二三錢匕，或一錢、半錢，水一小盞，煎至半盞，和滓溫服。忌生冷油滑物。

《孔氏家傳》治小兒藏府虛滑，及疳瘦下痢，肚大頸細，一切疳痢，疳氣，合面臥，喫泥土，眼常不開，兩肋脹滿，宿食不消，痃癖氣塊，上喘咳嗽，及上吐下痢，四肢羸弱。

鱉甲　厚朴　當歸　肉桂　大黃　吳茱萸　訶子皮　橘皮（各等分）

右細末，蜜丸綠豆大，每日空心，薑湯服下五丸，日再服。孩幼兒三丸，以妳汁服。四五歲兒十、二十丸服。驚候外證如急慢，諸藥無效，或渴者，是蟲證也。

《孔氏家傳》治小兒疳痢，遭數暴多。

右用生薔薇根，洗淨，切，以適多少，濃煎取汁，飲之立差。

療小兒疳痢脱肛，體瘦渴飲，灸尾翠骨上二寸三壯，灸後以桃柳水浴兒。午正時當日灸之，後用青帛子拭遍身及灸上肛門，疳蟲隨汗出也。此法神效，不可量也。《幼幼新書》

龍骨散《聖惠》，治小兒疳痢久不差。

龍骨　赤石脂各半兩　訶子皮　密陀僧　酸石榴皮焙焦　麝香研，各一分

右細末，每服半錢或二三錢，以粥飲服，日夜三五服。

白朮散《聖惠》，治小兒疳痢，腹脹疞痛，日夜三十行。

白朮一兩，炒　當歸　地榆並剉，炒　木香　赤芍藥　甘草炙，各半兩

右麤末，每服一二錢，水一小盞，煎至五分，去滓，不計時候服。

草豆蔻《聖惠》，治小兒疳痢腹痛，不下乳食。

草豆蔻　酸石榴皮炒焦　黃芩各三分　龍骨一兩　高良薑　乾薑炮，各一分　當歸半兩，切炒

右麤末，每服一錢或二錢，水一小盞，薤白二莖，煎至半分，去滓，温服，不計時。

濕疳蟲䘌

《葛氏肘後方》治小兒穀道濕䘌。《巢氏病源論》云，小兒疳濕者，多因久痢，脾胃虚弱，腸胃之間蟲動侵蝕五藏，使人心煩悶。其上蝕者，則口鼻齒齗生瘡。其下蝕者，則肛門傷爛，皆難治矣。或因久痢，或因藏熱嗜眠，或好食甘美之食，並令蟲動，生此病也。

右杏人熬令黄，擣以塗穀道。

《千金方》治小兒久痢膿濕䘌。

右用艾葉五盞，以水十盞，煎取一盞半，分爲三服，空心，食前服。

《千金》治𧏾蝕下部。

胡椒 雄黃各等分

右細末，著穀道中，治大人小兒。

《聖惠方》治下部𧏾䘌瘡。

楝根白皮 柘榴木根白皮各等分

右細剉，每用一兩、二兩，水一盞，煎至半盞，分爲二服，或作一服，日三五服，𧏾退痛癢愈。

《譚氏殊聖》治疳蛔卻蛔散，《聖惠論》云，夫蛔疳者，由小兒多食甜物、油膩、生冷，在其腸胃不消，因此化盛蟲也。其候常愛合面而臥，唯覺氣急，顏色痿黃，肌體羸瘦，啼哭聲高。又似心痛，或即頻動靜，或即發歇無時。每於月初二三四日，其𧏾盛矣。小兒患此，人多不識，呼爲鬼祟，若不早治，𧏾蝕藏府，必致危驚。

苦楝皮白皮蔭乾，赤皮者殺人 鶴蝨 蜜陀僧各二分 白檳榔一個，炮，乘熱杵

右細末，每服一二錢匕，用米飲，頻再三與服之，三五服，𧏾自出。

靈巴圓丁左，藏 治小兒蛔𧏾，脹內蒸，肚上青筋出。

巴豆十粒，去殼心膜，以醋二合煮盡 杏人以鍼貫穿，火上燒熟，十粒

右細研，以麵糊丸如綠豆大，每服一二丸、三五丸，米飲服。

私云，亦可服紫霜圓，尤良。

《吉氏家傳》治疳蛔咬心，遇一二更時發者。

石灰 黃丹並炒黃色，各一兩

右研勻，直候發時，水少許，生油一二滴，調服藥一字或二字、三字。

保童圓《吉氏家傳》，治疳蛔，妳乳不下，並治大人風氣等疾。

巴豆去皮　杏人去皮尖，生研如泥，各二兩二分　硫黃一兩二分，同巴豆煮，若乾添水，煮乾取出，別研爲細末

右和勻，以麵糊丸如綠豆大，每服二三丸或五丸、七丸、十丸，隨歲大小服。

化蟲圓《局方》，治小兒疾病多有諸蟲，其蟲不療，子母相生，無有休息，長一尺則害人。

胡粉炒　鶴蝨　檳榔　苦楝根白皮，焙，各五兩　白礬燒枯，一兩二銖

右細末，用麵糊丸如麻子大，一歲兒五丸，溫米飲滴入生麻油少許，調勻服，亦只用米飲服佳，不拘時。其蟲小細者皆化爲水，大者自下。

疳瘡カニカサ

《千金方》治小兒疳瘡。《聖惠》云，小兒疳瘡者，生於面鼻上，不癢不痛，常有汁出，汁所流處，隨即成瘡，亦生身上，小兒多患之，亦是風濕搏於血氣，所以不癢不痛，故名疳瘡。

右胡粉和豬脂傅之，日五六度。

又方

右嚼麻子傅之，日五七度。《聖惠方》以水研大麻仁，取汁，可與服，候蟲出即住服。

《長沙醫者鄭愈傳》治小兒疳瘡久不差。

烏賊魚骨二錢　胡粉一錢　臘茶半錢

右細研，先用蔥湯洗瘡上，傅之，以差爲期。

已上諸疳，自《幼幼新書》第二十三卷至第二十六卷四個卷中出，疳種類四十條，事繁證多，臨於病

家，卒難辨知之，是以今世常所現行，聊抄易識錄之，廣可見本方而已。

覆載萬安方卷第四十五

嘉曆元年十一月十七日子刻所清書也

冬景秘之諳之，不可妄忽。性全　六十一。

同二年三月二十八日朱墨兩點了　性全

冬景深秘之，永代可守此方。

同朱點了　性全　六十二才

朱墨之紙數六十三丁

小兒

一一切泄瀉
二積瀉
三傷瀉
四冷瀉
五熱瀉
六洞泄
七水穀瀉
八暴瀉
九暴瀉
十痢久不止
十一利渴不止
十二蟲泄
十三下痢羸瘦
十四痢差後遍身腫
十五滯痢毒白
十六小兒八痢
十七一切痢

覆載萬安方卷第四十六

十八冷痢
十九熱痢
二十冷熱痢
二十一白膿痢
二十二純血痢
二十三膿血相雜痢
二十四五色痢
二十五休息痢
二十六脱肛

覆載萬安方卷第四十六

性全　集

小兒八　泄瀉　痢病

一切泄瀉《幼幼新書》第二十八卷有十五種瀉痢，泄字又作洩。

《養生必用論》下利謂，古人凡奏圊瀉者，皆謂之利。尋常水瀉，謂之利。米穀不化，謂之米穀痢，或言下利、清穀利。裏急後重，謂之滯下，言所下濡滯膿血點滴，坐圊遲久。豈不謂之滯下乎。痢有四種，寒熱疳蟲是也白多爲寒，赤多爲熱，赤白相雜，兼以後重，爲疳蟲，則純下血。隨證用藥，不若今人之妄也。

茅先生論霍亂吐瀉，積瀉、驚瀉、疳瀉、渴瀉、傷瀉、冷瀉、熱瀉諸般瀉，形狀各別，下藥殊等。私云，一切泄瀉，則一篇也。治方可通諸般瀉歟。

茅先生論又云，小兒瀉利，眼微視，口內生瘡，鼻口乾燥，瀉久不止，並下黑血，顖門腫陷，不能進食，大渴不止，死候不治。

《錢一附方》云，驚風或泄瀉等諸病煩渴者，皆津液內耗也。不問陰陽，宜煎錢氏白朮散，使滿意取足飲之，彌多彌好。

《嬰童寶鑑》洞泄死候，大瀉不止，體熱多困，眼緩溏泄，顖陷不動，是死候也。

香連圓《大醫局方》，治小兒冷熱不調，泄瀉煩渴，米穀不化，腹痛腸鳴，或下痢膿血，裹急後重，夜起頻併，不思乳食，肌肉消瘦，漸成疳。

龍骨　黄連炒　白石脂　白礬燒枯　乾薑各一兩

右細末，醋麵糊和丸如麻子大，每服，一歲兒十丸，米飲或乳汁服，空心，食前。煩渴用人參湯服，日夜四五服。二三歲二三十丸，或緑豆大。五六歲三五十丸。《聖惠方》號龍骨圓，同治洞泄水瀉。

《養生必用》治大人小兒老人虚人，不以冷泄瀉，神方。私名吳茱萸丸

黄連去毛，剉　白芍藥　吳茱萸各二兩

右同炒，令赤色，放冷杵羅，每服三錢匙，水一盞，煎至六分，去滓，取清汁，空腹，食前，溫服。日三五服。若不喜藥人，及大段嫌苦，即以水麵糊丸如梧子大，或緑豆大，以溫米飲，或十、二十丸，或三十、五十丸，隨兒大小與服之，日夜五六服。

同方治老人及諸虚人下痢滑泄，百方治之不效者方。

赤石脂別研　乾薑末，各三兩

右以麵糊和丸如梧子大，每服二十、三十、五十丸，空心，食前，用溫米飲服，小兒小丸。自河東陝西出者，真赤石脂也。今自齊州所出，乃桃花石，不入斷下藥焉。

三聖圓茅先生，治小兒瀉痢。

黄連　南木香　吳茱萸各等分

右剉，用銅器先炒黄連，令黄色，便入茱萸同炒煙起，入木香，三味同炒一時間，取出放冷，入枯礬石三錢，都同爲末，用醋麵糊丸如緑豆大，每服十丸或二三十丸，以葱米粥飲吞下。

乳香散茅先生治小兒一切瀉痢。

乳香二兩半用荷葉於炭火上炙令鎔，放地上以椀蓋後別研　肉豆蔻　乾薑　甘草炙　草果子去皮，各一兩

右除乳香外，四味細剉，用醋打麪，包裹藥，於熱灰火內煨，令赤色，取出，去麪爲末，入乳香末拌和，每服半錢或一二三錢，用陳米飯飲調服，空心食前，日夜五七服。

香蓮圓茅先生治小兒一切瀉痢。

木香濕紙炮　甘草炙　橡斗子ツルフミ去皮　五味子　蓮房ハチスノミノカラ　訶子皮各等分

右細末，每服半錢或一二錢，用陳米飲調服，空心，食前。

黃連圓《嬰孺方》治小兒泄痢。

黃連　茯苓　黃芩　赤石脂各一兩　枳殼麩炒，一分　人參一兩一分　甘草炙，二分

右末，蜜丸麻子大或綠豆大，用乳汁或米飲，量兒大小加減與之，二歲十丸、七丸。

香連圓《張渙家傳》治小兒冷熱不調作泄瀉，腹痛作痢。

木香　黃連　訶子皮　阿膠炒焦　各等分

右細末，飯爲丸如麻子大，每服二三十圓，陳米飲吞服，空心，食前。忌生冷油膩麪。

茯苓圓《孔氏家傳》治小兒久新瀉痢，不問冷熱，分利水道。

白茯苓一兩一分　黃連二兩　阿膠炒焦，一兩三分

右末，以粟米飯和丸如綠豆大，粟米飲服二三十丸，日三五服。

妙應散《王氏手集》治腸虛受風，身體壯熱，洞泄下痢，穀食不化，冷熱相搏，腹痛下痢五色，脫肛後重，煩渴羸瘦，全不思食。

黑附子（炮）　甘草（炙）　黃連（各三分）　白石脂　白朮　陳皮　乾薑（各二分）　赤石脂　龍骨（各一兩）　木賊（燒灰）　荊芥（燒灰，各三兩）

右細末，每服一二錢或半錢，米飲調服。

固腸圓（《王氏手集》），溫胃進食，止泄瀉。

肉豆蔻（炮）　縮砂仁　丁香　龍骨　訶子皮（炙）　赤石脂

右等分，細末，用白麵糊丸如綠豆大，每服一二十丸，飯飲服，日夜三五服。

比聖圓（《王氏手集》），治小兒藏冷，滑泄不止，腸鳴腹痛。

棗（三十五個，去核，黃丹勻分在棗肉內，燒煙絕用）　訶子皮　草豆蔻（麪炮，各二分）　肉豆蔻（一個）　木香（三分）

右末，醋麵爲丸如大麻子大，每服二三十丸，米飲服，日夜五服三服，空心，食前。

二色圓（《趙氏家傳》），治泄瀉（兼治氣癖積塊）。

黑圓子　巴豆（七粒和皮）　杏人（十四粒，和皮，二物燒存性，燈上鎔蠟同爲膏）

紅圓子　巴豆（去心皮，七粒，研出油）　辰砂（一錢，研，二物同研勻，燈上鎔蠟爲膏）

右二色圓，各令蠟與藥等分，用旋圓如綠豆大，每服紅黑各一圓。泄瀉以新汲水服，赤痢以甘草湯服，白痢以乾薑湯服，赤白痢則各合煎服。

私謂，黑圓、紅圓謂之二色。巴豆、杏人燒存性，與蠟燭燃之火下之鎔蠟，如巴豆、杏人灰等分合爲膏。又巴豆七粒，辰砂一錢，與燭火鎔蠟等分合爲膏，共黑圓，三物等分合和之。紅圓三物等分，合和而後，黑紅二色，等分和圓與服之。黑圓子者，在《可用方》第六卷浮腫中。黑牽牛子（半生，半炒），細末，以醋米糊丸如梧桐子大。（名黑圓子）

銀白散（《吉氏家傳》），治小兒脾胃氣弱，泄瀉，不思飲食。

人參　茯苓　甘草炙　藿香葉　白萹豆炒　白朮麵炮炒

右等分末，每服半錢或一二錢，紫蘇湯或飯湯服。在《局方》小兒方中

桑葉湯《長沙醫者相濡傳》，治小兒泄瀉虛滑，頻數不止。

人參　白茯苓　藿香葉　乾葛焙，各等分，

右細末，每服半錢或一錢，濃煎桑葉湯調服，甚者不過三服，大人亦可服。

○錢氏白朮散《局方》，治小兒脾胃久虛，嘔吐泄瀉，頻併不止，津液枯竭，煩渴多燥，但欲飲水，乳食不進，羸困少力，因而失治，變成風癎。不問陰陽虛實，並宜服之。人參、白朮不見火、木香不見火、白茯苓、藿香葉、甘草炙，各一兩，乾葛二兩。右麤末，每服一二錢，水一小盞，煎半盞，去滓，溫服，不拘時，更量兒大小加減。

○《幼幼新書》第二十八云，驚風或泄瀉等諸病，煩渴者，皆津液耗也。不問陰陽，宜煎服錢氏白朮散，使滿意取足飲之，彌多彌好云云。《養生必用方》名之曰人參散，謂如渴飲水不止，煎下代水與之，多服益佳，生津液止煩渴。

荳蔻散《長沙醫者丁時發傳》，治小兒大人泄瀉。

右用肉豆蔻一二個，去心，入硫黃一塊在肉豆蔻內，卻將豆蔻心末頭上蓋硫黃，再用麵餅子裹豆蔻，更用濕紙慢火內燒熟，去麵，豆蔻、硫黃同細末，每服半錢或一二錢，米飲調服，不拘時候。

豆蔻散《長沙醫者鄭愈傳》，治小兒大人濕毒，冷熱不調，泄瀉，乳食不化。

肉豆蔻三個　草果五個　艾葉五錢重　藿香葉三錢重

右細末，每服一二錢，米飲調服。已上通治一切泄瀉。

積瀉

茅先生曰，面帶青黃，眼微黃，口渴肚膨，嘔逆，遍身潮熱，通下臭穢，此候多因食物過度，傷著脾胃。

當歸散《吉氏家傳》，治積痢。

當歸　龍骨　甘草炙　石榴皮　黃蘗皮各一兩　訶子皮八個

右細末，每服半錢、一錢、二三錢，米飲服，或以飯丸服，尤良。

《嬰孺方》治小兒實不盡，下黃或青。

大黃二分　細辛一兩一分　甘草二分　黃芩三分

右細末，每服一二錢，水一小盞，煎半盞服，日二三服，夜一二服。

驚瀉

茅先生曰，小兒有中驚瀉候，面青色，眼微青，身微熱，下瀉青紅水或如草汁。

四色圓《吉氏家傳》，治小兒驚瀉青糞。

硫黃　赤石脂　藍葉乾焙，各一兩

右研勻，水煮麵糊爲圓如綠豆大，每服五圓或七八圓、十圓、十五圓，米飲服，空心，食前。

傷瀉

茅先生曰，肚脹腹硬，身微熱，嘔逆，爲食物所傷，或噎不消也。乳食所傷，故曰傷瀉。

大黃湯《千金》，治小少下痢，苦熱不食，傷飽不乳。

大黃　甘草炙　麥門冬各二兩

右㕮咀，每服二三錢，水一小盞，煎至半盞，去滓，溫服。

開胃圓《局方》，治小兒府藏怯弱，內受風冷，腹脇脹滿，腸鳴泄利，或青或白，乳食不化。又治藏冷夜啼，胎寒腹痛。《幼幼新書》第二十八

木香　蓬莪朮　白朮　人參　當歸剉炒，各二分　麝香研　白芍藥各一分

右細末，以麵糊爲丸如黍米大，每服十五丸，或二三十丸，溫米飲服。新生兒腹痛夜啼，乳前可與服三五丸，或十、二十丸。

冷瀉

茅先生云，腹中虛鳴，身微冷，腹肚脹滿，此因冷食所傷。今世此冷利尤多。

《嬰童寶鑑》云，小兒冷瀉，爲脾胃虛冷，不消五穀，糞不結實，腹脹而瀉，瀉而氣酸，乃有積也。

溫脾散《顱顖經》，治孩子水瀉痢，並脾冷，食乳不消，喫妳頻吐。

附子炮　乾薑　甘草炙，各半兩　白朮一兩

右細末，每服半錢匙，或一二錢，空心，食前，以米飲與服。忌鮮魚毒物。

溫中湯《千金》，治小兒夏月積冷，洗浴過度，及乳母亦將冷洗浴，以冷乳飲兒，壯熱忽值暴雨涼加之，兒下如水。胃虛弱，則面青肉冷，眼陷乾嘔者，宜先與調其胃氣，下即止。

乾薑炮　厚朴薑汁制，各一分　甘草炙　當歸　桂心去麤，各三分　茯苓　人參　白朮炮　桔梗各二分

右㕮咀，每服三錢，水一小盞，煎至半盞，去滓，溫服。隨兒大小加減，大人五六錢煎服。《千金》則此一劑，以水二盞，煎取一盞。新生六十日至百日兒服二合半。私計之。

《子母秘錄》治小兒水瀉，形羸，不勝大湯藥。

右用白石脂半兩，研如粉，和白粥，空肚與食。

椒紅散（譚氏）治小兒水瀉，及年五十以患瀉者。

右用山椒二十兩，醋二斗（二十盞也），煮盡醋已，以慢火焙乾爲末，瓷器貯之，每服一二錢，以米飲服，隨歲大小加減，大人五六錢，以溫酒米飲服之。

川椒丹（張渙），治小兒夏傷濕冷，入於腸胃，泄瀉不止。

山椒（五兩，除閉口者、雙目者及子，擇淨略炒，香熟爲度） 肉豆蔻（二兩二分，炮）

右細末，用粳米飯和圓如黍米大，每服十粒或二十、三十粒，米飲與服。大人丸梧子大，可服五六十丸。

助胃丹（張渙），治泄注不止，手足逆冷。

附子（三枚，每枚重五錢，炮去皮臍） 硫黃 乾薑 肉豆蔻 肉桂 白朮（炮，各三兩三分）

右細末，用水麪糊爲丸如粟米大或綠豆大，每服二三十丸，或五十丸，隨歲大小加減，大人大丸，空心，食前。

熱瀉

茅先生曰，小兒有中熱瀉候，渾身微熱，上渴，驀地瀉下如水。此候本因兒子當風日，或被日曬，五藏受熱毒，忽飲冷水過多所致也。

《嬰孺方》治三歲兒熱實，不脹滿，瀉下不止。

麥門冬（去心、一兩） 大黃（二分一銖） 甘草（一分二銖，炙） 當歸 柴胡 人參 黃芩（各二分）

右㕮咀，每服二錢，水一小盞，煎至半盞，去滓，分作二三服，與服之。

《劉氏家傳》治小兒熱瀉不止。

木香 黃連（各等分）

右末，用陳米飲和丸綠豆大，每服三五丸或十丸，以陳米飲與服。

涼脾散《孔氏家傳》，治小兒脾熱，瀉如黃涎，又似棗花。

香白芷　甘草炙，各一兩

右細末，每服二錢，水一小盞，煎至半盞，分作二三服與服之。二三歲兒爲一服，日夜數服。

私云，五苓散、胃苓散平胃五苓，治熱瀉。又錢氏白朮散尤良。

洞泄

《巢氏病源論》云，小兒洞泄下利者，春傷於風，夏爲洞泄。洞泄不止，爲注下也。凡注下不止者，多變驚癇，所以然者，本挾風邪，因利藏虚，風邪乘之故也。亦雙眼痛生障，下焦癖冷，熱結上焦，熱熏於肝故也。

《千金方》治少小洞注下痢。

右用蒺藜子二升，炒末，每服二三錢，小兒半錢、一錢，以米飲服。

又方

右炒蒼米末，以粥飲服之。

又方

右用酸石榴三顆全顆，燒灰爲末，每服半錢，或一二錢，米飲服，日夜三五服。

厚朴散張渙，治洞泄注下。

厚朴薑汁炙　訶子皮　肉豆蔻各二兩　白朮　乾薑各一兩

右細末，每服一二錢，水一小盞，生薑一二片，粟米少許，煎至半盞，去滓，溫服。

龍骨圓（《萬金方》），治小兒冷熱不調，時有洞泄，下利不止。

龍骨　黃連　白石脂　白礬（燒枯）　乾薑　木香（各一兩）

右細末，醋麵糊丸如麻子大，每服五丸，或十、二十丸，或三十、五十丸，隨兒大小，以米粥飲服，日五服。

水穀瀉

《聖惠方》云，夫小兒水穀利者，由寒溫失宜，乳哺不節，或當風解脫，血氣俱虛，爲風冷所傷，留連在於肌肉，因其脾胃不和，大腸虛弱，風邪入於腸胃，腸胃既虛，不能制於水穀，故變爲下痢也。

厚朴散（《聖惠》），治小兒水穀利，羸瘦面黃，不欲飲食。

厚朴（薑汁炙）　龍骨　黃連（去毛，各一兩）　丁香　當歸（剉，炒）　木香　朮　肉豆蔻（炮，各二分）

右細末，每一錢或二三錢，以粥飲服之，日夜五七服，或飯丸服之。

又方治小兒水穀利。

當歸（剉，炒）　訶子皮（各一兩）　白朮（三分）

右細末，煉蜜和丸如綠豆大，每服七八丸，以米飲服。

又方

白礬（燒枯，一兩）　訶子皮（半兩）　酸石榴皮（微炒，三分）

右細末，煉蜜丸如綠豆大，每服十、二十丸，米飲服，不計時，日五服。

胃風湯（《局方》），治大人小兒水穀不化，泄瀉注下，日夜無度，兼治赤白雜毒諸痢。

人參　白茯苓　川芎　桂心　當歸　白芍藥　白朮（各等分）

右麤末，每服二錢，水一盞，粟米百餘粒，同煎於六分，去滓，熱服，空心，食前，日夜三五服。

肉豆蔻（張渙）治泄瀉水穀不消。

肉豆蔻　木香（各一兩）　青皮（麩炒，二分）　黑牽牛子（微炒末，一分）

右細末，滴水丸如黍米大，每服十、二十丸或三十丸，以生薑米飲湯服。大人則大丸服。〇滴者，爲不令水入過也。

橡斗散（《聖惠》）治小兒水穀利，日夜不暫止。

橡斗實（微炒，二兩）　乾柘葉（切，微炒，半兩）

右細末，每服半錢或二三錢匕，以烏梅煎湯服之。**私謂，加烏梅肉（水浸令軟，取肉合和），三味杵合，入糊少許，丸二三十丸服，尤良。大人亦可服。**

暴瀉（亦名卒利　亦名暴利。）

《病源論》云，小兒卒利者，由腸虛，暴爲冷熱之氣所傷而爲卒利。熱則色黃赤，冷則色青白，苦冷熱相交，則變爲赤白滯利。

《千金方》治小兒暴利方。

右用小鯽魚一頭，燒灰爲末，服之。

又治大人泄利（每服一頭灰，米飲服，三五頭可服。）

又方

右燒鯉魚骨末，以米飲服之。一方云龍骨。（私云，以鯉骨代用龍骨，鯉魚變成龍，故其功全同歟。）

《聖惠》云，燒鯉魚尾服之。

《千金方》治小兒暴利。

右用赤小豆末，酒和，塗足下，日三度，油和塗亦良。

乾薑散《聖惠》，治小兒暴利，腹痛不食。

乾薑炒　甘草炙，各二分　人參一兩二分　訶子皮　厚朴各一兩

右麤末，每服一二錢，水一小盞，薤白五莖，煎至半盞，去滓，溫服。

阿膠丹張渙，治泄利，身熱及暴瀉。

阿膠炒焦　乾薑各二兩　芍藥　當歸焙　黃連　肉豆蔻各一兩

右細末，煉蜜和丸如黍米大，每服十、二十丸，或三、五十丸，隨兒歲大小，以粟米飲服之。大人梧子大。

曩瀉

《聖惠方》曰，夫小兒曩痢者，由秋夏晨朝多中暴冷之氣，冷氣折其四肢，則熱不得泄，熱氣入腹，則變爲曩痢。或作赤白，小腹脹痛，肌體壯熱，其脈洪大急數。皆由冷熱氣相並，連滯不差，故爲曩痢也。

私謂，曩者，昔義也。連滯而經夏秋，久積故也。秋之痢病泄瀉，皆可謂之曩痢也。因涼氣入腹所爲也。大人小兒皆同，夏末可慎涼氣矣。

《外臺》劉氏療小兒曩痢方，甚妙也。

甘草炙　茯苓各一兩二分　人參　黃連各一兩　厚朴炙　生薑各二分　龍骨二兩

右剉散，每服三錢，水一中盞，煎至半分，取麝香、鹽麵少分作小丸，內下部中。然後可服此藥，服藥須眠臥。又本方此七味作一劑，以水一盞，煎至三合，分作三服，藥多水少者也。

厚朴散《聖惠》，治小兒曩痢，兩脇虛脹，腹痛不欲飲食。
厚朴　訶子皮　當歸炒　赤芍藥　枳殼麩炒，各一兩
右細末，每服一錢、二錢，以米飲調服，日三五服。大人四五錢可服。
《吉氏家傳》治曩疳，瀉至一二年，瀉白痢，羸瘦。私號三仁圓
肉豆蔻仁　草豆蔻各二分　縮砂仁四十個
右細末，用麵糊爲丸如彈子大，煿乾，亦依舊爲細末，每服一錢，或二三錢，煎訶子湯調服。大人五六錢，服有神效，通治諸泄瀉。

痢久不止

《巢氏病源》云，利久則變腫滿，亦變䘌病，亦令嘔噦，皆由利久脾胃虛故也。
七味散《千金》治利下久不差，神驗。
黃連二兩　龍骨　赤石脂　厚朴　烏梅肉各二分　甘草炙，一分　阿膠三分，炙焦
右細末，每服半盞，或一二錢，以米飲服，日夜三五服。
香礬丹張渙，治泄瀉久不差。
木香　白礬燒枯，各二兩　訶子皮　酸石榴皮炒焦，各一兩
右細末，煉蜜和丸如黍米大，每服十丸，或二三十丸，用米飲服。
紅脂丹張渙，治赤白利久不差。
赤石脂　乾薑　肉豆蔻各二兩
右細末，白麵糊和丸如黍米大，每服十、二十、三十丸，米飲服，日夜三五服。

《劉氏家傳》治小兒藏府久泄瀉不止。

人參　白朮　茯苓　甘草　陳皮　藿香葉　丁香　木香　肉豆蔻各等分

右細末，每服二錢，以藿香合糯米煮粥，以彼粥飲調服。又或以水入薑煎，調服亦可。薑片如錢大，厚重一錢重，故云薑錢也。

經驗木香圓張渙，治小兒諸般瀉利久不止。

肉豆蔻麵炮　木香　訶子皮各等分

右細末，用麵糊爲丸如綠豆大，每服十丸或二十丸，以米飲服。小兒服此藥以後利止而腹脹，一日兩服，或三服，漸平愈。

《長沙醫者鄭愈》治小兒脾胃不和，藏府滑泄，久利不止。

厚朴　肉豆蔻　陳皮　丁香　木香　藿香　甘草炙　人參　茯苓　白朮各等分

右細末，用煉蜜和丸皂子大，每服五丸，米飲服。或十丸、二十丸，大人五十、七十丸。

利渴不止

人參散《局方》，調中和氣，止嘔逆，除煩渴，昏困多睡，乳食減少，及傷寒時氣，胃氣不順，吐利止後燥渴不解。

人參　白茯苓各一兩　木香　甘草炙　藿香葉各一分　乾薑二兩

右細末，每服一二錢，水一中盞，煎七分，去滓，溫服，不計時候。

〇《必用方》加白朮半兩，名人參散。是七味，即錢氏白朮散也。《局方》

白朮散《胡氏家傳》，治小兒冷熱不調，作瀉疳熱，發歇不定，不思飲食。

白朮炮　人參　藿香葉　甘草炙　青皮去白，各三分　肉豆蔻炮，三個　丁香六十三粒右細末，每服半錢或一二錢，粥飲調服，日夜三五服，不拘時候。

小香連圓《錢一方》，治冷熱腹痛，水穀利滑腸。

木香　訶子皮各一兩　黃連二兩，炒

右細末，用飯和丸綠豆大，每服十丸、二十丸，米飲服，或至五十丸，頻服，食前。大人如梧子大，每服七、八十丸或百丸。《局方》即除訶子之外，唯二味，號大香蓮丸。

蟲泄

順胃丹張渙，治泄利，蟲煩腹。

高良薑　乾漆燒　肉桂去麤，各一兩　白朮炮　肉豆蔻各二分，炮

右細末，麵糊和丸如黍米大，每服十丸、二三十丸或五十丸，粟飲服，空心，食前。或綠豆大丸服。

固氣圓《九籥衛生方》，療小兒脾胃虛怯，泄瀉腹痛。

右絕大肉豆蔻三枚，每個劈破，入填乳香一塊，用酵麵裹，慢火內煨，候麵熟爲度，去麵不用，將肉豆蔻、乳香同爲末，以麵糊和丸如綠豆大，每服二三十丸，乳食前米飲服，日夜五七服。

下痢羸瘦

龍骨湯張渙，治小兒痢久成疳，漸漸黃瘦。

龍骨　訶子皮　赤石脂各一兩　酸石榴皮焦炒　木香　史君子人各二分

右細末，每服半錢或一二錢，以點麝香湯服，日夜三五服。

痢差後遍身腫

下利差後，遍身浮腫，是氣化爲水腫。若氣順腫消，莫飽食，還憂滯成此疾。

塌氣散《惠濟論》

茴香　牽牛子末　甘草各炒　木香各三分

右細末，每服半錢或一錢，以紫蘇湯服，日一二服，或夜半服。

止渴聖效散《王氏手集》，治小兒因吐利氣虛，津液減少，生瘡煩渴，飲水不休，面腫腳浮，腹大頸細，小便利白，全不喫食。

乾葛　白芷各二兩，內一兩炒，一兩生用

右同細末，每服半錢，以勞水或倒流水調服。勞水、倒流有口傳。

已上十五種瀉利和名言，荒痢，在《幼幼新書》第二十八卷。此外，《局方》中有參苓白朮散、加味四君子湯、赤石脂散、金粟湯、大斷下湯、豆附圓、肉豆蔻散、丁香豆蔻散、如神止瀉圓、神效參香散、利聖散子等，隨病證可撰用之。又《聖濟總錄》《活人事證方》《千金方》《可用方》等中有數個藥方，事繁則不具載之，臨於時，可勘看於彼諸部書方中，不可泥執於此略抄矣。

滯痢赤白已下出痢病，古方名滯下。

私云，《幼幼新書》第二十九卷有十二條，曰，一八痢、二一切痢、三冷痢、四熱痢、五冷熱痢、六白膿利、七純血痢、八膿血相雜痢、九五色痢、十休息痢、十一蟲痢、十二脫肛痢云云。小兒痢疾不出此內，大人痢病或通用，或別用，可見此《萬安方》第十九卷滯下門。

小兒八痢

八痢者有三說。茅先生曰，小兒生下至十歲，痢疾分八種。一赤痢，藏府積熱。二白痢，藏府積冷。三傷積痢，其糞內一半似土色。此本因㚥食傷。四驚積痢，其糞夾青涕色，因驚客忤積至此。五脊瀝痢，時下五色不定，不喫妳，又名五花閉口痢。此五藏積毒，孔竅不開。六藥毒痢，所下如魚腦漿，本因患痢久而成，醫人下藥不對，故名藥毒積痢。七鎖口痢，都不下食，常引水喫，秋後脾虚，又名調泄瀉。凡治得痢又瀉，治得瀉又痢，此是大腸滑，脾虚熱，又藏中有熱毒，積而成熱毒。八風毒痢，所下痢如青草汁，又或如赤小豆汁，時時自滴瀝，脾家受風熱毒而成。此般痢，十中無一生，惡候。

《漢東王先生家寶方》言，小兒八痢者，皆因八邪而生也。或冷熱不匀，風熱入藏則成痢也。一熱痢則赤，二冷痢則白，三冷熱相加，則雜赤白也，四食痢則酸臭，五驚痢則青，六脾痢則喫食不消化，七時行痢則有血，八疳痢則囊瀉不時。此是八痢也。

《五關貫真珠囊》云，小兒八般痢候，一白膿痢。二魚腦痢。三五色痢。四血瘕痢。五水瀉痢。六腹肚痢。七瘕積痢。八赤白痢。茅先生曰，諸般痢，若見大渴，都不進食，口内生瘡，鼻乾燥，腹肚膨脹，死候，不可治。

一切痢

《聖惠》云，夫小兒一切痢者，由痢色無定，或水穀，或膿血，或青黄，或赤白，變雜無常，相兼而下也。此皆乳哺不調，冷熱交互，經久則脾胃虚弱，連滯不差，令肌體羸瘦。

《顱顖經》治孩子初患諸色痢，乃微有疳氣。

枳殼（不拘多少，去實炒，表裏皆令黑）

右爲細散，每服半錢或一二錢，隨兒大小，空心，以米飲服之。

安石榴湯（《外臺》《千金》）云，吾患痢三十餘年，諸療無效，唯服此方得愈也。此藥療大注痢及白滯困篤欲死，腸已滑，醫所不能療。

乾生薑（生薑乾焙）　阿膠（各二兩，以水漬膠）　黃蘗（一兩，細切）　石榴（一枚，小者二枚）

右四味，切，以水三大盞，煮取一盞二分，去滓，入阿膠，令烊，頓服。不差即復作。老人小兒亦良。老人小兒羸困者，不能頓一服，不必頓盡，分作兩三服，頻頻服，須臾復服。石榴須預服之。《肘後方》同。

一方無黃蘗用黃連。

駐車圓（《千金》），治大冷洞泄，痢疾腸滑，下赤白如魚腦，日夜無節度，腹痛不可堪忍者。黃連（六兩）　乾薑（炮，二兩）

當歸　阿膠（各三兩）

右四味，細末之，更以大酢八合，令烊膠和之，併手丸如大豆許，乾之。大人三十、五十、七十或百丸，以米飲服。小兒則五丸、十丸，日三五服。

《事證》《選奇》《衛生良劑》《大全良》《局方》《簡易》《可用方》等諸部書，皆以治血痢膿血，赤白雜毒痢，用婦人四物湯煎服駐車圓，謂之四物駐車圓也。

孫尚藥治丈夫婦人小兒一切痢。

木香（一塊，方圓一寸）　黃連（二分）

右二味，水半盞，同煎乾，去黃連，只木香薄切，焙乾爲末，三服，第一以橘皮湯服，第二陳米飲服，第三甘草湯調服。此乃李景純傳。有一婦人久患痢，將死，夢中觀音授此方，服之遂愈。大人木香四五塊。

《食療》治小兒大人痢方。

烏賊魚骨

右炙令黃，去皮，細研成粉，一方寸匕。小兒半錢，或一錢，米粥飲服。

《子母秘錄》治小兒痢。

右用林檎子杵取汁服，以意多與服必差。

孟詵治小兒患秋痢方。

右與蟲棗食良。ムシクヒタルナツメ

又同方

右用醂柿，澀下焦，建脾胃氣，消宿血。作餅及餻與小兒食，治秋痢。又研柿，先煮粥熟，下入研柿，更三兩沸，與小兒飽食，併乳母喫亦良。〇醂，音林。柿汁淹藏也。

《圖經》止下痢。

右用黃柿和米粉作糗餅，蒸與小兒食之，止下痢也。

私謂，秋柿切片曝乾，即細末，和諸藥或散、或丸，可服之。大人亦可服，亦餘時以柿醂，可丸痢藥而服。

當歸散《聖惠》，治小兒一切痢不差，腹痛羸瘦，不欲飲食。

當歸炒　阿膠焦炒　黃芩　龍骨各三分　人參二分　甘草炙，一分

右細末，每服半錢，或一二錢，用熟粥飲服，日夜三五服。

《聖惠》治一切痢，諸藥不效宜服之。

巴豆七粒，去皮心油　燕脂深色者，三分

右先研巴豆霜爲末，次入燕脂，同研令細，煮棗肉和丸如黍米大，每服三丸或五丸、七丸，米飲服，或一丸二丸，量歲加減。

木香圓《莊氏家傳》，治瀉痢神驗。

黃連（二兩，去毛，加大豆、吳茱萸各二兩，同炒，令焦黃色，去豆、茱萸，不用） 肉豆蔻（四個） 木香（二分）

右爲末，以麵糊爲丸如梧桐子大，每服十丸、二十丸，大人三十、五十丸。水瀉赤痢用米飲服之，白痢厚朴湯服，幼兒五丸、三丸服。

如聖圓（《莊氏家傳》），治大人小兒冷熱瀉痢，腹痛，米穀不消，膿血赤白並療之。

乾薑（炮） 槐花（炒，各二兩） 黃連（一兩）

右細末，麵糊爲丸如綠豆，大人三十、五十丸，小兒七丸、八丸、二十丸，隨歲加減。水瀉白痢，以溫水服。赤痢，赤多白少，米飲。

阿膠圓（《莊氏家傳》），治小兒痢，赤白冷熱。

阿膠 茯苓 黃連（各等分）

右細末，以飯爲丸，曝乾，空心，食前米飲服。小兒十、二十丸服。

當歸黃連丸（《王氏手集》），治身體壯熱，煩渴下痢，赤白相雜，後重腹痛，晝夜無度，小便澀少。

芍藥 當歸 黃連 黃蘗（各等分）

右細末，麵糊爲丸梧子大，每服十丸，或二十丸、三十丸，溫米飲服，食後。小兒五丸、七丸。

《長沙醫者鄭愈傳》治小兒痢。

訶子皮（六個） 龍骨 烏賊魚骨 黃丹（灑酢炒，各二分）

右細末，每服一二錢，米飲調服。

鍼頭圓（《鄭愈傳》），治小兒痢。

巴豆 杏人（去皮尖，各四十五粒）

右用鐵鋮燈煙上燒，不存性，研細，用黄蠟二錢，燈上鎔汁，入藥和丸如粟米大，每服七丸，小兒三五丸，新汲水吞下，以快利爲度。（亦名杏霜圓）

私言，若秘澀苦痛，則蘇感圓，或感應圓、遇仙丹、三黄圓服之，令快利後，可服治痢藥矣。四物駐車圓、赤石脂散、必瘥散，尤佳。可見此《萬安方》第十九卷。

冷痢

木香散（《聖惠》），治小兒冷痢腹痛，四肢不和，飲食全少，漸至羸瘦。巢氏曰，小兒冷痢者，腸胃虚冷，其色白，是爲冷痢也，冷甚則痢青也。

木香　白朮　乾薑（各二分）　厚朴（薑制，焙）　龍骨　當歸（炒）　訶子皮（各一兩）

右麤末，每服一二錢，水一小盞，棗二個，煎至半盞，去滓，溫服，不計時。

艾葉散（《聖惠》），治小兒冷痢多時不斷。

艾葉（炒）　黄連（炒）　木香（各半兩）　當歸（炒）　訶子皮　龍骨（各三分）　乾薑（炮，一分）

右細末，每服半錢或二三錢，粥飲服，日二三服，或以米飲丸，十、二十丸，或三、五十丸服亦佳。

醋石榴皮（《聖惠》），治小兒冷痢，百藥無效。

酸石榴皮（二兩，炒焦）　硫黄（一兩）

右擣研爲末，每服半錢或一二錢，以粥飲調服。

《聖惠》又方

訶子皮（二兩）　桂心　赤石脂（各一兩）

右細末，煉蜜和丸如緑豆大，每服五丸或十、二十、三、五十丸，米飲服。

《聖惠》治小兒冷痢多時。

右用山椒二三兩，去目，及閉口者，微炒去汗，細末，煉蜜和丸如綠豆大，每服十丸、二十丸。大人五十、七十丸，用米飲服，日夜五六服。

張渙艾湯治白痢。

艾葉微炒　當歸各二兩　乾薑炮　木香　訶子皮各一兩

右細末，每服一二錢，水一小盞，粟米少許，煎至半盞，去滓，溫服，空心，食前，日夜三五服。

醒脾丹張渙，治便腥頻數。

附子二枚，各五錢重，炮　赤石脂　乾薑炮　訶子皮各二兩

右以粟米飯丸如黍米大或綠豆大，每服小兒則小粒二三十丸，大人梧子大丸五十丸或八十丸，以米飲服，空心，食前。

養藏湯張渙，治白痢頻併，兼治不食瘦困。

當歸　烏梅肉炒　乾薑　黃耆　白朮炮　龍骨各一兩

右細末，每服一二錢，水一小盞，生薑二片，粟米少許，煎至半盞，去滓，溫服，乳食前。

熱痢

《巢元方病源論》曰，小兒本挾虛熱，而爲風邪所乘，風熱俱入於大腸而痢，爲熱，非是水穀。而色黃者，爲熱痢也。又云，有挾客熱，入於經絡，而血得熱則流散於大腸，腸虛則泄，故成赤痢。《小兒論》小兒冷痢洞泄，若醫人令與服熱藥，還作熱痢赤痢者也。

烏梅散《聖惠》，治小兒熱痢，但壯熱多渴而痢不止。

烏梅肉三枚，焙　黃連炒　藍葉乾，各一分　犀角　阿膠切，炒焦　甘草炙，各二分

右麤散，每服一二錢，水一小盞，煎至半盞，去滓，溫服，不拘時候。

《聖惠》又方治小兒熱痢。

右用蒲根，細切，一兩，以粟米一合，水一大盞，同煮米熟，去滓，服不拘時候，日夜三五服。

《嬰孺方》治小兒熱痢。

黃連　赤石脂　龍骨　黃蘗各二兩　人參　甘草炙　牡蠣煆，各半兩

右細末，蜜丸小豆大。一歲兒五六丸，大人梧子大丸三十、五十丸，以米飲服，日夜五六服。

同方大黃湯，治小兒若痢熱不食，飽傷不乳，及百病並傷寒熱痢。

大黃　甘草炙，各二兩　麥門冬去心，焙，三兩

右㕮咀，每服三錢，水一盞，煎半盞，去滓，溫服，日夜三四服。只丸可服

訶子散《石壁經》有，十六種病　治赤痢。

訶子肉炒　肉豆蔻炮　甘草炙

右等分末，每服生錢一錢，飯飲服。劉從周《痢病口訣》《事證方》《大全良方》等引之，祭酒林之說，醫人劉從周治痢有功，議論殊不凡，且有驗。云大凡痢疾，不問赤白而爲冷熱之證，若手足和暖，則爲陽，只須服五苓散，用粟米飲。《選奇方》以粟飯爲丸服之，名五苓圓。次服感應圓三五粒，大人服三十粒、五十粒即愈。若覺手足厥冷則爲陰，當服暖藥，如已寒圓附子之類，如此治痢無不效。此方親曾用有效。有人夏月患痢，一日六七十行，用五苓散而服止。

冷熱痢

《病源論》曰，小兒先因飲食，有冷熱氣在腸胃之間，冷熱相交而變下痢，乍黃乍白，或水或穀，是爲

冷熱痢也。

《聖惠方》云，夫小兒赤白痢者，由乳食不節，腸胃虛弱，冷熱之氣入於腸間，變爲痢也。然而赤白者，是熱乘於血，血滲入腸內則赤也。若冷氣搏於腸，津液凝滯則白也。冷熱相交，赤白相雜，重者狀如膿涕而血雜之，輕者白膿上有赤脈薄血，狀如魚腦，亦謂之魚腦痢也。

《顱顖經》治小孩子赤白痢。

阿膠　赤石脂　枳殼（麩炒）　龍骨　訶子皮（半兩）　白朮（一分）

右細末，一二歲兒半錢或一二錢，以米飲，空心，乳食前服。

訶梨勒散（《聖惠》），治小兒赤白痢，腹脹疼痛，不欲飲食，四肢瘦弱。

訶子皮（三分）　當歸（炒）　黄芩　龍骨　地榆（炒）　乾薑　陳皮　白朮　甘草（炙，各半兩）

右麤末，每服一二錢，水一小盞，煎半盞，去滓服，不拘時候。

香連圓（《聖惠》），治小兒赤白痢。

木香　訶子皮（各半兩）　黄連（炒，三分）　肉豆蔻（麵炮，二枚）　丁香（一分）

右以燒飯和丸如黍粒大，每服十、二十丸，或三十、五十丸，以粥飲服，日五七服。

保安圓（《博濟方》），治男子女子一切酒食所傷，取積滯，行冷氣。（治秘澀苦滯）

巴豆（取霜，二分）　青皮（去白，炒，一分）　黄連（切炒）　蓬莪朮　乾薑（各一兩）

右細末，入巴豆霜，研勻，以米醋糊和丸如麻子大，用辰砂爲衣。小兒常用白湯服二丸，大人五丸、十丸，或二三十丸，服以快利爲期。霍亂吐瀉，用煨生薑湯服，氣痛用醋湯服，白痢乾薑湯服，赤痢甘草湯服，赤白相交痢，以乾薑甘草湯服。

《譚氏殊聖》治小兒水瀉赤白痢。

罌粟殼（蜜炙，又醋炙）　肉豆蔻（麵炮，各三兩）

右細末，每服二錢，米飲服。

荳蔻香連圓（《錢氏方》）治泄瀉不拘寒熱赤白，陰陽不調，腹痛腸鳴，切痛，用可如聖。

黃連（炒，一兩二分）　肉豆蔻　南木香（各二分）

右末，以粟飯丸如米粒大，每服十丸，或二三十丸，米飲服，日五服。

香連圓（《吉氏家傳》）治赤白痢。

黃連　木香　訶子皮（各一兩）　肉豆蔻（二個，炮）　黃芩（半兩）

右末，蜜丸綠豆大，每服十、二十丸，或三十丸，空心，乳食前，以醋漿湯服（米泔入醋少許）。又以薑蜜湯服。

茴香散（《吉氏家傳》）治水瀉赤白痢。

茴香　陳皮　陳紫蘇（各二分）　高良薑　甘草（炙）　石榴皮（去白，各二兩二分）

右細末，每服半錢或二錢、一錢，米飲服。

《吉氏家傳》治赤白痢。

右用楊梅燒灰，以白湯服一錢，大人服五六錢。

《朱氏家傳》治小兒赤白痢。（治秘澀苦痛）

杏人（去皮尖）　巴豆（去皮心油，各二十粒）　百草霜（細研）　黃丹　黃蠟（各二分）

右末，鎔蠟丸如麻子大，隨年大小加減服。大人梧子大，十二丸或二、三十丸。赤痢以艾葉湯服，白痢甘草湯服，赤白交痢以艾甘草合煎湯服。（功全與感應圓同）

赤龍丹（《長沙鄭愈傳》），治赤白冷熱痢。

黃連（切，炒）　巴豆（去殼，與黃連同炒焦，令通赤爲度，同末亦炒，可除巴豆皺）　吳茱萸（炒過，各二兩）

右細末，用醋麪糊丸如綠豆大，以黃丹爲衣，每服一丸或二三十丸。赤痢以甘草湯服，白痢以乾薑湯服，赤白痢以甘草乾薑合煎湯服，水瀉痢陳米湯服，大人十五丸，或二三十丸，若五十丸可服。

《聖惠方》灸法，小兒痢下赤白，秋末脫肛，每廁腹痛不可忍者，灸第十二椎下節間一處，名接骨穴，灸一壯，炷如小麥大。二三歲兒，灸三五壯，炷如大麥大。

白膿痢

白膿利，《嬰童寶鑑論》小兒腸寒，即下白膿腹痛。《顱顖經》曰，治小孩子冷毒，疳痢白膿，疳靛（ミコッ）日加，瘦弱不喫食，腹痛。

南木香（二兩）　黃連（四兩）

右末，以蜜丸如梧子大，一歲兒一丸，三歲五丸、三丸，米飲服。藥性熱，不可多服。忌生冷。《聖惠方》收治冷熱痢。二物等分合服。

《朱氏家傳》治小兒白濃冷痢，臍下絞痛。

訶子皮　木香（各等分）

右細末，以粳米飯丸如綠豆大，米飲服，五丸或十丸，二三十丸，大人五七十或百丸服之。

附子散（《長沙丁時發傳》），治小兒疳痢，多有白膿，腹內疞痛。

附子（炮，一枚，重五錢）　赤石脂（各二分）　龍骨（二分）　蜜陀僧　黃丹　胡粉（炒）　烏賊魚骨（燒灰）　赤芍藥（各一分）

右細末，每服半錢，米飲服，日三五服，或服一二錢匕。

純血痢

《病源論》曰，小兒痢如膏血者，此是赤痢。腸虚極，腸間脂與血倶下，故謂痢如膏血也。《聖惠》曰，夫小兒血痢者，由熱毒折於血，血入大腸故也。血隨氣循環經絡，通行藏府，常無停滯。若爲毒熱所乘，遇腸虚，血滲入於腸，則成血痢也。

《外臺》《廣濟方》療下鮮血。

右用梔子仁燒灰末，以水服一二錢，日日空心。

《外臺》《古今録驗方》療小兒蠱毒血痢。

蘘荷湯

蘘荷根　犀角　地榆　桔梗根各二分

右切散，每服一二錢，水一小盞，煎至半盞，去滓服，日再三服。

《聖惠方》治純血痢。

黄芩　當歸切，炒，各三分　艾葉少炒，半兩

右麤末，每服一二錢，水一小盞，薤白三五寸，黑豆五十粒，煎至半盞，去滓，不拘時服，空心，乳食前。

《聖惠》治小兒血痢，腹肚疞痛。

右用益母草半兩，以水一中盞，煎至半盞，去滓，不計時，溫服。

又方

右用露蜂房燒灰，細研爲散，以乳汁服。

聖效散張渙，治血痢久不差。

赤石脂燒赤冷　白龍骨　阿膠炙，各一兩　訶子皮　木香　乾薑炮　黃連　甘草炙，各半兩

右細末，每服半錢或一二錢，用粟米飲調服，空心食前，大人四五錢。

《錢一附方》治小兒熱痢下血。

黃蘗去麤，四兩　赤芍藥三兩

右細末，以米飯和丸如麻子大，每服十丸、二十丸或三十、五十丸，米飲服，食前，大人丸如梧子大，每服五十丸或七十丸。

《朱氏家傳》治血痢。

訶子皮　梔子炮　各等分

右焙乾，細末，每服半錢或一二錢匕，米飲服。大人每服三錢、五錢匕。

膿血相雜痢名重下痢。

《病源論》曰，小兒體本挾熱，忽爲寒所折，氣血不調，大腸虛者則冷熱俱乘之，冷熱相交，血滯相雜，腸虛者泄，故爲赤白滯下也。又《病源論》曰，小兒重下痢者，由是赤白滯下痢，而挾熱多者，熱結肛門，痢不時下，而嘔氣久，謂之重下痢也。

吳藍散《聖惠》，治小兒膿血痢如魚腦，赤白相雜，腹痛。

吳藍葉焙乾　升麻　赤芍藥　龍骨各一兩　梔子仁半兩

右麤末，每服一二錢，水一小盞，入黑豆二十一粒，煎至半盞，去滓，溫服，不拘時，大人四五錢匕，水一大盞半，煎至一盞，內八九分，頓空心食前服。

又方治小兒膿血痢，每日三二十行，立效。

棗（四個，大者，日本棗小顆，以八顆可準四個）　梔子（四個，以五個準）　乾薑（二分半）

右同切，燒爲灰，細研爲散，每服一二錢，以粥飲調服，或半錢，日三服。

青橘丹（張渙），治冷熱相交，赤白相雜膿血。

青橘皮（去白）　當歸（焙）　黃連　乾薑（各一兩）　厚朴（薑制）　肉豆蔻（各半兩）

右末，以麵糊和丸黍米大，或綠豆大，每服十丸、二十丸，或三十丸，米飲服，空心食前。

赤石脂圓（《王氏手集》），治冷熱不調，痢下膿血，頻數無度，腸胃虛弱，煩渴多睡，腹痛後重，身體壯熱，不思乳食。

赤石脂　乾薑（各等分）

右細末，麵糊丸綠豆大，每服十丸、二十丸，或三十丸，米飲，空心食前。大人丸如梧子大服。

五色痢

《石壁經》三十六種，小兒病內治下五色惡物，心神煩熱不止方。依五藏虛弱而有五色變動痢。

地榆　白茯苓　黃蘗（炙，各二兩）

右細末，每服二錢，水一小盞，煎至半盞，去滓，頻頻可與服。

《吉氏家傳》治五色痢兼治渴不止。

茯苓　黃連　黃蘗（各等分）

右細末，先用黃蘗末，與漿水如糊，而後良久入和前二味，爲丸如綠豆大，三歲兒則三丸、五丸或七丸。四五歲則十丸、二十丸，米飲服，以熟水服之，殺疳蟲。

至聖圓《吉氏家傳》，治五色痢。

厚朴薑汁制，焙乾　黄蘗塗蜜，焙，再三　當歸酒炙

右各等分，細末，煉蜜爲丸如梧子大，小兒小丸，以厚朴湯服。小兒十丸、二十丸或三十丸。大人五十丸、七十丸。

休息痢時差時發而經數日數月也。

《葛氏肘後》治下痢經時不止者，此成休息。

右龍骨炙令黄焦，細末方寸匕，日三服，夜一二服，即效。

同方

右龍骨四兩，細末，水五盞，煎取二盞半，冷分爲五服，有效。

脱肛シリイツルヤマヒ

《病源論》云，小兒脱肛者，肛門脱出也。肛門大腸之候，小兒患肛門脱出，謂之脱肛也。

《聖惠》曰，夫小兒脱肛者，皆因久痢大腸虚冷所爲也。大腸傷於寒，痢而用力，其氣下衝，則肛門脱出，因謂之脱肛也。

《顱顖經》治脱肛方。

大黄二兩　木賊草一分，炙　白礬燒枯，二分

右細末，每服半錢或一錢，米飲服。

《姚和衆方》治小兒因痢脱肛。

右用白龍骨粉常傅之。

附子散《聖惠》，治小兒脫肛。

附子生用，去皮臍　龍骨各二兩

右細末，每服一錢，傅在肛上，挼按令入，頻頻用，以差爲度。

私謂，因嘔利秘澀，腸肛係筋斷，而有脫肛之患，服藥、傅藥後則每下利之時，令小兒向臥，向臥令瀉之，雖嘔，肛門收而不出。如此臥利而過十餘日，則肛門之腸係得差，合而後，後即雖蹲利，不脫出也。是即性全始以所計作，人人蒙救者也。

《聖惠方》

蒲黃一兩　豬脂二兩

右煉豬脂相和爲膏，塗腸頭，即縮入之。

赤石脂散《聖惠》，治小兒因痢後軀氣下推出肛門不入。

赤石脂　伏龍肝各二兩

右細末研勻，每服以一錢，傅腸頭，日三五度。

《聖惠》又方

右用細墨末，每服半錢或一錢匕，以溫酒服，日二三服。

茅先生方

右用破故紙二兩，於瓦上炒乾爲末，每服半錢或一錢匕，米飲服。

《嬰孺方》治小兒脫肛。

黃連　黃蘗各等分

右細末，蜜丸梧子大，每服三五丸或十丸、二十丸，米飲服，二三服。
《九籥衛生》療小兒脫肛。
香附子　荊芥穗分等
右麤末，每用五兩，水十盞，煎至七八盞，去滓，淋洗。
《莊氏家傳》
右用五倍子爲末，以茶清爲丸如梧子大，每服七丸或十丸、二十丸，以米飲服，空心食前。
同方治脫肛
右用木賊燒灰，不令煙盡，研細，入麝香少許，大便了，貼大腸頭上。
同方
右用乾連蓬焙乾爲末，每服一二錢，以米飲調服，日二三服。
《吉氏家傳》治小兒糞門開而不收。
白礬一兩燒，　黃丹二分，炒
右細末，以井華水調塗糞門效。
《長沙醫者丁時發傳》治大人小兒冬瀉，脫肛不收。
連翹
右細末，先用鹽水洗，次用此藥末，時時乾傅脫肛上，立差。
《千金方》灸法，小兒脫肛，灸百會穴三壯頂上旋毛中心也，即入也。下利每脫出，度度灸三壯。
又灸尾翠骨上三壯。十、二十壯
又灸臍中，隨年壯。

《萬全方》灸法，治小兒脫肛瀉血，灸第十二椎下節間，名接骨穴，灸一壯，如小麥大。

私言，已上依《幼幼新書》第二十八、二十九卷所抄於此一卷也。要方奇藥，尚須可勘用本方、《聖濟總錄》《可用方》《事證方》《和劑局方》《醫說》等中，不可執泥於此略抄耳。

覆載萬安方卷第四十六

嘉曆元年十一月二十三日重所令清書。冬景不可忽之。子刻書之。

同二年四月一日朱點了。性全　六十一才。

冬景無倦看閱無倦看閱。性全。

同四月九日墨點了。冬景深秘之，秘之。性全。

朱墨之紙數六十九丁

覆載萬安方卷第四十七

小兒

一丹毒

二一切丹毒

三土虺丹

四眼丹

五色丹

六伊火丹

七標火丹

八茱萸丹

九赤丹

十白丹

十一黑丹

十二天雷丹

十三天火丹

十四殃火丹

十五神氣丹

十六神火丹

十七神竈丹
十八鬼火丹
十九野火丹
二十骨火丹
二十一家火丹
二十二火丹
二十三螢火丹
二十四朱田火丹
二十五胡吹竈丹
二十六胡漏竈
二十七土竈丹
二十八天竈火丹
二十九廢竈火丹
三十尿竈火丹
三十一野軀丹
三十二赤流丹
三十三赤遊腫

三十四身有赤處

三十五小兒腹皮卒青黑

《養生方》云，五月一日、八月二日、九月九日、十月七日、十一月四日、十二月十三日，沐浴除惡瘡。

覆載萬安方卷第四十七

性全　集

小兒九

丹毒（有三十八條，四十七條，和名散氣，或燃草，或云火。）

《巢氏病源論》曰，小兒丹毒候，風熱毒氣客在腠理，熱毒搏於血氣，蒸發於外，其皮上熱而赤如丹之，故謂之丹也。若久不差，即肌肉爛傷。《聖惠方》云，若毒氣入腹，則殺人也。

四十七條丹毒

一　一切丹（此一篇中治方，即通諸丹。）

二　土虺丹，發兩手指作紅絲，迤漸下行，至關節便殺人。

三　眼丹，眼卒然赤腫生翳，至有十數翳者是也。

四　五色丹，發而變改無常，或青黃白黑赤。

五　茱萸丹，發初從背起，遍身如細纈。

六　赤丹，丹之純赤色者是也。

七　白丹，初發癢痛微虛腫，如吹㚋起（ヲツナノ乳ノハレタル），不痛不赤而白色者是也。

八　黑丹，初發癢痛或熛腫起微，黑色者是也。

九　殃火丹，發兩脇及腋下髆上。

十　神火丹，發兩髆不過一日，便赤黑。

十一　野火丹，發赤斑，斑如梅子遍背腹。

十二　骨火丹，初發在臂起，正赤若黑。

十三　家火丹，初發著兩腋下，兩髆上。

十四　火丹，往往如傷寒赤著身而日漸大。

十五　丹火，其狀發赤如火之燒，須臾熛漿起者是。熛漿者如水泡，似疱瘡也。

十六　朱田火丹，先發背起遍身，一日一夜而成瘡。

十七　天竈火丹，發兩髆裏尻間，正赤流陰頭，赤腫血出。

十八　赤流丹，身上或一片片赤色如燕脂，染及漸引，俗謂之流。若因熱而得者色赤，因風而得者色白，皆腫而壯熱是也。

十九　赤遊腫，其狀皮膚赤而腫起，行遊不定者是也。

二十　風火丹，初發肉黑，忽腫起。

二十一　暴火丹，其狀帶黑肥白。

二十二　遊火丹，發兩臂及背，如火炙。

二十三　石火丹，發通身，自突起如細粟大，色青黑。

二十四　欝火丹，發從背起。

二十五　赤黑丹，本是毒熱折於血氣，血氣欝蒸色赤，而復有冷氣乘之，冷熱互交，更相積瘀，令色赤黑。

二十六　厲火丹，發初從髂下起，背赤能移走。

二十七　飛火丹，著兩臂及背膝。

二十八　留火丹，發一日一夜便成瘡，如棗大正赤色。

二十九　藍注候，小兒爲風冷乘其血脈，血得冷則結聚成核，其皮肉色如藍，乃經久不歇，世謂之藍注。

三十　伊火丹，從兩脇起。

三十一　神竈丹，從肚起。

三十二　尿竈丹，從踝起。

三十三　胡吹竈丹，從陰囊上走。

三十四　天火丹，從腹背遍身起。

三十五　天雷丹，從頭項起。

三十六　熛火丹，從背甲起。

三十七　胡漏竈丹，從臍中起。

三十八　廢竈丹，從曲臂起。

三十九　神氣丹，從頭背上起。

四十　土竈丹，從陰踝起。

四十一　朱黃丹，赤豆色遍身上起。

四十二　螢火丹，從耳起。

四十三　野黿丹，從背脊起。

四十四　鬼火丹，從面上起。

已上四十四條外，更有身有赤處（名曰血疽），又有赤白溜，卒腹皮青黑，都有四十七條，篇目只有三十八條也。

《幼幼新書》第三十五卷，有其病源並治方，可見彼中也。

一切丹毒（諸丹通治方也。《病源論》大人丹毒十三條，小兒丹毒三十條云云。）

《千金方》云，擣慎火草，絞取汁塗之良。（イキ草　キスクサ　トモ又云景天草。）

又方治小兒丹毒。

右擣馬齒莧，取汁飲之，以滓傅之。

《聖惠方》絞取汁塗之。

《千金》又方

右擣赤小豆五合（半盞許也），水和取汁飲之，或一合良，以滓塗五心（手足及胸心也）。

《千金》又方

右濃煮大豆，汁塗之，良，差亦無瘢痕，亦可服其汁。

《千金》又方

右用臘月豬脂和釜下土傅之，乾則易之。

《外臺》劉氏療小兒油丹赤腫。

右用菇蔞三大兩，釅醋擣藥以傅之佳。

《外臺》劉氏又方
右取蕎麥麵，以醋和塗之差。
《外臺》《古今錄驗》
右擣藍汁塗之。
《簡要濟衆方》治小兒丹毒，從臍中起，名胡漏竈丹也。
伏龍肝（竈下經年黃土也）
右以屋漏水和如糊傅之，乾即數遍傅，以差爲度，亦用新汲水調服。
《修真秘旨》治小兒丹毒。
右用蓖麻子五個，去皮，研，入小麥麵一匙，水調塗之，甚效。患處大即多調之。
《子母秘錄》治小兒丹煩。
右柳葉一二斤，水二斗，煮取四五升，去滓，搨洗赤處，日七八度。
同方治小兒丹毒。
右用鯽魚肉細切，五合，赤小豆擣屑三合，和合更杵如泥，和水傅之。
《姚和衆方》治小兒丹毒破作瘡，黃水出。
右炒焦黑大豆，令煙絕，爲細末，以油調傅之。
升麻散（《聖惠》），治小兒一切丹，遍身壯熱煩渴。
升麻　大黃（切，炒）　黃芩（各二分）　朴消　麥門冬　葛根（剉，各一兩二分）
右麤末，每服一二錢，水一小盞，煎至半盞，去滓，溫服，不拘時。
覆載萬安方卷第四十七

《聖惠》又方

右以藍靛塗之，熱即更塗。

《聖惠方》

右取地龍糞，以水研如泥塗之。

《聖惠》治小兒一切丹及諸毒腫。

右鼠黏草根牛蒡也，洗去苗，擣絞取汁，每服半合，量兒大小分減服之。

《聖惠》治小兒一切丹。

右用芭焦根擣絞取汁塗之。

《聖惠》又方

右取蒴藋擣絞取汁塗之。

《嬰孺方》治小兒惡毒丹赤及風疼。

右取甘草，杵末傅之。

又取生麻油塗之。

又以小豆粉與生麻油和泥塗之。

又杵蔓菁根，取汁塗之。

又方治小兒半身皆紅，漸漸長引。

牛膝　甘草分等

右切，以水五升煮之，沸去滓，和竈下黄土封之。

《張銳雞峯方》治一切丹毒。

右梔子人去皮，爲末，以水調塗之。

又大黃、芒消等分，末匀，水調塗之。

《吉氏家傳》治小兒丹毒瘾疹。

右天麻末，每服一錢，紅酒調服。大人男子婦人三四錢服。

金花散（三因方），治一切丹毒。

欝金　黃芩　甘草　山梔子　大黃　黃連　糯米（各等分）

右細末，蜜冷水和調，以鵝毛塗患處上。

私言，此藥大有神效，常用試之，無不效，皆悉愈。《三因方》云，丹毒之但自腹内生，出四肢者則易愈。自四肢生，入腹者則難治云云。亦可服三黃圓、五香煎（加大黃），尤良。《病源論》大人丹毒十三條，小兒丹毒三十條。

土虺丹

《養生必用方》出此證，言發兩手指作紅絲，迤漸下行至關節，便殺人。即有藥方，藥杵難得。（在《幼幼新書》第三十五）略之。又土虺丹，則《病源論》無此名證。

眼丹

《集驗方》小兒眼卒然赤腫生翳，至有十數翳者，名眼丹。方遲救之，必損目云云。《病源論》無此名證。

《集驗方》有咒法，無藥治，亦略之。

五色丹

《病源論》云，五色丹發而變改無常，或青黄白黑赤。此由風毒之熱有盛有衰，或冷或熱，故發爲五色丹也。

《千金方》治小兒五色丹方。

右擣蒴藋葉傅之。（冬春無葉用根亦佳）

《聖惠方》治小兒五色丹遍身，棗根湯。

棗樹根（二十兩）　丹參（十五兩）　菊花（七兩二分）

右細剉和勻，每用八兩，以水二十盞，煎取十二盞，去滓，看冷熱無風處，洗浴極效。

《聖惠》又方

苧根葉（一斤，細剉）　赤小豆（三合，以一大盞爲一升，而其三合也）

右以水五升，煎至三升，去滓，看冷溫，於無風處洗浴之。

《孔氏家傳》治小兒五色丹方。

右用小柴胡湯如法煎，可飲清淨汁，以滓傅丹毒上，良效。**私言，一切丹毒，皆可服小柴胡湯，利結則須加大黄**（炮）。

伊火丹

《病源論》云，丹發於髈骨，青黑色，謂之伊火丹也。

熛火丹

《病源論》云，丹發於臂背、穀道者，謂之熛火丹也。

《嬰孺方》治丹入腹及下至卵者不治者。

麻黃炒　升麻各一兩　消石二兩

右細末，以井華水服方寸匕，日三服。又一方入大黃一分。

茱萸丹

茱萸丹者，《病源論》云，丹發初從背起，遍身如細纈，謂之茱萸火丹，一宿成瘡。《千金方》治小兒茱萸丹。

右用赤小豆作末，以粉傅之。

赤丹

《病源論》曰，此謂丹之純赤色者，則是熱毒搏血氣所爲也。

《聖惠方》云，夫小兒赤丹者，由風毒之重，故使赤也。初發疹起，大如連錢，小者如麻豆，肉上生粟，色如雞冠，故謂之赤丹，亦名茱萸丹也。

《兵部手集》治赤丹。

右以蕎麥麵，醋和傅之，差。

同方

右研粟米傅之。

《嬰孺方》

右車前子爲末塗之。

升麻膏渙張，治赤丹初發，肉色如朱，色如雞冠。又名茱萸丹。

升麻　白蘞　漏蘆（代用梔子）　芒消（各二兩）　連翹　梔子仁（各二兩）

右細剉，以豬脂一斤，入鐺中，用慢火煎諸藥，令赤色，去滓，放冷，每用少許，頻塗丹處上。

白丹

《病源論》曰，丹初是熱毒挾風，熱搏於血，積蒸發赤也。熱輕而挾風多者，則其色微白也。

《聖惠》云，白丹者，由挾風冷之氣，故使色白也。初發癢痛，微虛腫，如吹，瘮起不痛不赤，而白色也。

《聖惠方》治小兒白丹。

右用川大黄末，以馬齒莧汁調塗。

又方

右以梁上塵，醋和塗之。

又方

右取鹿角燒灰，細研，以豬脂和傅塗之。

黑丹

《聖惠》云，夫小兒黑丹者，由風毒傷於肌肉，故令色黑也。初發痛癢，或熛腫起微黑色也。

升麻湯（《聖惠》），治小兒黑丹。

升麻　漏蘆（代用梔子）　芒消（各二兩）　黄芩（三兩）　梔子仁（一兩）　蒴藋（半兩）

右細剉，和勻，每用三五兩，水五七盞，煎至三四升，去滓，微溫，以軟帛旋蘸，搨病上，以消爲度。

張涣名祛毒散，無蒴藋，而只有五種。

天雷丹

《顱顖經》天雷丹從頭項起。

右伏朧肝，豬脂和傅之。

天火丹

《病源論》云，丹發遍身體，斑赤如火之燒，故論之天火丹也。

《聖惠方》治小兒天火丹，發遍身，赤如絳色。

油麻五合　生鯽魚半斤

右擣如泥，傅在丹上，燥復塗之。

又方

右擣荏子汁塗之。

殃火丹

《病源論》曰，丹發兩脇及腋下髆上，謂之殃火丹也。

《千金方》治小兒殃火丹，每著兩脇及腋下者。

右伏龍肝和油傅之，乾則易。若入腹及陰，以慎火草取汁服之，傅之。

拔毒散張渙，治丹發生於兩脇腋下。

朴消一兩　梔子人半兩

右細末，以好醋調塗丹處，次用山梔子膏。

山梔子人四兩　生鯽魚半斤

右同擣如泥，每用少許，以醋化，塗丹處。

神氣丹

《顱顖經》云，從頭背上起。無藥方

神火丹

《病源論》曰，丹發兩髈，不過一日，便赤黑，謂之神火丹也。

《聖惠方》治神火丹。

右景天花慎火草也，擣絞取汁，先微揩丹上，後塗之，以差爲度。

《嬰孺方》云，先刺丹上，令血出，塗刺上。

又方擣鯽魚如泥，塗丹上，數塗爲良。

又方梔子人末，用醋和，塗之。

神竈丹

《顱顖經》云，從肚起謂之神竈丹。

右用土蜂窠、杏人、胡粉末、生油調塗之。

鬼火丹

《病源論》曰，丹發兩臂，赤起如李子。

《嬰孺方》

右用苦桃皮取汁浴之。

野火丹

《病源論》曰，丹發赤斑，斑如梅子，遍背腹，謂之野火丹也。

《千金方》生麻油塗之。

《聖惠方》白殭蠶、慎火草擣塗之。

骨火丹

《病源論》曰，丹發初在臂起，正赤若黑，謂之骨火丹也。

右擣大小蒜厚封之，著足踝者是。

又大黄末，以豬脂和塗之。

家火丹

《病源論》曰，丹初發著兩腋下、兩髆上，論之家火丹也。

《嬰孺方》治家火丹攻喉入腹，大便結。

朴消　凝水石兩各二

右研細，入銅器中熬，令乾，取方寸匕，以溫水塗，未差，加之，再三服。

火丹

《病源論》曰，火丹之狀，往往如傷寒，赤著身，而日漸大者，謂之火丹。世常此丹多也

又云，赤如火之燒，須臾熛漿起是也。

《嬰孺方》云，火丹者，往來如傷寒。又赤如日出時，故亦名日丹。

《千金方》治小兒火丹赤如朱，走皮中。

右墨豆末，以醋研和傅之。

《千金》又方擣荏子傅之。

《仙人水鑑方》治火丹瘡。

蕎麥麵　黃連各等分

右同細研，入油鹽和勻傅之。

《廣利方》治小兒火丹，熱如火，繞臍即損。

右馬齒莧，杵傅之，日再三。

《嬰孺方》治小兒火丹走皮中赤者。

右梔子末，以醋和塗之。

又方

鯉魚肉研塗之。又以片肉付之。

螢火丹

《病源論》曰，丹發如灼，在脇下，正赤。初從額起而長上痛，是螢火丹也。《顱顖經》乃曰從耳起。

《顱顖經》治螢火丹。

右用慎火草擣汁，和酒塗之。《聖惠方》以醋調塗之。

《聖惠方》治小兒螢火丹。

赤小豆一合　朴消二分　寒水石一分

右細末，每服半錢，或一錢，以冷水調服，日三服。

《聖惠》又方

伏龍肝一合　生油二合

右研，和如泥，時時塗之，以差爲度。若痛上陰，不可治，即殺人。

朱田火丹

《病源論》曰，丹先發背起，遍身，一日一夜而成瘡，謂之朱田火丹也。

《顱顖經》治朱田火丹如赤小豆色，遍身上起。

右用慎火草擣汁，和酒調塗之。

《聖惠方》治小兒朱田火丹。

右以藍靛塗之。

胡吹竈丹

《顱顖經》云，從陰囊上起，無治。

胡漏竈

《顱顖經》云，從臍中起。

右伏龍肝末，以屋漏水調塗之。

土竈丹

《顱顖經》云，從陰或踝起。

天竈火丹

《病源論》曰，丹發兩髈裏尻間，正赤，流陰頭，赤腫血出，謂之天竈火丹也。

《千金》曰，小兒生未滿百日，犯行路竈君，若熱流下，令陰頭赤腫血出。

右伏龍肝，擣末和水塗之，日再三。

《千金方》

鯽魚肉　赤小豆

右和擣，水和，傅之良。

《聖惠方》

細辛一兩　糯米一合　景天草三兩

右擣和如泥，塗丹上，即差。

又方，車前子末，以水調塗之。

廢竈火丹

《巢氏病源論》曰，丹發從足趺起，正赤者，謂之廢竈火丹也。

《嬰孺》治廢竈丹，初起足趺正赤。

右桑根煮汁，洗，即五七遍。

莽草散張渙，治丹發從足趺起，正匀，赤長引。

莽草　寒水石　朴消各等分

右細末，每用以新汲水調塗其上，頻頻塗之。

尿竈火丹

《病源論》曰，丹從膝上兩股起及臍間，走入陰頭，謂之尿竈火丹也。

《千金方》治小兒尿竈丹，初從兩股起及臍間，走入陰頭，皆赤色者。

右桑木皮，切，濃煎，頻可便浴。白皮亦佳

又方

燒李根爲灰，以田中水和，傅之。

二根湯張渙，治尿竈火丹。

桑白皮　李根各十兩

右細剉，以水濃煎，去滓，於無風處浴之。

野龜丹

《顱顖經》云，從背脊起。無方

大孕丹無病證並方

爾朱丹無病證並方

赤流丹

《聖惠方》云，夫小兒身上，或一片片赤色，如燕脂染，及熱漸引，此名丹毒，俗謂之流。若因熱而得者色赤，或因風而得者色白，皆腫而壯熱也。以小刀破之，可出血，毒未入腹者，可療也。

《圓經》治小兒遊瘤丹毒方。

右以冷水調剪刀草，化如糊，以雞羽塗刷腫赤處，腫赤便消退，其效殊佳。

升麻散《聖惠》，治小兒心熱，身上赤流，色如燕脂，皮膚壯熱。

升麻　朴消　大黃炒　玄參各半兩　犀角　黃芩　梔子人　甘草炙　木通各一分

右麤末，每服一二錢，水一盞，煎至半盞，去滓，溫服，不計時候。

《聖惠》治小兒赤流，半身色紅，漸漸展引不止方。

牛膝五兩，去苗　甘草生用，二兩二分

右細末，每用二兩，水一大盞，煎至半盞，去滓，調伏龍肝，塗之有效。

《聖惠》又方

右蕎麥麵，以醋調塗之，不過三兩度差。

《聖惠》又方

右取紅藍花末，以醋調塗之。

《聖惠》又方

右菩蔞根，末，以醋和調，塗之，乾即易塗。

《聖惠》又方

右糯米，以水研如粥塗之，乾即易。

○通治諸丹

消毒散張渙，治諸赤丹流初發甚者。

升麻　黃芩各一兩　麥門冬去心　大黃炒，剉　朴消各二分

右麤末，每服一二錢，水一中盞，煎至半盞，去滓，溫服，不計時候。

木通散張渙，治身體赤流，片片赤色，如燕脂染，毒氣漸引者。

木通二兩　升麻　大黃微炒，切　朴消各一兩　甘草炙　梔子人各二分

右麤末，每服一二錢，水一盞，煎至半盞，去滓，溫服，不拘時候。

赤遊腫

赤遊腫，《病源論》曰，小兒赤遊腫者，有肌肉虛者，爲風毒熱氣所乘，熱毒搏血氣，則皮膚赤而腫起，其風隨氣行遊不定，故名赤遊腫也。

《子母秘錄》治小兒赤遊行於身上下，至心即死方。

右以芒硝入湯中，取濃汁塗拭丹。

又方　蒴藋濃煎，取汁洗。

又方　擣生景天草，傅丹瘡上。

又方　擣芭蕉根汁，煎塗之。

又方　杵菘菜，傅丹上。

《兵部手集》治小兒遊丹赤腫。

右蕎麥麵，醋和塗之，良。

犀角散《聖惠》，治小兒赤遊，皮膚作片赤腫，此是風熱所致。

犀角　黄芩　黄耆　升麻　梔子人　防風　朴消　大黄各二分

右細末，每服半錢或一錢匕，以竹葉湯服，日二三服。

《聖惠方》又治赤遊腫。

栝蔞根二兩　伏龍肝半兩

右細研，以醋調塗之，乾即再三易。

防己散張渙，治風熱邪毒，擣於血氣，則皮膚赤而腫起，遊走不定，乃名赤遊腫。

防己一兩　朴消　犀角　黄芩　黄耆　升麻各二分

右細末，每服半錢或一錢，煎竹葉湯調服。

《劉氏家傳》治走馬胎，赤腫，走入心腹則不救。

生槐葉一握　生栝蔞果去皮，合槐葉研爛　赤小豆末，各等分

右和勻，塗赤處，立效。此藥有神驗。

《莊氏家傳》治小兒遊丹赤腫。

右栝蔞果三兩，以釅醋擣泥，傅之，再三傅易之。

身有赤處

《病源論》曰，小兒身有赤處者，因汗爲風邪熱毒所傷，與血氣相搏，熱氣蒸發於外，其肉色赤而壯熱是也。亦名血疽

《吉氏家傳》治小兒腿上並坐處血疽方。此疾但有赤色如燕脂，漸引闊如錢大，或手掌大，皮膚光緊。此名血疽。此因心熱，心主血，血得熱即凝聚不散，宜用此藥。

右石灰炒，令極熱，即以沃水澄清三五度，傅之。

《千金》治小兒半身皆紅赤，漸漸長引者方。

牛膝　甘草炙，各等分

右㕮咀，合得五升，以水八升，煮三沸，去滓，和伏龍肝末，傅之。

丹參散《聖惠》，治小兒身上有赤引於頰上，或口傍眼下，赤如燕脂，向上皮即皴剝，漸漸引多，此是心熱血凝所爲。其治方，宜以小刀子鋒頭鐮破，令血出後，宜服此藥。

丹參　黄芩　枳殼麩炒　葛根　犀角各二分　麻黄去根節，一兩

右麤末，每服一二錢，水一小盞，入竹葉十片，竹茹半分，煎至半盞，去滓，溫服，不拘時。

《聖惠》又方　芭蕉根，擣取汁，塗之。

《聖惠》又方　芒硝以水研，塗之。

小兒腹皮卒青黑

卒腹青黑者，《病源論》曰，小兒因汗，腠理則開，而爲風冷所乘，冷搏於血，隨肌肉虛處停之，則血氣沈澀，不能榮其皮膚，而風冷客於腹皮，故青黑也。

《嬰童寶鑑》云，小兒血凝，爲初生下時，肌未成肉，以新綿及厚衣衣之，血被熱而不結，變爲肌肉，故凝也。其候身上青黯，哭而無聲，不乳是也。

《千金》治小兒卒腹皮青黑方。

右以酒和胡粉傅上。若不急治，須臾便死也。

《聖惠方》治小兒卒腹皮青黑，不能喘息，宜急用此方。

右苦參一兩，細末，以醋湯調服，或半錢或一錢。

《千金》灸法，治小兒卒腹皮青黑，不急治，須臾即死。灸臍上下左右，去臍五分，並鳩尾骨下一寸，

凡五處，各三壯。

已上《幼幼新書》第三十五卷，有諸方，依繁多，不能悉載之，廣可見彼卷中。此諸丹毒治方，可通於大人。大人治方，在於此《萬安方》第二十三卷，雖然，不如此卷委曲矣。

覆載萬安方卷第四十七

嘉曆元年十一月二十四日於燈下所清書也

性全　六十一才

同二年四月十日朱點了　性全

同年同月日墨點了　性全

朱墨之紙數三十六丁

小兒雜病

一吐逆

二噦逆

三霍亂吐利

四冷吐

五熱吐

六挾驚吐

七毒氣吐

八吐血

九鼻衄

十大便血

十一小便出血

十二大便不通

十三小便不通

十四小兒大便失禁

十五小便數

十六大便青

十七小便白

覆載萬安方卷第四十八

覆載萬安方卷第四十八

十八小兒蟲動
十九蟯蟲
二十寸白蟲
二十一小兒癩病
二十二陰腫並陰瘡
二十三腫滿
二十四水氣
二十五赤眼
二十六耳聾
二十七鼻諸病

覆載萬安方卷第四十八

性全　集

小兒十　雜病上

吐逆ツキエ ツク

《病源論》曰，依飲冷乳，又因當風冷成吐逆疾。可見《幼幼新書》第二十七卷

人參散《聖惠》，治小兒嘔吐不止，心神煩悶，惡聞食氣。

人參　丁香　菖蒲各二分

右細末，每服一錢或二錢，水一中盞，薑二片，煎至半盞，去滓，溫服，漸漸與服。

葛根湯同，治小兒嘔吐煩渴。

葛根　人參　桑白皮　白朮　陳皮各半兩　半夏一分

右麤末，每服一二錢，水一小盞，薑二片，棗一個，煎至半盞，去滓，溫服。

丁香圓同方，治小兒飲乳後吐不止。

丁香一分　藿香二分　人參三分

右細末，煉蜜丸如綠豆大，每服三丸，以粥飲研化服。《顱顖經》丁香一分，藿香一分，人參二分，治

孩兒霍亂吐瀉，面色青，冷汗或四肢冷。

《局方》三味細末，號丁香散。以乳汁服，尤有效。兼治霍亂吐瀉，又可與蘇合香圓。

匀氣散（張渙方），寬中止嘔吐。

白朮（三分） 人參 丁香 木香 甘草（炙） 鹽 厚朴（薑汁炒，各半兩）

右一處皆切，合，以慢火炒，令香熟，細末，每服半錢或一錢，沸湯點服。

香朴湯（張渙），調冷熱，治嘔吐。

丁香 麥門冬（去心，各二兩） 厚朴（薑汁炒） 人參（各一兩）

右細末，每服一錢，水一小盞，薑二片，棗二個，煎於半盞，温服。大人四錢匕服。

香葛湯（張渙），治嘔吐後渴甚，津液燥少。

藿香葉 白茯苓 甘草（炙，各半兩） 丁香 乾葛根 人參（各一兩）

右細末，次入麝香一錢，細研，拌匀，每服半錢或一錢，大人三四錢，以薑湯温服。

玉露散（《嬰童寶鑑》），治小兒吐，不瀉，腹中疼痛。

右以寒水石燒爲末，每服一錢，以薑湯服下。

人參散（同），治小兒吐逆。

人參（三分） 丁香（一分） 藿香 甘草（炙，各二分）

右細末，和匀，每服一二錢，飯飲服。

人參散（《石壁經》），治小兒吐乳不止。

人參（二分） 藿香 丁香（各一分）

右末，每服半錢，水半盞，乳香一小塊研，同煎至二分，溫服。

異攻散《劉氏家傳》，治小兒胃氣不和，藏府泄瀉，不思乳食，或哯妳嘔逆。チヲカヘシツクナリ

藿香　白朮炮　人參　白茯苓　陳皮炒　木香　肉豆蔻麵炮，各一兩　甘草炙，二分

右末，每服一錢，以飯飲紫蘇湯服。

《聖惠方》小兒嘔吐妳汁，灸中庭一穴一壯，在膻中下一寸陷中。艾炷如小麥大

《嬰童寶鑑》灸法，吐食灸上管、中管各三壯或五壯、七壯。

《葛氏肘後》小兒哯哺吐下。哯，呼典反，吐也。クイモノヲカヘス　乳ヲアマスクタス

甘草炙　人參　當歸　乾薑各一兩

右末，以水一大盞，煮取半盞，分爲三服，入麝香少許，益良。哯哺吐下如霍亂狀。此方出《小品方》。

又《本草》云，小兒嘔逆，與哯乳不同，宜細詳之。哯乳，則乳飽後哯出者是也。

《嬰孺方》治小兒吐哯，膈上有冷。

細辛　橘皮各一分　大黃　甘草各三分　乾薑二分

右剉散，以水一盞半，煮取八分，溫分爲三服，一日三五服，服盡。

消乳丹張渙，嬰兒飲乳過多，胸膈不快，或多吐哯，大便妳辨不消，宜服之。乳ヲノミヲハリテ不消也

木香　丁香　青皮　肉豆蔻各半兩　牽牛子末炒，一分

右細末，滴水和丸如粟米大，每服三五粒，入口以乳汁可令服。

玉真散《嬰童寶鑑》，治小兒哯乳。

白朮二分　半夏七個　山椒一分，去目，炒出汗

右細末，每服半錢或一錢，入口以乳汁可飲。

噦逆 シヤクリ 噦，於月反。逆氣也。又火外反，鳥鳴也。

《病源論》曰，小兒噦，由哺乳冷，冷氣入胃，與胃氣相逆，冷折胃氣，不通則噦。

人參散《聖惠》，治小兒噦逆不止，心神煩亂。

人參　白朮　白茯苓各三分　甘草炙　藿香各半兩

右麤末，每服一二錢，水一小盞，煎至半盞，去滓，熱服。

草豆蔻《聖惠》，治小兒噦，不納乳食。

草豆蔻三個，去皮　甘草一分，炙　人參半兩

右麤末，每服一二錢，水一中盞，煎至半盞，去滓，溫服。

人參散《聖惠》，治小兒噦，乳母服方。

人參三分　陳皮一兩

右麤末，生服三四錢，水一盞，生薑三片，煎至六分，去滓，熱服，至夜三四服。乳母服訖即乳兒，甚效。

一方治一切噦逆。

丁香二分　柿蔕カキノフタ一兩

右同剉，炒至黃赤，分作二服，水一盞，煎至六分，去滓，熱服。

霍亂吐利

《千金翼方》問曰，病有霍亂者何也。答曰，嘔吐而利，此爲霍亂也。

張渙曰，謹按，小兒霍亂與大人無異，如救火拯溺，宜速療之。大人霍亂在於此《萬安方》第十一卷

《千金》治小兒霍亂吐痢。

人參一兩 厚朴 甘草炙，各半兩 白朮炮，一兩二分

右㕮咀，每服一二錢，水一小盞，薑二片，煎半盞，去滓，溫與服。乳母忌生冷物。

《外臺》《廣濟》療老小冷熱不調，霍亂吐利，宿食不消，理中圓。

人參 白朮 甘草炙 高良薑各二兩 乾薑 桂心各一兩二分

右末，以煉蜜和丸梧子大，老小以意加減，日二三服，大人三十丸、五十丸、七八十丸，以粟米飲服，忌生冷、油膩、生葱、海藻、菘菜、桃李、雀肉等物。

《聖惠方》治小兒霍亂吐利。

乾桑葉 藿香各一兩

右細末，半錢或一錢，大人三五錢，以米粥飲服。

又方治霍亂，有神效。

肉豆蔻炮 甘草炙 藿香各三分

右麤末，每服一二錢，水一小盞，煎至半盞，去滓，溫服，不拘時。

又方

人參二分 丁香一分

右切散，水一盞半，煎一盞，溫服。

《劉氏家傳》治小兒霍亂吐瀉。

草豆蔻　檳榔　甘草炙

右細末，以薑湯服半錢或一錢，空心。

丁香散《吉氏家傳》，治霍亂吐瀉。

丁香一錢重　藿香二分　枇杷葉去毛，焙，七片

右細末，每服半錢，以飯飲服。或一錢服

《幼幼新書》第二十七云，霍亂篇曰，或霍亂吐而不利，或霍亂利而不吐，或只霍亂而不吐利。

《千金》治孩子霍亂，已用立驗方。

人參一兩　木瓜一個　倉米一掬

右麤末，以水三盞，煎取一盞半，分作三五服，立效。

丁香散《聖惠》，治小兒霍亂，不欲乳食。

丁香一分　人參半兩

右麤末，每服一二錢，水一中盞，煎至半盞，去滓，溫服，不拘時候。

肉豆蔻散《聖惠》，治小兒霍亂不止。

肉豆蔻二分　藿香一兩

右麤末，每服一二錢，水一中盞，煎至半盞，去滓，溫服。

香參膏《惠眼觀證》，治霍亂瀉止吐未住。

人參一指　丁香十四粒　藿香一錢重　糯米七十粒，與丁香同炒，令米黃熟

右同細末，用棗肉和爲膏，每服一指頭大，用鹽薑湯服。

丁香散《吉氏家傳》，治霍亂吐不食妳。

丁香二十粒　母丁香一個，亦名雞舌　藿香一錢重　半夏五個，洗

右都爲末，以薑汁浸三宿，焙乾，再爲末，每服半錢或一錢，藿香湯服。

人參散《長沙醫者鄭愈傳》，治霍亂候，嘔逆不止，心胸虚熱。

人參　陳皮　桔梗　甘草炙　白芷各二兩

右細末，每服一二錢，水一中盞，竹葉二片，煎至二分服。或入蘆根，或荻根煎服，亦得。

《莊氏家傳》治小兒吐瀉。

丁香　白朮等分

右細末，以糊爲丸粟米大，或緑豆大，每服十丸、十五丸，或二三十丸，米飲服。

大白朮散《王氏手集》治脾胃氣虚，嘔吐泄瀉，外熱裏寒，手足逆冷，昏困嗜臥，面色青白，下利清穀，不思乳食。

甘草二兩，炙　乾薑一兩半　附子一個，生用，去皮，破作八片

右細末，每服二錢，水一中盞，生薑三片，煎至六分，去滓，分二溫服。

藿香散《吉氏家傳》，治吐瀉。

藿香一兩　丁香一分　木香　縮砂各二分

右細末，每服半錢或一二錢，水一中盞，煎至半盞，溫服。或加陳皮、草果、甘草、人參，尤妙。

人參散《長沙醫者丁時發傳》，治小兒虚熱，及吐瀉煩渴不止，及疎轉後可服之。

人參　茯苓　桔梗　乾葛各半兩　犀角　甘草炙，各一分

右細末，每服一二錢，水一中盞，入燈心二三莖，煎至半盞服。煩渴，入新竹葉一二片，煎服。

高良薑散《聖惠》，治小兒霍亂，心腹痛不止。

高良薑　人參　赤芍藥　甘草炙　陳皮各半兩

右麤末，每服一二錢，水一中盞，煎至半盞，去滓，溫服。

大人參圓《莊氏家傳》，和脾胃，止嘔吐，治泄瀉青黃，止腹痛多啼，進乳食。

丁香　木香　白朮各二分　藿香葉一兩二分　人參二兩

右細末，煉蜜丸雞頭大，每服一丸，粟米飲化服。

正氣人參膏《趙氏家傳》，治小兒脾胃氣虛，中寒腹痛，泄利嘔逆，不入乳食，夜啼多哭，睡中饒驚，吐利蚘蟲，虛煩悶亂，常服止煩渴，調脾胃，進飲食。

人參　乾木瓜　甘草炙，各二分　陳皮　罌粟米炒　乾薑炮　茯苓各一分

右末，煉蜜和爲膏，每服皂子大，以米飲化服。

已上不問冷熱，通治霍亂吐瀉也。

冷吐

溫脾散渙張，散寒濕，治嘔吐。

厚朴薑汁炙，一兩　丁香　白朮　乾薑各半兩　肉桂一分

右細末，每服一錢，煎人參湯調服。

流星散《九籥衛生》，療小兒胃氣虛冷，痰吐嘔逆。

半夏十四個，大者，生用　胡椒四十九粒

右麤末，每服半錢或一錢，水一中盞，入生麻油七滴，煎至四分，去滓，溫服。

肉豆蔻圓（《長沙醫者相濤傳》），治小兒胃冷，嘔吐不止，諸藥不效者。

肉豆蔻（麵炮，十兩一分）　丁香（一分）

右細末，用麵糊丸芥子大，每服五丸、十丸或二三十丸，以濃煎藿香柿蔕湯（炒，等分），服便止。若大人多合和，或大丸梧子大，五十、七十丸服。若煩渴則前煎湯爲熟水服之。

熱吐

麥門冬散（《聖惠》），治小兒嘔吐不止，心神煩悶。

麥門冬（去心，焙）　竹茹　甘草（炙）　人參　茅根（洗切）　陳皮（各一兩）

右麤末，每服二三錢，水一盞，生薑二片，煎至半盞，去滓，熱服。

麥門冬散（《聖惠》），治小兒嘔吐，心胸煩熱。

麥門冬　厚朴　人參（各二兩）

右麤末，每服一二錢，水一中盞，薑二片，棗一個，粟米五十粒，同煎至四分，去滓，溫服。

蘆根湯（《聖惠》），治小兒嘔吐，心煩熱渴。

生蘆根（剉，二兩）　粟米（一合）

右以水二大盞，煎至一盞，去滓，入米作粥，入生薑汁、蜜各少許，食之，兩三度合服，以嘔吐熱渴定爲期。

清胃散（《孔氏家傳》），治小兒胃熱吐。

右用生薑薄切，以生麪拌勻，曬極乾，略焙，爲細末，每服一二錢，用紫蘇湯服。

挾驚吐ヲヒヘテツキカヘス也。

睡驚圓《王氏手集》，治熱化涎，鎮心神，治驚悸吐逆。

半夏薑制，末　乳香　犀角末，各一兩

右細末，用生薑自然汁煮麪爲丸綠豆大，每服七粒或十粒、十五或二十粒，用薄荷煎熟水，夜臥服。

毒氣吐

《病源論》曰，小兒春夏服湯藥，其腸不勝藥勢，遂吐下不止。藥氣熏藏府，乃煩懊頓乏者，謂此爲中毒，毒氣吐下。

藿香湯《千金》，治毒氣吐下，腹脹逆，害乳啼。

藿香一兩　生薑三兩　竹薷　甘草炙，各二分

右㕮咀，每服二三錢，水一盞，煎至四分，去滓服，日三。若熱氣甚，則加升麻半兩。

已上《幼幼新書》第二十九卷抄之訖。又大人吐瀉在此《萬安方》第十一卷，亦可通用於小兒。

吐血已下《幼幼新書》第三十卷，大人吐血在此《萬安方》第三十卷。

茜根散《聖惠》，治小兒吐血，心燥煩悶。

茜根一兩　犀角　升麻　大黃剉，炒　黃芩　甘草炙，各二分

右麤末，每服一二錢，以水一中盞，黑豆三十粒，竹茹三銖，煎至六分，去滓，溫冷任意服。

升麻湯《嬰孺》，治小兒熱病，鼻衄唾血。

升麻二兩　竹青皮　羚羊角各一兩一分　生乾地黃一兩三分　甘草一兩　芍藥一兩二分

右麤剉，每服二三錢，水一盞半，煎於半盞，去滓服。

《雞峯方》治吐血衄血。

右新綿燒灰，研細，以米飲服一錢。

青金散《王氏手集》治肺嗽喘息有音，及熱搏上焦，血溢妄行，欬唾血出，咽嗌疼痛，煩渴嘔吐，寒熱休歇，減食羸瘦。

白及末　青黛研，各一兩

右同研勻，每服半錢或一錢，糯米飲服。

解脫圓《王氏手集》治外搏風邪，内挾痰飲，寒熱往來，煩渴頰赤，心忪減食，熱在上焦，欬嗽有血。

防風　地骨皮各二兩

右煉沙糖爲丸如梧子大，每服一二丸，或五七丸，食後，煎蘇湯服。

鼻衄ハナチ

茅先生治小兒鼻血出。

山梔子仁一兩，半生半炒　槐花エソスノハナ陳者佳，二分

右細末，用熟水半錢或一錢服。《聖惠方》同，但槐花炒，梔子不炒。

張銳《雞峯方》治衄血。

右常用石榴花末吹入鼻中，或生踈絹ウスキキヌ裹指入鼻孔中。

同方

右用龍骨末吹入鼻中。

諸方以蒲黄亂髪カミノヲチ灰，以糯米泔水服之，立有效。

大便血

羚羊角散《聖惠》，治小兒大便出血，體熱黃瘦，不欲飲食。

羚羊角　黃耆　升麻　黃芩　甘草炙　地榆各一兩　生乾地黃

右麤末，每服一二錢，水一中盞，入苦竹茹半分，煎至六分，去滓服。

《聖惠》又方

右用鹿角燒灰細研，以米飲調服半錢或一錢，日三服。

茅先生治小兒大便下血。

枳殼麩炒　荊芥穗　甘草炙、各等分

右細末，每服一二錢，用陳米飯飲調服。

槐花圓《孔氏家傳》，治小兒便鮮血。

黃耆一兩　當歸　槐花　白朮　人參　芍藥各三分

右末，米飲服一二錢，小兒半錢。

大腹皮《朱氏家傳》，小兒熱氣攻大腸，其病瀉血，藏府疼痛，漸如茶色，難治。此病是傷寒出汗不盡，或因瘡子出不足，令熱氣行於大腸，所以瀉血，如治先解汗，後下氣攻。

欝金一兩　乾薑二分　大腹皮一兩二分

右末，每服一錢，陳米飲服。

小便出血

《病源論》曰，小兒心藏有熱，乘於血，血滲於小腸，故尿血也。

姚和衆治小兒尿血。

右用甘草五分，以水一中盞，煎至四分，去滓，分作二服，或作三服，亦作一服。

同方 煎升麻服之。

阿膠散《聖惠》，治小兒尿血，水道中澀痛。

阿膠一兩，炒 黄芩 梔子人 甘草炙 車前子各一兩

右細末，每服用新汲水調服一錢或二錢服。

又方

車前葉擣絞取汁，三合 沙糖二兩二分

右相和勻，每服半合，頻服，空心。

《千金方》灸法，治尿血，灸第七椎兩傍各五寸，隨年壯。

大便不通

《外臺》並《千金》紫雙圓，主小兒身熱，頭痛，食飲不消，腹肚脹滿，或小腹絞痛，大小便不利，或重下數起。小兒無異疾，唯飲食過度，不知自止，哺乳失節，或驚悸寒熱，唯此圓治之，不差，復可再服。小兒欲下，是其蒸候，哺食減少，氣息不快，夜啼不眠，是腹內不調，宜用此圓，不用他藥，數用神驗，千金不傳方。

巴豆去皮心，炒 蕤仁各三分 麥門冬去心，一分四銖 甘草炙，五銖 甘遂 真珠各二銖 牡蠣燒 蠟各一分二銖

右八味，以湯熟洗巴豆，研，以新布絞去油，別擣甘遂、甘草、牡蠣、麥門冬，細羅畢，擣巴豆、蕤仁，令極熟，乃內諸藥散，更擣三千杵。若藥燥，入少蜜足之。生而半歲兒，如荏子一雙。一二歲兒，服如半麻

子，作一雙。三歲兒，服如麻子一枚，作一雙。四歲兒，服如麻子二圓。五六歲兒，服如大麻子二圓。七八歲兒，服如小豆二圓。九歲、十歲兒，微大於小豆二圓，常以雞鳴時服，至日出時不下者，飲熱粥汁數合，即下，圓皆雙出也。下甚者，飲冷粥止之。〇二丸云一雙，可服二丸也。

私言，紫霜圓、三黃圓、感應圓，可與服之。又《幼幼新書》第三十卷有多瀉藥等，事繁則略之，可見彼卷。

小便不通

《千金》治小兒小便不通。

車前草切　小麥各一升

右以水二升，煮取一升二合，去滓，入米煮粥服，日三五服。

〇大便小便不通

芍藥散《惠眼觀證》，治大小便下藥而不通者。

芍藥　大黃　甘草炙　當歸　朴消各一兩

右末，每服一大錢，水一中盞，瓦石器中煎服，未通可至再服、三服。

犀角圓《錢一方》，治小兒風熱，痰實面赤，大小便秘澀，三焦邪熱，府藏蘊毒，疎道極穩。

犀角生末　人參　枳實　檳榔各半兩　黃連一兩　大黃二兩，酒浸，切片，以去皮巴豆一百個，貼在大黃上，於欲熟飯上蒸三度，切，令炒焦黃，去巴豆不用。

右細末，煉蜜和丸如麻子大，每服十丸、二十丸，臨臥以熟水服，未下，加丸數。亦治大人孕婦無損。

《千金》灸法，小兒大小便不通，灸兩口吻各一壯。

小兒大便失禁大便不覺而下，謂之失禁。

《千金》治老人小兒大便失禁，灸兩腳大指去爪甲一寸三壯，及灸大指奇マタユヒノ間各三壯。

小便數

雞腸散張渙，治因膀胱有熱，服冷藥過多，小便不能禁止，或遺尿病。

雞腸草一兩乾　壯蠣粉三分　龍骨　麥門冬去心，焙　白茯苓　桑螵蛸各半兩

右麤末，每服一二錢，水一中盞，生薑二片，棗二個，煎至六分，去滓服。

私云，可灸氣海臍下一寸**、丹田**臍下三寸**，十壯、二十壯。**

大便青

訶梨勒圓《聖惠》，治小兒內冷，腹脇妨悶，大便青色，不欲乳食。

訶子皮一兩　白茯苓　當歸炒，各一分　白芍藥　陳皮　厚朴　甘草炙，各二分

右末，煉蜜丸如梧子大，三歲兒每服十丸，日三服，夜一服。

陳橘皮圓《聖惠》，治小兒內冷，大便青，不欲食，皆是胎寒。胎中ヨリ寒也。

陳皮　當歸切，炒　人參　白芍藥　川芎各一兩　甘草二分，炙

右末，煉蜜和丸如綠豆大，每服，三歲兒七丸，或十丸、十五丸，米飲服，日三服。

木香圓《聖惠》，治小兒胎寒腹痛，大便青。

木香　蓬莪朮　白朮　人參　當歸各一兩　麝香　白芍藥各二兩

右末，煉蜜丸綠豆大，三歲兒每服七丸、十丸、十五丸，或二十丸。米飲服，日三服。

《吉氏家傳》治小兒驚瀉青屎。キモヲツフシヲトロキテ利スル云驚瀉也。

右用辰砂一塊小豆許，細研，入輕粉一錢匕，和匀，以荊芥穗湯調服，未差，再三服。

小便白

《莊氏家傳》小兒尿作白米泔狀，未必皆疳，乃膈熱所作，治此方。

越桃即山梔子也

右二枚，切，同燈心三十莖，水一盞，煎至六分，細細呷服，則尿清也。

金露散《吉氏家傳》，治心藏極熱，口瘡目赤，尿如米泔。

欝金半兩　甘草生，二兩　滑石半錢重

右細末，每服一錢匕，以冷麥門冬熟水調服。

車前子散《石壁經》，治五淋並小便白。

車前子　滑石

右等分，細末，研匀，以米粥飲，每服半錢或一錢，空心服。

梔子散《長沙醫者鄭愈傳》，治小兒小便結淋疾等。

右麤末，每服二錢，水一中盞，燈心五莖，同煎於七分，去滓，溫服。

已上《幼幼新書》第三十卷，抄之訖。五淋、五痔之證並治方，可見彼卷，亦與大人不異，故略於此也。

諸淋即在於此《萬安方》第二十卷，諸痔亦在同第二十七卷，可通用之。

小兒蟲動

《病源論》曰，小兒三蟲者，是長蟲、赤蟲、蟯蟲，是爲三蟲也。猶是九蟲之數也。長蟲，蚘蟲也，長一尺，動則吐清水而心痛貫心，即死。赤蟲狀如生肉，動則腸鳴。蟯蟲至細微，形如菜蟲也。居洞腸間，多則爲痔，劇則爲癩，因人瘡處以生，諸癰疽癬瘻瘑疥齲蝨，無所不爲。此既九蟲之內三者，而今則別立名，當以其三種偏發動成病，故謂之三蟲也。

《千金》治小兒三蟲方。

雷丸　川芎

右等分末，每服一錢匕，或二錢匕，以酒或薏苡根湯服，空心。

安蟲散（《錢乙方》），《博濟方》名鶴蝨散。

胡粉（炒）　檳榔　川楝子（去皮核，用肉）　鶴蝨（炒，各二兩）　白礬（一分，於鐵器內燒枯）

右細末，每服半錢或一錢，溫米飲調服，蟲動痛時頻二服。

安蟲圓（《錢乙方》），治上中二焦虛或胃寒，蟲動及痛。又名苦楝圓。

乾漆（打碎，炒煙盡，二兩）　雄黃（二分半）　巴豆霜（一錢重）

右細末，麵糊丸黍米大，看兒大小與服，取東引石榴根湯服下。痛甚者，煎苦楝根湯服下，或蕪荑湯，服五、七丸至二、三十丸，發時即服。

補胃膏（張渙），治有蟲心腹痛甚不可忍者。

高良薑（炒）　肉桂（去麤，各一兩）　肉豆蔻　乾漆（燒存性）　烏梅肉（炒乾，各半兩）

右細末，煉蜜丸如雞頭大，每服一二粒，米飲化服，空心，乳食前。

化蟲圓（《局方》），治小兒疾病，多有諸蟲，或因府藏虛弱而動，或因食甘肥而動，則腹中疼痛發作，腫聚往來上下，痛無休止，亦攻心痛，呼哭合眼，仰身撲手，心神悶亂，嘔噦涎沫，或吐清水，四肢羸困，面色青黃，飲食雖進，不生肌膚。或寒或熱，沉沉嘿嘿，不的知病之去處。其蟲不療，則子母相生，無有休息，長一尺則害人。張渙名化蟲丹。彼云，小兒五六歲以上，食甘肥過多，蟲動。

胡粉（炒）　鶴蝨　檳榔　苦楝根（去蟲，五兩）　白礬（一兩二分）

右細末，麵丸如麻子大，一歲兒服十丸，溫漿水、生麻油一二點，勻服。溫米飲服亦得，不拘時候。其蟲細小者化爲水，大者自下。張渙方，鶴蝨、檳榔、苦楝根（各一兩），胡粉、白礬（各半兩）

香雷散（張渙），治蟲動，啼叫不止。

雷丸　鶴蝨　苦楝根　蕪荑（各一兩）

右細末，每服半錢或一錢，用生豬肉淡煮汁調服，不拘時候。

《趙氏家傳》，醫工李賓治一小兒忽患昏塞，不省人事，叫喚身向上踊。《素問》謂之蟲厥。蓋胃寒則蟲結聚而上搶心。方

麝香　木香

右末，每服一錢，以溫酒服之。一服稍定，再服遂醒，更兩服平愈。謂麝香安蟲去穢，木香溫胃故也。

檳榔散（《吉氏家傳》），取蟲。

檳榔　史君子　胡粉

右等分，細末，以豬肉、鹿肉汁調服，每服一二錢，大人五錢匕。

《顱顖經》治孩子蛔蟲咬心痛，面伏地臥，口吐清水痰涎方。

檳榔　苦楝根　鶴蝨（炒，各二兩）

右細末，空心，每服一二錢，以熱茶服。忌黏食。

《病源論》云，蟯（蛔，宗活云）蟲者，九蟲內之一蟲也，長一尺，亦有長五六寸者，或因府藏虛弱而動，或因食甘

肥而動，其動則腹中痛，發作種聚，行來上下，痛有休止。貫傷心者則死。蚘，蛔字同

《趙氏家傳》云，凡小兒因熱著後，吐逆不止，或燥渴不止，飲水無度，入口即吐，至四五日不止，雖吐逆稍定，或發驚癇，或有用手向口探取之狀，此蓋蛔蟲攻心所致。俗醫不曉此，只以止治驚之藥治之，必不驗。又蛔蟲三兩日，向上攻心，吐逆不止。五七日，皆垂頭向下，故令小兒疾病無處可曉，皆蛔所作也。據此形證，當須用安蛔藥治之，未驗仍服取蛔藥，無不愈者。小兒或患傷寒，不能得汗，亦由此蟲所攻。仲景所謂蛔厥者是也。凡有蛔者，眼多有赤脈，徐助教方安蟲寸金散。

乾漆一兩半，炒煙盡，細末　雄黃半兩，研

右同研勻，以新汲水及生油一二滴，調服一二錢。若未驗，服取蛔蟲藥。

《吉氏家傳》史君子散，取小兒蛔蟲方。

右用史君子，不計多少，火上炒乾，爲細末，每服半錢或一錢，五更空心，飯飲服。

取蟲散《長沙醫者，鄭愈傳》治小兒蛔蟲，腹痛無時，嘔逆涎沫。

史君子　石榴根皮東引者　鶴蝨各二兩　輕粉二分

右末，每服一錢或半錢，用肉煮汁點服。

蟯蟲細蟲也。自藏府而出，即食小手足小瘡癬疥等小蟲也。亦謂之瘑蟲也。九蟲之其一。

《聖惠方》治蟯蟲。《病源論》云，蟯蟲者，九蟲內之一蟲也。形甚細小，如今之瘑蟲狀。亦因府藏虛弱而致發，甚者則成痔瘻瘑疥也。

右用練了臘月豬脂，每日空心如皂子大，以酒服之。

又方

右以槐實末，每用少許，內下部中。

又方 治小兒蟯蟲，下部中癢，大棗膏。

蒸大棗十個，取肉 水銀一分

右二種和勻，令水銀星盡，捻爲挺子，長一寸，以綿裹，內下部中一宿，明旦蟲出，有效。

胡粉散《聖惠》，治小兒蟯蟲蝕下部。

胡粉 雄黃各一兩

右研勻，少許傅下部中。

寸白蟲

《病源論》曰，寸白者，九蟲內之一蟲也。長一寸而色白，形小褊。因府藏虛弱而能發動，或云飲白酒，或云以桑木枝貫串肉炙，並食生栗所作，或食生魚後食乳酪，亦令生之。其發動則損人精氣，腰腳疼痛。又云，此蟲生長一尺，則令人死者也。

《千金》治寸白蟲方。

右用東行石榴根一把，水一升，煮取三合，分二三服，日夜服之。

又方

右用桃葉擣絞汁服。

青黛散《聖惠》，治小兒寸白蟲，連年不除，面無顏色，體瘦少力。

青黛 鶴蝨各二分 檳榔二枚 苦楝根乾焙，二兩

右細末，每服時先喫淡肉哺少許，後以粥飲調服一錢或一錢半，大人四五錢，日三五服。

小兒癩病

芍藥圓《嬰孺》，治少小陰癩氣疝，發作有時。

芍藥 茯苓各一兩三分 大黃一兩一分 半夏二分半 桂心 胡椒火邊出汁，不炒，二一箇

右末，蜜丸大豆大，每服十、二十丸，溫酒服。

張銳《雞峯》方，治惡毒腫，或毒陰卵，或偏著一邊，疼痛攣急，牽引少腹，不可忍方。

右用茴香葉與苗根，擣取汁，空心服一合許，以其滓，以貼腫處。

金鈴散《惠眼觀證》治小兒驚疝，及五般疝氣陰腫，常服下涎寬氣。

青皮 蓬莪朮 甘草 陳皮 茴香 京三稜 川楝子去皮核用肉各等分

右細末，每服半錢或一二錢，水一盞，煎至半盞，入鹽少許，溫服。

牡丹五等散《外臺》《古今錄驗》療癩疝陰卵偏大，有氣上下，脹大，行走腫大，服此良驗。

牡丹皮 防風 黃蘗炙 桂心去麤，各二兩 桃人去皮尖，一兩，研

右細末，每服一錢，溫酒服。大人則一刀圭，或方寸匕。二十日服愈。少小癩疝最良，孩子以乳汁和與服。

○一刀圭者，十分方寸匕一也云云。方一寸板，分爲十片，而其一片也。

妙香丹張渙，治疝氣偏墜。カタヲチヤルナリ

熏陸香 南木香 昆布洗去鹽味，焙，各一兩三分 藿香葉 牽牛子炒末，各一兩一分

右細末，用棗肉丸麻子大，每服十丸，空心，以牡蠣湯服煎牡蠣粉湯，或二三十粒服，以快利爲度。

陰腫並陰瘡。

《千金》治小兒陰腫。

右擣蕪菁取汁，塗陰腫上。《外臺方》取蕪菁菜葉莖根汁傅之。

大黄散《聖惠》，治小兒陰腫。

木通　羌活　大黄切炒，各一兩　桑根白皮二兩　朴消三兩

右麤末，每服一二歲兒一錢，以水一小盞，煎至半盞，去滓服。

牛蒡膏《聖惠》，治小兒陰卒腫痛脹。

生牛蒡根汁二大盞，煎令如膏　赤小豆末，半兩　肉桂末，一分

右相和如膏，塗陰腫處，立消。

《聖惠方》治陰腫。

右取蔓菁子末，以豬脂調塗之。

又方　以莧菜根擣汁，頻頻塗之。

又同方，桃人炒，去皮尖雙仁者，研爲膏，每服一大豆，或二三大豆許，以溫酒化服，日二三服。

《外臺》《備急》治小兒陰瘡。《病源論》云，下焦之熱作陰瘡，俗云尿灰火所爲。

右用貓兒骨燒作灰，傅之即差。又《千金》云，狗骨灰傅之。

《聖惠》又方

右取蔓菁根擣研，傅之。已上《幼幼新書》第三十一也

腫滿

《病源論》第百二十七云，小兒腫滿，由將養不調，腎脾二藏俱虛也。水土相剋，故令腫滿，即皮薄如熟李之狀。若皮膚受風，風搏而氣致腫者，但腫如吹，引風氣腫也。

內消圓《漢東王先生家寶方》，治小兒頭面手腳虛浮。

青皮數炒，去白　巴豆七個，去殼　木香一錢重，炮　防己一錢半重　丁香十四粒

右先青皮與巴豆同炒蒼色，去巴豆不用，以其餘藥爲末，以麵糊丸麻子大。二三歲兒每服五丸或十丸、十五丸，以橘皮湯服。女兒則以艾葉湯服，一日三服。

郁李仁丹張渙，一切腫滿皆可服。

郁李人湯浸去皮，炒　檳榔各二兩　牽牛子末炒，一兩

右細末，滴水和丸黍米大，每服十丸、二十丸、三十丸，以蔥白湯服，不拘時候。

搨氣散《惠眼觀證》，大治虛腫脹滿虛煩，手足腫。

白朮　木香　青皮　甘草炙　茴香各一兩　巴豆三十粒

右將巴豆炒青皮，候巴豆黑色，去豆取用。橘皮同諸藥爲末，每服一二錢，以米粥飲飯飲服。

搨氣散《吉氏家傳》，治小兒身腫滿。

防己　當歸　芍藥　紫苑　黑牽牛末　杏人炒，去皮尖，各二分　檳榔麵炮，一兩一分　黃耆蜜炙，一兩

右末，每服一二錢，水一小盞，薑三片，棗一個，煎至半盞，溫服。

《莊氏集》俞穴灸法，飲水不歇，面目腫黃者，灸陽綱各一壯，在第十椎下兩傍各三寸陷中。

水氣

《嬰童寶鑑》云，小兒水氣，是積聚久不治，並頻下，而脾胃虛，積散而成水氣，及通身虛腫，但如熟李，即是水也。有疳氣虛腫而不亮也。

檳榔散（《聖惠》），治小兒水氣腫滿喘促，坐臥不安。

檳榔　大黃（切，炒）　牽牛子（微炒，末）　甜葶藶（焙末，各二兩）

右細末，每服半錢、一錢，以溫水調服。（私云，蜜丸每服五十丸、八十丸服尤良。）

木香散（《聖惠》），治小兒水氣，四肢浮腫，腹脇妨悶。

木香　赤茯苓（各一兩）　牽牛子末（炒，三兩一分）　鱉甲（醋炙）　大黃（切，炒，各二兩）

右細末，每服一錢或二錢，大人五錢，以溫湯服，以利爲度。

《聖惠》灸水氣，四肢腹盡腫，可灸水分穴。一二歲兒三五壯，四五歲十五壯。

已上《幼幼新書》第三十二卷抄之訖。中惡、卒死、鬼疰、蠱毒、尸注等病，可見彼三十二卷。

赤眼（胎赤眼、翳瘴、眼睛突出、青盲、雀目已下《幼幼新書》第三十三卷。）

〇《幼幼新書》第五云，初生兒眼不開方。

〇《秘要指迷論》凡兒生下纔一七，目不開，此乃在母胎中受熱食麵毒，致令受患，用藥令母服，方可痊。

〇《惠眼觀證》洗眼方　黃連、秦皮、燈心、大棗（等分），右用竹筒煎湯洗之，治小兒胎熱眼不開。

《外臺》劉氏療小兒赤眼。

黃連（三分，末）　朴消（一分，燒令乾）

右二味，浸乳汁，頻頻點眼中。《聖惠》云，浸乳汁半日。

《外臺》《小品》療小兒蓐肉赤眼方。

右生地黄薄切，冷水浸，以點之妙。

又同方黄蘗末，浸乳汁點之。

梔子仁散《聖惠》，治小兒眼風熱澀赤痛。

梔子仁　黄芩　犀角　龍膽去蘆　赤芍藥　黄連　大黄少炒　甘草炙，各一兩

右細末，每服一二錢匕，水一中盞，煎至半盞，去滓，溫服。

《聖惠》又方

龍腦一分　朴消一兩一分

右研勻，日三五點眼中。

又方

杏人一分　龍腦大豆三

右研勻如膏，頻點之。

黄連圓《聖惠》，治小兒胎赤眥爛。

黄連一兩　龍膽　防風　大黄炒　細辛各半兩

右細末，煉蜜丸如綠豆大，每服五丸、七丸或十丸、二十丸，以溫湯服，日三五服。

胎赤者，《病源論》云，小兒初生之時，洗浴兒不淨，使穢露津液浸漬眼瞼睫眥，後遇風邪，發即目赤爛生瘡，喜難差，差後還發成疹，世人謂之胎赤眼。

二金散張渙，治眼瞼赤爛。

黃連　黃蘗各二分

右麤末，以乳汁浸一宿，焙乾，每用少許，以新綿裹，用荊芥湯浸，放溫熱，時時洗眼。陳藏器治小兒眼有翳。

右磨琥珀，滴目翳障上。以水磨

黃芩散《聖惠》，治小兒眼生翳膜，體熱心煩。

黃芩　決明子　防風　大黃炒　甘草炙　升麻

右麤末，每服一二錢，水一中盞，入淡竹葉七片，煎至半盞，去滓溫服，日三五服。

旋覆花散同，治小兒從下生赤膜，上漫黑睛。

旋覆花　桑白皮　羚羊角　赤芍藥　玄參各一兩　甘草炙　黃連各二兩

右麤末，每服一二錢，水一中盞，入竹葉七片，煎至半盞，去滓，溫服，日三五服。

私言，嚼杏人去皮尖七粒，絹裹，浸乳汁，頻頻入眼中，白翳徐徐消退，每日易用新杏人。又久須服駐景圓十、二十劑。

《聖惠》治眼睛突一二寸者。無故或卒突出，或漸漸突出

右急以冷水灌注目上，數數易水，須臾睛當自入，平復如故。

《長沙醫者丁時發傳》治大小兒風毒氣，眼睛懸出一二分，用此藥服。

川芎　白芷　荆芥穗　薄荷葉　菊花　甘草各二兩

右細末，每服一二錢匕，以好茶服。

眚盲《病源論》曰，眼無障而不見物，謂之盲。只有飲水積漬於肝也。《龍木論》云，於母胎中或受驚邪之氣，致令生後五七歲以來，便乃患眼漸漸失明。

犀角飲子《龍木論》，治眚盲。

犀角　防風　黄芩　芍藥各一兩　羚羊角　知母各二兩　人參一兩二分

右細末，每服一二錢，水一中盞，煎至半盞，去滓，食後服，日二三服。

《聖惠方》治小兒眚盲，茫茫不見物。

真珠二分，研如粉　白蜜一合　鯉魚膽一枚

右相和煎一兩沸，候冷，點眼中，當泪出，藥歇即效。

雀目《病源論》曰，人有晝而精明，至暝便不見物，謂之雀目。言如鳥雀，暝便無所見也。

《聖惠方》治雀目。

地膚子　決明子

右等分，細末，以粟米飯和丸如綠豆大，每服十丸、二十丸，空心以米飲服，日夜二三服。

《聖惠》又方

細辛　地膚子　決明子　松脂各等分

右細末，每服一二錢匕，以竹葉湯服，食後。

瑞雲散《吉氏家傳》，治雀目夜盲。

真珠　決明子　土瓜根　石膏以慢火燒一宿，取出，椀蓋一宿，出火毒。

右等分，細末，三光俱不覩，晝夜冥冥，嚙咥不止，多痛如刺，以甘草湯調服半錢，或一錢，日三服，夜一服。

《聖惠》小兒雀目，夜不見物，灸手大指甲後一寸，内廉横紋頭白肉之際各一壯，炷如小麥大。

耳聾耳鳴 耳痛 耳中瘡 聹耳 耳中息肉

《聖惠》治小兒風熱，兩耳聾鳴。

遠志去心苗 甘草炙 柴胡 菖蒲根各一兩 磁石三兩，打破浸水，去赤汁 麥門冬去心，二兩

右細末，每服半錢或一錢，以葱白湯調服，日二三服。

《聖惠》又方

菖蒲末，一分 杏人半兩，去皮尖雙仁者，研如泥

右相和匀，令乳入，每用少許，绵裹内於耳中，日一度易之。

又方

萆麻子十个，去皮 枣肉七个

右同研匀，如枣核大，绵裹塞耳中，日一度，以新者易之。

麝香散《長沙醫者鄭愈傳》，治沈耳。

麝香少許 白礬一錢，燒枯 五倍子二錢

右末，以紙撚子點入耳中。

菖烏散《嬰孺方》，治小兒耳自鳴，日夜不止。

菖蒲 烏頭炒，各一兩

右末，綿裹少許，入耳中，日二度易。

《千金翼》治耳中疼痛。

附子炮，去皮　菖蒲

右等分，末，綿裹塞耳中。

又方

右香附子末，以麻油調入耳中，一時後，紙撚子試去藥與油，而再如前内之，如此晝夜兩三遍，則疼痛立愈。

〇耳中瘡，號月蝕瘡。

耳瘡《病源論》云，瘡生於兩耳中，時差時發，亦有膿汁，此是風濕搏於血氣所生，世亦呼之爲月蝕瘡也。

《千金》治耳中瘡膿汁。

右馬骨燒灰傅入之。

又方同

右雞屎白燒灰，以筆管吹入耳中。

《外臺》《集驗》

右以雞屎白入傅耳中瘡。

《聖惠》治耳中瘡。

白礬枯，一錢　麝香一字

右同研勻，少少入摻於耳中，膿止瘡差。

《聖惠》治小兒因築搕損耳，耳內有瘡汁出不止方。

右取胡桃肉，擣取油，用滴入耳內，即止。

《子母秘錄》治小兒耳後月蝕瘡。《病源論》云，小兒鼻口間生瘡，世謂之月蝕瘡。隨月生死，因以爲名也。世云，小兒見月初生，以手指指之，則令耳下生瘡，故呼爲月蝕瘡也。

右黃連末，頻傅之。

《聖惠方》治耳中月蝕瘡。

右麥蘗末，以水和傅之良。

聤耳《病源論》云，耳宗脈之所聚，腎氣之所通，熱氣上衝於耳，津液壅結，即生膿汁，亦有因沐浴水入耳內，而不傾瀝令盡，水濕停積，搏於血氣，蘊結成熱，亦令濃汁出，皆謂之聤耳，久不差即變成聾也。

《顱顖經》云，治孩子聤耳方。

礬石（半兩，燒枯）　龍骨　黃丹（燒，各一分）　麝香（少許）　**私言，諸方少許者，不足半錢重也。其故者，一錢一銖者，皆出分劑也。**

右細末，研勻，先以綿杖子探淨膿汁，以藥一小豆大，入傅耳中，亦別以綿塞填之，勿令見風。**私言，一日一夜二三度易之，易時拭去先藥。**

《千金》治小兒聤耳方。

右硫黃末，研細塗耳中，日夜二度。

《千金》治小兒聤耳出濃汁方。

礬石（燒）　烏賊骨　黃連　赤石脂（各等分）

右細研，以綿裹如棗核，內耳中，日二度易之。《千金翼方》用龍骨，無赤石脂。

《千金》治聤耳，耳中痛，膿血出方。

右取釜月下灰，傅耳中，日三易之，每換以篦子去之，再著，取差止。

《孫真人方》小兒患聵耳，出膿水成瘡污衣。

右以蚯蚓糞碾末傅之，兼吹耳中，立效。

耳中有息肉《嬰孺方》，治耳有惡瘡及小兒惡肉生耳中。

雄黃六分　曾青二分　黃芩一分

右末綿裹，塞耳中，汁出良。

《千金方》治百蟲蚰蜒入耳不出。

右炒胡麻，擣之，以葛袋盛，傾耳枕之，即出。

《千金方》治百蟲入耳方。

右蜀椒一撮，以醋半盞，調吹入耳中，行二十步內即蟲出。

《千金》又方

右桃葉火熨卷之，以塞耳，立出。

《千金翼》

韮生汁　生薑汁　麻油　米醋　桃葉汁　藍汁皆入耳，諸蟲立出。

鼻諸病

齆鼻者，《病源論》曰，肺主於氣而通於鼻，而鼻不聞香臭，謂之齆臭。

《千金翼》治鼻齆方。

通草　細辛　附子炮，去皮，各一分

右細末，蜜和綿裹，内鼻中，有效。

龍腦散《聖惠》，治小兒鼻齆，不聞香臭。

龍腦半錢，研　瓜蔕十四個　赤小豆三十粒　黃連一分

右細末，入龍腦，研勻，每夜臨臥時，以綠豆大，吹入鼻中，每用有少許清水流出爲效。

鼻塞者，《病源論》曰，風冷邪氣入於腦，停滯鼻間，即氣不宣和，結聚不通，故鼻塞也。

《嬰孺方》治小兒鼻齆及塞不通。

杏仁　韮　葶藶子各一兩

右末，和如彈子大，用摩塗尺踵，乾即易，盡三丸。右齆塞摩左踵，左齆塞摩右踵。

蔥涎膏《吉氏家傳》，治生三五日兒鼻塞。

蔥葉十莖　皂角七條，末，去黑皮

右爛研，同皂角末成膏，貼在顖門上，即效。

此外鼻得冷則清涕流出，鼻得熱則乾無涕，及息肉生等病，略之。在《幼幼新書》第三十三卷

覆載萬安方卷第四十八

嘉曆元年十二月七日重清書訖　性全

同二年四月十二日朱點了　性全

同十三日未刻墨點了

冬景秘之。若遇於明代則功不可棄。呈之呈之。

性全　六十二才

朱墨紙數六十一丁

覆載萬安方卷四十九目録

一口病
二咽喉腫痛
三齒病
四癰疽
五附骨疽
六毒腫
七癤
八惡核
九惡瘡
十瘻瘡
十一瘰癧
十二諸瘡
十三熱瘡
十四癬瘡
十五瘑瘡
十六頭瘡
十七白禿瘡

覆載萬安方卷第四十九

十八疿子
十九白殿白駮瀝瘍
二十漆瘡
二十一湯火燒
二十二惡刺
二十三骨鯁
二十四食土
二十五遺尿
二十六尿床
二十七狐臭
二十八頭多生蝨
二十九攧撲損瘀
三十滅諸瘡疵瘢痕
三十一小兒慎忌
三十二前代方書

覆載萬安方卷第四十九

性全　集

小兒十一　雜病下

口病

口瘡者，心有客熱，熱熏上焦，故口生瘡也。

《千金翼》治積年口瘡不差，薔薇湯。

右薔薇根濃煎含之，久久即吐，日三五度，三日不差，更及五七日，驗秘不傳也。少少入咽亦佳。《百一選方》野薔薇根湯，頻頻含之，吐之，尤有驗。但不可飲云云。

《圖經》云，主小兒口中熱瘡方。

右用故錦燒作灰，研傅口瘡。

青液散（《漢東王先生家寶》），治小兒鵝口重舌及口瘡。

青黛（一錢）　龍腦（少許）

右研勻，每用少許，傅舌上。

《嬰童寶鑑》治小兒白口瘡。

覆載萬安方卷第四十九

黃丹一兩　龍腦一字

右用蜜調傅口中。

金粉散《劉氏家傳》，治小兒無故生口瘡，不下乳食，只塗貼於腳心。

黃蘗　天南星

右等分，末以釅醋調塗兩足心，欬嗽塗頂門。

《究原方》高良薑末，以水調塗腳心，口瘡必差，有神驗。

青黛散前同，治小兒口瘡。

青黛　甘草生用　黃連　香白芷　密陀僧燒，別研，各一兩

右爲末，每用摻口內。

《張氏家傳》治大人小兒口瘡。

柴胡　吳茱萸

右等分，細末，每用一錢，好醋調塗腳心，男左女右。

《莊氏家傳》治口瘡方。

鬱金　雄黃研　甘草一半生，一半炙

右各一兩，細末，同和勻，摻瘡上，有涎吐之，每用少許，甚妙。

又蛤粉水調塗腳心。

小兒鵞口《病源論》曰，脾胃有熱，則兩口吻生，其瘡色白如鵞子之吻，故曰鵞瘡也。

《千金方》燒髮灰和豬脂傅之。

胡粉散《聖惠》，治小兒鵞口生瘡。

胡粉一分，炒 黃連半兩，末

右細，研，傅瘡上。

治舌腫張鋭《雞峯方》，心大熱故也。

右百草霜，研細，醋調成膏，舌上下傅之。又以小鍼刺舌下左右血筋出血。

舌上瘡《張氏家傳》，治大人小兒口舌瘡。

龍腦半分 寒水石半兩，燒研

右摻口舌瘡上。

又蒲黃、百草霜、甘草末，研勻塗之。

〇詐顋風瘥候顋，息來反。アキト頬顋也。ホウチタ也

咽喉腫痛氣息出入曰咽，飲食通處曰喉也。

茅先生曰，小兒生下，中詐顋風瘥候，渾身壯熱，耳邊連珠赤腫，喉中或結肉瘤起，有此爲詐顋風瘥。

此候本固積熱，甚即衝上。

《千金翼》治咽痛不得息，若毒氣哽咽，毒攻咽喉方。

桂心半兩 杏人一兩，去皮尖，炒之

右細末，以綿裹如棗大，含嚥其汁。

《外臺》《千金》治小兒卒毒腫著，喉頭壯熱。

右煎桃皮汁，頻頻服。

《聖惠方》

右取牛蒡根自然汁，漸漸服，有驗。

如聖湯《養生必用方》治喉閉，舌頰腫，咽喉有瘡，咳嗽膿血。

甘草炙，二兩　桔梗一兩

右剉散，每服二錢，水一盞，煎至七分，去滓，溫服，急切不以時，日五七服。《雞峯方》二味等分。

喉痺《病源論》曰，喉痺是風毒之氣客於咽喉之間，與血氣相搏而結腫塞，飲粥不下，乃成膿血。若毒入心，心即煩悶，懊憹不可堪忍，如此者死。

《千金》治小兒喉痺腫塞。

桂心　杏人各一兩

右細，研勻，每用棗大，以綿裹，含嚥。

《千金》桂心末綿裹，著置舌下，須臾破，如聖湯頻可與服。又可吹入吹喉散於喉中。

吹喉散

乳香　朴消

右等分，和勻，以筆管吹入喉中，即時腫破有差，再三吹之。

又方青黛朴消　又方寒水石

朴消　又方白礬枯　朴消皆名吹喉散

《千金》治喉痺。

右煎黑豆汁，頻服之。或好醋含之，頻呷飲。

奪命散《吉氏家傳》，治喉閉，同治大人。

朴消　白礬　天南星各一兩

右細末，每服一錢，大人二三錢，水一中盞，煎二三分，頻頻與服。

《病源論》曰，咽喉痛腫，從頷下腫連頰，謂之馬喉痺也。治方少異。

《千金方》凡喉痺深腫連頰，吐氣數者，名馬喉痺，治之方。

右以馬銜一具，水二盞，煎取一盞，三服。又煎馬鞭草，頻服之。

齒病

《千金翼》治齒痛方。

右夜向北斗，手拓地，灸指頭地，咒曰：蝎蟲所作斷木求，風蟲所作灸便休，疼痛疼痛北斗收。即差。

《千金翼》又方

右人定後，向北斗咒曰：

北斗七星三台尚書某甲病人名，患齗，若是風齗閉門戶，若是蟲齗盡收取，急急如律令，再拜，三夜作。

《千金翼》治牙疼

右用蒼耳子五盞，以水十盞，煮取五盞，熱含之，疼則吐，吐復含，不過二劑愈。無子，莖葉皆得用之。

又云，莽草五兩，切，以水一盞，煮取五盞，含漱之，一日令漱盡。

《千金翼》灸牙疼方。

右取桑東南引枝，長二尺餘，大如匙柄，齊兩頭，口中拄著痛齒上，以三姓火灸之。咒曰：南方赤帝子，教我治蟲齒，三姓灸桑條，條斷蠍蟲死，急急如律令。大有效。〇三姓者，別別姓之人三人也。

又方，含沸鹽湯，頻頻嗽之，尤有驗。

宣露者，《外臺》《肘後》治齒斷宣露出血，所以日月蝕未平復時，忌飲食。小兒亦然。

右用蚯蚓糞水和作稠泥團，以火燒之，令極赤，末之如粉，以臘月豬脂和，傅齒斷上，日三即差。

玉池散《局方》，治風蛀牙疼，腫癢動搖，牙斷潰爛，宣露出血，口氣等疾。

當歸　藁本　地骨皮　防風　白芷　槐花焙　川芎　甘草炙　升麻　細辛各等分

右細末，每用少許揩牙。痛甚即取二三錢，水一盞半，黑豆半合，生薑三片，煎至一盞，稍溫漱，候冷吐之。

《幼幼新書》第十二卷云，芭蕉自然汁一椀，煎至八分，乘熱嗽之，風蛀牙腫痛立差。

《千金翼》治齒根腫痛。

生地黃　獨活各一兩

右切，以酒漬一宿，而頻頻含之，吐。

又方，白鹽末封傅齒齦上，日三夜一。

又方，扣齒三百下，日一度，夜二度，即終身不發，至老不病齒。

《千金翼》治齒根空腫痛，困斃無聊賴。

獨活四兩　酒三盞

右於器中漬之，塘火煨之，令暖，稍稍沸得半，去滓，熱含之，不過五度。

《聖惠》治齲齒，自齒根腫，膿汁出，謂之齲齒。

右以皂莢炙，去黑皮並子，末取少許，着齒痛膿出處。

又方，以松脂或栢脂，捏如錐，拄齲孔內，須臾齲蟲緣松脂出，即差。

已上《幼幼新書》第三十四卷抄之訖，廣可見彼卷，不可泥於此略抄。

癰疽《幼幼新書》第三十六卷。

《聖惠方》治小兒癰腫瘡癤方。

右用益母草，不限多少，剉碎，擣取汁，每服半合，量兒大小加減服之，更以滓傅癰瘡上，良。

《巢氏病源論》曰，六府不和，寒氣客於皮膚，寒搏於血，則結腫而成癰，其狀腫上皮薄而澤是也。五藏不調則生疽，亦是寒客於皮膚，折於血氣，血氣疲澀不通，結聚所成，大體與癰相似，所可爲。異者，其上如牛領之皮而硬是也。癰則浮淺，疽則深也。至於變敗膿潰，重於癰也，傷骨爛筋，遂至於死。

《養生必用論》云，凡癰疽始作，皆須以大黄等藥極轉利，既利之後，病人當自知之，勿以困苦爲念。若曰與其腹背潰爛，藏府集枯，膿血流漓，孔穴穿空，備諸惡而死，況有生道哉。古賢立法，率用五香連翹漏蘆等湯，道路貧苦，恐不能及，即單煮大黄、甘草作湯以利之。須排日不廢，直至膿潰，漸有生意，即服黄耆等藥，排膿止痛。《千金》《外臺》備矣。世醫不學，蔽以妄意，不達標本，皆曰瘡發於表，豈可轉利，死者比比，良可悲夫。孫真人云，緩急單者，大黄一物，服取快利，此要法也。

○揜中之道路及貧窮人，難得於貴藥珍材故也。故云不能及也。單方

張涣謹按，小兒癰疽毒腫、瘡癤瘰癧、結核瘿氣、諸瘻痔瘡等，皆與大人無異。經云，五藏不和則爲疽，六府不和則爲癰，毒腫者挾風。又腫及寸者爲癤，邪熱上衝於頭面則生瘡，結於皮膚間則成瘰癧，氣結於頸下則成瘿，病久不差則成瘻，甚則成痔，根本是一也。

《聖惠》一方

右以地菘爛擣傅之，乾即易之。

又馬齒莧擣爛傅之。

又地龍糞，以新汲水調塗之。

又方，以雞腸草爛擣傅之。

又方，以景天葉爛傅之。

連翹散（張渙），治癰癤等。

連翹（一兩）　沈香　黃耆（各半兩）　白蘞　朴消　大黃（炮）　甘草（各一分）

右麤末，每服一二錢，水一盞，入麝香一錢匕，煎至半盞，去滓，溫服。

犀角散（《聖惠》），治小兒疽毒腫硬，壯熱大渴。

犀角（三分）　麥門冬（一兩）　木香　葛根　升麻　黃耆　甘草（炙）　黃芩（各半兩）

右麤末，每服一二錢，水一中盞，煎至半盞，去滓，放溫服。

自餘傅藥同於癰腫。（大人療治在此《萬安方》第二十三卷）

附骨疽（ス子クサ）

《千金方》云，凡附骨疽者，以其無破（《外臺》以「破」字作「故」字），附骨成膿，故名附骨疽。喜著大節解中，丈夫、產婦喜著髀中，小兒亦著脊背。大人急著者，先覺痛，不得動搖，按之應骨痛。《經》曰，便覺皮肉漸急，洪腫如肥狀是也。小兒纔手近，便大啼呼，即是肢節有痛候也。

《千金翼》治骨疽，百方治不差方。

右可於瘡上，以次灸之，三日三夜無不愈（以次者，自一邊次第可灸腫痛處也。）

《外臺》《千金》凡骨疽者，久瘡不差，差而復發，骨從孔中出，名爲骨疽。治之方。
右以豬膽和楸葉擣塗，封之。
《外臺》《千金》治癰疽及骨疽方。
右龍骨末塗封瘡四面，厚二寸。
《外臺》《備急》療疽瘡骨出方。
黄連　牡蠣燒，各二兩，
右末和勻，先以鹽湯洗，以粉之。文仲同

毒腫

《病源論》曰，毒腫是風熱濕氣搏於皮膚，使血氣澀而不行，蘊積成毒，其腫赤而熱是也。《聖惠方》曰，毒腫之候，與風腫不殊，時令人壯熱，其邪毒盛者則入於腹，令人赤色惡寒，心煩悶而嘔逆，氣急腹滿。有如此狀，宜速療之，不爾即殺人也。
《千金》治小兒手足及身體腫方。
右以小便溫暖漬之，良。
又同方
右以巴豆五十粒，去心皮，以水三盞，煮取一盞，以綿内湯中，拭腫上，隨手消，亦治癮疹等。
《千金翼》禁一切腫方。
右凡一切腫，纔覺，陰咒曰：　上有太山，下有大海，内有大魚，主食癰疽，四嶽使者，於我所須，癰疽小鬼，隨手消除，急急如律令。七遍

《千金翼》又方

右擣蒼耳傅之，冬用子。

又方

右取大醋和朴消末傅之。

漏蘆湯（《聖惠》），治小兒壅熱在藏，皮膚毒腫，或生瘡癤，心神煩燥，大小便秘。

漏蘆（無則代用梔子）　白蘞　黄芩　麻黄（去根節）　知母（炒）　升麻　犀角　赤芍藥　芒消　甘草（炙，各二分）

右麤末，每服二錢，水一中盞，煎至半盞，去滓，放溫服。

《聖惠方》治小兒一切毒腫。

朴消　川大黄（各二兩）

右細末，每用冷水調塗於腫處，乾即更塗，以毒腫消散爲度。

《劉氏家傳》治丹毒癰腫方。

右用藍擣爛，以汁塗，仍用藍傅之，良。如無生藍，只用染青黛傅之。

癤（カタ子）

《病源論》曰，腫結長一寸至二寸，名之爲癤。亦如癰熱痛久則膿潰，捻膿血盡便差。凡癰癤捻膿血不盡，而瘡口便合，其惡汁在裏，雖差，終能更發，變成漏也。

《聖惠方》治癤腫熱痛。

右以葛蔓燒灰，細研，封塗之。

同方治小兒癤無頭者方。

右取鼠黏葉，爛擣傅之。

同方治小兒軟癤，立效。

石灰　乾薑生用，各一兩

右細研，以生油和捏作椀子，罨在癤上，立差。

惡核子マリサ子マル似瘰癧也。

《病源論》曰，惡核者，是風熱毒氣與血搏結成核，生頸邊。又遇風寒所折，遂不消不潰，名爲惡核者也。

玄參圓《聖惠》，治小兒胸間積氣，毒風不散，連項生惡核，煩熱不已。

玄參　防己　羌活　木香　梔子人　赤芍藥　牛蒡子炒　升麻各半兩　連翹三分　大黃一兩，炒

右細末，煉蜜丸綠豆大，每服五丸或十丸、二十丸，米飲服。

惡瘡

《病源》曰，人身體生瘡，其瘡則痛癢腫焮，久不差，故名惡瘡也。

《葛氏肘後方》治惡瘡。

右取虵床子、黃連各二兩，末粉瘡上。若燥者，豬脂和塗，差。

又方，煮柳葉皮洗之，亦入少鹽尤良，療面上惡瘡。

同又方，治小兒身中惡瘡。

右以煮笋汁洗瘡，笋殼作末傅，效。

同方，又黃連、胡粉、水銀末，以豬脂和傅之。

《聖惠方》

揪葉乾者，二兩　乾漆炒令煙盡，二分

右細末，以大麻油調塗，日三用之。

《嬰孺方》

胡粉五兩　黃連　黃蘗各三兩

右細末，傅之，日三度。

瘻瘡

《病源論》曰，寒熱邪氣，客於經絡，使血氣否澀，初生作細瘰癧，或梅李核大，或如箭簳，或圓或長者，至五六分，不過一寸，或兩三相連，時發寒熱，仍膿血不止，謂之瘻也。皆是五藏六府之氣不和，致血氣不足，而受寒熱邪氣。然瘻者，有鼠瘻、螻蛄瘻、蚯蚓瘻、蠐螬瘻等，今以一方療之。

《千金》治小兒瘻瘡方。

右取冢中石灰傅之，厚著，良。

《千金方》

右燒桑根灰傅之。又烏羊角燒灰，與桑根灰相和，傅之，尤良。

《千金翼》治瘻方。

右取鯉魚腸，切作五段，火上暖之，先洗瘻瘡，拭乾，以腸貼之，冷即易之。從旦至夜，覺癢開看蟲出，即差。

私謂，灸瘻瘡上膿爛時，可作此治。

《聖惠方》治瘻瘡。

右揪葉乾細末，以生麻油調塗之。

瘰癧

《病源論》曰，身生熱瘡，必生瘰癧，其狀作結核，在皮肉間，三兩個相連累也。是風邪搏於血氣，燃結所生也。

《嬰童寶鑑》小兒瘰癧，是肝之積熱，攻衝胸項，筋血結聚，留停不去，作腫塊於頭項及腋下也。

犀角散《聖惠》，治小兒瘰癧焮腫疼痛，身體壯熱，大腸壅滯，小便赤澀，心神煩燥，少得睡臥。

犀角　牛蒡子炒　連翹　丁香各半兩　木通　玄參各三分　麝香一分，研　沈香　朴消各一兩

右麤末，每服一錢二錢，水一中盞，煎至半盞，去滓，溫服，食後，日三服。

薄荷圓《聖惠》，治瘰癧結成顆塊，疼痛穿潰，膿水不絕，不計遠年日近，皆差。

薄荷陰乾，一束，如椀大　皂莢十挺，長一寸二寸，不蛀者，去黑，蜜塗焙焦

右擣研，以酒十盞，浸經三宿，取出，曝乾，更浸三宿，如此以同酒浸，取酒盡爲度。焙乾細末，以飯圓如梧子大，每服大人二三十丸，小兒五丸、十丸，食前，以黃耆湯服之。

茅先生治小兒瘰癧風壅，冷瘻已破者，用藥放入方。

石灰二兩，用好醋二盞，煮乾如餳入　杏人一兩，研如粉　膩粉半兩

右拌合，滴水爲圓如綠豆大，放在瘡內，以紙貼之，其藥自鎔，其肉自生。一個瘻瘡只放入一丸藥。

《王氏手集》治新舊瘰癧方。

皂角不蟲，去皮，蜜炙黃　威靈仙　仙靈脾用葉去枝。○無仙靈脾則代用秦艽，無威靈仙則代用梔子人。

右等分，細末，煉蜜丸如綠豆大，每服二三十丸，溫米飲服，空心食前，臨臥，日三服，忌豬肉油膩熱麪茶，病差飲食復舊。仙靈脾無則代用秦艽《外臺方》說。已上《幼幼新書》第三十六卷訖。

諸瘡又名一切瘡 **以下《幼幼新書》三十七卷**

漢東王先生曰，皆因藏府不調，而風邪失守，或生癮疹，或食熱毒物則化爲膿也。在藏爲積熱，在府爲瘡疥。或作驚瘡，或作風瘡，發遍身，其形甚小，世呼爲疥。或作熱毒瘡，發處不定，節滯其血，故作瘡。或作蟲窠瘡，常發腦後，作其窠，窠內有蟲如蟣子，蓋腹中蟯蟲隨氣化爲瘡，或作片子，如癬相似。驚瘡發在四肢手足腕時，亦難差。或作頭瘡，多因胎熱，或有鴈過瘡，是肺熱是也。

《嬰童寶鑑》治小兒大人瘡疥。

黃丹一兩　胡粉一錢匕

右研勻，嚼杏人取汁，調拌傅之。

《可用方》云，婦人四物湯，治大人小兒、男子女人之小瘡疥癬，久服。

私謂，服四物湯而傅羊蹄膏，無不差也。

熱瘡

黃芩散《聖惠》，治小兒熱瘡生於身體，風邪侵皮膚，風熱相搏，留於皮膚則生瘡。初作瘭漿，黃汗出，風多則癢，熱多則痛，血氣乘之則多膿血，故名熱瘡也。

黃芩三分　石膏　柴胡　大黃剉炒　升麻各一兩　甘草炙　玄參各二分

右麤末，每服一二錢，水一中盞，煎至半盞，去滓，溫服。

枳殼散《聖惠》，治小兒身上生熱瘡，心燥皮膚焮疼。

枳殼炒麩　甘草炙　黃連各半兩

右細末，每服以蜜水調服半錢或一錢。

《嬰孺方》

右以蘇枋木末，研細傅之，亦豬脂和調塗之。

又方

取煮笋汁洗瘡癬風熱癢。

《莊氏家傳》治小兒頭面身上生赤肥瘡，並或如魚子等，梳破後清水出。

右桑白皮燒灰如炭火，乾摻之自效。

《千金》治小兒患癮疹入腹，體腫強而舌乾方，亦治疥瘡。

右以蕪菁子末，每服方寸匕，以酒服，日三服，小兒半錢或一錢。

又方

以車前子末傅之。

《聖惠》又方

右取羊蹄根擣末，豬脂和塗之。

又方

右用硫黃細研，以醋調和塗之。

癬瘡アワヒカサ　タ蟲

《病源論》曰，小兒癬病，由風邪與血氣相搏於皮膚之間不散，變生癮疹，疹上如粟粒大，作形郭，或邪或圓，浸淫長大，癢痛，搔之有汁，名之爲癬。小兒面上癬，皮如甲錯，起乾燥，謂之乳癬。言兒飲乳，乳汁漬污兒面變生之。仍以乳汁洗之，便差也。

《千金》治小兒濕癬。アハヒカサノシルノタル也

右以枸杞根擣作末，和臘月豬脂和傅之。

《千金》又方

右以桃青皮爲末，和醋傅之，日三。桃青皮モモノ木ノカハノアマハタ

《聖惠方》

羊蹄根　乾笋ホシタカワナ燒灰，各二兩，日乾者

右細末，以麻油調塗之。

《莊氏家傳》治小兒癬及大人惡瘡。

石灰　黃丹

右等分，炒紫色爲末，乾傅之，妙。

瘑瘡蟲カサ　アワヒカサ　蟲ノアル瘡也　手ニハウ蟲也。

《病源論》曰，風濕搏於血氣所作，多著手足節腕間，匝匝然，搔之癢痛，浸淫生長，呼爲之瘑，以其瘡有細蟲。

《聖惠》治小兒瘑瘡及疥癬。

右用苦參三兩，細末，以蜜和塗之。

又方，羊蹄草根，爛擣蜜和塗，或醋和傅。

又方，桃葉擣爛，以醋塗之。此外有蓐瘡、熛瘡、尿灰瘡、酢瘡、魚臍瘡、王灼瘡、火灼瘡、黃肥瘡、浸淫瘡，事廣而作害輕，故今不抄載之。可見《幼幼新書》第三十七卷

頭瘡 カシラカサ《幼幼新書》第三十八卷。

《病源論》曰，小兒頭瘡者，熱氣上衝於頭面，復有風濕乘之，濕熱相搏，折血氣而變生瘡也。

《嬰童寶鑑》曰，小兒頭瘡，是六陽受熱而爲之。諸陽之脈會在於頭，故熱乘於陽，不流而爲之也。

《千金翼》治小兒頭瘡。

胡粉一兩　黃連二兩

右末研，先洗瘡去痂，拭乾傅之，即愈。發即如前再傅，亦治陰瘡。

《千金》

右燒鹿角末，水和塗之，立差。久者不過一二夕。

又方

右以薔薇燒灰，以水服方寸匕。

《聖惠方》

右烏梅肉燒灰，研，生油和塗之。

又方

右菖蒲末，生油和塗之。

白禿瘡 禿カフロツフル也カシラノカフレシラハクル也。

《病源論》曰，白禿之候，頭上白點斑剝，初以癬而上有白皮屑，久則生痂又成瘡，遂至遍頭洗甜，除

其痂，頭皮瘡孔如筋頭大，裹有膿汁出，不痛而有微癢時，其裹有蟲，甚細微難見。《九蟲論》亦云是蟯蟲動作而成。此瘡乃至自小及長大，不差，則頭髮禿落，故謂之白禿瘡。

皂角散（《聖惠》），治小兒白禿瘡及差而復生。

皂角（二三挺，燒灰）　白及（三銖）　黄芩　辰砂　麝香（各二銖，研）　黄丹（炒）　檳榔　乾薑（燒灰，各三分）

右細末，研勻，以濃醋腳調和塗之，甚者不過三上即差。〇一切漿水汁泥腳云腳也。

《聖惠方》治小兒頭瘡、白禿瘡，痛癢不差。

桃花（三月三日取未開者，陰乾）　赤桑根（各三兩，桑根赤皮也）

右細末，以臘月豬脂和如膏，每用時先以桑柴灰汁洗禿瘡，拭乾，塗之即差。

又方

右梁上塵五兩，細研，每用時，先以皂角湯溫溫淨洗禿瘡，乾傅之。（皂角湯サイカチノユ）

又方

右以葵根燒灰，細研，傅之。

又方

右以熊脂五兩，鎔令消，塗之。（熊脂クマノアフラ）

赤禿瘡者，其白屑赤也。又髮落足跡赤。《千金方》以桑灰汁洗塗椹汁，日中曝頭睡，蟲出差。（桑灰汁クハノ木ノハイノアク　〇桑實云椹也クワノミ）

又方，燒牛角灰和豬脂塗之。

《子母秘錄》療小兒鬼舐赤禿。（〇和語ニケソシ鬼ノ子フルトテ髮落也）

右以狸屎燒灰，和臘月豬脂塗之。

疿子アヤモ 亦去疿瘡。

《聖惠》云，夫盛夏之月，小兒膚腠開，易傷風熱，風熱搏於皮膚，則生疿瘡，其狀如湯之潑。輕者匝匝如粟粒，重者熱浸漬成瘡，因以爲名。世呼爲疿子。疿，沸也。

赤石脂散《聖惠》，治小兒疿子磨破成瘡疼痛，此藥宜止痛生肌。

赤石脂　黃蘗末　臘茶末，各半兩　白麵二兩　龍腦一分

右同細研，以綿搵藥，撲於瘡，以差爲度。張渙方無赤石脂，只四味合和。

葛粉散《聖惠》，治小兒夏月沸瘡、熱瘡。

葛粉三兩　甘草生用　石灰各一兩

右細研，以綿傅之，以差爲度。

白癜サア　**白駮**ラマタサク　**癧瘍**ツナマ

《千金翼》治白癜、白駮、浸淫、癧瘍著頭及胸前。

右硫黃末，以醋浸磨如泥。又以大附子截一頭使平，入硫黃泥於甌底，重磨硫黃泥使熟。夜臥，先以布拭病上，令熱乃以藥傅之。重者三度差。

又方

硫黃　水銀　礬石　竈墨ナヘノヘソヒ 百草霜也

右等分，細研，以蔥涕和泥，臨臥塗傅之。蔥涕キノヨタリ

又方

右以桂心末和唾傅駁上，日三度。

漆瘡カウルシカフルシ

《病源論》曰，人無問男女大小，有禀性不耐漆者，見漆及新漆器，著漆毒，令頭面身體腫起，癮疹赤色，生瘡癢痛是也。

《千金》治漆瘡。

右以生柳葉三斤，以水一斗五升，細切而煮得七升，適寒溫洗之，日三。《肘後方》云，老柳皮尤妙。

又方

右以磨石下滓泥塗之，取差止，大有驗。

又方

右以蓮葉乾一斤，以水二十杯，煮取十杯，洗漆瘡上，日二三度。

又方

右以貫衆末油和塗之。貫衆ヲニワラヒノ子

又方

豬脂塗之。

《聖惠方》

右以濃煎蔓菁湯洗之。

又方

右以糯米嚼塗之。

《張鋭雞峯方》治漆瘡。

右煎蓬莪朮末煎洗之。

又方

右桂心末油調塗之。

湯火燒 ユヤケ 火ヤケ

《圖經》治湯爛火燒。

右以側栢葉入臼中，濕擣如泥，傅之塗之，以輭帛繫定三兩日，斂而無瘢。側栢葉ムロ木ノワカ葉也 輭帛子リキヌ

《聖惠方》

右以梔子仁，水浸取汁塗之。

《養生必用方》

右以水調白麵塗之。白麵コムキノナマコ

《張鋭雞峯方》云

右以蕎麥麵炒焦，冷水和塗之，入油少許，尤妙。蕎麥麵ソハムキノコ

《聚寶方》治火燒瘡。

右乾牛糞燒灰，細研，生油塗之，仍無瘢痕。已上《幼幼新書》第三十八卷抄之訖

此外有漏頭瘡、蠼螋尿瘡、自懸瘡、代指瘡、手足皹裂、腳瘃瘡、凍瘡、赤疵瘡、金瘡、中風、中水瘡，事繁而非急病，即略之不載於此。可見《幼幼新書》第三十八卷。代指瘡ツメカハリカサ 皹裂ヒヒアカカリ

惡刺トキノ立テヌケサル也《幼幼新書》第三十九卷。已下

竹木刺入皮肉中不出，謂之惡刺也。

《千金》治惡刺痛。

右苦瓠開口，內小兒尿，煮兩三沸，浸淋刺痛處。

《千金》治久刺不出方。

右王不留行末，以酒服方寸匕或半錢、一錢，即出。兼末貼之。

又方

用牛膝根莖生者，併擣以傅之，即出。瘡雖已合，猶出也。

《簡要濟衆方》主小兒誤爲諸骨及魚骨刺入肉不出。

右以水煮白梅肉，爛研後，調象牙末厚傅骨刺處，自軟。

○魚鳥骨及一切沙石竹木，立於喉內不出，謂之鯁又硬。

《張鋭雞峯方》治魚骨鯁。

右取飴糖如彈子大，含化之。

又云，用象牙爲細末，每服一二錢，以蜜水調服。

《聚寶方》治惡刺入肉不出。

右以肉桂去麤皮，爲末，鎔黃蠟爲圓，看瘡大小任之磨內，以濕紙三五重，蓋以火煼，候藥圓鎔入肉，其刺即出也。

私傳云，以檀皮切，以酒煎飲之，大醉而臥睡，即其刺及骨鐵箭等不覺出也。日本國作弓梓木也。

骨鯁魚骨在喉中，不拔出，謂之鯁。

《千金方》服橘皮湯，即下。

又方，服沙糖水即下。

又方，右含化飴糖圓，即出。頻久易含服。

《百一選方》

右服羊脛炭，以米飲服方寸匕，即時消下。竹木魚鳥骨等在喉中不出，服之皆出下，百不失一，神妙也。羊脛炭者，堅木炭圓長而擲地有聲者也，似羊脛故名之也。

治鯁《百一選》

縮砂仁 甘草等分

右麤末，如一切鯁，以綿裹少許含之，旋嚥津，久之隨涎出。

治骨鯁同方，滁州蔣教授，名南金，頃歲因食鯉魚玉蟬羹，爲肋骨所鯁，凡治鯁藥如象牙屑之屬，用之皆不效。或者令服此藥，連進三劑，至夜一咯而出。戲云管仲之力也。貫衆不以多少，煎濃汁一盞半，分三服，併進。自此貫衆一名管仲。

又方猒勝法，屢驗。同方

以所食魚骨密置患人頂上，勿令知，良久即下。佗魚骨亦可。

咒骨鯁，屢驗。同方

以淨器盛水一盞，捧之面東，默然云：謹請太上東流，順水急急如南方，太帝律令勅。一氣念七遍，即吹一口氣入水中，如此七吹，以水飲患人，立下。有一旋姓，用此咒水，可以食鍼並竹刺。

治骨鯁猒勝法

以鯁時所食，筋急倒轉，依舊如常，食魚即鯁自下，勿令人知。

治誤吞鐵，名骨刺等不下危急者。同方

王不留行　黃蘗去麤皮

右等分，細末，以麵糊丸如彈子大，以麻線穿貫之，掛當風處，每用一丸，冷水化開灌下，立效。

食土

《經驗方》治小兒喫泥土。

右胡粉，用沙糖和圓如麻子大，每服三五圓，以米飲服，良久，瀉出泥土，差。

遺尿ヲホヘスシテ小便下出去云云也。

《病源論》曰，此由膀胱有冷，不能約於水故也。小便者，水液之餘也。膀胱爲津液之腑，既有冷氣，衰弱不能約水，故作遺尿也。

《千金方》治小兒遺尿。

瞿麥　龍膽　皂莢　桂心　石韋各半兩　雞腸草乾　人參各一兩　車前子一兩一銖

右末，蜜圓，每服小豆大五丸、十丸，食後米飲服，日三五服。

又同方

右燒雞腸草，末之，以米飲服方寸匕，日二三服。一說云，面北斗服。

《千金方》灸法，遺尿灸臍下一寸半，隨年數壯。

尿床睡裏尿也 子シト

《千金方》灸法，垂兩手髀上，指頭盡處有陷處，灸七壯。又灸丹田穴。私言，可與八味圓、黃耆圓等。

狐臭並漏液 皆ワキノ臭 ワキノクサキ也。

私言，狐臭漏液，俱是天生液汗氣臭者，雖有五香、七香圓等良藥，而一旦得香，以亦複臭。若非時染著，或由污衣臭汁而得之，則須作治療。亦雖不治，而臭氣自退，但可見《千金方》《三因方》《幼幼新書》第三十九卷等也。今略之耳。

頭多生蝨シラミ キサミ

《病源論》曰，蟯蟲多所變化，亦變爲蝨，而小兒頭櫛沐不時，則蝨生滋長。偏多嚙頭，遂至生瘡，瘡處蝨聚也。謂之蝨窠。然人體性自有偏多蝨者。

《嬰孺方》治小兒頭中蝨。

水銀一大豆大，油一棗大

右於掌中，以唾和研，塗頭令遍，以帛裹半日，蝨皆除。

《王氏手集》治小兒頭並身多有蝨者，右以百部爛嚼塗頭及身，其蝨自死落地。又百部焙乾爲末，以水調塗亦良。

攧撲損瘀瘀，血敗結也。

補損當歸散《局方》，《千金方》名當歸散，療墜馬落車，被打傷腕折臂，呼叫不絕，服此藥，呼吸之間，不復大痛。服三日，筋骨即當相連，神效。

澤蘭炒，二分　附子炮去皮，一兩　當歸　山椒去汗，炒　甘草炙　桂心去麤，各一兩二分　川芎三兩右細末，每服一二錢，大人三四錢，溫酒調服，日三服。忌海藻、菘菜、生葱、豬肉、冷水。《千金》云，服之，十日愈。

蒲黃散《千金翼》，主被打，腹中有瘀血。

蒲黃一盞　當歸　桂心去麤，各二兩

右細末，溫酒服方寸匕，日三服夜一服。

蒲黃散《聖惠》，治小兒落床墮地。若有瘀血，腹中痛。大人可通服

蒲黃　大黃切，炒　當歸炒　琥珀私言，日本薰陸亦良　生乾地黃　赤芍藥各半兩　桂心一分

右麤末，每服一錢或二錢，水一中盞，煎至半盞，去滓，溫服，不拘時。大人每服四五錢匕。

犀角散《聖惠》，治小兒落床，體熱疼痛。

犀角　赤芍藥　川芎　當歸切，炒　甘草炙，各二分　大黃切，炒，一兩

右麤末，每服一二錢，水一中盞，煎至半盞，去滓，溫服，不拘時。

茯神湯《聖惠》，治小兒落床，體熱驚悸。キモキヘ

茯神半兩　龍膽　人參　黃芩　犀角　麥門冬去心，焙　甘草炙，各一兩

右麤末，每服一二錢，水一中盞，煎至半盞，去滓，溫服，不拘時。

《嬰孺方》治小兒墮地，瘀血在腹中，天陰則翕翕然，寒熱不肯乳哺，但呼啼。

蒲黃　大黃　甘草各十銖　麥門冬焙，五銖　黃連十二銖

右以水二盞，煮一盞，分爲三服。忌生冷、菘菜、冷水。

蒲黃湯張渙，治打撲或落床墮地，至損吐氣，羸瘦痿黃，或時刺痛，遊走不定。痛處不定也

蒲黄　生乾地黄　當歸焙，各一兩　赤芍藥　琥珀　桂心各半兩

右細末，每服一二錢，水一中盞，煎至半盞，去滓，溫服。

滅諸瘡疵瘢痕

《千金方》滅瘢痕。アトキスノアト也

鷹屎白二兩　白殭蠶一兩半

右末，以白蜜和傅上，日三度，慎五辛、生菜。

《譚氏殊聖方》，療豆瘡瘢痕面黶。ハハクソ

右以密陀僧末，水調之，夜塗，明旦洗去，平復矣。已上《幼幼新書》第三十九卷訖

小兒慎忌イミツツシムヘキ事。

《嬰童寶鑑》云，凡小兒可謹慎。

不可多食粟，令腎氣弱而行遲。

不可食黍米飯，立無力。

不可食蕨，亦立無力。

不可食雞肉，腹中有蟲。

不可食芡，令不能行。

不可食胡爪黃瓜也，腸中生蟲。

不可食蕎麥，令髮落。

不可食莧茈クワイシ，ロクワイ，令臍下痛。

前代方書《幼幼新書》中所載。

《黄帝内經素問》

黄帝與岐伯、鬼臾區輩問難之書。

《顱顖經》

世傳爲黄帝之書，至周穆王時，師巫得之崆峒洞，今不可考。

《石壁經》

世傳爲黄帝之書，疑未必然，得之湘陰士人朱中立不倚。

《金匱要略》

後漢張機作，機，字仲景。前此其書未出，至國朝翰林學士王洙在館閣日，於蠹簡中得之。

《華佗九候》

後漢華佗撰，佗字元化，沛國譙人。

《葛氏肘後》

晉葛洪，字稚川，丹陽句容人。今書三卷。按《晉史本傳》云，《肘後要急方》四卷。

《龍木論》

此論莫究其所從出，世言龍木王菩薩之書。《龍樹菩薩》歟

《玉訣》三十六種　四十八候

《玉訣》太元真人撰，三十六種，四十八候，皆託以神仙所傳，不知其果爲何人，得之長沙諸醫。

近世方書

《聖惠方》

國朝（仁宗）太宗皇帝，太平興國中編。

《聖濟經》

國朝徽宗皇帝御製。

《太醫局方》（《和劑方》也）

朝奉郎尚書庫部郎中陳師文等編。

《證類本草》

唐慎微纂，傳其書者，失其邑里族氏。

《良方》（今號《蘇沈良方》，沈，姓也。）

眉山蘇子瞻夢溪、沈存中所論方書。

《活人書》

奉議郎致仕朱肱，字翼中撰。

《養生必用》

初虞世，紹聖中編。

《嬰童寶鑑》

太潮釣叟栖真子撰。

《茅先生方》

少室山無夢茅先生方。

覆載萬安方卷第四十九

《博濟方》
太原王衮撰。
《靈苑方》
本方不載所作人姓名。
《漢東王先生》
本方不載名字。
《萬全方》號《神巧萬全方》
劉元賓撰，元賓字子儀，號通真子，主邵州邵陽縣薄。
《錢一方》
太醫丞錢乙之書，乙字仲陽，汶上人。
《保生信效》
閻孝忠編，孝忠字資欽，許上人。
《傷寒證治》
信陽太守王寔編。
張渙編，總方四百二十道。長沙小兒醫丘松年，又得遺方數十首，分載諸門。
《全生集》
宋道方撰。道方，字義叔，拱州人。
《譚氏殊聖》

洪農譚永德撰。永德，沛國下邳人。
《旅舍備急方》《瘡疹論》
二書皆隱士董汲撰。汲，字及之，東平人。
《丁左藏方》
西京左藏庫使丁信臣。
《九籥衛生》
宗室右監門衛大將軍，忠州防禦使士紆編。
《劉洙瘡疹訣》
彭城劉洙撰，洙字道源。
《雞峯備急》
蜀醫張鋭編，字子剛。
《楊大鄴方》
翰林待詔楊大鄴方，得之今湖北范運使家藏。
《惠眼觀證》
宜黃戴師憫術，翰林醫學梁逢堯撰，得之前宗正丞蔡衛子周家藏。
《嬰孺方》
此方得之湖南撫幹向澹伯海，云相傳出於秘閣，凡一十卷。近《崇文總目》求道書有兩《嬰孺方》，卷目皆同，亦不載所作之人。

《脈法要略》《膏肓灸法》《莊氏家傳》

三書皆前知筠州《莊公手集》，得之其子監潭州都作院念祖泉伯。

《鳳髓經》《飛仙論》《寶童方》《聯珠論》《保信論》《惠濟歌》《吉氏家傳》

七書皆得之前岳州平江令吉撝之謙伯家藏。上六書並不載所作之人，內《吉氏家傳》乃謙伯手集之方。

《聚寶方》

不載所作之人，得之長沙醫工鄭愈。

《五關貫真珠囊》

不載所作之人，得之長沙醫工毛彬士大夫家藏。

《張氏家傳》

知撫州張徽猷家藏方。

《孔氏家傳》

孔參議家藏，號東家方。

《陳防禦家傳》

湖南陳路鈐家藏方。

《吳氏家傳》

湖南運幹吳袞魯山家藏方。

《趙氏家傳》

江西運幹趙栩季羽家藏方。

《睢陽王氏家傳》
前潭州簽判王昇伯陽家藏方。
《董氏家傳》
知潭州醴陵縣董瑛堅老家藏方。
《陶氏家傳》
知譚州善化縣陶定安世家藏方。
《朱氏家傳》
譚州司理參軍朱如山季高家藏方。
《班防禦方》
京师醫官。
《胡氏家傳》
長沙士人胡晰然明家藏方。
《朱氏家傳》
朱丕倚家藏方。
《安师所傳方》
建安僧惠安所傳方。
湘潙、易忠信、李剛中、丁時發、王兌、丁安中、劉之才、丘松年、毛彬、鄭愈、蕭景仁所傳方。
十一家皆長沙醫工，或醫者之子所傳方。

且先公太中所傳，並平日手抄之方。

《劉氏家傳》

愚言，已上以《幼幼新書》四十卷所抄之也。《幼幼新書》者，湖南師潮陽劉公（字方明）所編也。石才孺後序曰，陽劉公編集古今醫書中，小兒方劑之說爲一書，總四十卷，目曰《幼幼新書》。既成三十八卷而疾不起，漕使四明樓公實繼其政，乃曰前之美不可不成，肆命亟迄其事，因合後二卷爲一，復纂歷代所述《求子方論》爲一卷，冠其篇首，閱月而書成。噫，可謂盡矣。除第一卷求子門、第四十卷藥敘十五門等，而小兒病門、療門，都有五百三十一門。今《萬安方》所抄載二三十分之一二者也。此外，《聖惠》《千金》《活幼旬義》《全嬰集》《聖惠》《總錄》等大方，自外《三因》《局方》《楊氏家藏》《活人事證》《選奇指迷》《葉氏錄驗》《嚴氏》等諸小方，皆有小兒一篇，當須廣覽普勘，令天下嬰兒而悉踐壽域，其功不敢虛捐焉。

覆載萬安方卷第四十九

嘉曆二年四月十四日朱點了　性全

同年四月二十一日墨點了

凡《萬安方》一部五十卷，拾採簡要卓約神術，子孫深秘如至寶。

性全　六十二歲

朱墨之紙數六十一丁

覆載萬安方卷第五十

性全　述

五運六氣

《三因方》第五云，夫五運六氣，乃天地陰陽運行昇降之常道也。五運流行，有太過不及之異。六氣昇降，則有逆從勝復之差。凡不合於德化政令者，則爲變眚，皆能病人，故經云，六經波蕩，五氣傾移，太過不及，專勝兼併，所謂治化，人應之也。或遇變眚聿興，災沴因鬱發以亂其真，常不德而致折復，隨人藏氣虛實而爲病者，謂之時氣。與夫感冒中傷，天行疫疹，顯然不同。前哲知夫天地有餘不足，違戾之氣，還以天地所生德味而平治之。經驗昭然，人鮮留意，恐成湮沒，故敘而紀之。

五運者，木火土金水五行運轉之氣也。

六氣者，初二三四五終六節次序之氣也。

《素問》第七十篇《五常政大論》曰，木曰敷和（敷布和氣，物以生榮），火曰升明（火氣高明），土曰備化（廣被化氣，損於群品），金曰審平（金氣清審，平而定），水曰靜順（水體清靜，順於物也）。已上五運平氣也。

木曰委和（陽和之氣，委屈而少用也）。火曰伏明（明曜之氣，屈伏不申）。

土曰卑堅（土雖卑少，猶監萬物之生化也）。金曰從革（從順革易，革成萬物）。

水曰涸流水少，故流注乾涸。已上五運不及也。

木曰發生宣茂生氣，萬物以榮。火曰赫曦成明也。

土曰敦阜敦，厚也。阜，高也。土餘故高而厚。金曰堅成氣爽風勁，堅成庶物。

水曰流衍衍，津衍也，溢也。已上五運太過。

六氣者，厥陰木也，風也，少陰君火也，少陽相火也，太陰土也，濕也，陽明金也，燥也，太陽水也，寒也。謂之天之六氣也。自大寒節至春分六十日八十七刻半一氣所主，自春分節至小滿節八十七刻半一氣所主，自大暑節至秋分節八十七刻半一氣所主，自秋分節至小雪節八十七刻半一氣所主，自小雪節至大寒節八十七刻半一氣所主。見於《素問·六微者大論》中，五運時氣民病證治。

諸壬年，發生之紀，歲木太過，風氣流行，脾土受邪，民病飧泄，食減體重，煩冤腸鳴，脇支滿，甚則忽忽善怒，眩冒癲疾。爲金所復，則反脇痛而吐，甚則衝陽絶者死。《素問·五常政大論》云，木曰發生，春萬物發生，木主春。衝陽絶者，脈也。在足甲亦云太衝。又云夫陽脈也。

苓朮湯，治脾胃感風，飧泄注下水痢謂之飧泄注下，腸鳴腹滿，四肢重滯，忽忽善怒，眩冒顛暈，或左脇偏疼。

白茯苓　厚朴薑汁製，炒　白朮　青皮　乾薑　半夏　草果去皮　甘草炙，各三兩

右剉散，每服四錢，水一盞半，薑三片，棗二個，煎七分，去滓，食前服。

諸戊年，赫曦之紀，歲火太過，炎暑流行，肺金受邪，民病瘧，少氣欬喘，血溢泄瀉，嗌燥耳聾，中熱，肩背熱甚，胸中痛，脇支滿，背髀並兩臂痛，身熱骨痛而爲浸淫。爲水復則反譫妄狂越，欬喘息鳴，血溢泄瀉不已，甚則太淵絶者死。《素問》云，火赫曦，盛明之義也。太淵者，穴脈名也。在手掌後陷中橫紋頭陷中。《難經》曰，掌後魚際下，脈會太淵脈。《明堂經》云太泉，是則避唐祖名改之者也。

麥門冬湯，治肺經受熱，上氣欬喘，咯血痰壅，嗌乾耳聾，泄瀉，胸脇滿，痛連肩背，兩臂膊疼，息高。

麥門冬　香白芷　半夏　竹葉　甘草　鍾乳粉　桑白皮　紫菀取茸　人參各五兩

右剉散，每服四錢，水一盞，薑二片，棗一個，煎七分，去滓，食前服。

諸甲年，堆阜之紀，歲土太過，雨濕流行，腎水受邪，民病腹痛，清厥，意不樂。體重煩冤，甚則肌肉痿，足痿不收，行善瘈瘈，尺世反，又胡計反。瘲也，又作瘛，腳下痛，中滿食減，四肢不舉，爲盛所尅，則反腹脹，溏泄腸鳴，甚則太谿絶者死。《素問》云，土曰堆阜，亦因敦阜。太谿者，在足内踝後衝中，大脈動也。

附子山茱萸湯，治腎經受濕，腹痛寒厥，足痿不收，腰脽痛，行步艱難，甚則中滿食不下，或腸鳴溏泄。

附子炮　山茱萸各五兩　乾木瓜　烏梅肉各一兩　半夏　肉豆蔻各一兩二分　丁香　藿香各二分

右剉散，每服四錢，水一盞半，薑七片，棗二個，煎七分，去滓，食前，溫服。

諸庚年，堅成之紀，歲金大過，燥氣流行，肝木受邪，民病小腹痛，目赤眥癢，耳無聞，體重煩冤，胸痛引背，脇滿引小腹，甚則喘咳逆氣，背肩、尻陰、股膝、髀腨、胻足痛，爲火所復則暴痛，肚脇不可反側，欬逆甚而血溢，太衝絶者死。《素問》云，金曰堅成也。太衝者土也，在足大指本節後二寸，或一寸半陷中。凡診男子太衝脈，可決病死生。《資生經》、《明堂經》云，在足大指本節後二寸，骨罅間陷中。《素問注》云，在足大指間本節後二寸，動脈應手。

牛膝木瓜湯，治肝虛，遇歲氣燥更勝，脇連小腹拘急疼痛，耳聾目赤，咳逆，肩背連尻陰、髀腨胻皆痛，悉主之。

牛膝酒浸　木瓜各二兩　芍藥　杜仲　枸杞　黄松節赤茯苓中心木也　菟絲子　天麻各一兩二分　甘草炙，一兩

右剉散，每服四錢，水一盞半，生薑三片，棗二個，煎七分，去滓，食前，溫服。

諸丙年，漫衍之紀，歲水太過，寒氣流行，邪害心火，民病身熱，煩心燥悸，陰厥，上下中寒，譫妄心痛，甚則腹大脛腫，喘咳，寢汗憎風。爲土所復，則反腹滿，腸鳴溏泄，食不化，渴而妄冒，甚則神門絶者死。《素問》云，水云漫衍，亦云流衍。衍，溢也。神門者，一名兑衝，在掌後兑骨端陷中，小脈動也。

川連茯苓湯，治心虛爲寒冷所中，身熱心燥，手足反寒，心腹腫病，喘咳自汗，甚則大腸便血。

黄連　茯苓各二兩　麥門冬　車前子炒　通草　遠志去心，薑汁制，炒，各一兩　半夏　黄芩　甘草炙，各二分

右剉散，每服四錢，水一盞半，薑七片，棗二個，煎七分，去滓，食前服。

諸丁年，委和之紀，歲木不及，燥乃盛行，民病中清，胠脇小腹痛，腸鳴溏泄。爲火所復，則反寒熱，瘡瘍痤疿癰腫，欬而鼽。《素問》曰，木曰委和也。

蓯蓉牛膝湯，治肝虛爲燥熱所傷，胠脇並小腹痛，腸鳴溏泄，或發熱，遍體瘡瘍，咳嗽，肢滿，鼻鼽。

肉蓯蓉浸酒　牛膝浸酒　乾木瓜　白芍藥　熟地黄　當歸　甘草炙，各三兩

右剉散，每服四錢，水一盞半，薑三片，烏梅一個，煎七分，去滓，食前服。筋萎脚弱，鹿角屑同煎。

諸癸年，伏明之紀，歲火不及，寒乃盛行，民病胸痛，脇支滿，膺背肩胛兩臂内痛，欝冒矇昧，心痛暴瘖不語也，甚則屈不能伸，髖髀如別。爲土所復，則反鶩溏，食飲不下，寒中腸鳴，泄注腹痛，暴攣痿痺，足不能任身。《素問》云，火曰伏明也。

黄耆茯神湯，治心虛挾寒，心胸中痛，兩脇連肩背，肢滿噎塞，欝冒矇昧，髖髀攣痛，不能屈伸，或下利溏泄，飲食不進，腹痛，手足痿痺，不能任身。

黄耆　茯神　遠志去心，薑汁製，炒　紫荷車　酸棗肉炒，各三兩，仁尤佳

右剉散，每服四錢，水一盞半，薑三片，棗二個，煎七分，去滓，食前服。

諸己年，卑監之紀，歲土不及，風氣盛行，民病飧泄霍亂，體重腹痛，筋骨繇，併肌肉瞤酸，善怒。爲金所復，則反胸脇暴痛，下引小腹，善太息，氣客於脾，食少失味。《素問》云，土曰卑監。

白朮厚朴湯，治脾虛風冷所傷，心腹脹滿疼痛，四肢筋骨重弱，肌肉瞤動酸㾯音西先。又痠㾯疼痛，又作𤺊。善怒、霍亂吐瀉，或胸脇暴痛，下引小腹，善太息，食少失味。

白朮　厚朴　半夏　桂心　藿香　青皮各三兩　乾薑　甘草炙，各半兩

右剉散，每服四錢，水一盞半，薑三片，棗二個，煎七分，去滓，食前服。

諸乙年，從革之紀，歲金不及，炎火盛行，民病肩背瞀重，鼽嚏，血便注下。爲水所復，則反頭腦戶痛，延及顖頂，發熱口瘡，心痛。《素問》云：金曰從革也。

紫菀湯，治肺虚感熱，咳嗽喘滿，自汗衄血，肩背瞀重，血便注下，或腦戶連顖頂痛，發熱口瘡，心痛。

紫菀茸苗葉也　白芷　人參　甘草炙　黄耆　地骨皮　杏人　桑白皮炙，各三兩

右剉散，每服四錢，水一盞半，薑三片，棗二個，煎七分，去滓，食前服。

諸辛年，涸流之紀，歲水不及，濕乃盛行，民病腹滿身重，濡泄寒瘍，腰膕腨股膝痛不便，煩冤，足痿清厥，腳下痛，甚則跗腫，腎氣不行。爲木所復，則反面色時變，筋骨併辟，肉瞤瘈，目視䀮䀮，肌肉胗發，氣並鬲中，痛於心腹。《素問》云：水曰涸流也。

五味子湯，治腎虚坐臥濕地，腰膝重著疼痛，腹脹滿，濡泄無度，行步艱難，足痿清厥，甚則浮腫，面色不常，或筋骨併辟，目視䀮䀮，膈中咽痛。

五味子　附子　巴戟去心　鹿茸酢浸，焙　山茱萸　熟地黄　杜仲各三兩

右剉散，每服四錢，水一盞半，薑七片，鹽少許，煎七分，去滓，食前服。

凡六壬、六戊、六甲、六庚、六丙歲，乃木火土金水太過，五運先天。六丁、六癸、六己、六乙、六辛歲，乃木火土金水不及，爲五運後天，民病所感。治之，各以五味所勝調和，以平爲期。陰陽道則甲乙丙丁戊己庚辛壬癸，如次第木火土金水也。今醫家《素問》十干五行，則壬戊甲庚丙，乃如次木火土金水也。丁癸己乙辛，乃亦如次木火土金水也。陰陽家以五行本位配之，醫家乃以五行運氣而配之，故太殊也。

六氣敘論

夫陰陽升降，在天在泉，上下有位，左右有紀，地理之應，標本不同，氣應異象，逆順變生，太過不及，

悉能病人。世謂之時氣者，皆天氣運動之所爲也。司天在泉，以圖示之，如指諸掌。

五運

甲乙	乙庚	丙辛	丁壬	戊癸
以土爲運	以金爲運	以水爲運	以木爲運	以火爲運

六氣

少陰	少陽	太陰	陽明	太陽	厥陰
君火	相火	濕土	燥金	寒水	風木

壬戊甲庚丙爲陽年，太過先天。丁癸己乙辛爲陰年，不及後天。

《口傳》云，以辰戌加司天，逐年逆轉。逆轉者，自三至二也。

諸子歲　諸午歲　運氣全同

小陰君火司天，陽明燥金在泉，中央見太宮土運，氣化運行先天甲丙戊庚壬矣。此歲則云先天也。乙丁己辛癸矣。此歲則云後天也。

初之氣，始於癸已歲十二月中，氣大寒日，寅初刻而終於是年二月中。氣春分日，子時刻，凡六十日八十七刻半，主位太陽水，加厥陰木，民病關節禁固，腰脽痛，中外瘡瘍。《素問》云，赤斑瘡也。以苦補之，以鹹瀉之，以苦堅之，以辛潤之。開發腠理，致津液通氣也。食丹穀以全真氣，食稷以辟虛邪，雖有寒邪，不能爲害。〇自先年大寒節始之十二月中

二之氣，自春分日子正，至小滿日戌正。凡六十日八十七刻半，主位厥陰木，加少陰君火，至此陽氣布，風迺行，春氣以正，萬物應榮。然寒氣時至，民迺和，其病淋，目瞑目赤，氣欝於上而熱。宜以辛補之，以酸瀉之，以甘緩之，食丹穀以全真氣，食稻以辟虛邪，雖有風邪，不能爲寒。〇自春分二月中，小滿四月中節

三之氣，自小滿日亥初刻，至大暑日酉初刻。凡六十日，有奇主位。天政之所布時令至此，大火行，庶

類蕃鮮，寒氣時至，民病氣厥，心痛，寒熱更作，欬喘目赤。宜以鹹補之，以甘瀉之，以酸收之，食丹穀以全真氣，食豆以辟虚邪，雖有熱邪，不能爲害。〇自二月中節，大暑六月中節也。

四之氣，自大暑日酉正，至秋分日未正。凡六十日，有奇主位太陰濕土，加太陰濕土，溽暑至大雨，時行寒熱互作，民病寒熱嗌乾，黄癉鼽衄飲發。宜以甘補之，以苦寫之，以甘緩之。食白穀以全真氣，食麻以辟虚邪，雖有濕邪，不能爲害。〇自大暑六月中，自秋分八月中。

五之氣，自秋分日申初刻，至小雪日午初刻，六十日，有奇主位至陽，迺化物，迺生榮，民迺康，其病溫，宜以鹹補之，以甘寫之，以鹹耎之，食白穀以全真氣，食豆以辟虚邪，雖有火邪，不能爲害。〇小雪十月中

終之氣，自小雪日午正，至大寒日辰正，六十日，有奇主位陽明金，加太陽水，民病上腫咳喘，甚則血溢，下連少腹而作寒中，宜以酸補之，以辛瀉之，以苦泄之，食白穀以全真氣，食黍以辟虚邪，雖有燥邪，不能爲害。〇大寒十二月中

正陽湯〔三因〕，治子午之歲，少陰君火司天，陽明燥金在泉，病者關節禁固，腰痛，氣欝熱，小便淋，目赤心痛，寒熱更作，咳嗽喘急，鼻鼽，嗌咽吐飲，發黄癉，喘，甚則連少腹而作寒中，悉主之。

白薇　玄參　川芎　桑白皮炙　當歸　芍藥　旋覆花　甘草炙　生薑各半兩

右爲剉散，每服四錢，水一盞半，煎七分，去滓，食前服。自大寒至春分，加杏人、升麻各半兩。自春分至小滿，加茯苓、車前子各半兩。自小滿至大暑，加杏人、麻仁各一分。自大暑至秋分，加荊芥、茵蔯蒿各一分。自秋分至小雪，依正方。自小雪至大寒，加紫蘇子半兩。

諸丑歲　諸未歲　氣運全同

太陰濕土司天，太陽寒水在泉，氣化運行後天先天、後天見上注，中央見於少商，金運歲運不及。

初之氣，始於甲子年，大寒日巳初，終乙丑年春分日卯初，凡六十日八十七刻半，主位厥陰風木，加厥陰風木。民病血溢，筋絡拘強，關節不利，身重筋痿，宜以辛補之，以酸瀉之，以甘緩之，[食]黅穀以全真氣，食稻以保其精，雖有風化，莫能爲邪。

二之氣，自春分日卯正，至小滿日丑正，凡六十日，有奇主位少陰君火，加少陰君火。民病溫癘，盛行遠近，咸若濕蒸相薄，雨時降，法當以鹹補之，以甘瀉之，以酸收，食黅穀以全其真，食豆以保其精，雖有火化，莫能爲邪。

三之氣，自小滿日寅初，至大暑日子初，凡六十日，有奇主位太陰濕土，加少陽相火。民病身重，胕（跗）腫，胸腹滿，宜以甘補之，以苦瀉之，以甘緩之，食黅穀以全其真，食麻仁以保其精，雖有濕邪，莫能爲害。

四之氣，自大暑日子正，至秋分日戌正，凡六十日，有奇主位少陽相火，加太陰濕土。民病腠理熱，血暴溢瘧，心腹䐜脹，甚則浮腫，宜以鹹補之，以甘瀉之，食玄穀以全其真，食豆以保其精，雖有火邪，莫能爲害。

五之氣，自秋分日亥初，至小雪日酉初，凡六十日，有奇主位陽明燥金，加陽明燥金。民病皮膚寒氣及體，宜以酸補之，以辛瀉之，以苦泄之，食玄穀以全其真，食黍以保其精，雖有司氣之涼，莫能爲邪。

終之氣，自小雪日酉正，至大寒日未正，凡六十日，有奇主位太陽寒水，加太陽寒水。民病關節禁固，腰脽痛，寒濕爲疾也。治法宜以苦補之，以鹹瀉之，以苦堅之，以辛潤之，食玄穀以全其真，食稷以[保]其精，雖有寒化，莫能爲邪。

備化湯，治丑未之歲，太陰濕土司天，太陽寒水在泉，病者關節不利，筋脈拘急，身重萎弱，或瘟癘盛行，遠近盛苦，或胸腹滿悶，甚則浮腫，寒瘧血溢，腰脽痛。

乾木瓜　茯神去木，各一兩　牛膝酒浸　附子炮，各三分　乾地黄　覆盆子各半兩　甘草一分　生薑三分

右爲剉散，每服四錢，水一盞半，煎七分，去滓，食前服。自大寒至春分，依正方。自春分至小滿，去附子，加天麻、防風各半兩。自小滿至大暑，加澤瀉三分。自大暑直至大寒，並依正方。

諸寅歲　諸申歲　氣運全同

少陽相火司天，厥陰風木在泉，中央見太羽水運。歲水太過，氣化運行先天。初之氣，自乙未年大寒日申初，至是歲春分日午初刻，凡六十日八十七刻半，主位少陰君火，加厥陰風木。民病溫氣，拂於上氣，血溢目赤，咳逆頭痛，血崩脇滿，膚腠中瘡。《素問》云，運氣之瘡，皆赤斑胞瘡也。其治法宜以鹹補之，以甘瀉之，以酸收之。

二之氣，自春分日午正中，至小滿日辰正中，凡六十日，有奇主位太陰濕土，加少陰君火。民病熱欝，欬嘔吐，胸臆不利，頭痛身熱，昏聵膿瘡癰腫疱瘡，治法宜以甘補之，以苦瀉之，以甘緩之。

三之氣，自小滿日巳初刻，至大暑日卯初刻，凡六十日，有奇主位少陽相火，加少陽相火。民病熱中，聾瞑血溢，膿瘡咳嘔，鼽衄，渴，嚔欠，喉痺，目赤，善暴死，治法宜以鹹補之，以甘瀉之。

四之氣，自大暑日卯正中，至秋分日丑正中，凡六十日，有奇主位陽明燥金，加太陰濕土。民病滿身重，宜以酸補之，以辛瀉之，以苦泄之。

五之氣，自秋分日寅初，至小雪日子初，凡六十日，有奇主位太陽寒水，加陽明燥金。民避寒邪，君子周密，治法宜苦補之，以鹹寫之，以苦堅之，以辛潤之。

終之氣，自小雪日子正中，至大寒日戌正中，凡六十日，有奇主位厥陰風木，加太陽寒水。民病開閉不

禁，心痛，陽氣不藏而欬，治法宜鹹寒平其上，辛溫治其肉，宜酸滲之，泄之，漬之，發之。

升明湯，治寅申之歲，少陽相火司天，厥陰風木在泉，病者氣欝熱，血溢目赤，咳逆頭痛，脇滿嘔吐，胸臆不利，聾瞑渴，身重，心痛，陽氣不藏，瘡瘍（赤斑瘡也）煩燥。

紫檀香（代用白檀） 車前子（炒） 青皮 半夏 酸棗人 薔薇 生薑 甘草（炙，各半兩）

右剉散，每服四錢，水一盞半，煎七分，去滓，食前服。自大寒至春分，加白薇、玄參各半兩。自春分至小滿，加丁香一錢。自小滿至大暑，加漏蘆、升麻、赤芍藥各半兩。自大暑至秋分，加茯苓半兩。自秋分至小雪依正方。自小雪至大寒，加五味子半兩。

諸卯歲　諸酉歲　運氣全同

陽明燥金司天，少陰君火在泉，中央見少角木運，歲運不及，氣化運行後天。初之氣，自丙申歲大寒日亥初刻，終於是年春分日酉初，凡六十日八十七刻半，主位太陰濕土，加厥陰風木。此下剋上，民病中熱脹，面目浮腫，善眠鼽衄，嚏欠嘔吐，小便黃赤，甚則淋。

二之氣，自春分日酉正中，至小滿日未正中，凡六十日有奇，主位少陽相火，加少陰君火。此臣居君位，民病癘，大至民善暴死。是歲天氣歲運皆平，癘疾自微。

三之氣，自小滿日中初刻，至大暑日午初，凡六十日有奇，主位陽明燥金，加少陽相火。燥熱交合，民病寒熱。

四之氣，自大暑日午正中，至秋分日辰正中，凡六十日，有奇主位太陽寒水，加太陰濕土。此下土剋上水，民病暴仆，振慄譫妄，少氣咽乾，引飲心痛，癰腫瘡瘍（赤斑疱瘡），寒瘧骨痿便血。

五之氣，自秋分日己初刻，至小雪日卯初刻，凡六十日有奇，［主位］厥陰風木，加陽明燥金。民氣和，自無疾病。

終之氣，自小雪日卯正中，至大寒日丑正中，凡六十日有奇，主位少陰君火，加太陽寒水。此下剋上，民病溫，治法宜鹹寒抑火，以辛甘以助金，汗之、清之、散之，安其運氣。

審平湯，治卯酉之歲，陽明司天，少陰在泉，病者中熱，面浮鼻鼽，小便赤黃，甚則淋，或癘氣行，善暴仆振慄，譫妄寒瘧，癰腫便血。

遠志 紫檀香 天門冬 山茱萸 白朮 白芍藥 甘草炙 生薑各半兩

右剉散，每服四錢，水一盞半，煎七分，去滓，食前服。自大寒至春分，加白茯苓、半夏、紫蘇、生薑各半兩。自春分至小滿，加玄參、白薇各半兩。自小滿至大暑，去遠志、山茱萸、白朮，加丹參、澤瀉各半兩。自大暑至秋分，去遠志、白朮，加酸棗、車前子各半兩。自秋分直至大寒，並依正方。

諸辰歲 諸戌歲 運氣全同

太陽寒水司天，太陰濕土在泉，中央見大徵火運。歲火太過，氣化運行先天。

初之氣，自丁酉年大寒日寅初刻，至是歲春分日子初刻，凡六十日八十七刻半，主位少陽相火，加厥陰風木。民病瘟，身熱頭疼，嘔吐，肌腠瘡瘍。《素問》云，赤斑瘡也。

二之氣，自春分日子正中，至小滿日戌正中，凡六十日有奇，主位陽明燥金，加少陰君火。民病氣鬱中滿。

三之氣，自小滿日亥初，至大暑日酉初，凡六十日有奇，主位太陽寒水，加少陽相火。民病寒反熱中，癰疽注下，心熱瞀悶，不治者死。

四之氣，自大暑日酉正中，至秋分日未正中，六十日有奇，主位厥陰風木，加太陰濕土。風濕交爭，民病大熱少氣，肌肉痿，足痿，注下赤白。

五之氣，自秋分日申初刻，至小雪日午初，凡六十日有奇，主位少陰君火，加陽明燥金，民氣乃舒。

終之氣，自小雪日午正中，至大寒日辰正中，凡六十日有奇，主位太陰濕土，加太陽寒水，民乃慘悽，孕婦夭死。治法用甘溫以平水，用酸苦以補火。

靜順湯，治辰戌歲太陽司天，太陰在泉，病身熱頭痛，嘔吐，氣欝中滿，瞀悶少氣，足痿，注下赤白，肌腠瘡瘍（赤斑疱瘡也），發爲癰疽。

白茯苓　木瓜（各二兩）　附子（炮）　牛膝（酒浸，各三兩）　防風　訶子皮　甘草（炙）　乾薑（各半兩）

右剉散，每服四大錢，水一盞半，煎七分，去滓，食前服。其年自大寒至春分，宜去附子，加枸杞半兩。自小滿至大暑，去附子、木瓜、乾薑，加人參、枸杞、地榆、香白芷、生薑各三分。自大暑至秋分依正方，加石榴皮半兩。自秋分至小雪依正方。自小雪至大寒，去牛膝，加當歸、芍藥、阿膠（炒，各三分）。

諸己歲　諸亥歲　運氣全同

厥陰風木司天，少陽相火在泉，中央見少宮土運。歲土不及，氣化運行後天。初之氣，自戊戌年大寒日己初刻，至是年春分日卯初，凡六十日八十七刻半，主位陽明燥金，加厥陰風木，民病寒於右脇下。

二之氣，自春分卯正中，至小滿日丑正中，凡六十日有奇，主位太陽寒水，加少陰君火，民病熱中。

三之氣，自小滿日寅初，至大暑日子初，凡六十日有奇，主位厥陰風木，加少陽相火，民病泣出，耳鳴掉眩。

四之氣，自大暑日子正中，至秋分日戌正中，凡六十日有奇，主位少陰君火，加太陰濕土，民病黃癉，胕（跗）腫。

五之氣，自秋分日亥初，至小雪日酉初，凡六十日有奇，主位太陰濕土，加陽明燥金，燥濕相勝，寒氣及體。

終之氣，自小雪日酉正中，至大寒日未正中，凡六十日有奇，位少陽相火，加大陽寒水。此下水剋上火，民病瘟癘。治法宜用辛涼平其上，鹹寒調其下，畏火之氣，無妄犯之。

敷和湯，治己亥之歲，厥陰風木司天，少陽相火在泉，病者中熱而反右脇下寒，耳鳴淚出，掉眩。燥濕相搏，民病黃癉浮腫，時作瘟癘。

半夏　棗子　五味子　枳實（炒麸）　茯苓　訶子皮　乾薑　橘皮　甘草（炙，各半兩）

右剉散，每服四錢，水一盞半，煎七分，去滓，食前服。自大寒至春分，加鼠粘子一分。自春分至小滿，加麥門冬（去心）、山藥各一分。自小滿至大暑，加紫菀一分。自大暑至秋分，加澤瀉、山梔子仁各一分。自秋分直至大寒，並依正方。

六氣凡例

凡六氣，數起於上而終於下。歲半之前，自大寒後，天氣主之。歲半之後，自大暑後，地氣主之。上下交互，氣交主之。

右五運六氣略例如斯，《聖濟總錄》第一（上中下），第二（上中下）六卷，自甲子至癸丑六十年作圖而明之。又《醫學全書》十卷，第一卷則出醫家及第云，第一登科則明堂鍼灸，第二科則診脈，第三科則運氣也。是則《素問》《太素》之妙規，黃帝、伯翁之神術矣。今依《三因方》略說而抄之，易簡而甚詳，記之記之。

覆載萬方卷第五十　　朱墨之紙數三拾四丁

覆載萬安方卷第五十一

一切諸痛門

一頭痛
二厥痛
三風頭痛
四痰頭痛
五心痛
六胸痺痛
七心脾痛
八心腹痛
九腹痛
十胸脇痛
十一脇痛
十二小腹痛
十三疝氣痛
十四陰腫痛
十五眉間痛
十六手臂痛四肢痛附
十七肩背痛身疼附

十八腰痛
十九腰脚痛
二十腰膝脚痛附膝冷

覆載萬安方卷第五十一

性全　集

一切諸痛門

頭痛

《聖惠論》云，諸陽之脈皆上行於頭面，若人氣血俱虛，風邪傷於陽經，入於腦中，則令頭痛。又有手三陽之脈，受風寒伏留而不去者，名厥頭痛。厥者，逆也，言其脈厥逆而不順行，逆壅而衝於頭也。又有入連在腦痛甚，手足冷者，名真頭痛，由風寒之氣循風府而入於腦，故云入連在腦，則痛不可忍。其真頭痛不可療也。餘是風熱痰厥頭痛。

《千金論》曰，髓虛者，腦痛不安，髓實者，勇悍，凡髓虛實之應，主於肝膽。若其藏府有病從髓生，熱則應藏，寒則應府。

愚謂（《可用方》作者森立大也），頭爲諸陽脈之會，又督脈上行至巔，又腦爲髓之海，如是則頭爲人根本之所。若頭痛證有輕有重，有至危者存焉。唯傷風頭痛、傷寒頭痛、中暑溫熱溫病等頭痛，皆以發熱別之。其厥頭痛、真頭痛、痰頭痛、腎虛頭痛，輕重治法不同，於後逐證論之。

又論真頭痛者，真氣傷絕所致，亦真假之別名也。經曰，真頭痛者，旦發夕死，夕發旦死。蓋腦爲髓海，髓者腎精之所主，精竭則髓枯，髓枯則腦虛而作痛，故爲死候。

治真頭痛，髓竭腦虛，旋暈作疼，異於常痛，六甲飛雄丹。

雄黃（調煉不容易　在於《可用方》第十二）

《本事方》黑錫圓，治功全同飛雄丹。

黑錫　硫黃（各三兩，私意，三十錢重。）

謂如硫黃與黑錫各用三兩，則以黑鉛約八兩，銚內鎔化，去滓，苴淨盡傾淨地上，再於銚內鎔，以皮紙五重，撮四角如箱模樣，傾黑鉛在內揉取，細者於絹上羅過，太熱即損絹，須連紙放地上，令稍溫，紙焦易之，下者居上，以麤鉛再鎔再揉再羅，取細者盡爲度，称重三兩，即以好硫黃三兩，研細拌鉛，炒令勻，於銚內用鐵匙不住攪，須文武火不緊不慢，俟相乳入，傾在淨塼上。舶上茴香（炒），附子（炮，去皮臍），胡蘆巴（微炒），破故紙（炒香），川楝子（去核，微炒），肉豆蔻（麵炮，各一兩），巴戟（去心），木香　沉香（各半兩）

右將沙子研細，餘藥末研勻入碾，自朝至暮，以黑光色爲度，用酒糊圓如梧子大，陰乾，布袋內揬令光瑩。如丈夫元藏虛冷，真陽不固，三焦不和，上熱下冷，夜夢鬼交，覺來盜汗，面無精光，肌體燥澀，耳內虛鳴，腰背疼痛，心氣虛乏，精神不寧，飲食無味，日漸瘦悴，膀胱久冷，夜多小便。婦人月事愆期，血海久冷，惡露不止，赤白帶下，及陰毒傷寒，面青舌卷，陰縮難言，四肢厥冷，不省人事，急用棗湯吞一二百圓，即便回陽，命無不活。但是一切冷疾，鹽酒鹽湯空心吞下三四十圓，婦人艾醋湯下此藥，大能調治榮衛，昇降陰陽，安和五藏，洒陳六府，補損益虛，回陽返陰，功驗神聖。

《可用方》十二卷，治真頭痛，每服六七十丸，鹽湯下，食前。（以十錢重爲一兩也）

私云，大都諸方黑錫丹皆有陽起石，但《本事方》無之，尤宜服之。

治氣虚頭痛

大附子一個，剜去心，入全蝎二個在内，以取下附子末，同鍾乳粉一分，麵少許，水和裹炮，都研爲末，以焦黄爲度，葱茶調下一錢或半錢。**私云，凡真頭痛，須服補腎藥。**

厥頭痛

愚謂愚者，森立夫，厥者，逆也。其氣脈厥逆而不順，而又風寒搏之。蓋足三陽之脈，皆上至頭額，太陽主氣，少陽多氣，陽明多氣。氣若不順，風寒易入，故三經感病，先見於頭。

烏香散《可用方》，治陽虚上攻，頭項俱痛，不可忍者。

草烏頭去皮尖，切，鹽少炒黄　新茶芽　細辛三味各等分

右㕮咀，每服二三錢重，生薑七片，水一盞半，煎至八分，入麝香末少許，又一沸，溫服，不拘時。

治頭痛不止方同

川烏頭一枚，切　生薑一分

右水一盞，煎至五分，入蜜半合，相和服之。

玉真圓《本事》，治腎氣不足，氣逆上行，頭痛不可忍，謂之腎厥。其脈舉之則弦，按之石堅。

硫黄二兩　石膏硬者不蝦，研　半夏湯洗，各一兩　硝石一分，研

右爲細末，研匀，生薑汁糊圓如梧子大，陰乾，每服三十圓，薑湯或米飲下。更灸關元穴百壯。《良方》中硫黄圓亦佳。關元穴在臍下三寸

頭痛硫黄圓《翰良方》第七

硫黄二兩，研細　消石一兩

右水圓指頭大，空心臈茶嚼下。予中表兄病頭風二十餘年，每發頭痛如破，數日不食，百方不能療。醫田滋見之曰，老母病此數十年，得一藥遂愈。就求之，得十圓，日服一枚。十餘日，滋復來，云頭痛，平日食何物即發。答云，最苦飲酒食魚。滋取魚酒，令恣食。云，服此藥十枚，豈復有頭痛耶。如其言食之，竟不發，自此遂差。予與滋相識數歲，臨別以此方見遺。陳州懷醫有此藥圓如梧子大，每服十五圓，暑暍懵冒者，冰冷水服，下咽即豁然清爽，傷冷即以沸艾湯下。

胡蘆巴散《良方》，治氣攻頭痛。

胡蘆巴微炒　三稜剉，醋浸一宿，炒乾，各二兩　乾薑二分

右爲末，每服三四錢，溫生薑湯或酒調服。凡氣攻頭痛，一服即差。萬法不愈，頭痛如破者，服之即愈，尤利婦人。姻家有病瘧差後頭痛，號呼十餘日，百方不效，用一服如失。去小小頭痛更捷。

風頭痛

愚謂《可用方》，風頭痛者，足厥陰肝經生風，其府足少陽膽經自目外眥起，入額角，上巔。二經表裏相應，風氣攻注，故兩太陽及頭痛。或風氣上攻一邊，謂之偏風頭痛。

治風毒攻注頭目，不可忍方。

黑豆一合　附子一枚，末　生薑一兩，同豆炒熟爲度

右酒一大盞，煎薑豆至七分，去滓，爲二服，每服調附子末一錢，不拘時候。

香芎餅子《可用》，治諸風頭痛，憎寒拘急，腦昏掉眩，旋暈欲倒，肢體疼痛，鼻塞聲重，呵欠多嚏。又治目昏冷淚，赤脈努肉，及面黑皯皰，頭癢多白屑。

天麻一兩　吳白芷一兩　芎藭五兩

右細末，煉蜜丸，每一兩分作三十餅子，每服一餅，茶清嚼服，不拘時。

治風頭痛方（同）

川烏頭一兩，爲末，醋調如膏，塗頂上，額角太陽風府之上，須臾痛止。

治風頭痛，每天欲陰先發方。

桂心一兩，末之，以酒調膏，傅頂上並額角。

治偏頭疼神效（同）

草烏頭不拘多少，生去皮臍，爲細末，用韭菜自然汁和丸綠豆大，每服三五丸，日午夜臥茶清服下，忌熱物。少時恐麻人，漸加至五七丸。

又方（同）

桂心（末）　麝香（末，各二字）　生薑汁（二合）

右先生薑汁二合，甆器中盛，曬乾取末，同研令勻細，每用少許搐鼻中，黃水出即差。

又方（同）

萆麻子一兩，爛研絞取汁，於頭偏痛處塗之。

痰頭痛

愚謂《可用方》，痰厥痛者，痰生於胃。胃者足陽明之經，其經夾鼻絡目過額顱，蓋胃氣不宣行則痰生，故痛起於頭額及眉間，且重且痛。

天南星丸（同），治風痰，頭目旋暈，肢節拘急。

天南星　細辛　附子　防風　半夏　白附子　旋覆花　芎藭（各半兩）　天麻（一兩）

右細末，蜜丸桐子大，每服三十、五十丸，荊芥湯服，不拘時。

消飲丸《可用》，治痰厥頭痛，氣不升降。

半夏四兩　前胡一兩　旋覆花二兩　乾薑　陳皮各二兩半

右細末，麵糊元桐子大，每服三十元，薑湯服。或五十丸，食後。

附子散同，治痰厥頭痛，胸滿短氣，嘔吐白沫，飲食不消。

附子　前胡　半夏　枳殼　人參　檳榔　芎藭各半兩　石膏一兩

右㕮咀，每服四錢，水一盞，生薑三片，煎至七分，不拘時，溫服。

羚羊角散同、《本事》，治一切頭旋，本因體虛，風邪乘於陽經，上注於頭面，遂入於腦。亦因痰水在於胸膈之上，犯大寒，使陽氣不行，痰水結聚，上衝於頭目，令頭旋暈。

羚羊角　伏神去木，各一兩　芎藭　防風　半夏　白芷不見火　甘草炙，各半兩　枳殼去白，麩炒　附子炮，各三分

右麤末，每服四錢，水一盞半，生薑三片，慢火煎至七分，去滓，溫服，不拘時候。

黑龍圓《本事》，治一切中風頭疼。

天南星　川烏頭各半斤，黑豆同蒸三次　石膏半斤　麻黃去節　乾薄荷各四兩　藁本去蘆　白芷不見火，各二兩　京墨一兩半

右爲細末，煉蜜杵圓如彈子大，每服一圓，薄荷茶湯嚼下，或二三丸。

私云，諸頭痛疾，雖在於此《萬安方》第四卷，而今於諸痛門尚出載於奇方神藥等，與第四卷相並照，可救患人矣。

心痛

《外臺秘要》云，凡厥心痛，與背相引，喜瘈瘲，如物從後觸其心，身傴僂者，腎心痛也。厥心痛，腹

脹滿，心痛尤甚者，胃心痛也。厥心痛，如錐鍼刺其心。心痛甚者，脾心痛也。厥心痛，色蒼蒼如死灰狀，不得太息者，肝心痛也。厥心痛，臥若常居，心間痛動，作痛益甚，色不變，肺心痛也。真心痛，手足清至節，心痛甚，旦發夕死，夕發旦死。心腹中痛，發作叢聚，行來上下，痛有休止，腹中熱，喜涎出，是蚘蟲咬也。（並出《甲乙經》第一卷）

愚謂（森立夫稱愚），真心痛，方書少有治法，宜急用煖劑以助心火，使氣得壯，或者有可生之理。如歲丹急投二三十粒，或伏火朱砂五七十粒，其次四神丹及震靈丹皆可。此外，烏頭、附子、乳香、沒藥，亦可。若蚘心痛方，見於蟲門，今重不錄。

《古今錄驗方》真心痛，手足清至節，心痛甚者，旦發夕死，夕發旦死。療心痛及已死方。

高其枕，拄其膝，欲令腹皮蹙柔，灸其臍上三寸胃管，有頃其人患痛，短氣，欲令人舉手者，小舉手問痛差緩者止。

張文仲灸真心痛法，灸兩足大指頭各十四壯，使火俱下，是大敦穴。

烏頭丸（可用方），《肘後》療患心痛不能飲食，頭中疼重。

烏頭　山椒（各一兩二分）　桂心（去皮）　乾薑（各一兩）

右末之，蜜丸如大豆大，每服五七丸，溫酒服，或以高良薑煎湯服，亦稍增加，可服二三十丸。

三倍湯（可用），治心痛立效。

丁香（半兩）　石菖蒲（一兩半）　胡椒（一兩）

右爲末，每服一大錢，醋湯調服，人行五里未止，再服。

立效散治心痛（可用）

薑黃　青橘皮去白

右等分，細末，用淡醋調服。

一捻金散《可用》，治久新心氣痛，嘔清痰。

胡椒一兩二銖半　肉桂去皮，一兩　良薑　乾薑各二分

右細末，每服二錢，溫酒調下，米飲亦得。無時候，加服三四錢。

桂心散《可用》，治心懸急，懊憹痛，氣悶，築築引兩乳間，或如錐刺。

桂心　吳茱萸　赤芍藥　當歸　木香　檳榔各二兩

右等分，㕮咀，每服三錢，水一中盞，煎至六分，無時，稍熱服。

川椒散《可用》，治久心痛，冷氣積聚，四肢不和，脣口青，時時惡寒。

川椒　當歸　附子　川烏頭　枳殼　乾薑　桂心　吳茱萸　甘草各三兩

右修製訖，各等分，㕮咀，每服三錢，水一盞，棗三個，煎至六分，食前，溫服。日夜三五服

下氣檳榔散《可用》，治心頭結硬冷痛。

檳榔十枚　生薑　木香各三兩　橘皮　枳殼　甘草　大黃各二兩

右㕮咀，每服四五錢，水一盞，煎至六分，去滓，溫服，日夜二服。出《廣濟方》

良薑散《可用》，治心氣卒痛不可忍。

高良薑二兩　巴豆一兩，去殼

右同炒，令黃色，去巴豆不用。研良薑爲細末，每服二三錢，熟水調下，酒亦得。

私云，心痛、心脾痛，是巨闕鳩尾下刺痛也。胸痺痛者，兩乳間上下左右膺胸痛疼是也。

胸痺痛

《千金論》曰，胸痺之病，令人心中堅滿痞急痛，肌中苦痺絞急如刺，不得俛仰，其胸前皮皆痛，手不得犯。胸中愊愊而滿，短氣咳嗽引痛，咽寒不利，習習如癢，喉中乾燥，時嘔吐煩悶，白汗出。或徹引背痛，不治之，數日殺人。

青橘皮丸（可用），治心氣虛損，邪冷所乘，胸膈痞塞痺，飲食不得。

青皮　桂心　訶子皮各一兩　吳茱萸　細辛　枳殼　蘿蔔子各二分　赤茯苓　當歸　白朮　木香　蓬朮　檳榔各三分

右細末，煉蜜和杵三二百下，丸桐子大，每服溫酒，服三十丸或五十丸，日三五服。

通氣湯（可用），治胸痛短氣噎塞。

半夏八兩　生薑六兩　橘皮三兩　吳茱萸四十枚

右㕮咀，水八升，煮取三升，分三服。一方用桂二兩，無橘皮。

心脾痛

《外臺》云，《病源》心痛而不能飲食者，積冷在內，客於脾而乘心絡故也。脾主消水穀，冷氣客之，則脾氣冷弱不勝於水穀。心爲火，脾爲土，是母子也火生土，故也，俱爲邪所乘，故痛復不能飲食也。又脾之大絡，與心相連，今飲冷當風之人，寒邪中此二絡，則心之下，脾之上，作痛隱隱不止，或如錐刺，故謂之心脾痛。

治心脾痛方

檳榔　良薑各等分

右爲末，每服三四錢，米飲服。

治心脾疼不可忍方。

高良薑炒　香附子去皮毛，炒，各等分

右細末，每服二錢，入鹽，米飲調服。或三五錢，須各炒則效。

又方

當歸　高良薑各等分

右爲末，每服五錢，水一盞，煎六分，頻服。

撾脾湯《可用方》

乾薑　良薑　官桂　陳皮　青皮　草果　縮砂仁　白朮各一兩　甘草二兩

右研細末，入鹽沸湯點服一二錢、三四錢匙，食前。

木香丸《可用》，治虛勞脾胃氣冷，不思飲食，或氣滿刺痛。

木香一兩半　訶子皮一兩　肉豆蔻　麝香各一分

右細末，煮棗肉和丸綠豆大，每服二三十丸，食前，溫酒服。

心腹痛

《病源論》曰，心腹痛者，由藏府虛弱，風寒客其間故也。邪氣發作，與正氣相擊，上衝於心則心痛，下攻於腹則腹痛，上下相攻，故心腹絞痛，氣不得息。診其脈，左手寸口人迎手少陰經也沉者爲陰。陰虛者，病苦心腹痛，其脈細小者生，大堅疾者死。心腹痛，脈沉細者生，脈浮大而疾者死。

訶藜勒丸《可用》，治心腹相引痛，大腸不調，水穀難化，少思飲食，四肢羸瘦。

訶子皮　白朮　陳皮　神麯　乾薑　草豆蔻各二兩　當歸　檳榔　桂心　附子炮，各一兩二分　甘草二分　木香一兩

右細末，煉蜜和擣三二百下，丸桐子大，每服三十、五十丸，熱酒服，無時候。

治心腹相引，脹滿痛方。私號吳茱萸湯

吳茱萸　附子　乾薑各二兩　細辛　人參各一兩

右細末，煉蜜丸桐子大，每服十五丸，或二三十丸，熱酒服，無時候。

内灸丸《可用》，治久積冷氣攻心，腹脹痛，或時吐逆下利，不思飲食。

蓽撥　訶子肉　附子　桂心　白茯苓　肉豆蔻　縮砂仁　人參　木香　胡椒各二兩　當歸二兩一分　乾薑二兩

右細末，煉蜜和擣三二百杵，丸桐子大，每服二三十丸，或五十丸，生薑醋湯服，無時候，日二三服。

私謂，欲快加牽牛末二三兩。

雞舌香散同，治心腹卒痛。

丁香二百粒　甘草一兩　良薑二兩　白芍藥四兩

右細末，每服二三錢，陳米飲調服，食前，日二三服。

沉香散同，治虛勞心腹痛，小腹脹悶。

沉香三兩　檳榔　附子　肉桂　陳皮　蘹香子各二兩　當歸　丁香各一兩

右細末，每服二三錢，食前，溫酒服。

高良薑湯同，治冷氣不和，心腹疞痛，或時嘔逆，不納飲食。

良薑　桂心　白豆蔻各二兩　芎藭　丁香　當歸各一兩

右㕮咀，每服三四錢，水一盞，煎至六分，無時，溫服。

五辛寬膈湯同，調順三焦，升降滯氣，治久寒積冷，心腹刺痛，脇肋脹滿，嘔吐惡心，噫醋呑酸，困倦減食。

丁香　檀香　胡椒　陳皮各半兩　縮砂　桔梗各二兩　乾薑三兩半　甘草四兩

右細末，每服二錢，入鹽一捻，沸湯點服，不拘時。

治心腹痛脹滿，短氣欲絕方。《可用》

吳茱萸　生薑各一兩一分　豉クロマメ一合二兩也

右酒二大盞，煎至一盞二分，稍熱，分二服，無時。

腹痛

《病源》曰，腹痛者，由府藏虛寒客於腹胃募原之間，結聚不散，正氣與邪氣相擊，故痛也。腹痛而腸鳴，謂之寒中，是陽氣不足，陰氣有餘者也。其寸口脈沉緊則腹痛，尺脈緊，臍下痛也。凡腹急痛，此裏有病，其脈當沉而細，而反浮大散者當愈。其人不即愈者，必當死，以是病與脈相反故也。〇背曰俞，前曰募，左右脇曰原也。

備急圓《千金》、《外臺》、《局方》、《可用》，治腹中膨亭，胸中痞，大便秘結，腸間切痛。

大黃末　乾薑末　巴豆去油，如常，各三兩

右等分，煉蜜和擣數百下，丸桐子大，每服一丸，米飲下，加至三五粒，以快利爲度。

紅豆蔻丸《可用》，治腹痛體冷，嘔沫不欲飲食。

紅豆蔻良薑子也　蓽撥　桂心　白朮　當歸　人參各二分　附子炮，一兩　白豆蔻　陳皮　川椒各三分

右細末，煉蜜和擣二三百杵，丸桐子大，不拘時，生薑湯下三十丸或五七十丸。

桂心散同，治腹痛不止。

桂心三兩　蓬莪朮一兩二分

右細末，每服二三錢，熱酒服，無時。

青橘皮散同，治腹痛不可忍，汗出，不能飲食。

青皮　附子　桂心　良薑　當歸各一兩　蓬莪朮三分

右細末，每一二錢，熱酒服，無時。

大丁香煮散同，治脾經受冷，胃脘停寒，胸膈否滿，腹脇刺痛，痰逆惡心，惡寒咳嗽，中滿，藏府虛鳴，飲食減少，四肢逆冷。《局方》丁香煮散加胡椒有十味也。治連年瘧病。在《事證方》《究原方》

丁香　附子　乾薑　良薑　紅豆蔻　益智人　青皮　陳皮　甘草各二兩

右㕮咀，每服五錢，水一盞半，薑七片，鹽一捻，煎至一盞，去滓，溫服，空心食前。

賜方五香散同，治積寒攻衝，腹脇疼痛。○帝敕方也，故云賜。

木香　沉香　乳香滴　藿香葉　吳茱萸　麝香一兩

右除麝乳香外，四味外爲㕮咀，水五升，煮取二升，入二香煎，再沸，分三分服。

私意，四味㕮咀，作四貼，每服一貼，水一盞半，煎至一盞，去滓，入二香各一分，再煎沸服之，不拘時。

胸脇痛カタイキサシ

《病源論》云，胸脇痛者，由膽與肝及腎之支脈虛，風寒氣所乘故也。膽肝腎之支脈，皆貫行胸脇，邪氣乘於胸脇，若傷其經脈，邪氣與正氣交擊，故令胸脇相引而急痛也。其寸口脈弦而滑，弦則爲痛，滑則爲實，弦滑相搏，即胸脇搶急痛也。

桃仁丸《可用》，治胸脇氣連心，疼痛不可忍。

桃仁　當歸　赤芍藥　訶子皮　桂心　蓬朮各一兩　青皮　檳榔各二兩

右細末，錬蜜和擣丸桐子大，每服三十、五十丸，薑湯下，無時。

桂心散同，治寒氣傷於胸膈，引腹脇疼痛拘急。

桂心一兩　訶子皮肉一兩半　附子　白朮　枳殼　桔梗　木香　赤芍藥　檳榔　當歸各三分

右㕮咀，每服三錢，水一盞，薑三片，煎六分，不拘時，溫服。

半夏散同，治胸脇氣不利，腹脹急痛。

半夏一兩　桂心　檳榔

右㕮咀，每服三錢，水一中盞，薑三片，煎至六分，去滓，溫服，不拘時。

脇痛

森立夫曰，愚謂脇之上謂之脇肋，脇之下謂之胠脇，肋屬肝膽，胠屬肝腎。在上痛，因傷肝氣。在下痛，連腎氣。傷肝則散怒，緩氣連腎，兼補藥爲善。

桂枝散同，治因驚傷肝，脇骨裏疼痛不已。

枳殼小者，四兩　桂枝二兩，卷桂也

右末每服二三錢，薑棗湯調下。

枳實散同，治男女兩脇疼痛。

枳實二兩　白芍藥　雀腦芎小芎藭也　人參各一兩

右末，每服三錢，薑棗湯食前，日二三服，溫酒服亦佳。

賈平章病脇痛，服《局方》三建湯，未驗。夢一僧來治之。翌日果有僧獻方，服之即效。方

山茱萸　茴香　玄胡索各等分

右研爲末，抄二三錢匕，入鹽少許，溫調下，食前。

私云，《局方》氣篇順氣木香散、隔氣散、沉香降氣湯、九氣湯、透膈湯、紅圓子等，皆主脇肋刺痛，並宜服之。

小腹痛附疝氣　臍下謂之小腹

森立夫曰，愚謂少腹痛者，腹之下近於陰作痛也。其痛有二説，是處爲下部膀胱小腸之處，衝任二脈所起之地。若人稟賦厚實，腎藏無損，則陽氣溫和，寒冷不能侵之。如人性弱氣薄，寒邪易於傷中，則腹引陰而痛，謂之肓腸氣，即世所謂小腸氣也。若小腹左右有一條之形柱脹作痛，謂之痃。其痃直柱上下，則名竪痃，横於小腹之下則名横痃。

三增茴香圓《可用方》第十二，在此《萬安方》第二十六卷。是唐仲舉方云云

森立夫云，此藥溫導陽氣，漸退陰邪，補虛消疝，煖養腎經，能使復元，應小腸氣疝寒之疾，久新病不過三料。

星斗丸一名奪命丹，治遠年日近小腸疝氣，偏墜搐疼，臍下撮痛，以致悶亂，及外腎腫硬，日漸滋長，陰間濕癢，抓之成瘡，悉能主之。

在此《萬安方》第二十六卷

治小腸氣，一服立愈。

黑牽牛末　青皮　良薑各一兩一分　茴香各一兩一分　玄胡索二兩二分

右細末，生薑自然汁煮，稀麵糊丸桐子大，辰砂爲衣，每服三十、五十、七八十丸，燒綿灰浸酒下，

無時。

蘹香子散《可用》，治肓腸氣，小腹連陰疼痛。

蘹香子　苦練根　檳榔各二兩　木香　青皮各一兩

右細末，每服三錢，水一盞，生薑三片，煎至八分，服無時。

茴香丸同，治膀胱經寒濕成疝年深，及一切小腸虛冷之疾。

茴香一斤　生薑二斤，細碎，拌茴香，淹一宿，取出，日中乾，炒　鹽六兩，雪白食鹽

右先二藥焙末，次入鹽和勻，酒糊丸桐子大，每服五十、七十丸或百丸，空心，晚食前，溫酒鹽湯任下。

桃仁散《可用》，治痃氣急痛，不能飲食。

桃仁　當歸　川烏頭　木香各二兩　吳茱萸二分

右細末，軟飯爲丸桐子大，每服十、二十丸或三、五十丸，橘皮湯服，無時。

私云，若秘結，加牽牛子末二三兩。又一方作㕮咀煎服。

疝氣痛

《病源論》曰，諸疝者，由陰氣積於內，復爲寒氣所加，故使榮衛不調，血氣虛弱，故風冷入其腹內而成疝也。疝者，痛也。或小便痛，不得大小便。或手足逆冷，繞臍痛，白汗出。或冷氣逆上搶心腹，令心痛。或裏急而腹痛。此諸候非一，故云諸疝也。脈弦緊者，疝也。又云，七疝者，厥疝、癥疝、寒疝、氣疝、盤疝、腑疝、狼疝。心痛足冷，飲食吐逆不下，名曰厥疝。腹中氣作滿，心下盡痛，氣結如辟，名曰癥疝。因寒飲食，即脇下腹中盡痛，名寒疝。腹中乍痛乍滿，名曰氣疝。腹中痛在臍旁，名曰盤疝。腹中痛在臍下，有積聚，名曰腑疝。小腸與陰相引，而大便難，名曰狼疝。皆由氣血虛弱，飲食寒溫不調之所致也。

草豆蔻丸《可用》，治七疝四肢寒冷，臍下㽷痛，不欲食。

草豆蔻　厚朴　附子　茴香　白朮　桂心　乾薑　青皮　芎藭　木香　川烏頭　吳茱萸等分

右細末，煉蜜丸桐子大，每服三十丸、五十丸，溫酒服，食前。

文仲小器七疝丸《可用》，主暴心腹，厥逆不得氣息，痛達背膂，名曰尸疝。心下堅痛，不可手近，名曰石疝。臍下堅痛，得寒飲食輒劇，名曰寒疝。脇下堅痛大如手，而痛時出，若不痛不見，名曰盤疝。臍下結痛，女子月事不時，名曰血疝。小腹脹滿，引膀胱急痛，名曰脈疝。悉主之。

椒二兩　桔梗　芍藥　乾薑　厚朴　細辛　附子各一兩　烏頭二分

右細末，蜜丸，每服五丸十丸或二、三十丸，溫酒服，如大豆大。

椒附散同，治寒疝心腹如刺，不下飲食，白汗（ヒヤアセ）出，氣欲絕。

川椒　乾薑各一兩　附子　檳榔　白朮　青皮各二兩

右㕮咀，每服三錢，水一中盞，薑三片，棗三枚，煎六分，稍熱服，無時。

治寒疝心痛，四肢逆冷，全不欲食。

良薑　當歸　桂心各等分

右細末，不計時，熱酒調下二三錢服，日夜數服。

桂心湯同，治寒疝氣來往衝心，腹痛。《集驗方》

桂心四兩　生薑三兩　吳茱萸二兩

右切，以酒一大升，煎取三合，分溫三服，如人行六七里一服。

牡丹丸同，治心疝心腹痛。

牡丹皮　桂心　川烏頭　木香　吳茱萸　檳榔各等分

右細末，煉蜜丸綠豆大，每服十丸二十、三十丸，溫服，日夜五服。

陰腫痛

《病源論》云，疝者，痛也。衆筋會於陰器，邪客於厥陰、少陰之經，與冷氣相搏，則陰痛腫而攣縮。

森立夫云，愚謂陰器爲腎之外候，肝之宗筋系焉。寒氣侵襲則傷肝腎之經，致陰卵腫脹而作疼痛，有偏腫，有俱腫，有俱腫而不痛，有痛而不腫者，皆是經絡虛而寒氣侵之所致。

治陰痛不可忍方

苦練子三兩　附子　硇砂以酒熬成膏，各一兩

右細末，以硇砂膏和丸綠豆大，每服五丸七丸或十、二十丸，溫酒服。

又方同

吳茱萸二兩　檳榔　茴香各一兩

右細末，醋煮麵糊丸桐子大，不拘時，每服十丸，或二三十丸，溫服。

治虛勞陰腫冷疼同

取椒新好者，炒熱之，布於綿令厚，以裹腫處，須熱氣大通，即效。日再易之。

骨間痛肉痛附。

《病源》云，肝主筋而藏血，腎主骨而主髓，虛勞損血耗髓，故傷筋骨。

森立夫云，愚謂骨屬腎，藉髓血以相養，若髓虛則骨燥而痛，若寒氣因虛而入深亦令痛。

《千金》療骨髓中疼方同

芍藥一斤　生地黃五斤　虎骨四斤

右切，酒漬三宿，暴乾，復入酒，酒盡爲度，乾焙細末，每服方寸匕，酒服。

治骨實苦痠疼煩熱方同

葛根汁　生地黃汁　赤蜜各一升　麥門冬汁五合

右相和，微火煎之三四沸，分三服。

薏苡仁散《可用》，治濕傷腎，腎不養肝，肝自生風濕，流注四肢筋骨，或入左肩髃，肌肉疼痛，漸入左中指。

薏苡仁二兩二分　當歸　小川芎　乾薑　甘草　桂心　川芎　防風　茵芋無則用天麻，若骨碎補　人參　羌活　白朮　麻黃　獨活各一兩一分

右細末，每服三四錢，空心溫酒服，日三服，臨臥更服。

前胡建中湯《可用》，主大勞虛劣，寒熱嘔逆，下焦虛熱，小便赤痛，客熱上熏，頭痛目赤，骨肉痛及口乾。

前胡三兩　芍藥　當歸　茯苓　桂心各四兩　生薑　人參　半夏　黃耆各六兩　甘草一兩　白飴六兩

右㕮咀，水一斗二升煮取四升，入白飴，分爲四服。

私意，㕮咀每服五錢重，水二盞，煎至一盞，去滓後入飴一匙，再三煎沸服，日夜三四服。

手臂痛附四肢痛。

森立夫云，愚謂手臂痛有三說，一曰心血虛，少陰經脈流行，澀而不暢，則手足痠疼無力是也。一曰太陰脈之經、陽明大腸經，自胸中出腋循臂，若痰飲氣結，二經之氣不宣，則手臂疼痛。或著一邊，或臂間有一點痛是也。一曰經絡流轉氣道運行之間，腠理開時，忽爲風吹及失蓋覆，爲冷氣搏之，則手臂疼痛而重，或麻木是也。此外更有閃肭疼痛，於骨解間不利，曾動作舉重傷之也。

茯苓丸《可用》，治臂痛不能舉，時復轉移一臂，由中脘伏痰，脾氣滯而不行，其脈沉細。

茯苓二兩　半夏四兩　枳實一兩　朴消二分

右細末，生薑汁煮麵糊丸桐子大，每三十、五十丸，生薑湯服，食後。

五痺湯同，治風痰飲攻作臂髆疼痛。

薑黃四兩　白朮三兩　甘草生　羌活生，各二兩

右㕮咀，每服五大錢，水二盞，生薑十片，煎七分，去滓，溫服，日二三服。

十味剉散同，治臂痛連筋及骨，舉動艱難，此藥亦補心益血，養筋生力。

當歸　黃耆各二兩　白朮　芎藭　防風各一兩二分　肉桂一兩　白芍藥二兩　附子三兩　白茯苓　熟乾地黃酒浸，熬，各七錢半　私云，皆是十錢爲一兩。

右㕮咀，每服四錢，水一盞，生薑七片，棗二個，煎七分，通口服，食後，臨睡，日三服。須溫覆厚衣避寒。

黃芪散同，治風勞藏府，氣虛，體瘦無力，不思飲食，四肢疼痛。

黃芪　續斷　茯神　防風各二兩　枳殼　沉香　五味子　人參　附子各一兩二分　羌活　芎藭　桂心　當歸　甘草各一兩

右㕮咀，每服三錢，水一中盞，生薑三片，煎至六分，食前，溫服。

黃耆湯同，治裏虛手足煩疼，羸瘦困乏，兩脇裏急，不欲飲食。

黃芪　麥門冬各二兩　白朮　陳皮　白茯苓　白芍藥　人參　桂心　當歸　牛膝各一兩二分

右㕮咀，每服四錢，水一中盞，生薑三片，棗二枚，煎六分，溫服，無時。

肩背痛附身疼

森立夫云，愚謂肩背痛者，屬二經手大陽、小腸經，上肩顒，繞肩解。足太陽膀胱經，循肩髆，俠脊背，

二經之氣相通。若逆而不順，或外感寒邪，或勞傷，以致二經之虛，皆足使痛。其痠痛爲虛，重痛爲寒，刺痛爲氣逆也。

蒼朮　麻黄　枳殼　枳梗　陳皮各二兩　芍藥　白芷　川芎　當歸　甘草　肉桂　半夏　茯苓各一兩　乾薑　厚朴各二分

右麤末，每服三錢，水一盞半，薑三片，煎八分，稍熱服，或加麝香少許，臨熟入。

沉香散同，治風勞，氣攻四肢，拘急背髆常疼，肌體痿弱，不欲飲食。

沉香　石斛　黄芪　桂心　白茯苓　白朮　天門冬　白芍藥　當歸　羌活　附子　防風　陳皮各二兩　甘草一兩　熟乾地黄四兩

右㕮咀，每服三四錢，水一中盞，薑三片，至六分，無時，温服。

真武湯同，治肩項痠疼，兩肩欲脱，背膂痛，不能伸，短氣惙惙虛弱。

白朮　白茯苓　白芍藥各三兩　附子三枚

右㕮咀，每服三四，水一盞半，生薑五片，棗二枚，煎六分服。若自汗、大便洩利者，可加乾薑半兩，名固陽湯。

《古今錄驗》九江太守獨活散，療風眩厥逆，身體疼痛，百節不隨，目眩心亂，發作無常。

獨活一兩　白朮三兩　防風二兩　細辛　人參　乾薑各一兩　天雄炮，去皮尖　桂心各一分　菝葜一兩二分

右細末，每旦以清酒服半方寸匕，日再服。忌桃李、雀肉、豬肉、冷水、生葱、茶。

人參散同，治虛勞羸瘦，身體疼痛，不欲飲食。

人參　赤茯苓　柴胡　鱉甲　陳皮　赤芍藥　芎藭　白朮　地骨皮各一兩二分　木香　枳殼　甘草各一兩

右㕮咀，每服四錢，水一中盞，生薑三片，煎至六分，不拘時，溫服。忌莧菜。

黄芪散同，治虚勞少力，身體疼痛，不欲飲食。

黄芪　柴胡　白朮　熟地黄各二兩　陳皮　當歸各一兩二分　桂心　甘草　赤芍藥各一兩

右㕮咀，每服四錢，水一中盞，薑三片，棗三枚，煎至六分，食前，溫服。

腰痛

《病源論》曰，腎主腰腳，而三陰三陽十二經，奇經八脈，皆貫於腎，絡於腰脊，或勞損於腎，則動傷經絡。又爲風冷所侵，血氣擊搏，故腰痛也。陽病者不能俛，陰病者不能仰。陰陽俱受邪氣者，故令腰痛而不能俛仰也。

《千金論》曰，腰痛有五，一曰少陰，少陰腎也。十月萬物陽氣皆衰，是以腰痛。二曰痺腰，風寒著腰，是以腰痛。三曰腎虚，役用傷腎，是以腰痛。四曰腎腰，墜墮傷腰，是以腰痛。五曰取寒眠地，地氣所傷，是以腰痛，痛不止，牽引腰脊痛。

牛膝散《可用》，治五種腰痛，下焦風冷，腰腳無力。

牛膝　山茱萸各四兩　桂心二兩一分

右細末，每服三錢，食前，溫酒服。

杜仲酒同，治五種腰痛。

防風四兩　杜仲　川萆薢　五加皮　續斷　石斛　川烏頭各三兩　羌活　天雄炮，去皮　山椒　桂心　芎藭　地骨皮

秦艽　桔梗　細辛各二兩　栝蔞根　乾薑各一兩二分　甘草一兩

右細剉，生絹袋盛，用好酒三斗浸，密封，經五宿後開，食前煖一盞飲。

萆薢酒《可用方》，治五種腰痛，連腳膝筋脈，拘急痠疼。

萆薢　牛膝各六兩　杜仲　狗脊　羌活　桂心　桑寄生各四兩　附子二兩

右細剉，用生絹袋盛酒二斗浸，密封七日後開，食前煖一中盞服。

附子散同，治腰痛強直，不能俛仰，及筋脈拘急。

附子　當歸各三兩　防風四兩　延胡索　杜仲　羌活各二兩　桂心一兩　牛膝一兩二分

右㕮咀，每服四錢，水一中盞，生薑三片，煎至六分，食前，溫服。

葳靈仙散同，治久患腰疼痛不差。

葳靈仙　牽牛子各二兩　陳皮　羌活　厚朴各一兩　吳茱萸二分

右細末，每服三錢，食前溫酒服，得微利即效。

《小品方》腎虛腰痛。

牡丹二兩　萆薢　白朮　桂心各三兩

右細末，酒調方寸服。

《集驗方》療卒腰痛，杜仲酒。

杜仲　丹參各八兩　川芎五兩　桂心四兩　細辛二兩

右切，酒一斗，浸五宿，隨多少飲之。

趂痛丸《可用》，治腎腰痛，不能轉側，氣滯脈沉。

附子五兩，切塊　牽牛子一兩，末

右二味，同炒，令牽牛焦黄色，去牽牛，以附子爲末，滴醋和丸桐子大，每服三十粒或五十粒，鹽湯服。

附子散同，治腎腰腫痛，轉側不得。

附子二兩　羌活二分

右細末，分爲二服，空腹，用冷茶調服，良久覺腰中煖爲效。

《外臺方》云，腎主腰腳，腎經虛則受風寒，內有積水，風水相搏，浸淫於腎，腎氣內著，不能相通，故令腰痛。其病之狀，身重腰冷，腹重如帶五千錢，狀如坐水中，形狀如水，不渴，小便自利，飲食如故，久久變爲水病，腎濕故也。

腎著湯《千金》《外臺》，治腎腰疼痛。

甘草二兩　乾薑三兩　茯苓　白朮各四兩

右㕮咀，水五升，取煮三升，分三服，腰中即溫。《古今錄驗》名甘草湯

〇木瓜牛膝圓《究原》二一，治風寒濕痺攻注腰痛，或注破生瘡，遍身麻木，行步艱辛，肝腎風虛，上攻下注，乾濕腳氣，腳重腳弱，不能久立，五腫腰疼，風水浮腫等疾，常服調益氣血，堅筋骨，祛諸風，定痛散濕。

杜仲二兩　全蝎二分　續斷　牛膝　防風　白朮　菟絲子　狗脊　附子炮，各一兩　乾木瓜二兩

右末，以鹽一兩半，好酒二盞泡煮，薄麵糊爲丸如桐子大，每服五十、七十丸，木瓜酒、荊芥酒，空心服。酒看藥末多少用。

《三因方》腎著湯，治腎虛傷溫，停著爲病。身重腰冷如水洗狀，不渴，小便自利，食飲如故，腰以下冷痛，重如帶五千錢。

乾薑炮　茯苓各四兩　甘草炙　白朮各二兩

右剉散，每服四大錢，水一盞半，煎七分，空腹，冷服。治體虛，自汗，甚效。一方，茯苓、白朮各四兩，

乾薑、甘草各二兩　云云。

立安圓《三因方》，治五種腰痛，常服補腎強腰腳，治腳氣。

破故紙生　續斷　木瓜　牛膝酒浸　杜仲去麤皮，剉，薑汁製，炒斷絲，各二兩二分　萆薢五兩

右爲細末，煉蜜丸如梧子大，每服五十丸、六十、七十丸，鹽湯或鹽酒任日夜三四服。

〇百靈散《究原》七，治大夫婦人腰痛不可忍。

玄胡索炒　當歸　肉桂

右等分，細末，每服三四錢，溫酒或鹽湯調下，食前。

腎著散《可用》，治一切腰腳疾。

桂心　杜仲各三兩　白朮　茯苓各四兩　甘草　澤瀉　牛膝　乾薑各二兩

右㕮咀，每服三方寸匕，酒一升，煮五六沸，頓服。

白朮散《可用》，治腰痛陰陰然，以熱物著痛處即少寬，此由久處卑濕，復爲風邪所傷於足太陽之經，血氣相搏擊也。

白朮四兩　芍藥六兩　官桂三兩　附子一兩

右細末，每服三四錢，溫酒調下。

桂心散同，治腎著腰痛，腿膝不利。

桂心　杜仲各三兩　白朮　赤茯苓各二兩　甘草　澤瀉　牛膝　乾薑各二兩

右㕮咀，每服四錢，水一盞，煎六分，食前，溫服。

牛膝散同，治腎著腰痛及膀胱有積滯，冷氣水液不下，腰膝不利。

牛膝一兩二分　檳榔四兩　桂心　牡丹皮各一兩

右㕮咀，每服四錢，水一盞，煎六分，次入酒二合，更煎兩沸，食前服。

又方

萆薢　附子　桂心　澤瀉各三兩　牡丹皮　木香各二兩

右細末，每服三四錢匕，溫酒調服，食前。

獨活寄生湯，治腰脊痛。腰脊痛者，皆由腎氣虚弱，臥冷濕地，當風所得，不時速治，喜流入腳膝爲偏枯，冷痺緩弱疼重，或腳痛攣，腳重痺。

獨活三兩　杜仲　牛膝　細辛　秦艽　茯苓　桂心　防風　芎藭　人參　甘草　當歸　芍藥　熟乾地黄各二兩　寄生二兩

右㕮咀，水三斗，煮取三升，分三服，溫身勿冷。《古今錄驗方》無寄生用續斷。若喜虚下利者，除乾地黄。又服湯訖，取蒴藋火燎厚鋪席上，及熱眠上，冷復燎之。冬月取根，春取莖，夏秋取葉，熬，臥之餘，薄熨不及此也。諸處風濕，亦用此法，新產之後，患腹痛不得轉動，及腰腳攣痛，不得屈伸。痺弱者，宜用此方，除風消血也。《肘後方》有附子一枚，大者，無寄生、人參、甘草、當歸。

私曰，㕮咀，每服五錢，水一盞半，煎至一盞，去滓，溫服，日三服夜一服。

巴戟丸〈可用〉，治風冷腰膝疼痛，行步不得。

巴戟　羌活　桂心　五加皮　乾薑　附子各三兩　杜仲　牛膝各六兩

右細末，煉蜜，和杵三二百下，丸如桐子大，食前，溫酒服三十、五十丸。

牽牛丸同，治冷氣流注，腰疼不能俛仰。

玄胡索　破故紙各四兩　黑牽牛末，六兩

右細末，煨，大蒜碾爛，搜丸如桐子大，每服三十丸，蔥鬚鹽泡湯服下，食前。

《千金論》曰《可用方》十三，腰痛有五，一曰少陰腎也。十月萬物陽氣皆衰，是以腰痛。二曰痺腰，風寒著腰，是以腰痛。三曰腎虛，役用傷腎，是以腰痛。四曰腎腰，墜墮傷腰，是以腰痛。五曰取寒眠地，地氣所傷，是以腰痛，痛不止，牽引腰脊痛。

青娥圓《局》，治腎氣弱，風冷乘之，或血氣相搏，腰腳如折，起坐艱難，俛仰不利，轉側不能，或因勞役過度，傷於腎經，或處卑濕地，氣傷腰，或墜墮傷損，或風寒客搏，或氣滯不散，皆令腰痛。或腰間似有物重墜，起坐艱者，悉能治之。

胡桃肉三十個，不可去膜　私云，日本胡桃則太小，用九十個、百個，準三十個　破故紙酒浸，炒，八兩　蒜熬研成膏，四兩　杜仲薑汁炒，十六兩

右末，蒜膏爲丸梧子大，每服五十丸，空心溫酒服。婦人淡醋湯下，無效，可加服七十丸、百丸，日夜三四服。常服壯筋骨，活血脈，烏髭鬢，益顔色。《簡易方》十一卷云，魏將使青娥圓是也。彼進青娥圓，序曰，舶上破故紙，番人呼爲補骨脂，亦名婆固脂也。溫精髓，補勞傷，夜臥自泄，腹冷洞泄，腳軟腰疼，飲食少味，行步無力，能補五藏，去百病，益肌膚，壯筋骨，活血駐顔，烏髭黑髮。予魏將使年過八十，出官南海，忽忽不樂，況越俗卑溫寒燥不常，痛傷內外，陽道痿絕，鍾乳硫黃一二十方，皆不效。有舟人李蒲訶來，授予此方，服之七日，力強氣壯，陽道微動。半月以來，意充力足，目明心悅，神功不可具述，故錄以傳。元和十三年二月十日嶺南節度使鄭佃序。彼云破故紙八兩，胡桃肉四兩，研爛如泥，右以煉蜜圓梧子大，每三十丸，溫酒鹽湯任下，空心，臨臥，漸加至五七十丸，或研如泥和蜜，甆器內盛，以熟水或酒調服，便以飯壓藥爲妙。一方加杜仲四兩，切，麩炒，治腎虛腰疼，秘精益陽，老者服之還童，少年服之行步如飛。

青娥圓《局》治證全同前。

杜仲（去麤，剉，麩炒黃色，去麩，乘熱略杵碎，又用酒洒勻再炒）　補骨脂（石器内同胡麻炒熟，同六兩）　胡桃肉（日本九十個，研如泥）

右細研，以酒麵糊爲丸梧子大，每服三五十丸，溫酒或鹽湯服，空心，食前。

楊仁齋《直指方》云，治腎虛腰痛，用調氣散，食前服青娥圓。又中風腰痛，用小續命湯，加桃仁（炒，去皮尖）同煎，可服青娥圓。

補髓青娥圓《魏氏家藏方》，治腰疼。

破故紙（酒浸一宿，同胡麻炒令香，去胡麻）　菟絲子（酒炒，末，各四兩）　韮子（炒）　胡桃肉（各五兩）

右先將前三味同細末，煉蜜，與胡桃肉同搜和丸梧子大，每服三、五十丸，空心，食前，鹽湯溫酒服。

神仙青娥圓（魏氏），治一切腰痛。（《胡應誠傳》）

肉蓯蓉（無則代五味子）　牛膝　萆薢（各二兩）　山椒（去目）　山茱萸　茴香（各一兩）

先此六味，用好酒浸，春夏三日，秋冬六日，濾出焙乾。

川練子（破作四片，以麩炒，三兩）　破故紙（麩炒，四兩）　胡蘆巴（麩炒）　白茯苓（各二兩）　附子（一個，七錢重者，炮，去皮）

右細末，用前浸藥酒者，煮麵糊爲丸梧子大，每服三、五十丸或七十丸，空心鹽湯下，常服延年不老，烏髭，治口齒，活血駐顏，大壯筋骨，補虛損，並治一切虛勞，如乾濕腳。腳氣以木瓜酒下，婦人諸疾血氣，煎艾醋湯下。一切小腸氣、膀胱疝氣並主之。

私謂，青娥圓通治五種腰痛之良方也。男子腰痛，用十全飲服之，或膀胱疝氣，用番蔥散服之。婦人腰痛，用四物湯服之。又男子腳氣腰痛，用蘇子降氣湯服之。並有神驗。

獨活散（同），治冷滯風氣攻刺，腰胯疼痛。

獨活　附子各二兩　牛膝四兩　芎藭　桂心　赤芍藥　當歸各一兩二分　桃仁一兩

右㕮咀，每服四錢，水一中盞，生薑三片，煎至六分，食前，溫服。

石斛浸酒同，治風濕腰痛，開利關節，堅筋骨，令強健光澤。

石解　杜仲　丹參　生乾地黃各半斤　牛膝一斤

右細剉，用絹袋盛，好酒三斗，甆盛密封，漬七日，食前，溫一小盞服。

牛膝酒《三因方》，唐筠州刺史王紹顔《傳信方》云，頃年予在姑蘇，得腰痛不可忍，醫以腎傷風毒攻刺，此方即製一劑服之，便減五分，步履漸輕。

牛膝　川芎　羌活　地骨皮　五加皮　薏苡仁各二兩　甘草　生乾地黃二十兩　海桐皮四兩

右爲剉散，帛裹入無灰酒二斗浸，冬二七日，夏月分旋浸三五宿，每服一盃，日三四盃，令酒氣不絕佳。

一法入杜仲二兩，炒絲斷入。

杜仲酒《三因》，治風冷傷腎，腰痛不能屈伸，並補腎虛。

杜仲一斤，切，薑汁製炒，去絲斷

右用無灰酒三升，浸十日，每服二三合，日四五服。一方末，溫酒服一二錢，空心。私云，三五劑服良。

鹿角圓《三因》，治腎虛傷冷，冷氣入腎，其痛如掣。

鹿角屑五兩，醋炙　附子五兩，炮　桂心二兩二分

右末，酒糊圓如梧子大，每服二十丸、三十丸，鹽酒服，空心食前。

安腎圓《三因》，治腎虛腰痛，陽事不舉，膝骨痛，耳鳴口乾，面色黧黑，耳輪焦枯。

補骨脂炒　葫蘆芭炒　川練子炒　續斷炒，各六兩　桃仁麩炒，去皮尖　杏仁同上　山藥炒　茯苓各四兩

右爲細末，蜜丸梧子大，每服五十丸或七八十丸，鹽湯，空心食前服。

青娥圓《局方》《三因》，治腎虛腰痛，陽事不舉，腰腿重痛，並治風濕脚氣。常服壯筋補虛，填精益髓。

杜仲一斤，炒　生薑十兩，切，炒　破故紙一斤，炒

右爲末，用胡桃肉一百二十個，湯浸去皮，研成膏，入少熟蜜圓如梧子大，每服五十圓，鹽酒鹽湯任下，食前服。

神應圓《三因》，治腎經不足，風冷乘之，腰痛如折，或引背膂，俛仰不利，轉側亦難，或役用過度，勞傷於腎，或寢臥冷濕地氣傷腰，或墜墮傷損，並宜服之。

葳靈仙四兩　桂心　當歸各二兩

右末，以酒煮糊圓如梧子大，每服五十、七十丸，煎茴香湯或炒茴香酒服，食前。婦人煎桂心湯服。有孕婦人，不得服。一方添破故紙、桃仁、地膚子等分。

熟大黄湯《三因》，治墜墮閃肭腰痛，不能屈伸。

大黄切如豆大　生薑各一兩一分

右同炒令焦黄，以水一大盞，浸一宿，五更去滓頓服，天明所下如雞肝者，即惡物出。

桃仁酒《三因》，治腎虛風勞所傷，毒腫掣痛，牽引小腹連腰痛。

桃仁麩炒，去皮尖，不計多少

右一味，研細，每服四五錢匕，熱酒調服，即汗出，愈。

滲濕湯《局方》，治寒濕處，或因雨所襲，或因汗出，衣衾冷濕，久久得之，腰下重疼，兩脚疼痛，腿膝或腫，或不腫，小便利反不渴，悉能主之。在《局方》傷寒篇

蒼朮　白朮　甘草炙，各二兩　茯苓　乾薑各四兩　橘紅　丁香各二分

右㕮咀，每服四錢，水盞半，棗三個，薑七片，煎七分，食前，溫服。

腰腳痛

森立夫云，愚謂足少陰腎之經也，主於腰腳而榮於骨。足厥陰肝之經也，內藏於血而主於筋。若二藏俱虛，爲風邪所乘，搏於經絡，流於筋骨，故令腰腳疼痛攣急，不得屈伸，及腿膝冷麻也。

牛膝丸《可用》，治腰腳疼痛攣急，不得屈伸，及腿膝冷麻。

牛膝三兩　石斛　狗脊　桂心　川椒　附子　乾薑各一兩二分

右細末，煉蜜擣三二百下，丸桐子大，每服三十丸、五十丸，食前，溫酒，日夜三四服。私，欲快利，則加牽牛子末三四兩。

杜仲丸同，治虛勞損腰腳，疼痛少力。

杜仲　牛膝各三兩　桂心　熟乾地黃　白茯苓　枳殼　羌活各二兩　菟絲子二兩　遠志去心，一兩二分

右細末，煉蜜和杵三二百下，丸桐子大，每服三十、五十、七八十丸，溫酒服，食前，空心。

山茱萸散同，治虛勞下焦寒冷，腰腳疼痛無力。

山茱萸　桂心各二兩　牛膝四兩

右細末，每服三四錢，溫酒調下，空心食前。

葳靈仙散同，治腰腳疼痛，經年不差。

葳靈仙三兩，若無則合甘草、梔子代用之　牽牛子末　檳榔　木香各二兩　陳皮一兩　吳茱萸二兩二分

右細末，每三錢或四五錢匕，溫酒服之，瀉下惡物，日中夜半彌佳。

補骨脂散同，治寒濕氣滯，腳膝腫滿，腰腿疼痛，行步艱難。

破故紙四兩　黑牽牛頭末，二兩

右細末，和匀，每服三四錢，橘皮湯服，以快利爲度，晝夜服之。

治腰脚冷痛，不可忍方同。私名附桂湯

附子一枚，炮，末，私云重七錢重　桂心末　補骨脂末，各一分

右水一大盞，煎至半盞，和渣空心服，服後垂所患脚良久，以候藥力。

私云，如此合和一服，或隔日，或隔二三日。常服令藥氣行流。

養腎散同神效

蒼朮一兩十錢重　全蠍二分五錢重　天麻　草烏頭生用，各三錢重，凡可用唐物，不可用和物　黑附子炮，二錢重

右細末，拌匀，腎氣膀胱疝癩，用豆淋酒調服一二大錢，能除腰痛，脚筋骨疼痛，其效如神。藥氣所致，疼痛麻痺少時隨藥散除，疾氣頓愈。如是骨髓中疼痛，胡桃酒服下。

治腰脚冷痺風，肢節疼痛，可思飲食方。私號牛膝湯

牛膝二兩　白茯苓　川烏頭　附子各一兩　桂心　防風　人參　羌活各三分　當歸　白朮　芎藭各半兩　甘草一分

右㕮咀，每服三四錢，水一中盞，生薑三片，棗三枚，煎六分，去滓，溫服，無時。四五劑可服。

治腰脚冷痺，緩弱，行李不行方同。

草薢四兩　杜仲二兩　桂心一兩二分

右細末，食前溫服三四錢。私號草薢散

獨活散同，治腎氣虛衰，腰脚冷痺，風麻不仁。

獨活　熟乾地黃各一兩二分　附子　杜仲　側子四錢已下重也，附子　牛膝　桂心各二兩　當歸　細辛　防風　白茯苓　白芍藥各一兩

右㕮咀，每服三四錢，水一盞半，薑五片，煎至一盞，去滓，食前，溫服。

牛膝浸酒(同)，治腰脚疼痛，不任行李。

牛膝　萆薢　虎脛骨(各六兩)　羌活(五兩)　附子　當歸　防風　桂心(各四兩)

右細剉，用生絹袋盛酒二斗，於甆瓶中浸，密封七日，食前一小盞，溫煖服，日夜二三服。

蛇床子浸浴(同)，治腰脚瘦痛，筋脈攣急。

蛇床子　細辛　牛膝　桂心　吳茱萸　白蒺藜　厚朴　香附子　麻黃　芎藭　川椒(各三兩)　白附子　白殭蠶　天麻(各一兩二分)

右麤末，每使醋漿水(米泔水經三五宿)二斗，藥五十錢重，煎十餘沸後，看冷溫，盆中坐浴，浸疼處。

治腰脚拘攣方

皂莢(サイカチ一斤，長一尺者，無蟲蛀者，打碎生用)　椒(ナルハシカミ八兩)

右麤末，水五斗，煎至四斗，看冷煖，於盆中坐浸至臍已來，冷即添煖，或再三煎煖，如湯少，更依此方分兩處作，每日浸之，經三日止。每浸後以衣覆出汗，切避風冷。

腰膝脚痛(附膝冷)

森立夫云，愚謂此三者，皆隸於下部足三陰之經循行注流之處，若下部虛弱，風寒濕三氣入之，則作痛也。

活血應痛圓(《可用方》)，治風濕客於腎經，血脈凝滯，腰腿重疼，不能轉側，皮膚不仁，遍身麻木，上攻頭面，虛腫，耳內常鳴，下注脚膝，重痛少力，行步艱難。亦治項背拘攣，不得舒暢。常服活血脈，壯筋骨，使氣脈宣流。

蒼朮六兩　香附子七兩二分　葳靈仙　草烏頭一兩二分　陳皮五兩二分　狗脊四兩

右爲末，用酒糊丸桐子大，每服十五粒至二十粒，或三十、五十丸，溫酒服，或熟水服，不拘時，久服。忌桃李、雀鴿諸血物。《局方》有沒藥一兩二分

狗脊丸同，輕身利腳膝。

狗脊　萆薢　菟絲子各五兩

右細末，煉蜜和丸桐子大，空心及晚食前，三十丸或五十、七十丸，以牛膝浸酒二七日取。此酒服下，凡服經年之後，行及奔馬，久立不倦。〇治毒氣流入腳膝，行立不得。

海桐皮　五加皮　獨活　防風　枳殼　杜仲各二兩或本一兩云云　牛膝　薏苡仁各一大兩　生地黄切大，五合

右細剉，用綿裹，以無灰酒二斗，春夏浸七日，秋冬浸二七日，每日空腹時，溫一大盞，日可服三四度，服之常令酒氣醺醺不絕。重者，不過兩劑即差。忌生冷蒜等，如盛熱時恐壞，且浸一兩。江南多有此疾，號爲軟腳。博陵崔公信居吳興，凡半歲，百藥不效。醫人朱仲邕處此方，服之。公信云，其疾狀如蛇數條奔走自足而出。後傳之，皆效。

鷺鷥藤散同，淋渫腿疼痛。

鷺鷥藤忍冬草也　蘇枋木各等分

右㕮咀，入定粉少許，每用一兩水，椀煎數沸，乘熱先熏，候通手洗淋。但是腳膝有患，須用此方淋渫，其功比聖。定粉者，胡粉也。

又方

蔓荊子　荊芥　防風　蛇床子　晉礬石　地骨皮各十、二十兩

右水二斗，藥十兩，豌豆一升，赤皮葱十莖，連鬚煎豌豆，熱爲度。臥時渫渫後以衣蓋之。凡腳膝有患，未須便用藥貼，恐逼入毒氣，藏伏臟腑，或先微利，後服疎通風氣藥，令驅逐風毒自瘡口出，經旬方用此方淋渫。

附子丸同，治虚勞膝冷。

附子半斤，逐日以新汲水浸，日一度，换水浸，取七日，去黑皮，薄切暴乾爲末　石解　肉蓯蓉　補骨脂各四兩

右爲細末，煉蜜和杵千下，丸桐子大，食前溫酒下三十、五十丸。

黄耆浸酒同，治虚勞膝冷。

黄耆　桂心　白茯苓　石南葉　山茱萸　附子各二兩二分　萆薢　防風　桂仲各三兩三分　牛膝　石斛　肉蓯蓉各五兩

右細剉，生絹袋盛用酒二斗，甆瓶中漬三日後，食前煖一小盞服。

虎骨酒《楊氏家藏》《外臺》《可用方》等，治諸風五痺，手足無力，步履難艱，腿膝緩弱，骨節疼痛，久服補肝經，養水臟，暢氣血，通行榮衛，補虚排邪，大益真氣。

虎脛骨　附子　川烏頭各三兩三分　當歸　川芎　羌活　赤芍藥　獨活　杜仲　萆薢　白朮　防風　肉蓯蓉　牛膝　狗脊　黄芪　肉桂　白茯苓　白蒺藜　人參　天麻　續斷各二兩二分

右剉，如麻豆大，以生絹袋子盛，用無灰酒二斗浸，密封瓶口。夏三、春五、秋七、冬十日，每服一盞，湯盪溫，空心食前，臨臥飲，飲盡酒，其滓焙乾，擣爲細末，每服二大錢，熱酒服。臼內擣一二千下，丸桐子大，每服三十丸、五十丸、六七十丸，溫酒鹽湯任下，食前。

檳榔丸十《可用》，治腳氣攻衝，腿膝腫痛。

檳榔　赤芍藥　白朮　當歸　陳皮　烏藥　青皮各三兩　甘草一兩半

右細末，麪糊丸桐子大，每服七十丸、八九十丸，溫熟水下，空心食前。

治腳氣初覺淋蘸方。

薏苡根　枳殼根子カラタチノ木各九兩　吳茱萸三兩　蒴藋根十五兩

右細剉，分爲三分，其一分，水三斗，煮取五六升，去柤，入鹽半合，同水一椀，看冷熱淋時，蹋一新瓦，勿令湯過腳面，旋次淋之，湯盡爲度。

治腰膝不隨，兩腳攣腫方。《可用方》第二、《千金方》第七

蜀椒四升，以水四斗，煮取二斗五升，甕盛，下著火暖之，懸板爲橋，去湯三寸許，以腳踏板拄坐，以綿絮實塞，勿令泄氣。若瘦則出入以粉摩之，食久更入甕，常令甕下火不絕，勿使湯冷，如此消息，不過七日，得伸展並腫亦消。

五斤丸《可用方》第十，治精血不足，腰腳緩弱，行步艱難，腿膝無力，寒濕腳氣等疾，並皆治之，恒服活血駐顏，輕身健體。

大木瓜　牛膝　肉蓯蓉　天麻各一斤　虎骨　沒藥　川烏頭　山藥各四兩

右將木瓜潤蒸，研作糊，和衆藥末，若不就，更用丸浸牛膝酒，打糊入蘸了，以生薑汁熟摩腳心。

又方同

桑白皮二斤　柳枝三斤　枳殼樹皮カラタチノカワ一斤

右剉，用水三斗，藥半斤，煎二斗，去柤，看冷煖於避風處淋蘸。

又方同

蒼耳子　赤小豆各一斤　鹽二兩

右以水三斗同煮，豆爛爲度，去相，看冷煖避風處淋蘸。

治腳氣初發，從足起至脛膝骨腫疼，取草麻葉切搗，蒸薄裹之，日二三易即消矣。草麻子似牛蜱蟲，故名草麻。若冬月無草麻，取蒴藋根，搗碎和酒糟三分，根一分，合蒸熱，及熱封裹腫上，日二上即消，亦治不仁頑痺。

十全飲《聖濟錄》，治諸虛百損，腳氣，腰背倦痛，腳膝酸痛。

人參　當歸　黄耆　川芎　熟地黄　白茯苓　桂心　白芍藥　白朮　甘草各等分

右㕮咀，每服三四錢重，水一盞半，生薑三片，棗三個，煎至七分，去滓，溫服，日二三服。

舒筋散《三因》等，治血脈凝滯，筋絡拘攣，肢節疼痛，行步艱難。此藥活血化氣第一品藥也。

玄胡索　當歸　官桂去麤，各三兩

右細末，每服三錢或四五錢，溫酒服，食前，空心夜臥服。一方加陳皮葛蒸相傳。又加杜仲、破故紙、牛膝各三兩，治腰膝疼痛，尤有神效。

烏豆湯渫腳方《總錄》，治腳氣，上氣擡肩，喘衝心痛。

黑大豆三升

右以水五斗，入黑大豆三升，煮取二斗五升，分二，入二桶，左右足浸洗淋渫，從膝向下，冷即亦煮，溫淋渫百遍以來，連日而必平愈。淋渫之間可服木香丸。

木香丸方

南木香　白芍藥　枳實去白，麩炒　檳榔　桂心去麤，各二兩　大黄炒，八兩

右細末，以煉蜜丸如梧子大，每服三十、五十丸，溫酒服，以大便通利爲度。日二三服，或每夜八十丸

服。不飲酒者，以柴蘇湯服。

蒴藋熏蒸方《聖濟總錄》，治腳氣筋攣不能行，及乾痛不腫，日漸枯瘁，或腫滿緩弱。

右取蒴藋三五斤，和根葉剉，長二三寸。穿地作一坑，面濶一尺以來，以柴截置於坑中，燒令微赤，出灰火淨，以蒴藋布坑四方，側布一行，正布一行，次以故氊蓋坑口，候蒴藋萎，更著新者一二斤，坑邊鋪薦席坐，以杉木板置於坑池，以腳踏板上熏之，以綿覆腳，遣周遍，勿令氣出。如射久熱甚，開歇片時，還內腳於坑中，其四邊或有熱處，即隨熱處著蒴藋布之。如病人困，即止，安穩暖臥，以綿衣蓋，勿令露風，飽食以補之。三五日一熏，重者不過三五熏即差。

豉椒湯洗方《聖濟錄》，治腳氣緩弱疼痛或腫滿。

黑豆三升　山椒一升，生用　生薑切片，二斤

右以水一斗五升，煮一沸，貯在一小甕子中，著二小木橫下，腳踏木上，湯不得過三里穴，以故衣塞甕口，勿令通氣，甕下微著糠火，燒甕使湯常熱，如甕中大熱，歇令片時，浸腳了，急將綿衣蓋兩腳令暖，勿令觸冷見風，臨臥浸之，佳。

薏苡人圓四《本事方》，治腰腳走注疼痛，此是腳氣。

薏苡人　茵芋洗，切，焙，酒浸一宿，再焙　白芍藥　牛膝酒浸一宿，焙　川芎　丹參去蘆　防風　獨活焙，各一兩一分　熟地黃酒焙　側子一枚，炮去皮臍，小附子也　桂心

橘紅各二兩二分

右細末，煉蜜圓如梧子大，每服三四十丸，酒下，食前，日三服。木瓜湯下亦得。今人謂之腳氣者，黃帝所謂緩風、濕痺也。《千金》云，頑弱名緩風，疼痛爲濕痺，大抵此疾不可以三五服便效，須久服得力。唐張文仲云，風有一百二十四種，氣有八十種，唯腳氣頭風上氣，嘗須服藥不絕，自餘則隨其發動，臨時消

息。但有風氣之人，春末夏初及秋暮，得通泄則不困劇。所謂通泄者，如麻黃、牽牛、郁李人之類是已，不必若駃利藥也。

鹿茸圓同，治腎虛腰痛。

鹿茸不拘多少，切作片子，酢炙黃，末，酒糊圓如梧子大，每服三十或五十、七十丸，空心食前，鹽湯服。

藥棊子同方，治腿腰痛氣滯。

牽牛不拘多少，用新瓦入火，煿得通赤，便以牽牛頓在瓦上，自然一半生一半熟，不得撥動，取末一兩，入細研硫黃一分，同研勻，分三分，每用白麪一匙，水和捍開，切作棊子，五更初以水一盞煮熟，連湯溫送下，住即已。未住，隔日再作。予嘗有此疾，每發止一服痛止。《病源》曰，腿腰痛者，或墮傷腰，是以痛。

思仙續斷圓《本事》《三因》，治肝腎風虛氣弱，腳膝不可踐地，腰脊疼痛，風毒流注下經，行止艱難，小便餘瀝，此藥補五臟內傷，調中，益精涼血，堅強筋骨，益智輕身耐老。

思仙木杜仲也，炒，五兩　五加皮　防風　薏苡人　羌活　川續斷焙　牛膝酒浸一宿，焙，各三兩　萆薢　生乾地黃五兩

右細末，好酒三升化白鹽三兩，用木瓜半斤，去皮子，以鹽酒煮木瓜成膏，和杵圓如桐子大，每服五十圓，空心食前，溫酒鹽湯下。膏子少，益以酒糊。

治丈夫腰腳冷痛不隨，不能行。《千金方》十九卷

上醇酒三斗，水三斗，合著甕中，溫漬腳至膝，三日止。冷則甕下常著灰火，勿令冷。手足煩者，小便三升，盆中溫漬手足。

腰背痛導引法《千金》十九

正東坐，收手抱心，一人於前據躡其兩膝，一人後捧其頭，徐牽令偃臥，頭到地三起三臥，止便差。

鍼灸法《千金方》

腰痛不得俛仰者，令患人正立，以竹拄地，度至臍，斷竹乃以度，度背脊，灸竹上頭處，隨年壯。灸訖藏竹，勿令人得知。又腰痛灸脚跟上横文中白肉際十壯，良。又灸足外踝下巨陽穴七壯，又灸外踝上骨約中。已上《千金方》第十九卷

私謂，腰痛或屈難伸，膝疼，曲筋急等者，大抵自腎勞脚氣起，仍補腎勞治脚氣之法，或順或逆，不須容易。此一卷得其旨趣所集也。諸痛中金瘡並折跌、打墮、湯火傷之痛，則在此方第二十四卷。

覆載萬安方卷第五十一

覆載萬安方卷第五十二

性全　集

瀉藥門類（瀉宣諸疾。）

感應圓《局方》，治虛中積冷，氣弱有傷，停積胃脘，不能傳化，或因氣傷冷，因飢飽食，醉酒過多，心下堅滿，兩脇脹滿，心腹疼痛，霍亂吐瀉，大便頻併，後重遲澀，久利赤白，膿血相雜，米穀不消，愈而復發。又治中酒嘔吐，痰逆惡心，喜睡頭旋，胸膈痞悶，四肢倦怠，不欲飲食。又治妊娠傷冷，新產有傷，若久有積寒，喫熱藥不效者。又治久病形羸，荏苒歲月，漸致虛弱，面黃肌瘦，飲食或進或退，大便或秘或泄，不拘久新，積冷，並悉治之。大病不過三服，便見痊愈。此藥溫無毒，並不燥熱，不損胃氣，亦不吐瀉，止是磨化積聚，消逐溫冷，療飲食所傷，快三焦滯氣，旋丸如綠豆大，每服三五粒，量虛實加減，溫水吞下，不拘時候。常服進飲食，消酒毒，令人不中酒。又治小兒脾胃虛弱，累有傷滯，糞白酢臭，下痢水穀，每服五粒黍米大，乾薑湯下，不拘時候。前項疾證連綿月日，用熱藥及取轉並不成效者，不拘老幼，虔心服餌，立有神效。

百草霜（用村莊家鍋底上刮者，細研秤二兩）　杏仁（肥者去雙仁者，百四十個，去皮尖，湯浸一宿，別研）　南木香（二兩半）　丁香（一兩半）　乾薑（炮，一兩）　肉豆蔻（二十個）　巴豆霜（七十個，去殼心膜油，成霜粉）

右除巴豆粉、百草霜、杏仁三味外，餘四味擣爲細末，與前三味同拌，研令細，用好蠟匱和，先將蠟六兩鎔化作汁，以重綿濾去滓，以好酒一升於銀石器內煮蠟鎔數沸，傾出，候酒冷，其蠟自浮，取蠟称用。凡春夏修合，用清油一兩，於銚內熬，令末散香熟，次下酒，煮蠟四兩，同化作汁，就鍋內乘熱拌和前項藥末。秋冬修合，用清油一兩半，同煎煮，合熱汁，和匱藥末成劑，分作小鋌子，以油單紙裹旋圓服餌。此高殿前家方也。

《本草序例》云，凡方云巴豆若干枚者，粒有大小，當先去心皮乃秤之。以一分準十六枚云云。今此云七十個者，六十四粒，即一兩。六粒即一銖許歟。仍用巴豆霜一兩四錢重強，可準七十粒歟。杏仁如巴豆大，百四十個者，百二十八粒即二兩餘，十二個一分弱，用二兩一分弱，準百四十個歟。不然則雖服數百丸，無快利驗。

《易簡方》云，右用見成圓子半兩，增入巴豆十枚，去殼，不去油，爛研成膏，用烏梅三個蒸過，去肉，三件一處研，令極勻，圓如綠豆大，每服十圓，薑湯嚥下。本方巴豆去油取霜，蓋取其穩當，然未必能療疾，若通醫用，必不去油，蓋此藥自是驅逐腸胃間飲積之劑，非稍假毒性，安能有蕩滌之功。如《局方》感應元，今人見飲食不化，中脘痞滿，專多服之，以爲寬中快鬲。此大不然，寬快之藥，自當用消化穀食之劑，如縮砂、豆蔻、橘皮、麥糵、三稜、蓬朮之類是也，與轉利食積之藥不同。今人往往見巴豆不去油，多不敢服，況內顧有慊者，尤不肯用。然而巴豆治揮霍垂死之病，藥至疾愈，其效如神，真衛生伐病之妙劑。參朮雖號爲良善，卻能爲害，每見尊貴之人，服藥只求平穩，而於有瞑眩之功者，不敢輒服。醫雖知其當用，亦深慮其相信之不篤，稍有變證，或恐歸咎於己，姑以參朮等藥迎合其意，倘有不虞，亦得以藉口，而不知養病喪身，莫不由此。且巴豆之性，佐以溫暖之劑，止能去宛莝，不動藏氣，有飲則行，無飲不利。若病人體雖不甚壯實，既有飲氣積氣之患，與夫邪氣入腹，大便必秘，若非挨動，病何由去？猶豫不決，則病勢攻擾，愈見羸乏，莫若於病始萌之時，對證用之，流利之後，或大腑不調，或泄瀉不止，或愈見絞痛，則以家菖蒲煎湯解之，自然平治，卻於㕮咀方中選藥調理。治心腹疞痛不可忍，每服十圓，薑湯嚥下，未通加數服之，以利爲期。服藥之後，痛或愈甚，既已流利，痛或未除，便謂前藥之訛，殊不知乃陰陽擾亂，臟腑未平耳。徐當自定，若遽更醫，卻承前藥之力，尋即獲愈，遂收功於後而歸咎於前，如此者衆。治心腹痛甚而大便秘者，至於厥逆，或面青口噤，或六脈沉伏者，痛使之然，非虛脱也。當先以蘇合香圓嚾之，次投此藥利之，其效尤速。治惡主嘔吐，全不納食，而大便秘者，多用由飲停胃脘，鬲節不通，宜用此藥微微利動，方服溫脾之劑，卻於二陳湯方中求之。治赤白痢疾，臍腹疞痛，先以此藥微利，次方斷下，可於斷下湯方中求之。兼治男子痃癖疝氣，膀胱奔豚，腎氣腳氣攻刺入腹，亦用此藥微微利之，卻服降氣湯之類，酒積食積痰飲爲患，婦人血氣，並宜服之。凡服此藥作效者，不宜遽補，當以來復丹、半硫圓之類，間以湯劑調理，使大便不致再秘，則諸苦悉除矣。

○《良劑方》引《易簡方》曰，每用鋌子半兩，入巴豆二十枚。

○《三因方》中加蓽澄茄，京三棱，名曰太一神明再造方。又《局方》中有盧氏異方感應圓，方事繁，略於此。

《續易簡方》《大全良方》《衛生良劑方》等中，治諸痢秘澀瘀熱，蘇合香圓與感應圓同和勻，再丸如梧子大，每服十丸、二十丸，服以快利，痛休而爲期，名曰蘇感圓矣。

金露圓（依林巢先生方，天寶七年，內，王元覽進《局方》）治腹內積聚癥塊，久患大如盃，及黃瘦宿水，朝暮咳嗽，積年冷氣，時復腹下盤痛絞結衝心，及兩脇徹背連心痛，氣不息，氣遶臍下，狀如蟲咬，不可忍。又治十種水氣，反胃吐食，嘔逆飲食，多噎，五般痔瘻腴氣，走疰風，有似蟲行，手足煩熱，夜臥不安，睡語無度。又治小兒驚疳，婦人五邪，夢與鬼交，沉重不思飲食，昏昏如夢，不曉人事，欲死懼多，或歌或哭不定，月候不調，心中如狂，身體羸瘦，莫辨其狀，但服此藥，萬無失一。是病皆療，更不細述。

生乾地黄焙　貝母去心　紫菀洗，去苗，剉焙　乾薑炮　桂心不見火　人參去蘆，切，焙　柴胡去蘆　防風去蘆　枳殼去瓤，麩炒　蜀椒去目，炒出汗　桔梗去蘆，切，焙　吳茱萸湯洗七遍　甘草炙　川芎　菖蒲米泔浸一宿　白茯苓　厚朴薑汁制　鱉甲米醋炙黄　甘松洗，各一兩　草烏頭炮　黄連去毛，各二兩　巴豆去心膜，用醋煮三十沸，焙乾，取一兩，不去油，煮時須親自數三十沸，便傾出焙乾，若沸過則藥無力　一方用甘遂

右爲細末，以麵糊圓如梧子大，每服五圓，小兒兩圓。心中患痰，薑湯下。心痛，酸石榴皮湯下。口瘡，蜜湯下。頭痛，石膏湯蔥茶下。一切脾氣，橘皮湯下。水瀉氣瀉，煮陳皮飲下。赤痢，甘草湯下。白痢，乾薑湯下。赤白痢，甘草乾薑湯。胸膈噎悶，通草湯下。婦人血氣，當歸酒下。如不飲酒，當歸煎湯下，亦得。疝氣嵐氣小腸氣及下墜，附子湯下，常服及應急諸般疾患，只米飲茶酒熟水任下。傷冷腹痛，酒食所傷，酒疸黄疸，結氣痞塞，鶴膝，並用鹽湯鹽酒下。

丁香脾積圓《局方》　治丈夫、婦人、小兒諸般食傷積聚，胸膈脹滿，心腹膨脹，噫氣吞酸，宿食不化，脾疼翻胃，婦人血氣刺痛，並宜服之。

丁香　木香　皂莢三挺，大，燒存性　青皮去白，一兩　蓬莪朮三兩　京三稜二兩　高良薑已上同用米醋一升，於甆瓶內煮乾，莪朮、三稜、良薑並乘熱切，同焙，二兩　巴豆去殼，半兩　**私謂，巴豆成霜二兩，猛穩相兼。**

右入百草霜三匙，同碾爲細末，麵糊爲圓如麻仁大，每服五丸、七丸，至十五、二十丸，止食傷，隨物下。脾積氣，陳橘皮湯下。口吐酸水，淡薑湯下。翻吐，藿香甘草湯下。丈夫小腸氣，炒茴香酒下。婦人血氣刺痛，淡醋湯下。嘔逆，菖蒲湯下。小兒疳氣，史君子湯下。更量虛實加減。若欲宣轉，可加圓數。五更初，冷茶清，下利三五行後，以白粥補之。孕婦不可服。

盧氏異方感應圓《局方》新增　與《和劑方》大不同，但用修制須如法，分兩最要勻，停止是煖化，不可偏勝。此藥積殢，不動臟腑，其功用妙處在用蠟之多，切不可減。常服健脾進食，永無寒熱瀉利之疾。蓋消磨積殢以

漸，自然無疾，遇酒食醉飽，尤宜多服，神效不可述。

黃蠟十兩 巴豆百粒，去皮，研爲粉，用紙數重裹，槌油透，再易紙，油盡白霜爲妙 乳香別研，三錢 杏仁七十枚，由巴豆法出油 丁香懷乾 木香濕紙裹，煨 乾薑炮 肉豆蔻麪裹，煨 蓽澄茄末 檳榔 青皮去穰，炒 百草霜細 薑黃各一兩

右除巴豆粉、百草霜、杏仁、乳香外，餘並爲細末，卻同前四味拌和，研勻，先將上項黃蠟十兩，於銀石器內鎔化作汁，用重綿濾去滓，以無灰好酒一升於銀石器內，煮蠟鎔數滚，取起候冷，其蠟自浮於酒上，去酒不用，春夏修合，用清麻油一兩，秋冬用油一兩半，於大銀石器內熬令香熟，次下酒煮蠟同化作汁，乘熱拌，和前項藥末十分均勻了，候稍凝，分作劑子，用罐子盛之，半月後方可服。如服旋圓如蘿蔔子大，任意服之二三十丸，加至五十丸無礙，此藥以蠟多，雖難圓，然圓了愈細，其功愈博，臨睡須常服之。若欲治病，不拘時候。

私云，巴豆百粒者，以十六粒準一分，即巴豆霜一兩二分餘也。杏仁即去油，以一兩一銖準七十粒歟。

青木香圓《局方》 寬中利膈，行滯氣，消食飲，治胸膈噎塞，腹脅脹滿疼痛，心下堅痞，腸中水聲，嘔噦痰逆，不思食。

補骨脂炒香 蓽澄茄 檳榔酸粟米飯裹，濕紙包，火中煨，令紙焦，去飯，各四十兩 或各十兩 木香二十兩 或五兩 黑牽牛二百四十兩，炒香，別搗末，百二十兩 減分三十兩

右爲細末，入牽牛末，令勻，漸入清水和，令得所圓如綠豆大，每服二十圓，茶湯熟水任下，食後服，每酒食後可服五圓或七圓，小兒一歲服一圓，懷姙婦人不服之。

溫白圓《局方》 治心腹積聚，久癥癖塊，大如杯椀。黃疸宿食，朝起嘔吐，支滿上氣，時時腹脹，心下堅結，上來搶心，傍攻兩脇。十種水病，八種痞塞，翻胃吐逆，飲食噎塞。五種淋疾，九種心痛，積年食不消化，或瘧疾連年不差，及療一切諸風，身體頑痺，不知痛癢，或半身不遂，或眉髮墮落，及療七十二種風，三十

六種遁尸疰忤及癲癇，或婦人諸疾，斷續不生，帶下淋瀝，五邪失心，愁憂思慮，意思不樂，飲食無味，月水不調，及腹中一切諸疾，有似懷孕婦，連年累月，羸瘦困弊，或歌或哭，如鬼所使，但服此藥，無不除愈。

川烏頭（炮去皮，二兩二分）　柴胡　桔梗　吳茱萸（洗七次，焙，炒）　菖蒲　紫菀　黃連　乾薑（炮）　肉桂（去麤）　茯苓　山椒（炒出汗，去目及閉口）　人參

厚朴（薑汁製）　皂莢（去黑及子炙）　巴豆霜（各二分）

右細末，入巴豆霜，和勻，煉蜜爲圓如梧子大，每服三丸，生薑湯下，食後或臨臥服，漸加至五、七丸。

《嬰孺方》溫白圓有三名，一名烏頭圓，一名紫菀圓，治百病。

《究原方》云，溫白丸治稟受怯弱，脾胃易傷，因此積聚，中脘脹滿，心腹堅硬疞痛，攻衝牽引，小便如蠱之狀。《局方》北亭圓、溫白丸二藥合和，每服三十丸，紫蘇鹽湯服。

私云，北亭即硇砂一名也。北亭圓在《和劑局方》第五痼冷篇中。

九痛圓（《局方》）　治九種心痛，一蟲心痛，二疰心痛，三風心痛，四悸心痛，五食心痛，六飲心痛，七冷心痛，八熱心痛，九去來心痛。又治連年積冷，流注心胸痛，並療冷衝上氣，落馬墜車瘀血等疾。

狼毒（炙香，一兩）　附子（炮去皮，三兩）　乾薑（炮）　巴豆霜　人參　吳茱萸（湯洗，炙，各一兩）

右六味，爲細末，煉蜜爲圓如梧子大，每服一圓，空腹溫酒下，卒中惡心，腹脹痛，口不能言者，服二丸立瘥。張茂之《究原方》云，治心脾痛不可忍，調《局方》九氣湯服下。《局方》九痛圓一服而止。婦人血刺痛，氣脹，尤宜服。九氣湯方在《局方》氣篇。

神保圓（《局方》）　治心膈痛，柿蒂燈心湯下。腹痛，柿蒂煨薑煎湯下。血痛，炒薑醋湯下。肺氣甚者，白礬、蛤粉各三分，黃丹一分，同研爲散，煎桑白皮、糯米飲調下三錢。氣小喘，止用桑白皮、糯米飲下。腎氣脇下痛，炒茴香酒下。大便不通，蜜湯調檳榔末一錢下。氣噎，木香湯下。宿食不消，茶酒漿飲任下。諸氣，

惟膀胱氣脇下痛，最難治，獨此藥輒能去之。有人病項筋痛，諸醫皆以爲風治之，數月不差，乃流入背膂，久之又注右脇，攣痛甚苦，乃合服之，一投而差。後嘗再發，又一投差。

木香　胡椒各一分　乾蠍七個，全者　巴豆霜以十個爲霜私云，今巴豆霜粉二十個

右爲細末，入巴豆霜，令勻，以湯釋蒸餅，圓如麻子大，辰砂爲衣，每服三五粒，湯次如前。

連翹圓《局方》，治男子婦人脾胃不和，氣滯積聚，心腹脹滿，乾嘔醋心，飲食不下，胸膈噎塞，脇肋疼痛，酒積面黃，四肢虛腫，行步不能。但是脾胃諸疾，並宜服之。

連翹洗　陳皮各七兩二分　三稜炮，七兩三分　肉豆蔻一兩　青皮　蓬莪朮炮　肉桂去麤　好墨煅研，各五兩　檳榔二兩二分　牽牛子末，六兩三分三銖

右細末，麵糊爲圓如梧子大，每服三十圓，生薑湯下。久患赤白痢，及大腸風秘，脾毒瀉血，黃連煎湯下。婦人諸疾，薑醋湯下。不拘時，孕婦莫服。

椒附圓《局方》，補虛壯氣，溫和五藏，治下經不足，內挾積冷，臍腹弦急，痛引腰背，四肢倦怠，面色黧黑，唇口乾燥，目暗耳鳴，心忪短氣，夜多異夢，晝少精神，時有盜汗，小便滑數，遺瀝白濁，腳膝緩弱，舉動乏力，心腹脹滿，不進飲食，並宜服之。

附子炮　山椒去目，炒出汗　檳榔各一兩　陳皮去白　牽牛末炒　五味子　石菖蒲　乾薑炮，各二兩

右剉碎，以好米醋於甆器內，用文武火煮，令乾焙，爲細末，醋煮，麵糊爲圓如梧子大，每服三十圓，鹽酒或鹽湯，空心食前吞下。婦人血海冷，當歸酒下。泄瀉，飯飲下。冷痢，薑湯下。赤痢，甘草湯下。極煖下元，治腎氣虧乏及療腰疼。私云，欲快利，可加牽牛末二三兩。

消毒麻仁圓《局方》，治諸般風氣上壅，久積熱毒，痰涎結實，胸膈不利，頭遊目運，或因酒麪炙煿毒食所傷，停留心肺，浸漬腸胃，蘊蓄不散，久則內欝血熱，腸風五痔，外則發瘡瘍癰疖，赤斑遊腫，渾身燥悶，而上

瘡赤，口乾舌裂，咽喉澀痛，消中引飲，或傷寒時變，口鼻出血，煩燥者，及風毒下疰，瘡腫疼痛，腳氣衝心悶亂，一切風熱毒氣皆主之。

杏仁生，去皮尖，二兩　大黃生，五兩　山梔子仁十兩

右三味，煉蜜爲丸，每服三十丸至五七十丸，夜臥溫湯吞下，利下赤毒膠涎爲效。服時隨意加減，此藥甚穩善，不損藏府，常服搜風順氣解毒，治小兒驚熱，以蜜湯化下三五圓，極效。

○以蜜湯服瀉藥

三黃圓《外臺》並《王氏單方》等諸方　治丈夫婦人三焦積熱，上焦有熱，攻衝眼目赤腫，頭項腫痛，口舌生瘡。中焦有熱，心膈煩燥，不美飲食。下焦有熱，小便赤澀，大便秘結，五藏俱熱，即生瘖癤瘡痍，及治五般痔疾，糞門腫痛或下鮮血。

四時加減法巴郡太守所進

春　黃芩四兩　大黃三兩　黃連四兩

夏　黃芩六兩　大黃一兩　黃連一兩

秋　黃芩六兩　大黃二兩　黃連三兩

冬　黃芩三兩　大黃五兩　黃連二兩

右蜜丸如大豆大，每服三十丸，或五十、七十，或百丸，熟水服之。一月諸病愈，久服走逐奔馬，常試其驗。小兒積熱亦宜服之。

○《全嬰集》六云，治諸熱以飯丸三味。若鼻衄以濃鹽水服，立效。大小便血，以荊芥湯服下。

私謂，欲快利，即加牽牛子炒末三四兩，尤有神效。

《聖濟總錄》引《病源論》曰，大便不通者，大腸者傳導之官，變化出焉。由榮衛津液，有以滋利也。若邪熱相搏，津液枯燥，致糟粕內結而不得行，故腸胃痞塞而大便不通，令人腰痛腹滿，不能飲食。經所謂熱結下焦，則便難。然又有病後氣血不足，內亡津液，或年高氣澀，冷熱相搏者，亦致大便難，治宜詳之。

私云，此《萬安方》第二十一卷有大便不通一篇，老人、虛人、風人，及傷寒前後大便秘澀不通等證，亦載於穩便並駃利，及入下部塗手心之藥術，當與此卷相照而用之。

脾約麻仁圓（《局方》），治腸胃燥澀，津液耗少，大便堅硬，或秘不通，臍腹脹滿，腰背拘急，及有風人大便結燥。又治小便利數，大便因硬而不渴者，謂之脾約，此藥主之。

厚朴（薑汁炙）　芍藥　枳殼（枳實同，麩炒，各二兩）　大黃（蒸焙，四兩）　杏仁（炒，去皮尖，研）　麻仁（別研，各一兩一分）

右末，用蜜和圓如梧子大，每服二十丸，臨臥溫水下，以大便通利爲度，未利再三服，或加丸數。

《傷寒論》及《活人書》《一覽方》中用治傷寒前後結利秘澀。

初虞世《養生必用方》云，脾約丸治老人津液少，大便秘，及有風人大便燥。

方　仲景治小便多，大便秘，其脾爲約。

大黃（二兩，酒洗，焙）　厚朴　枳殼（麩炒）　白芍藥（各半兩）　麻子人（一兩二分，微炒，別研）　杏仁（麩炒，去皮尖，別研，三分）

右末，煉蜜和杵千下，丸如梧子大，每服三十丸，溫水下。未知，五十丸。

安康郡君苦風秘，予爲處枳訶二仁丸方。（《養生必用方》）

杏仁（去皮尖，麩炒黃）　麻子人（別研）　枳殼（麩炒）　訶子皮（各一兩）

右二物爲細末，同二仁杵，煉蜜和杵千下，丸如桐子大，溫水下三十、五十丸。未知，稍增。

蜜兌法（初虞世《古今錄驗方》），路公在北門日，盛夏間，苦大腹不調。公隨行醫官李琬，本衛州市戶。公不獨終始涵容之，又教以醫事。公病泄利，琉以言動搖之，又求速效，即以赤石脂、龍骨、乾薑等藥饋公。公服之，不大便者累日，其勢甚苦。予方自共城來見公，未坐定，語及此事，公又不喜服大黄藥。予告曰，此燥糞在直腸，藥所不及，諸以蜜兑道之。公爲然，時七月中，苦熱。予搗汗爲公作蜜兑。是夕三用藥，結糞四五十枚，大如胡桃，色黑如橡栗。公二三日間，飲食已如故。世有一種虚人，不可服利藥，今載其法。

○利病差後，秘結即用蜜兑法。

好蜜四五兩，銀石器中熳火熬，不住手以匙攪，候可丸，見風硬，即以蛤粉塗手，捏作人指狀，長三寸許，坐廁上，内之，以手掩定，候大便即放手，未快利，再三作。予歷觀古人用通藥，率用降氣等藥，蓋肺氣不下降，則大腸不能傳送，以杏仁、枳殻、訶子等藥是也。又老人、虚人、風人，津液少，大便秘。經云，澀者，滑之。故用胡麻、杏人、麻子仁、阿膠之類是也。今人學不師古，妄意斟酌，每至大便秘燥，即以駛（音史）藥蕩滌之，既走津液氣血，大便隨手愈，更秘澀兼生他病。予昔在魯山日，有一譞少，自稱太醫曹鎮有寄居王世安少府，本京師人，得病風淫末疾，爲此生以駛藥累累利之後，爲肺萎膿血，卒至大便不通而死。古人服藥，尤所慎重，不若今人之輕生，故特此以戒後人。（駛藥，巴豆、輕粉屬是也。）

○《可用方》及《事證》《選奇》等方號霹靂煎。

○目病瀉藥

流氣飲（《局方》），治肝經不足，内受風熱上攻，眼目昏暗，視物不明，常見黑花，當風多淚，怕日羞明，推眵赤腫，隱澀難開，或生障翳，倒睫拳毛，眼眩赤爛，及婦人血風眼及時行暴赤腫眼，眼胞紫黑，應作眼病，並宜服之。

大黄（炮）　川芎　菊花（去枝）　牛蒡子（炒）　細辛　防風　山梔（去皮）　白蒺藜（炒，去刺）　黄芩　甘草（炙）　玄參　蔓荊子（去白）　荊芥

穗

木賊（トクサ去根節，各一兩） 蒼朮（泔浸一宿，炒，二兩） 草決明（二兩二分）

右細末，每服二錢半重，臨臥用冷酒調下。若牙兒有患，只令乳母服之。

私云，倍加大黄，以快利爲良。

洗肝散《局方》治風毒上攻暴作，赤目腫疾難開，隱澀眵淚，昏暗羞明，或生瞖膜，並皆治之。

當歸 薄荷（去梗） 羌活 防風 山梔子 甘草（炙） 大黄（煨） 川芎（各二兩）

右爲末，每服二三錢，冷水或熟水調服，食後，日晚服見效。**私云，倍加大黄宜快利。**

解毒雄黄丸《局方》解毒治纏喉風，及急喉痺，卒然倒仆，失音不語，或牙關緊急，不省人事。

鬱金 雄黄（研飛，各二分） 巴豆霜（一分）

右爲末，醋煮，麪糊爲圓如綠豆大，用熱茶清下七圓，吐出頑涎，立便蘇省。未吐再服。如至死者，心頭猶熱，灌藥不下，即以刀尺鐵匙斡開口灌之，藥下喉嚨，無有不活。吐瀉些小無妨，及治上膈壅熱，痰涎不利，咽喉腫痛，赤眼癰腫，一切毒熱，並宜服之。如小兒患喉嚨赤腫，及驚熱痰涎壅塞，服二圓或三圓，量兒大小加減。

備急圓《局方》療心腹諸卒暴百病，中惡客忤，心腹脹滿，卒痛如刀所刺，急氣口噤。

乾薑（炮，一兩） 巴豆（霜） 大黄（各二兩）

右爲末，煉蜜爲丸如梧子大，每服三丸，溫水下，不拘時。《外臺方》云，仲景三物備急圓，司空裴秀爲散用，老小量之，爲散不及圓也。若中惡客忤，心腹脹滿，卒痛如錐刀刺痛，氣急口噤，停尸卒死者，暖水若酒服之。或不下，捧頭起灌，令下咽，須臾差。如未，更與三丸，以腹中雷鳴轉，即吐下便愈。若已噤，亦須折齒灌之，令入尤妙，神驗。忌蘆笋、豬肉、冷水、肥膩。《幼幼新書》第三十九

○瀉膀胱陰囊腫痛，大小便不通。

三白散《局方》，治膀胱蘊熱，風濕相乘，陰囊腫脹，大小便不利。

白牽牛（二兩，末）　桑白皮（炒）　白朮　木通　陳皮（去白，各二分）

右細末，每服二錢，薑湯調下。未覺，再進。常服導利留滯，不損藏氣。

○瀉中風腳氣

犀角圓《局方》，治風盛痰實，頭目昏重，肢節拘急，痰涎壅滯，腸胃燥澀，大小便難。除三焦邪熱，疎一切風氣。

黃連　犀角（各五兩）　人參（十兩）　大黃（四十兩）　黑牽牛（微炒，頭末，三十兩）

右與牽牛粉和爲細末，煉蜜爲圓如梧子大，每服二十丸或三十丸、五十、七十、百丸，臨臥溫水下。

皂角圓《局方》，治風氣攻疰，頭面腫癢，遍身拘急，痰涎壅滯，胸膈煩悶，頭痛目眩，鼻塞口乾，皮膚瘙癢，腰腳重痛，大便風秘，小便赤澀，及咳嗽喘滿，痰唾稠濁，語澀涎多，手足麻痺，暗風癇病，偏正頭疼，夾腦風。婦人血風攻疰，遍身疼痛，心忪煩躁，癮疹瘙癢，並宜服之。○瀉腳氣，中風腰腳痛，頭風等諸病。

皂角（百八十六錢重，搥碎，以水三盞揉取汁，與蜜一斤同熬成膏。蜜一斤者，百六十錢重）　薄荷葉（乾）　槐角（焙，各五兩）　青皮（去白）　半夏（洗）　葳靈仙　白礬（燒枯）　甘菊花（各一兩）　牽牛末（二兩，各以十錢重爲一兩）

右爲末，用皂角膏搜和爲圓如梧子大，每服二十圓，生薑湯下。痰實咳嗽，蛤粉薤汁下。手足麻痺，用生薑薄荷湯下。語澀痰盛，用荊芥湯下。偏正頭疼，夾腦風，薄荷湯下。

青木香丸（初虞世《保生信效方》下），治胸膈痞滯，氣不快，腰背脇下悶痛，嘔酸水，飲食噫生熟氣，脹腹暴瀉，及治老人面腫腳腫，水氣已成未愈，皆可服方。

黑牽牛（揀二十五兩，熳火炒至勻，熱手不可握。又良久得也。取下火。若是老人虛人，即炒至香熟爆烢，杵如麵，取細末十兩　私謂，微炒取末十兩。）　破故紙（炒得香，二兩）　檳榔（一兩）　木香（半兩）　蓽澄茄（半兩　孫家合亦不用，蓋用之虛熱而氣臭）

右三物同爲細末，與牽牛末杵勻，水和丸如綠豆大，每服十丸至十五丸，茶或米飲任下，食後臨卧。大段不快，即不以時。病大即煎陳橘紫蘇湯下。孕婦不可常服。

○此方在《局方》，前雖載之，分兩差殊，故重載於此。

初虞世曰，夫飲食之於人，得之則生，不得則死，常人之情。務快口腹而莫知撙節，既傷之後，又投以巴豆、銀粉等藥。是食物既傷之前，毒藥又攻之於後，使胃氣安得和暢而條達也。予家苦禁巴豆、膩粉等藥，每有不快，上自老人，下及童稚，一等服青木香丸。男女氣血亦勝他人，蓋不爲毒藥傷之也。今載方於右。

六物麝香丸（《合藥秘方》），治小兒大人腹脹氣塊。

麝香二分　沉香一兩　丁香一兩　仙沼子一兩　乾薑二分　大黄二分

右各各別擣爲細散，以蜜丸如小豆，食前。每服五丸、七丸，用米飲服之。七歲已前兒三丸，八歲以後五丸服。**私云，加巴豆霜少許尤有驗。日本醫者秘此方。**

《千金要方》第十二卷有大麝香圓、小麝香圓。又有仙人玉壺圓、耆婆萬病圓、大理氣圓等瀉藥。

三台圓（《千金要方》），治五藏寒熱積聚，臚脹腸鳴而噫，食不生肌膚，甚者嘔逆。若傷寒寒瘧已愈，令不復發，食後服五丸飲，多者十丸。常服令人大小便調和，長肌肉方。

大黄熬　前胡各二兩　消石　葶藶　杏仁各一升（本草以五兩準一升）　厚朴　附子炮　細辛　半夏各一兩　茯苓半兩

右末，蜜和擣五千杵，丸如梧子大。每服五丸，稍加至十丸，以知爲度。

私謂，可服五十丸、七八十丸。

神明度命圓（《千金》），治久患腹内積聚，大小便不通，氣上搶心，腹中脹滿，逆害飲食方。

大黄　芍藥各四兩

右細末，蜜丸如梧子大，每服四丸，日三。不知，可加至六七丸，以知爲度。

私語，可服五十丸乃至百丸。

消石大圓（《千金》第十一），治十二癥瘕及婦人帶下，絶產無子（略之）。可見本方。

土瓜圓（《千金》），治諸藏寒氣積聚，煩滿熱，飲食中蠱毒，或食生物及水中蟲卵生入腹而成蟲地。若爲魚鱉留飲宿食，婦人產瘕帶下，百病陰陽不通利，大小便不節，絶傷墮落，寒熱交結，唇口焦黑，身體消瘦，嗜臥少食，多魘，產乳胞中餘疾。股裏熱，少腹中急結，痛引陰中方。

土瓜根　桔梗（各五兩，末）　大黄（一斤，於米中蒸乾）　杏仁（十兩）

右四味爲末，蜜丸如梧子大，每服三丸，空腹，日三服。不知，加之，以知爲度。

私謂，可服五、七十服，快利爲良。

犀角搜風丸（《御藥院方》），治風下痰，解結順氣。

牽牛頭末（四兩）　乾生薑（二分）　車前子（一兩）　白茯苓（一兩）　生犀角（一兩二分）　青皮（去白，三兩）　陳皮（二兩）　枳實（去白，數炒，二兩）　木通（一兩）　木香（二分）

右細末，麵糊爲丸如梧子大，每服三十丸至五十、七十丸，食後，生薑湯下。

木香三稜丸（《御藥院方》），治胸膈痞悶，心腹脹滿，脇肋疼痛，寬中順氣，化痰消食。

木香（一兩）　京三稜（二兩，炮）　蓬莪朮（二兩，炮）　大麥蘖（炒，四兩）　神麴（炒，二兩）　白朮（四兩）　黑牽牛（微炒，頭末，六兩）

右細末，生薑汁煮麵糊和丸如梧子大，每服三十、五十丸，食後，生薑湯下。

杜翰林枳實丸（《御藥院方》），踈導老人及虛家風氣痰實，腹肋有妨，諸飲癖積。

枳實（數炒，去白）　赤茯苓　人參　檳榔（各一兩）　白朮（半兩）　黑牽牛（末，八兩）

右爲細末，稀麵糊爲丸如梧子大，每服食後，以陳皮湯下十五丸至二十丸、三十、五十丸漸加。如要不動時，臨臥熟水下五丸至十丸。一方別加木香半兩。

分氣丸《御藥院方》，治胸膈氣痞，痰實不化，宜服之。

木香　青皮去白　陳皮去白　白豆蔻人　縮砂仁　京三稜　蓬莪朮　蓽澄茄　蘿蔔子　枳實麩炒，各一兩　黑牽牛炒末，二兩

右爲細末，麵糊爲丸如梧子大，每服五十丸，生薑湯送下，食後。

私謂，加牽牛末五六兩，令快利，則頓消痃癖積聚。婦人血塊敗血，小兒側癖氣蟲，治疝氣膀胱，加茴香二三兩。

導滯丸《御藥院方》，治心腹痞滿，脇肋刺痛，嘔吐痰水，不思飲食。常服和中順氣，消穀嗜食，逐飲滲濕。

牽牛微炒，末，四兩　檳榔半兩　青皮去白，一兩　木香二錢半重　胡椒半兩　三稜一兩半　丁皮一兩　已上皆以十錢重爲一兩

右細末，入牽牛頭末，令和勻，薄麵糊爲丸如小豆大，每服三十丸至五十、七十丸，食後，生薑湯下。

三和丸《御藥院》，治三焦不和，氣不升降，心胸痞悶，脇肋疼痛，因傷冷物傳化。

枳實麩炒　檳榔　半夏各二兩　木香　青皮去白　陳皮　赤茯苓　丁皮　蘿蔔子炒　白朮各一兩二分　京三稜四兩　蓬莪朮三兩　白豆蔻仁　沉香　桂心去麤　藿香各一兩　牽牛微炒，頭末，八兩

右細末，酒麪糊爲丸如梧子大，每服三十丸至五十丸，食後，生薑湯下。日夜三服，夜半可服七八十丸。治痃癖積聚，消血瘕氣塊，亦不損真氣，治虛勞氣疾，有神驗。

調中丸《御藥院》，治脾胃不和，內挾濕燠，煩燥發渴，不思飲食，頭目昏眩，小便不清，胸膈滿悶，脇肋膹脹。

赤茯苓　白朮　陳皮去白　桔梗　豬苓去皮　澤瀉　黃芩　大黃　桂心各一兩　枳殼去白，麩炒　葛根　木通各一兩二分　半夏　滑石各二兩　牽牛生末，六兩

右細末，水煮，薄麪糊爲丸如梧子大，每服三五十丸，不拘時候，溫水送下。

枳殼丸《御藥院》，治中焦氣澀，胸膈痞悶，食飲遲化，四肢困倦，嘔噦惡心。常服升降滯氣，消化宿食，祛痰逐飲，進美飲食。

京三稜　蓬莪朮各八兩　白朮　青皮　陳皮　白茯苓各三兩三分　檳榔　木香　枳殼麩炒　半夏各二兩二分　牽牛末七兩二分

右細末，水麪糊爲丸如梧子大，每服五十丸，溫生薑湯送下，食後，臨臥。

氣寶丸《御藥院》，治一切滯氣，腹中積聚，心胸痞滿，脹悶喘急，及風邪久滯，痰涎咳嗽，酒食有傷，脾胃滯氣，膀胱寒氣攻注，體背腰脊痛重，不可俛仰。大行順一切滯氣，爲氣藥之寶，因名氣寶。

茴香一兩，紙焙末　木香一分　陳皮　大檳榔各一兩已上，四味同細末　牽牛子四兩，用吳茱萸二兩，熳火同牽牛子炒，吳茱萸焦，只牽牛末，二兩

右和勻，煉蜜和劑爲丸如梧子大，每服十丸至十五丸，米飲或木香湯下，有痰即用檳榔末半錢，水半盞，煎數沸，放溫，下藥。欲微疎利，加至三十丸至四、五十丸。看虛實，腹稍空服之。

雞舌香丸《御藥院》，治傷冷腹脹，痞悶疼痛，嘔逆痰水。

牽牛末炒，四兩　京三稜一兩半　丁皮　檳榔　木香各一兩　青皮二兩　胡椒二分

右細末，水煮麪糊爲丸如梧子大，每服三十丸，食後，生薑湯下。

木香三稜丸《御藥院》，治宿食不消，心腹痞悶，噫氣吞酸，破痰癖，消積塊，順氣進食。

木香一兩一分，不見火　丁香二分三銖，不見火　京三稜酒浸一宿　蓬莪朮酒浸一宿　枳殼去白　青皮去白　川楝子剉　茴香各一兩　巴豆三十個，同六味炒，令諸藥黃色，不用巴豆

右細末，醋煮麪糊爲丸如綠豆大，辰砂一兩，末爲衣，每服十五丸，乃至二三十丸，生薑湯下。私，加牽牛炒末三兩，太良。

檳榔枳殼丸《御藥院》，寬中利膈，行滯氣，消飲食，治胸膈噎塞，腹脇脹滿，心下痞痛，大小便不利，及一切氣滯不勻。

檳榔　木香各四錢重　丁皮　厚朴製　青皮　陳皮　當歸　玄胡索　枳殼去白數炒，　京三稜　蓬莪朮　雷丸各五錢重　蘿蔔子炒十錢重，　牽牛末二十錢重

右細末，醋麪糊和丸如梧子大，每服五、六十丸，食後生薑湯下，或七八十丸，以快利爲良。

寬中丸《御藥院》，治氣不升降，痰涎欝塞，飲食不化。

檳榔麪裹，炮　木香　半夏薑制，各五兩　陳皮　青皮去白，各一兩一分　京三稜二兩　牽牛微炒，取頭末，五兩

右細末，水煮麪糊爲丸如梧子大，每服五十丸，或七八十丸，食後，生薑湯下。夜臥再服，以快利爲良。

調中丸《御藥院》，剖判清濁，升降水土，流濕潤燥，消飲除痰。

赤茯苓　白朮　桔梗　澤瀉　陳皮　乾葛各十錢重　滑石　枳殼數炒　半夏制，各十五錢重　豬苓　黄芩　木通各五錢重　牽牛頭末十五錢重　乾生薑三錢重

右細末，白麪糊和丸如梧子大，每服五十丸，生薑湯下，食後服，日夜二三服。

蓽澄茄丸《御藥院》，寬中順氣，消積滯，化痰飲及水穀不化，療心腹滿悶，大便閉澀。

京三稜二兩　陳皮一兩半　蓬莪朮三兩　枳實生，一兩　檳榔一兩　牽牛末五兩

右細末，水麪糊如梧子大，每服五十、七十丸，煎淡生薑湯送下，食後。看人虛實加減。

順氣枳殼丸《御藥院》，宣通一切凝滯，消化宿食，清利頭目，消磨積聚痃癖等疾，形身瘦弱，不禁宣瀉，並宜服之。

枳殼去白，數炒，三兩　益智仁　玄胡索　雷丸　白豆蔻仁　木香　當歸切，別炒　白朮　半夏薑制，各二兩　縮砂仁四兩　青皮去白，一兩　牽牛末十兩　京三稜炮　蓬莪朮炮，各四兩

右細末，用生薑一斤，自然汁同水打麪糊爲丸如梧子大，每服三十丸至四五十丸，諸飲皆下，不拘時候。

如覺內傷，每服可用七八十丸至一百丸，有益無損。男子、婦人、老幼皆得服之，有孕婦人不可服。亦久服令人肥壯美，進飲食，並治腿腳沉重，不任攻擊者，服一月之後，覺身輕爲驗。

寬中理氣丸《御藥院》，順理諸氣，寬利胸膈，調和脾胃，消化痞滯，除心腹脹滿，腹脇刺痛，嘔噦痰水，噫聞食臭，全不思食。常服順氣寬膈，消留飲停痰，導引諸氣，升降陰陽，美進飲食。

木香半兩　青皮去白，一兩半　陳皮一兩　檳榔半兩，炮　白豆蔻仁　蘿蔔子　蓽澄茄　乾薑炮　葫蘆巴　丁皮各半兩　牽牛炒焦黑，取末，一兩　厚朴制，一兩

右細末，白麵糊爲丸如綠豆大，每服二十丸，生薑湯下，食後，乃至七八十丸。

藿香和中丸《御藥院》，治痰食不消，胸膈痞悶，頭目昏重，嘔吐酸水，或心腹滿痛，怠墮嗜臥，痃癖氣塊。

藿香葉一兩　丁香二分　人參一兩二分　白朮二兩　白茯苓　半夏麯各二兩　陳皮一兩　巴豆去皮，二兩，與陳皮同炒，令巴豆焦黑後，揀去巴豆不用

右細末，麪糊爲丸如綠豆大，每服三四十丸，食後，生薑湯下，加至五七十丸，以微利爲良。

木香消穀丸《御藥院》，治脾胃俱虛，不能消化水穀，胸膈痞悶，腹脇時脹，連年累月，食減嗜臥，口苦無味，虛羸少氣。又治胸中有寒，飲食不下，反胃翻心，霍亂嘔吐，及病後新虛，不勝穀氣，或因病氣衰，食不復常，並宜服之。

青皮　陳皮各四兩　桂心去皺，二兩　乾薑炮，二兩　牽牛八兩，內四兩生粉，四兩炒粉　木香二分

右細末，水煮麪糊爲丸如綠豆大，每服十五丸，加至三十、五十丸，米飲下，日進二三服，不拘時候。

厚朴丸《御藥院》，寬中利膈，行導滯氣，消化飲食，治胸膈噎塞，腹脇脹滿，心下堅痞，腸中水聲，嘔噦痰逆，不思飲食。

厚朴薑製　百草霜各二兩　乾薑炮　京三稜炮　蓬莪朮炮　半夏制　檳榔各一兩　甘松半兩　陳皮　青皮各五兩　黑牽牛炒末，九兩　黑

附子一個，炮，去皮臍

右細末，麵糊爲丸如豌豆大，每服二十丸，生薑湯下，食後。或七十丸。

萬病散，一名無憂散《靈苑方》、《御藥院方》、《幼幼新書》第三十九卷 此藥凡病皆治，若諸風疾，生瘡腫疥癬，宣轉三五行自愈。藏府積冷壅滯，結爲風勞，膀胱宿冷，藏府衰敗，面色痿黃，腹內有癥癖氣塊，並常有疳蟲、蛔蟲，攻心腹俱痛。忽中傷寒，腦痛狀似山嵐時氣瘟疫之疾，並須急服此藥，宣轉三五行差。或中風口喎，不限時節，下藥不問丈夫女人，語多蹇滯，睡後口中涎出，但十日一服，不過三服永差。久患腰膝疼痛，拜跪艱難，久坐不得，喫食無味，但服一兩服，便見功效。小兒疳痢脱肛者，量兒大小，與半服已下，宣轉三五行自差。丈夫、女人久泄氣痢，狀似休息者，但服一服，搜出冷膿一二升，當日見效。此藥不問春夏秋冬、老少冷熱疾患，悉皆治之。便任別服諸藥，無不效者。服藥後，並不似喫宣轉藥，並不困倦，不妨出入行步。服藥後一兩日，便覺身輕目明，腰下如減十斤重物，頓思飲食，倍於常時。蓋緣搜出藏府中積滯蟲膿故也。無孕婦人，久患血勞，痿黃無力者，亦可依方服食，功效不可具載。如有孕婦人，或遇廢晦，即不可服。若疾未除，將息一兩日後，再服取效。

黃耆　木通　桑白皮　陳皮　白朮各二兩二分　木香　胡椒各一兩一分 已上黃耆散　牽牛子十三兩，微炒，取頭末，六兩一分，別作一貼

右每服，用黃耆散二錢，牽牛子末二錢，攪合令勻，候天色晴明五更初，以生薑一塊拍碎，水一盞煎湯，先用湯小半盞調藥頓服，後更以殘生薑湯送下，至平明時快宣三兩行。若有蟲膿下多不妨，應藏府百病，諸風冷滯，悉皆出盡，宣轉後一日內，且喫白粥補。《本事方》同

《御藥院方》名萬病無憂散，黃耆至胡椒各一兩，牽牛子以半斤微炒，別取末四兩，右抄黃耆等七味十錢匕，別抄牽牛頭末十錢匕，同和勻，每服五錢，用生薑湯大半盞調藥服訖，更用生薑湯半大盞飲送下，空

心，五更時服之。如覺踈利下青綠水濕，或稠黏之物，是其驗也。如不欲作散服，只滴水和丸如梧桐子大，服五十丸或七八十丸、百丸，溫生薑湯送下，不拘時候，亦名無憂丸。此藥消積快氣，散飲逐濕，化血塊氣滯。

私謂，治脚氣腫滿，大腹水腫。婦人血癥血瘕，敗血虚腫。男子疝氣，膀胱氣頽偏癩。小兒痃癖疳蟲，並有神驗，可謂神秘良方。

草蔻木香丸《御藥院》，宣通一切滯氣，消化宿食痰飲，清利頭目，消磨積蘊痃癖等疾，形體瘦弱不禁宣瀉，並宜服。

枳殼去白，麸炒，三兩二分　益智　玄胡索　雷丸　京三稜炮　蓬莪朮炮，各五兩　白豆蔻一兩一分　縮砂人一兩三分三銖　青皮二兩二分　當歸一兩三分三銖　木香　胡椒各一兩一分　白朮　陳皮各二兩二分　牽牛微炒末，六兩　半夏二兩二分

右細末，生薑自然汁打麪糊爲丸如梧子大，每服三四十丸，食後，生薑湯下，諸痰飲皆下。如覺內傷，可服七八十丸，有益無損，令人肥壯，老幼都得服之。一月已後，但覺身輕爲驗。

茯苓丸《御藥院》，治中焦氣澀，胸膈痞悶，飲食遲化，四肢困倦，嘔逆惡心。常服升降陰陽，消化滯氣，祛痰逐飲，美進飲食，消卻痃癖積聚。

京三稜六兩二分　蓬莪朮六兩二分　青皮　陳皮　白朮各三兩　檳榔二兩二分　木香一兩二分　枳殼二兩，去白　白茯苓一兩　半夏薑制，一兩二分　牽牛末四兩

右細末，生薑汁打麪糊爲丸如梧子大，每服五十丸、八十丸或百丸，生薑湯下，不拘時，日夜三五服。

大枳殼丸《御藥院》，治一切酒食所傷，胸膈痞悶，脇肋脹滿，心腹疼痛，飲食不消，痰逆嘔吐，噫醋吞酸，飲食遲化，並宜服之。

枳殼　茯苓　白朮　厚朴薑制　半夏薑制　人參　木香　青皮　陳皮　京三稜　蓬莪朮　檳榔　神麴炒　麥糵炒，各一兩

乾生薑二分　牽牛炒末　大黃各二兩
右細末，生薑汁打麵糊爲丸如梧子大，每服一百丸，食後，生薑湯下，日夜三服。欲快利，加牽牛末四兩。

百鍾丸《御藥院》，調順三焦，理諸痞氣，去脹滿積聚，酒癖癥瘕。又治積聚腹滿。
青皮　陳皮　神麴炒　京三稜　蓬莪朮　麥蘖炒　蘿蔔子炒，各二兩　枳殼麸炒，四兩，又枳實　雷丸　益智人各一兩　牽牛炒末，三兩
右細末，水麵糊爲丸如梧子大，每服五十丸，食後，生薑湯、陳皮湯下。加可服七八十丸、百丸。

五膈丸《御藥院》，治留飲停積不消，胸膈痞氣，去腹中塵垢。
大黃二兩　牽牛末五兩　木香二兩　陳皮二兩
右細末，煉蜜爲丸如梧子大，每服四五十丸，冷水下，或以紫蘇湯下。

消痰丸《御藥院》，治風勝痰實，喘滿咳嗽，風氣上攻貞元元年閏九月四日，文童利氣丸改消痰丸。
黑牽牛半生半炒，爲末，四兩　槐角子　青皮各半兩　半夏制了，一兩　皂角蜜炙黃，二兩
右細末，生薑汁麵糊和丸如小豆大，每服十五、二十丸、三十、五十丸，食後，薑湯下，日夜三服。

祛風丸《御藥院》，清膈化痰，降氣消穀，宣通積滯，調順三焦。
車前子炒　赤茯苓　木香　檳榔各一兩　枳殼　青皮　陳皮　半夏各二兩　乾生薑半兩　大黃三兩　牽牛子生末，四兩　皂角燒存性，一兩
右細末，麵糊爲丸如梧子大，每服五十丸至七十丸，食後，生薑湯下。

滌痰丸《御藥院》，治三焦氣澀，痰飲不利，胸膈痞滿，咳唾稠濁，面目熱赤，肢體倦怠，不思飲食。常服昇降滯氣，清膈化痰。
木香　檳榔　青皮　陳皮　京三稜　枳殼　大黃炮　半夏各一兩　牽牛微炒末，三兩

右細末，白麵糊爲丸如梧子大，每服五十丸，食後，生薑湯下，日夜三服。

利膈丸《御藥院》，治風勝痰實，喘滿咳嗽，風氣上攻。

牽牛末生，四兩　半夏二兩　皂角去黑，蜜炙，二兩　青皮　槐角炒　木香各一兩

右細末，生薑汁麵糊和丸如梧子大，每服五十丸，食後，生薑湯下。

半夏利膈丸《御藥院》，治風上攻，痰實喘滿咳嗽。崇慶元年八月初六日，改作檳榔利膈丸。

黑牽牛半生半炒，末，四兩　皂角蜜炙，二兩　槐角子半兩　半夏制了，一兩　青皮一兩　檳榔一兩，麪炮

右細末，生薑自然汁打麵糊爲丸如梧子大，每服三十丸，生薑湯下，食後。如要踈風痰，加至五十丸。

消痰咳嗽丸《御藥院》，消痰快氣，除咳嗽，利咽膈。

白朮　牽牛炒末　檳榔　白芷　厚朴製，各二兩　半夏五兩　陳皮四兩　乾生薑一兩半　人參　木香　青皮各一兩　赤茯苓　枳殼去白，麸炒，各三兩

右細末，麵糊爲丸如梧子大，每服五十、七十丸，食後，生薑湯下。如欲快利，加牽牛末三五兩。

○瀉脚氣水氣

通津丸《御藥院》，治一切腫滿，風濕脚氣，變成腫氣，宣導小便，愛飲水者，常服妙。日日見效。

赤茯苓　木通　大腹子　木香　破故紙炒　蓽澄茄　苦葶藶紙炒，各一兩　白牽牛半生半炒，末，五兩

右細末，水麵糊爲丸如梧子大，每服五十、七十丸，漸加至九十丸、百丸，陳皮燈心湯下，食後，或食遠亦得服。

流氣丸《御藥院》，治五積六聚，癥瘕癖塊，留飲。已上此疾，皆係寒氣客搏於腸胃之間，久而停留不去，變成諸疾。此藥能消導滯氣，通和陰陽，消磨舊飲，雖年高氣弱，皆可服之。

木香　茴香炒　菖蒲根　青皮　蓬莪朮　橘紅　檳榔　蘿蔔子　補骨脂炒　蓽澄茄　縮砂仁　神麴炒　麥蘖炒
枳殼去白，各二兩二分　牽牛微炒，末，三兩三分

右細末，麵糊和丸如梧子大，每服五十丸，食後先細嚼白豆蔻人一二枚，以白湯送下。若欲快利，增加牽牛末，兼治水腫腳氣脹滿，補氣除患也。

利膈散《御藥院》，治咽喉諸疾，腫痛生瘡。

黑牽牛炒，末　甘草炒，各四兩　防風一兩　牛蒡子炒，八兩

右各以慢火炒，令熟，與防風同爲細末，每服二三錢，沸湯一大盞，點藥澄清溫服，不拘時候。

中都惠民司無名兒藥《御藥院》，治咽喉閉，疙疸堵塞不通，氣水米難下，至危者。

牽牛半生半炒，末，四十錢重　鼠粘子十錢重　防風七錢半重　甘草生用　枳殼去白，麩炒，各五錢重

右細末，每服五錢，沸湯點服，不拘時候。

○瀉治諸目疾

增明丸《御藥院》，治一切眼目昏暗，翳膜遮睛，或眼見黑花，熱淚時出，視物不明，並皆治之。

當歸　芍藥　川芎　熟乾地黃　木香　連翹　甘草　檳榔各二兩二分　山梔子　薄荷葉焙乾　黃芩各一兩一分　大黃五兩　芒消一兩三分三銖　牽牛頭末三兩三分

右細末，麪糊爲丸如梧子大，每服三四十丸，茶清服，或荊芥湯下，諸飲亦得，日進二三服，不拘時候，經月餘覺功效。或可服七八十丸。

萬和散《百一選方》《良劑方》，氣藥文僉判方名止。

茴香炒　蘿蔔子生　官桂去皺　蓬莪朮煨，切，各一兩　香白芷一兩二分　陳皮一兩一分　大麥蘖一分　京三稜三兩二分　乾薑三分，炮　甘草一兩三分，炙　白

朮　桔梗　牽牛（末炒，各二分）　或欲快利，加牽牛三兩。

右細末，每服一二錢，水一小盞，煎至六分，和滓稍熱服，或入棗二個，煎如湯，點服亦得。婦人血氣入當歸少許，亦心痛炒茴香酒調下，亦中酒毒以熱酒調下。又小兒久瀉不止，及瀉後傷動胃氣，不思飲食，瘦悴，並以一錢棗一個，水半盞，煎四分，熱服。又治男子婦人一切氣刺、氣悶、氣脹、食傷，及中毒積滯，兩脇臍下四肢攻注，宿有氣疾，心腹痞塞，嘔吐，不思飲食，傷風煩悶，鼻出清水，夜多盜汗，漸成瘦弱，脹（腸）滑水瀉不止等疾。

○治腳氣

增愛丸（《百一方》），治男子婦人乾濕腳氣。趙甥作院善燦，傳於信州兵官。

玄胡索（一兩）　威靈仙（一兩，去節）　破故紙（二兩，半生半炒）　牽牛（半生半炒，末，二兩）　大蒜（五個，每片破，入巴豆去殼一枚，以濕紙裹，灰火中煨熟，後去紙，巴豆不用）　木瓜（一個，切下蓋作孔，入艾葉，卻以蓋了，以麻線扎定，於炊飯中蒸熟後研爛。）

右末，而先將木瓜、大蒜研爛後入藥末，和勻，爲丸如梧子大，每服三十一丸，用茶吞下，空心服。忌動氣物。

俞家遇仙丹，治十疰、三尸、九蟲、十種水腫、二十一種骨蒸、諸傳屍、百二十種中風、五十六種虛勞、七癥八瘕八痞、九種心痛、五淋五痔、痃癖積聚、氣痛氣塊、傷寒傷風、溫疫時行、瘧病霍亂、癲癇狂病、疝氣膀胱、四種癩病、五噎三喘、咳嗽痰飲、諸丁腫癰瘡、毒腫惡瘡、疥癬癩病、瘰癧瘻瘻、頭痛目眩、一切氣疾。此藥四時服之，不損真氣，不問陰陽寒熱，並可服之。及治婦人月水不調，帶下崩血，血風血塊。亦治小兒疳疾癖氣，繼病變蒸，丹毒發熱，奚毒瘦弱，驚癇鬼祟等諸疾，但孕婦不可服。此藥不可類餘藥，莫不病而治之，功效不可具述。

川大黃（三兩三分，半生半炮）　甘草（一分一字）　牽牛子（半生半炒，頭末，六兩）　檳榔（一兩一分）　大腹子（二兩二分）　大腹皮（二兩二分）　管仲（一兩一分）　雷丸（二分二字）　鶴蝨（一兩一分）　南木

香一分一字

右爲細末，以井華水爲丸如梧桐子大，以礬紅爲衣，每服五錢重，或六錢重。欲服此藥之日，不作脫食，初夜服茶一點訖，亦用熱湯調茶一盞，至五更初，以彼茶清服一貼，及曉天，快利三五行，諸病事取下之，有種種形類，或如亂髮細塵，或如馬尾蚰蟲，或如鳥魚爛腸，或狀如蝦鱉，或如蜈蚣守宮，或如蚯蚓螻蛄，或赤白，或青黑，種種雜色交下，可土中埋之，勿令人見之。小兒及氣弱之人，可服二三錢重。

私云，此藥參州實相院導生比丘，在唐九個年，只爲習傳於醫術也。仍黑錫丹、養生丹、靈砂丹等諸方，及脈道鍼灸口訣，並此遇仙丹相傳之。自導生比丘、一圓禪師尾州長母寺長老**以法眷之，好傳受之，從一圓禪師以兄弟之昵，實照相傳之。自實照亦性全傳受之。此方於宋朝，只俞家秘之，不令餘家而傳矣。禁防不輕，於本朝即導生、禪師一流傳來，以至予掌握，子孫可秘之可秘之。**

○瀉除脹滿

消脹丸《可用方》，快氣寬中，除腹脹，消宿食。

木香　檳榔　牽牛末微炒，末　蘿蔔子炒，各等分

右研細末，滴水丸如桐子大，每服三十、五十、七八十丸，煎生薑蘿蔔子湯，食後服。日夜二三服，以快利爲良。猶欲駃利，倍加牽牛末。

乾漆丸《可用方》，治腹內諸氣脹滿，脇下堅硬，四肢羸瘦，面色痿黃，不欲食，及治痃癖積聚，婦人血癥血瘕，一切水腫脹滿。

乾柒燒盡煙　陳皮各三兩　木香　當歸少炒　乾薑各一兩二分　巴豆霜三分

右細末，煉蜜丸綠豆大，每服五丸、七丸或十丸、十五丸、二三十丸，食前生薑陳皮湯下，以快利爲良。

夜半服至晨，以粥補尤良。

○水腫脹滿中之一證也

木香丸《可用方》，治腹脹小便不利，繞臍不堅，腹硬不痛，謂之鼓氣。

木香　檳榔　陳皮　商陸　木通各五兩

右細末，水麵糊丸桐子大，每服五十丸，或六七十丸，米飲下，日夜三四服。雖非快利藥，瀉調滯氣也。

○治水腫脹滿

沈香丸《可用方》，治久虛積冷，脾腎氣上，攻腹壅脹，不思飲食，四肢無力。

沉香　木香　訶子皮　高良薑　附子　華澄茄　桂心　厚朴　白朮　當歸　肉豆蔻各二兩二分　青皮　檳榔各五兩

右細末，煉蜜和擣三五百杵，丸如桐子大，每服五十、七八十丸，生薑湯服，食前，日夜三四服。

私云，雖非大瀉劑，瀉滯氣脹氣，故載於此。每夜或隔夜服快利藥，則常時以此藥調養腸胃，可得十全之利。是以《可用方》第六卷水腫篇中出此數方，尤有其理，勿恐附子、肉豆蔻。

大橘皮丸《可用方》，治中寒氣痞，飲食不消，氣塞利結。

陳皮　生薑不去皮，切，焙，各一斤　丁香　人參　甘草各四兩　神麴　麥蘗各二兩

右細末，煉蜜丸，每一兩重十錢，作十丸，每服一二丸，煎生薑橘皮湯嚼下，空心。常服之養氣，亦時時可服駃利藥矣。

訶梨勒丸《可用方》，治藏府虛脹，腹滿腸鳴，時有切痛，喫食減少。時時服快利藥，常可服此藥也。

訶子皮　神麴炒　陳皮各二兩二分　乾薑　木香　桂心各一兩一分　檳榔　附子各一兩三分二銖　厚朴三兩三分

右細末，煉蜜和杵三二百下，丸桐子大，每服三十、五十丸，生薑橘皮湯服，不拘時。水腫腳氣服滿人，養氣良藥也。

唐蘇恭下氣消脹方《可用方》

檳榔七枚　生薑三兩　橘皮二兩　杏仁三十個

右麤擣，水七盞，煎至三盞，分作三服，不拘時，常服散脹氣。

當歸散《可用方》，治心腹氣滯，卒脹滿，不下食。

當歸　赤茯苓　桔梗　青皮　高良薑　檳榔各二十兩

右麤末，每服五兩，水一盞，煎至六分，去滓，溫服，不拘時候。

桃仁散《可用方》，治風勞脾腎風冷，心腹脹疼，骨節煩痛，食少無力。

桃仁　鱉甲　白朮　附子　訶子皮各三兩　川芎　丁香　桂心　蓽澄茄　當歸　枳殼各二兩一分

右麤末，每服四五錢，水一盞，生薑二片，煎至六分，去滓，熱服，食前。日夜三四服。忌莧菜。

高良薑散《可用方》，治脾虛腸鳴，腹脹切痛，食少無力。

良薑　丁香各二兩　人參　桂心各四兩　草豆蔻　陳皮　訶子皮各四兩　厚朴六兩　甘草一兩

右麤末，每服四五錢，水一盞，棗三個，煎六分，去滓，熱服，不拘時，日夜三五服。

大沉香湯《可用方》，治脾血氣虛，滯氣不散，四肢浮腫，中滿腹急，可思飲食。

丁香　檀香　沉香　白豆蔻　木香　青皮炒　三稜各一兩　人參　白茯苓　甘草　蓬莪朮各一兩二分　白朮　烏藥各二兩

香附子三兩

右細末，每服四錢，水一大盞，紫蘇五葉，生薑五片，棗三個，煎至六分，空心熱服，日夜三五服。

益智散《可用方》，治脾胃虛滯，心腹脹滿，四肢煩疼，少思飲食。

益智仁　陳皮各三兩　沉香　赤茯苓　白朮　檳榔　紫蘇子各三兩一分　甘草炙，三分　枳殼去白，炒　木香各一兩二分

右㕮咀，每服四五錢，水一盞半，煎至八分，熱服，食前，日三服夜一服。

私謂，已上《可用方》水腫脹滿中藥也，皆是潤腸胃，除滯氣，時時用大瀉藥，令快利而後常服調氣潤腸劑，則便利易通可得安和，故載斯數方於此中。可見《可用方》第六卷，凡脚氣水腫，須大瀉，不可大補，所以用快利之劑，兼應服平補之藥。

半夏散《可用方》第六，治腹脇虛脹，兩脇妨悶，喘促不思食。

半夏　桂心　人參　白术各二兩　赤茯苓　陳皮　大腹皮　枳殻各四兩　桔梗二兩一分

右麤末，每服五錢，水一盞，生薑三片，煎六分，去滓，溫服，不拘時。

桃仁散《可用方》，治心腹鼓脹，喘促，不欲飲食。

桃仁去皮，炒　桑白皮　赤茯苓　檳榔　陳皮　紫蘇葉各五兩

右麤散，每服四五錢重，水一盞，生薑五片，煎六分，去滓，服不拘時。

黑圓子《可用方》，治通身洪腫喘急，行步不快，大小便秘滯，飲食不進。

黑牽牛子不拘多少，半生半炒

右取頭末，用醋米糊爲丸桐子大，每服三十丸，或五十、七十，或百丸，以茶嚥下。

木香分氣湯《可用方》，治四肢浮腫，腹脇急，小便臭濁，神思不爽，氣多奔喘。

木香　赤茯苓各二兩二分　豬苓二兩　澤瀉　半夏麴　紫蘇　枳殻　檳榔各一兩一分

右剉散，每服一兩，水一盞半，燈心二十莖長者，同煎至八分，入麝香半字，攪調，食前服。

茯苓湯《可用方》，治脾胃氣虛，手足浮腫，小便秘澀，氣急喘滿。

赤茯苓　澤瀉　香附子　橘紅　大腹子　乾生薑　桑白皮各等分

右㕮咀，每服五錢重，水一盞半，煎七分，溫服，不拘時，日夜三四服。

牽牛子圓又名行氣丸《醫學全書》，治風熱氣結，搜風順氣。

牽牛半生半炒，頭末，三兩　青皮　陳皮　木通　甘草生用　桑白皮生用　芍藥焙，各二兩　瓜蔞根二兩，焙末

右細末，煉蜜丸梧子大，每服看人虛實，或二十丸、三十、五十丸，七八十、百丸服之。瘰癧，臨臥以好茶下。產後血竭腹痛，以酒煎蘇方木服。血氣，以酒煎芍藥服。五淋病，以榆白皮湯服。攤緩中風，以豆淋酒服。腸風下血，以槐花煎湯服。冷風秘結，以葱白薑茶服。此藥消食行氣，常進生薑湯服。私，此方在此《萬安方》第十三卷氣部中。

尊貴食藥《良劑方》，治小兒食積疳積，肌肉消瘦，好食泥土，或飲食多傷，面色萎黃，胸膈痞滿，腹脇脹疼，身熱多臥，嘔吐酸水，臍腹疙疼，藏府不調，並宜服之。此藥有積則瀉，無積則不瀉，亦不動真氣，若泄瀉服之立止。又治丈夫婦人，膈氣積氣，久患心疼，冷涎翻胃，嘔吐惡心。常服消飲食，散滯氣，極有神效。

木香　丁香各一兩一分　陳皮　蓬莪朮　京三稜　縮砂仁　乾薑　乾柒炒焦　巴豆米同炒，不用巴豆　青皮各二兩二分　麥蘖五兩

右先用巴豆二兩二分，去殼，同陳米一升炒，令紫色，去巴豆不用，每料炒米四兩，同爲細末，滴水爲丸如黍米大，每服二三十丸，生薑湯下，不拘時候。大人如梧子大，每服五十丸或七十丸服。

○治水腫脹滿

肉豆蔻圓《究原方》，治食痼腹脹如鼓，作痛不食。

肉豆蔻煨　檳榔麪炮，各二兩二分　輕粉一錢重　牽牛末二兩二分

右細末，神麯炒三兩，爲末，煮糊爲丸綠豆大，每服二三十丸，或五十丸，以連翹煎湯服下，不計時，溫酒，橘皮湯亦得。

小理中圓《良劑方》，治三脘氣弱，中焦積寒，脾虛不磨，飲食遲化，喫物頻傷，胸膈痞滿，脇肋刺痛，嘔吐噦逆，噫醋惡心，心腹脹滿，腸鳴，心腹疼痛，噎塞膈氣，翻胃吐食，飲食減少，此藥無利性，不損氣，脾胃

偏虚寒者，最宜服之。《局方》

青皮　三稜　官桂　草豆蔻煨　乾薑炮　陳皮各四兩　縮砂仁　紅豆蔻良薑子也　蓬莪朮各二兩　良薑炒　牽牛末炒，各六兩　阿魏醋化，去砂，一分三銖

右細末，水煮米糊爲丸桐子大，每服三十、五十丸，或八九十丸，用生薑橘皮湯下，或溫湯亦得，不拘時候。小兒可服十丸、二十丸。

連翹圓《良劑方》《局方》，治男子婦人脾胃不和，氣滯積聚，心腹脹滿，乾嘔醋心，飲食不下，胸膈噎塞，脇肋疼痛，酒積面黄，四肢虚腫，行步不能。但是脾胃諸疾，並宜服之。

連翹　陳皮各三兩　牽牛子五兩　三稜三兩二分　蓬莪朮　青皮　京墨　官桂二兩　肉豆蔻二分　檳榔一兩

右末，麪糊丸桐子大，每服三十丸、五十丸、七八十丸，生薑湯下，久患赤白利及大腸風秘，脾毒瀉血，煎黄連湯下。婦人諸疾，月事不調，帶下惡漏，薑醋湯呑下，不拘時候。孕婦人不可服。○赤白利血利

青金圓《究原》，治心肺壅熱，咳嗽多痰，氣急，小便赤，大便秘。

雄黄透明，研，水飛　青黛　滑石各一兩一分　巴豆霜一分

右細末，水調，飛，羅麪爲圓如桐子大，每服五丸至十丸、二十丸，桑白皮煎湯下，食後臨臥。治小兒急驚壯熱，涎盛咳嗽，頬赤，咽膈不利，呀呻有聲。丸爲小丸，量歲大小，依前湯使服。

枳殼圓《究原》一，治三焦，約調順。三焦消滯氣，利胸膈，治風氣，大小便秘《素問》五氣論。小腹痛，不得大小便，邪氣客入，入約而不行，故穀氣不得通也。

枳殼去白，麩炒，二兩　黑牽牛半生半炒，末，三兩

右末，煉蜜丸桐子大，每服三十丸、五十丸，生薑湯下，不拘時，以快利爲良。可增服八九十丸。

千金散《究原》二，治腰痛腿膝腫滿，行步艱辛。〇下腰膝痛

破故紙炒，二兩二分　牽牛末四兩　澤瀉蒸炒，二兩二分

右細末，每服四五錢，橘皮煎湯服，不拘時候。

紫圓《葛氏肘後方》，治小兒變蒸諸熱病。〇下小兒熱病，又大人通用。

代赭石　赤石脂各一兩　巴豆四十枚　杏仁五十枚

右代赭、赤石脂先擣，細研，巴豆四十個，去殼心皮，熬，杏仁五十枚，去皮，令碎，研如脂，合三物，擣三十杵，自相著。若硬，加少蜜更擣，密器中盛生三十。兒服如麻子大一丸，與少乳汁令下，良久復與少乳，勿令乳汁多。宜至日中，當下熱。熱若不盡除，明旦更與一二丸。百日兒如小豆大，如此量兒大小，加減丸數、丸大小。

此圓無不治，三二十日與一服，殊佳。如真代赭不可求，用左顧牡蠣代之。《千金要》《千金翼方》以紫圓治小兒變蒸發熱不解，並挾傷寒溫壯汗後熱不歇，及腹中有痰癖，哺乳不進，乳則吐哯食痟，先寒後熱。又《千金翼》曰，小兒氣盛有病，但下之，必無所損，若不時下，則將成病，固難治矣。《全嬰集》號紫元子。《三因方》《和劑方》紫霜元。

性全私名曰丹元子紫與死字音通，世忌死故。巴豆、杏仁，粒有大小，和漢亦不同。《本草》云，去殼心膜，以一分準十六粒。仍性全謂，代赭、赤石末各一兩，巴豆霜二分，杏仁三分，以蜜丸如麻子大。初生三十日外兒，可與一丸。一歲至二三歲，可與二三丸、六七丸。亦不令人虛也。

此方即《元和紀用經》云，育嬰七寶，紫陽道士保子七聖方也。其七寶並七聖方者，紫陽道士傳七個秘方，謂四味飲、黑散、紫圓、至聖散、五加皮、蜀脂飲、麝香圓，此七方謂之育嬰七寶。紫陽道士謂之保子

七聖至寶方，專爲一書者，此方是也。《顱顖經》治小兒五疳，兼腹肚虛脹，疳氣煩悶，或時燥渴。紫霜圓，大黃、黃連、代赭各二分，辰砂、麝香各一分，杏仁去皮尖，別研，肉豆蔻、巴豆霜各一兩，右細研，以蜜丸如赤小豆大，每服空心，米飲服一二丸，五歲十歲兒，只可服五丸七丸，臨時加減。忌冷水、油膩、炙煿。已上在《萬安方》第四十卷，並四十五卷疳病。

又《究原方》第二卷云，有一室女未嫁曰室女，已嫁曰婦人患癇病，諸醫皆作風治，數年不愈，一日求醫，僕診其脈，脾脈沈，胃脈弦急。脾脈沉則食癇，分曉以《局方》紫霜圓，用辰砂爲衣，用皂角子煎湯，每服四五十圓，日三兩服。旬子遂下痰積如魚腦之狀，病更不作。

私謂，小兒既傷寒、溫病服之，大人並婦人，熱病時氣，利不通，可服之。瀉去溫熱，不損真氣，其功尤勝於大小柴胡湯、大小承氣湯，性全**常將此丸子救大病人。又大腹水腫，痃癖積聚，血瘕氣塊，腳氣腹脹，並服之，連瀉，無不取效。癲癇瘧病，赤班丹毒，諸疳皆可服之。脾胃脈，在右手關上，輕按診之爲胃腑脈，重按診之爲脾藏脈，餘藏餘府如此。**

消飲圓《究原》二，除飲痰，利濕氣。〇下痰飲

黑牽牛頭末

右用皂角煎膏爲圓如桐子大，每服三四丸，或七、八、十丸，生薑湯送下，食後服。服已嚼吞白豆蔻一兩顆，不損口味。

沈香丸《聖濟錄》，治上氣，胸滿腹脹，精神倦怠。

沉香　丁香　木香各一兩　巴豆霜炒焦，三銖　杏仁一分，去皮，燒研

右研，以糯米粥和丸如梧子大，每服三丸、五丸或十、二十丸，生薑湯夜半一服，不利，加丸數。

鐵腳圓《究原》七，治大小便不通。

皂角不蛀者，去黑皮並子弦二三十挺

右細末，酒糊或生蜜爲丸桐子大，每服五十丸，或八十丸、百丸。燈心湯或米飲下，不計時候。常服除滯氣，不患痰喘惡瘡諸腫。

《巢氏病源論》曰，大便不通者，是三焦不和，五藏冷熱不調，胃津液竭燥，故令糟粕否結，壅塞不通。

《可用方》作者森立夫云，秘有三說，一腸胃熱燥不通，一氣滯風秘不通，一老人津液少，腸澀不通。熱則寒之，氣則疏之，澀則潤之。

治腸胃不和，常令大便堅難方。《可用方》

大黃微炒　枳實　大麻仁別搗　赤芍藥　厚朴各五兩

右搗爲末，入麻子仁，令勻，煉蜜和搗三二百杵，丸如桐子大，空心，薑湯下三十丸、五十、七十丸，晚食前再服，以利爲期。羸強臨時加減，常服生津液，潤腸胃，令秘澀之難。

治大便卒不通，氣悶絕方。

川大黃　朴消各一兩

右細末，每服以溫蜜水調下二錢。未通，加服三四錢。

潤腸丸《可用方》，治大腸虛秘，老人風秘。

杏仁　橘皮各等分

右各研細，煉蜜和搗丸桐子大，每服三十丸，陳皮湯下，空心，食前日夜三四服，未潤利則可加至百丸。

○《魏氏家藏方》中有潤腸圓，載於此《萬安方》第五十六卷中。

私謂，杏仁令人醉毒，須用桃仁，又加胡桃肉、麻仁最佳。潤腸圓方，老人虛損，脚氣之人，常可服，

諸方不載之，秘之秘之。

治大腸秘，經十日以上者，用諸藥不差方。

肥棗一枚，去核，抄輕粉半錢，入在棗內，以麻縷縛纏，用水一盞煮熟，取出細嚼，熱湯呑下。

私謂，日本棗小，可用兩三顆。輕粉，今水銀白粉ミツカ子ニテヤケル**也。瀉藥中尤猛利也。**

○此藥方又在《魏氏家藏方》，號霹靂煎，治大便久閉不通，不治能閉殺人云云。又云，即以所煎湯送下，才服，服單即便，仍前再作一服，立待通利如黑彈子大。

木香丸《可用方》，治一切氣攻刺，腹脇脹滿，大便不利。

木香　枳殼各二兩　川大黃　牽牛子末，四兩　訶子皮五兩

右細末，煉蜜和搗三二百杵，丸桐子大，食前，生薑湯下三十丸，或欲快利，即夜半可服百丸。

麻仁丸《可用方》，治大便秘澀。

麻仁二兩二分　杏仁二分二銖　枳實　白芍藥各一兩一分　牽牛末四兩三分三銖

右細末，滴水丸桐子大，每服五十丸，溫水下，食前。若欲快利，夜半可服百餘丸。

檳榔丸《可用方》，治腳氣足膝腫痛，大便秘澀。

川芎　檳榔各等分

右細末，蜜丸桐子大，薑湯下三十丸，食後。私云，五十、七十丸，日夜四五服，經日徐徐快利。

又有前後外格內格秘，《病源論》云，關格者，大小便不通。大便不通，謂之內關。小便不通，謂之外格。二便不通，爲關格。由陰陽氣不和，榮衛不通故也。陰氣太盛，陽氣不得榮之，曰內關。陽氣太盛，陰氣不得榮之，曰外格。陰陽俱盛，不得相榮，曰關格。關格則陰陽氣否結於腹內，脹滿氣不行，大小腸關格，

而大小便不通。

〇《魏氏家藏方》云，皂角剉細，焙乾，爲細末，生葱白細切，研熟葱和皂角末，圓如毬子大，捏在臍心中，以手或片白擊定，一飯久未通，再換。如藏府大秘，經日不通者，不過三次。

治大小便關格不通，經三五日方。

無蛀皂角燒灰，細研，粥飲調下三四錢，立通。《可用方》

白朮散《可用方》，治大小便難，腹脇脹滿，氣急。

陳皮一兩　白朮　牽牛子末　木通　大黃　檳榔　朴消各二兩

右細末，每服四錢，水一盞，煎六分，空心溫服，如人行十里再服，以快利爲度。或夜半五六錢煎服。又以生薑煎湯，調下五六錢匕。

蠲毒乳香丸《可用方》，治寒濕脚氣，足下隱痛，行步艱難，筋骨疼痛。常使經絡疏通，脚氣不發。〇治濕脚氣

乳香　肉桂　茴香　川楝子去核　青皮　陳皮　黑牽牛末，各三兩　草烏頭去皮尖，切片，鹽炒黃，去鹽　檳榔　木香各一兩二分

右細末，用無灰酒煮麪糊爲丸桐子大，每服三十丸、五十丸、七十丸，溫酒鹽湯任下，食前。乾脚可服增愛丸，載於前。

治濕脚氣浮腫，氣漸上入腹，煩滿急脹，面如土色，大小腸不通，氣欲絕者。

大腹皮　檳榔各四兩　訶子皮二兩　黑牽牛末，四兩

右細末，每服三四錢，童子小便一盞，薑五片，葱白二七寸莖，煎三沸，去滓，調服，以利三五行，效無時。

桃花散《可用方》，療脚氣及腰腎、膀胱宿水及痰飲。

收取桃花陰乾，量一大升（盞也），虛滿不必按捺，擣羅，溫清酒和一服令盡，利爲度，空腹服，須臾當轉可六七行，宿食不消化等物皆瀉盡。若覺虛飢，進少軟飯及糜粥無妨，極安穩，不似轉藥，虛人廢朝謁，但覺腰腳輕快，使人勇躍，食味倍佳。先腫者，一宿頓消，如囊中貯物傾去。又無毒，易將息。唯忌胡荽、豬肉。三日內腹虛，大都將息，慎生冷、酸滑、五辛、酒麵、黏食、肥膩，四五日外，諸食復常。○紅桃花也。此說尤可秘，有神妙效驗。

小犀角圓（《局方》八），治腸癰、乳癰、發背，一切毒腫，服之化爲水。

巴豆霜（一分一銖）　大黃（蒸乾，一兩一分）　犀角（三兩）　黃連　梔子（去皮）　乾蓼藍　升麻　黃芩　防風　人參　當歸　黃耆　甘草（炙，各一兩）

右細末，入巴豆霜和勻，煉蜜杵丸如梧桐子大，每服三丸、五丸、七八丸、十、二十丸，溫湯。下利三兩行，喫冷粥止之。不利，加至三四十丸。初服取快利，後漸減丸數，取微溏泄爲度。老少以意加減，腫消及和潤乃止。利下黃水，覺腫處微微色變，即是消候。一切腫毒皆內消，神驗不可論。忌熱麪、蒜、豬肉、蘆筍、魚、海藻、菘菜、生冷、黏食。

復元通氣散（《局方》及《良劑方》），治男子婦人寒濕氣痛，或因醉當風，坐臥濕地，因飲冷過多，寒濕之氣客搏經絡，血脈凝滯，手足冷麻，筋寒骨痛，百節疫疼，上攻下疰，腿腳生瘡，腰腳頑痺，筋脈攣急，膝苦緩縱，腳下癮痛，行步艱難，不能踏地。或因房室過多，大便不利，小便赤澀。或因恚怒，耳內氣閉疼痛。或胸膈內氣滯，流轉不藏，因而氣血閉塞，遍身瘡疥赤腫。或腎癰便癰，或腎偏僻、小腸氣、腎餘氣、奔豚氣、腳氣，並遍身走疰疼痛，或腰疼氣刺，或因打撲閃肭，凝滯氣血，臂膊疼痛，及治婦人吹妳，藥到立散。如肚癰初發，藥到便散。若結作膿血，服藥隨時便破，膿血即隨大便出。如痔病初發，藥到立散。如諸般癰腫，瘡節初發，日夜可用津唾時時潤之，每日服藥三五服，三日內消，復舊如初。常服復元養正，諸病不生，通行一切滯氣。

川山甲（剉，蛤粉同炒，去粉）　茴香　玄胡索（去皮）　白牽牛末　甘草（炙）　陳皮（各二兩）　南木香（一兩二分）

右細末，每服二錢重，用溫酒調服。如病在腰下，空心服之。如病在腰上，食後服之。服藥畢，隨時喫酒三兩盞。如不能飲酒者，用木香濃煎湯調服亦得。一方用川山甲（二兩），木香、陳皮、青皮、甘草、天花粉（各一兩），（天花粉即栝蔞粉也。）《究原方》復元通氣散，治瘡癤癰疽，方作焮赤，初發疼痛，及膿已潰未潰。又治小腸氣，腎癰便毒，腰疼氣刺，腿膝生瘡，婦人吹妳，以南木香湯調下。

又《良劑方續集》云，治中風癱瘓，口眼喎斜，用復元通氣散與十全內補散，等分和勻，每服二三錢，溫酒調下，不拘時。

散滯圓（《良劑後集》），治腰疼。

黑牽牛（微炒不動，末，五兩）　大蒜（十個，麪裹炮熟，研爲膏）

右二味和勻，爲圓如綠豆大，辰砂爲衣，每服三十、五十丸，溫酒下，一服便安。欲快利，可服七八十丸。

神應散（《良劑方續集》），治瘰癧。

黑牽牛（炒香，熟末）　白殭蠶（去觜，炒黃）　荊芥穗（各五兩）　班貓（去頭足翅，二錢半重，用糯米一合半，炒米黃，去米）

右細末和勻，每服一字，或二三字，用溫酒或茶清調服，日進三服。早食後、午點心前、臨睡，各一服，服此藥之前日臨睡，用米湯調服滑石末一錢重，次日不須服。如瘡口不合，先用甘草煎湯洗了，用紗帛隨瘡攤油灰傅貼，藥應自乾，不須揭換。〇油灰，膏藥歟。貼藥，今此神應散也。

神應瓜樓散（《大全良方》引李嗣立方），治婦人乳疽妳勞。

瓜樓（一個，去皮薄，焙，研爲末，如急用，只爛研用。仁子多者有力用）　生粉草（好甘草也。半兩，五錢重）　當歸（五錢重，酒浸，焙）　乳香（一錢重，別研）　沒藥（通明者佳，二錢半重，別研）

右用無灰酒三升，同於銀石器中，慢火熬，取一升清汁，分作三服，食後良久服，如有妳勞，便服此藥，可杜絶病根。如毒氣已成，能化膿爲水黄，毒未成，即於大小便中通利。病甚再三合服，以疾退爲妙期。婦人乳癰方甚多，獨此一方神效無比，萬不失一。癸亥年，僕處五羊趙經略廳判閫，夫人年七十一歲，隔一二年左乳房有一塊如鵝卵大，今忽然作楚，召余議藥。僕云，據孫真人云，婦人年五十歲已上，乳房不宜見癰，見則不療矣。幸而未破，恐是氣瘤。謾以五香連翹湯去大黄煎服，服後稍減。則已過六七年後，每遇再有腫脹時，再合服必消減矣。（加牽牛子末少許服，則自大小便中下痰。）

婦人大便不通者，則由五藏不調，冷熱之氣結於腸胃，則津液燥竭，大腸壅澀，故大便不通也。仲景云，婦人經水過多，則亡津液，亦大便難也。○婦人利結，依月水過下而津液枯竭故也。

《局方》四物湯加青皮煎服。（私云，加枳殻、牽牛末又良。）

三和散　麻仁圓《大全良方》

牽牛子散（《大全良方》），治婦人大便不通。

木香（半兩）　郁李仁（微炒）　青皮　木通　枳殻（去白，麩炒）　桂心（各一兩）　牽牛子末（半炒半生，三兩）

右細末，每服三錢，如煎茶一沸，攪起放溫，空心服。（有實熱證則可服，虚冷則不可服。）

牽牛圓（《大全良方》），治婦人大便不通，心腹虚脹。（《博濟方》有大黄、檳榔，名氣鍼圓。）

黑牽牛末（四兩，生）　青皮（二兩）　木香（一兩）

右細末，煉蜜丸如梧子大，每服三十丸、五十丸，或百丸，空心，溫水服。

初虞世治妊娠大便秘澀方。

枳殻（三兩）　防風（二兩）　甘草（炙，一兩）

右細末，每服三五錢，空心，沸湯點服，日三服夜一服。

又治虛羸大便秘方《大全良方》治妊婦秘

枳殼數炒　阿膠炒，各五兩

右細末，煉蜜杵三千下，丸如梧子大，別研滑石末爲衣，每服二三十丸，或服五十丸、七十丸，半日來未通，再服，以通利爲度。

又方治妊娠秘結

車前子三兩　大黃一兩二分，炒

右細末，每服三五錢，蜜湯服，空心。

真珠散《養生必用》，治膀胱蘊熱，風濕相乘，外腎腫脹，小水不利等。

白牽牛微炒末，二兩　白朮半兩　陳皮半兩　木通半兩　桑白皮半兩

右焙乾爲末，每服三五錢，煎生薑湯調服，食前空心，日午臨臥服。初服且日進一服，未覺驗，再服。此藥不損氣，只是導利留滯，勝服涼藥，累曾用得效。

利驚丸《養生必用》，治小兒急驚發搐，涎潮肌熱，目上，口中氣熱，俟其發定，當以此藥疎導驚涎積熱。

輕粉　青黛各一錢　天竺黃二錢　黑牽牛生末，一兩

右末，蜜丸雞頭大，一歲兒一丸，溫薄荷湯，臨臥化服，更量兒大小虛實加減，大人即可五丸、七丸、十丸，至二三十丸可快利。

磨積圓《必用方》，消食，消化積滯。

丁香九個　縮砂仁十二個　巴豆三粒，去皮心油　烏梅肉三四個，焙

右細末，麵糊丸黍米大，以上三五丸，已下一二三丸，食後，溫水下。

牽牛子丸《聖濟錄》，治下焦結熱，腸胃燥澀，大小便不利。

黑牽牛（微炒，令小煖，取出，取上末，三兩）　青皮　陳皮　桑白皮　芍藥（各一兩）　栝樓根（一兩）　木通（一兩）

右細末，煉蜜，杵三五百千下，如梧子大，每服十五丸，至三五十丸，茶酒任下，空心，食前，日三服。又半夜服百粒，令快利稱佳。

蒸下部方《聖濟錄》，治大小便不通，腹脇堅脹。

蓮葉　葱　皂莢（各二十兩）　生薑（十兩）

右剉麤，以漿水三五斗，煮十餘沸，並滓分兩度入小口瓷缸中，坐缸口上，熏蒸下部，冷則易之。未通利，即傾入藥桶中，添熱湯，坐蘸下部即通。

順氣木香丸《聖濟》，治大腸秘澀，踈風調氣。

木香　檳榔（生剉）　羌活　桂（去麤）　陳皮（各二兩）　大黃（煨，二兩）　牽牛子（以一斤取末，八兩）

右細末，煉蜜丸如梧子大，每服二三十丸，或五十丸，以生薑紫蘇湯下，加至七八十丸、百丸。

牽牛散《聖濟》，治大便秘澀。

牽牛（半生半炒，末五兩）　檳榔（生末，三兩）

右細末，每服三五錢，薑湯調下，未利良久，以熱茶投，踈利爲度。

承氣瀉胃厚朴湯《聖濟》，治胃實腹脹，水穀不消，溺黃體熱，鼻塞衄血，口喎唇緊，關格不通，大便苦難。

○大小便秘，曰關格不通。

厚朴（薑制，炙，三分）　大黃（炒，二兩）　枳殼（数炒）　甘草（炙，各半兩）

右麤末，每服五錢，水一盞半，煎至一盞，去滓，空心溫服，取利爲度。

麻仁丸《聖濟》，治大便秘難。

大麻人別研作膏　大黃各三兩　厚朴薑汁炙，二兩　枳殼麩炒，一兩半

右細末，與麻仁膏煉蜜和杵令勻，丸如梧子大，每服三十丸或五十、七十丸，空心食前，溫水下，日夜三四服，以快利爲度。

治大病後重亡津液，及老人津液不足，大便秘澀，平胃煮散加青橘皮方。

厚朴薑汁炙　陳皮各五兩　蒼朮米泔浸，焙，八兩　甘草炙，三兩

右細末，每服四五錢，水一盞半，加青橘皮末一二錢，生薑三片，棗三五個，打破，煎至一盞，去滓，溫服，日夜三五服。

半夏丸《聖濟》，治大便不通，疎風轉氣，下痰。

半夏洗七次，麩炒，二兩　牽牛子半生半炒，末，八兩　青皮　木通各一兩

右細末，煉蜜擣熟，丸如梧子大，每服五十丸或七十丸，臥時生薑湯下，以快利爲良。

粉糖丸《聖濟》，治大腸壅結，大便不通。

胡粉一兩　沙糖如彈丸大，八塊

右同研令勻，丸如梧子大，每服五丸或十丸、二十丸，臨臥，溫水下。

蒴藋根汁《聖濟》，治下部閉塞，大便不通。

蒴藋根嫩新者一二把，爛擣

右一味，以水三盞，更同研，生布絞取汁，分三服，食前飲之。強人分二服。

覆載萬安方卷第五十二

摩臍方《聖濟》，治大便不通，腹脹。

杏仁湯浸，去皮尖雙仁，三十粒，生用　蔥白十莖，去鬚葉，細切　鹽三分

右三物同研如膏，每用如彈丸大，塗手心摩臍上三百轉，須臾即利，如利不止，以冷水洗手即定。

〇掌中握瀉藥

宣積手心握藥便通《選奇、全書》

巴豆　乾薑　韮子　良薑　硫黃　甘遂　白檳榔各等分

右末研，飯爲丸如彈子大，用時早朝使椒湯洗手了，麻油塗手掌口タナココロノナカ，握藥一粒，移時便瀉。欲得止瀉，即以冷水洗手。

麻仁大黃丸《聖濟》，治大便不通。

大麻仁研，二兩　大黃剉炒，五兩

右細研，煉蜜丸如梧子大，每服二十丸或五十丸，食後熟水下。

威靈仙丸《聖濟》，治大腸風熱，結澀不通，腳氣，婦人血積。

威靈仙酒浸一日夜，焙乾秤　大黃剉，炒　牽牛子半生半炒，末，各二兩　獨活　川芎　檳榔　木通切，炒，各一兩

右細末，煉蜜和丸如梧子大，每服二十丸或三十、五十丸，空心熟水下，日夜二三服。

治大便久不通方

右取棗去核，入胡粉，更以棗裹，煨熟，研勻，丸如梧子大，每服五丸，或十丸，淡薑湯下，以利爲期，再三服。

木香丸《聖濟》五十四，治三焦病，腹脹氣滿，小便利。

木香二兩　蓽澄茄四兩　牽牛子炒末，十四兩　檳榔四兩，粟米飯中裹，重以紙裹濕而於灰火內煨熟，令濕紙焦，取出去飯　補骨脂炒香，四兩

右細末，入牽牛末，令勻，用清水和杵，丸如綠豆大，每服三十丸、五十丸，茶湯或熟水下。小兒可服三丸、五丸、七丸，妊娠不可服。

枳殼丸《聖濟》，調順三焦，平勻氣脈，消痰滯，利胸膈，祛風，利大小便，快腸胃。

枳殼去白，麩炒，二兩　牽牛末半生半炒，淨粉，一兩二分　陳皮半兩　檳榔半兩　木香一分

右細末，和勻，煉蜜和丸如梧子大，每服二十丸至三十丸，食後，生薑湯服。欲快利，加增丸數至百丸。

踈風散《聖濟》，治三焦氣約，大小便不通。

牽牛子微炒，末　大黃　陳皮各二兩　檳榔一兩

右細末，每服三四錢匕，生薑煎水，入蜜少許，調下，食後良久再服。

大黃丸《聖濟》五十卷，治大腸秘熱，心胸煩燥，頭痛便難，腹脇脹滿，口舌乾燥。

大黃炮剉，二兩　桔梗　枳殼麩炒　芎藭　羌活　木香　茈胡　獨活各一兩　牽牛末四兩

右細末，用熟煮蘿菔汁，入藥末，同於木臼內擣，令得所，丸如梧子大，每服五十丸或七八十丸，食後臨臥熟湯服。加牽牛子末四五兩尤快利。

木香三稜丸《聖濟》，治積聚不消，心腹脹滿，醋心嘔逆，不思飲食。

木香　京三稜煨　檳榔各一兩　烏梅肉焙，四兩　縮砂人二兩　青皮三兩　巴豆霜二分

右末，研勻，用醋煮麪糊丸如麻子大，辰砂末爲衣，每服十丸或二十丸。小人及氣弱老人，四五丸、兩三丸，溫橘皮湯下，食後服。

木香乾漆丸《聖濟》，治積聚心腹脹滿，利胸膈，散滯氣，消宿食。

木香　檳榔　補骨脂各一兩　乾漆燒出煙，一兩二分　肉豆蔻　京三稜　青皮　陳皮　桂去麤，各二兩　牽牛子四兩

右細末，酒麪糊丸如梧子大，每服二十丸、或三十、五十丸，生薑湯下，早晚食後日三服，欲快利，夜半亦可服九十丸、百丸。

木香丸《聖濟》，治積聚，宿食不化，留滯成塊，心腹疼痛，脾倦多困，日漸黄瘦。

木香一兩二分　蓬莪朮　京三稜二味煨，各二兩　巴豆霜二分　辰砂一兩二分，研

右細末，入巴豆霜、辰砂，同研勻，醋煮麪糊丸如緑豆大，每服三丸、五丸至十丸、二十丸，生薑橘皮湯下，食後、臨臥服。

桂香勻氣丸《聖濟》，治胸膈痞悶，消積滯，化宿食，破痰飲。

桂心去麤　丁香皮　縮砂人　益智炒　陳皮　青皮　檳榔　木香　蓬莪茂各三兩　烏梅肉焙，三兩　巴豆霜二兩

右諸藥細末，入巴豆霜，和勻，煮麪糊丸如麻子大，每服七丸、十丸或二十丸，茶酒任下，食後或重夜半服，常令快利。

如聖丸《聖濟》，治積聚癖塊，一切所傷，喫食減少，日漸黄瘦。

巴豆霜一兩　丁香三分　烏梅肉焙，一兩半　乾漆燒盡煙，一兩　滑石一錢重

右細末和勻，用粳米飯爛丸如粟米大，每服三丸至五丸、十丸、二十丸，隨所傷物下，更量虚實加減。

大通散《聖濟》，治痃癖積聚，腹脹氣逆，煩滿嘔逆。

沉香　木香　白朮　陳皮　桑白皮　木通各二分三銖　胡椒一分一銖　牽牛末三兩三分

右細研，每服前七味末二錢匕，入牽牛末二錢匕，五更初以沸湯點臘茶調熱服，卻臥不住，以熱茶及熱粥投之，取利爲效。少壯人多用牽牛末，少用藥末，老弱多用藥末，少用牽牛末。

鱉甲丸《聖濟》，治積年癖氣，及氣塊上攻心腹。

鱉甲炙　京三稜各二兩二分　乾薑　青皮各一兩一分　巴豆霜二錢半重

右以醋研巴豆霜爲膏，入藥末和勻，丸如綠豆大，每服三丸至五丸，生薑湯下，空心食前。

溫白丸《聖濟》，治癖氣塊聚，心胸痛，食不消。又治婦人帶下淋瀝，羸瘦，困怠無力。

烏頭炮　紫菀　吳茱萸洗焙　菖蒲　柴胡　厚朴薑制　桔梗炒　皂莢蜜炙　赤茯苓　乾薑　黃連　山椒去目，炒出汗　人參

巴豆霜各二兩加甘草十五味。常儀，又十八味尤宜。

右十四味，巴豆外，細末，入巴豆霜，研勻，白蜜和，再杵千下，丸如梧子大，每服三丸、五丸，漸加七丸、十丸。十五日後，下惡膿血如雞肝。

木香丸《聖濟》七十一，治冷積滯氣，心胸痞悶，冷氣上攻，藏府疼痛。

木香　桂心去麤　京三稜煨　蓬莪朮煨　胡椒炒　青皮各五兩　檳榔　訶子皮　大黃剉炒，各一兩半　牽牛末二兩半

右細末，醋煮麪糊丸如綠豆大，每服十丸、二十丸，或三十、五十丸，食後生薑湯下，日夜二三服。

平氣丸《聖濟》，治脾積痞氣，腹脇膨脹，心胸痛悶，不思飲食。

檳榔二兩　烏梅肉四兩，一半去核一半和核　京三稜炮，二兩　青皮四兩　縮砂二兩　巴豆霜四錢重　胡椒二兩

右末，巴豆霜同和勻，白麪糊和丸如綠豆大，每服五丸、十丸，生薑湯下，食後服。欲快利，夜半可服十五丸。小兒可服一丸、半丸。

七氣湯《聖濟》，治賁豚氣自小腹上至心下，若豚狀，腰腹疼痛，或衝心滿悶。

桂去麤　赤茯苓　高良薑炒　訶子皮各三兩　大腹子和皮，二兩　吳茱萸洗炒，一兩二分　牽牛子末炒，二兩

右麤末，每服四五錢，水一盞半，煎至一盞，去滓，溫服，微利兩三行爲良。欲快利，可六七錢煎服。

石榴枝湯《聖濟》，治九蟲動作，腹中刺痛，口吐清水，面色黑黄，及蟲心痛者。

石榴枝東引者良，切，炒，三兩　木香　陳皮　吳茱萸湯洗，各一兩半　大黄煨　芍藥各二兩　薏苡根二兩半

右㕮咀，如麻豆大，每服五七錢，水一盞半，煎一盞，去滓，溫服，空心。

當歸湯《聖濟》，治蚘蟲心痛，心中如錐刺，時吐白蟲。

當歸切，焙，二兩　桔梗切，炒，三兩　陳皮　桂去麤　人參各一兩　赤芍藥一兩二分　鶴虱炒，一兩　檳榔炮，二分　朴消一兩二分，研

右朴消外，先麤末，次入朴消，拌匀，每服五七錢，水二盞，煎至一盞，去滓，空心服，後半時辰再服、三服。

當歸散《聖濟》，治蚘蟲痛發作，冷氣先從兩肋連胸背撮痛，欲變吐逆。

當歸切，焙　鶴虱炒，各二兩　陳皮　人參各一兩半　檳榔三兩　枳殼麩炒　芍藥各一兩半　桂去麤，一兩一分

右細末，每服三四錢匕，空心，煎棗湯調下，至晚再服。私，加牽牛末二三兩尤良。

雷丸散《聖濟》，治九種心痛、蟲痛爲先。

雷丸炮，一兩　貫衆一兩半　狼牙コマツナキノ子，一兩　當歸一兩半　檳榔炮，一兩　桂去麤，一兩半　鶴虱炒，一兩　陳皮炒，一兩

右細末，每服四五錢匕，空心煎粟米飲調服，晚食前再服。加牽牛末二三兩尤良。私

鶴虱散《聖濟》，治痏蚘、寸白蚘蟲等發作，心腹疞痛。

鶴虱微炒，三分　檳榔炮，一兩二分　楝根皮アフチナキ，東南引者，以石灰一握，水兩椀，浸兩宿，取出洗淨，暴乾，二兩半　陳皮炒，半兩　大麥蘖炒，一兩半　牽牛半生半炒，末，三兩　糯米一合，二兩也

右羅爲末，每服三四錢匕，空腹，煎粟米飲調服，如未轉瀉，即更服，時時煎薑蜜湯熱投之。私，丸服又良。

覆載萬安方卷第五十二

大效紫菀丸瀉藥也。新度之秘藥，下諸病云云。使，依病替之云云。

紫菀　人參各一兩　巴豆二兩九霜云　肉蓯蓉　吳茱萸　菖蒲根一寸九節爲宜　乾薑　白檳榔子　當歸　防風　茯神　桔梗

車前子　川柳　烏頭去皮　皂角去皮子　白朮　漢防已　紫胡　羌活　麥門冬　甘草　黄連　厚朴　乾地黄　茯苓

大黄各一兩半　肉豆蔻一兩

右細末，煉蜜和丸。在口傳

朱墨之紙數百八十丁

覆載萬安方卷第五十三

一鼻衄
二吐血嘔血 咯血 唾血
三舌上出血齒血 唇血
四九竅四肢指岐間出血
五尿血淋血
六大便下血
七結陰病大便下血，依升數得此名也

覆載萬安方卷第五十三

性全　集

諸血門（自九竅血漏出。）

鼻衄（ハナチ）

《巢氏病源論》曰，經云，脾移熱於肝，則爲驚衄。脾，土也。肝，木也。木本剋土，今脾熱爲土翻盛，逆往乘木，是木之弱不能制土，故受脾之移熱也。肝之神爲魂，藏血，虛熱則神魂不定，故驚也。凡血與氣內榮藏府，外循經絡，相應隨而行於身，周而復始，血性得冷則凝澀，得熱則流散。氣者，肺之所主也。肺開竅於鼻，熱乘於血則氣亦熱也。氣血俱熱，血隨氣發，出於鼻爲衄也。又曰，診人衄，其脈小滑者生，大躁者死，鼻衄脈沉細者生，浮大而牢者死。《養生方》云，思慮則傷心，心傷則吐血、衄血也。

《可用方》森立夫云，愚謂心主血，肝藏血，肺主氣而開竅於鼻，血隨氣行，周流灌溉於一身之間，氣順血順，氣逆血逆。血性得冷則凝澀，得熱則沸溢妄行。若心肺二經有傷，血欲流動，必因肺氣逆上而出於鼻，而爲衄也。

治鼻出血不止方。（《可用方》）

乾地黃　梔子　甘草（各三兩或五兩）

右細末，每服方寸匕，溫酒服，日三五服，夜二三服。若鼻疼者，加豉一合。（一合者，私云，以一盞爲一升之一合也。）鼻有風熱者，以葱涕和丸桐子大，服五七丸，或二三十丸。風熱者，有赤疹等也。

伏龍肝散《可用方》，治五藏結熱，鼻衄，心胸煩悶。

伏龍肝　當歸　赤芍藥　黃芩（各一兩）　生乾地黃（六兩）　犀角屑　刺薊（アサミ葉ホシテ各二兩）

右細末，每服五錢，水一大盞，竹茹青一塊（如雞卵子），煎五分，溫服。

茜根散《可用方》，治鼻衄終日不止，心神煩悶。

茜草根（アカ子）　黃芩　側栢（ムロノ木葉ワカ葉曰側也）　阿膠　甘草（生用，各三兩）

右㕮咀，每服四五錢，水一盞，生地黃半兩同煎，溫服，食後，日四五服。

子芩散《可用》，治鼻衄不止。

子芩（三兩，黃芩也）　蒲黃　青竹茹（各二兩一分）　伏龍肝（一兩二分）

右細散，每服五錢，水一盞，煎六分，入藕汁一合，攪勻服，日夜數服。

又方

亂髮灰（一兩）　伏龍肝（二兩）

右細研令勻，以新汲水調下三錢。

治鼻中血出不止，心悶欲絕方。《可用》

刺薊汁（二合）　藕汁（一合）　生薑汁（半合）

右調和勻，徐徐飲之，滓仍塞鼻中。

又鼻衄累醫不止方

粟殼燒灰，五兩アワノ粕也

右細末，每服四五錢，粥飲調下。

加味理中湯《可用》，治飲酒過多，及啖煿物アフリモ動血，發爲鼻衄。

人參　白朮　甘草　乾薑　乾葛　川芎各二兩

右㕮咀，每服四五錢，水一盞，煎七分，入少鹽，攪勻，溫服。

亂髮灰散《可用》，治衄血不止，令人目眩心煩。

亂髮灰　乾薑各三分　桂心一兩二分

右細散，每服三四錢，溫漿水米泔水也調下，先食漿水粥ニヲモユ，後服藥。

阿膠散《可用》，治衄血久不止。

阿膠　龍骨各二兩　亂髮灰三兩　桂心　當歸　細辛　蒲黃各一兩

又方

烏賊魚骨イカノカウ

右末，少少吹入鼻中，即止。若未止，再三吹入。

《可用方》云，方曰大衄者，因鼻而口耳皆出血，故曰大衄。

阿膠散《可用》，治大衄口耳皆出血不止。

阿膠二兩二分　蒲黃三兩

右細末，每服三五錢，水一盞，入生地黃汁二合，煎六分，溫服，無時。

又方治大衄

覆載萬安方卷第五十三

鹽五錢重，炒研末，分二服，用冷水調下，未止，再三服。

又方治大衄立止

胡粉炒，令光黑，以醋調一二錢服。

阿膠散（可用），治大衄未止，計數升，不知人事。

阿膠　桂心　細辛　白龍骨　當歸　亂髮（灰）　蒲黃（各一兩）

右細末，用生地黃汁調下二三錢。

《活人事證方後集》（十五）云，陽勝則陰病，陰勝則陽病。吐衄便溺乃陽氣侵陰，陰氣被傷，血失常道。

白朮散（《事證方》），治吐血咯血，行榮衛，順氣止血，進食退熱。惟忌食熱麵、煎煿、海物、豬雞，一切發風之物。酒不宜飲，食不宜飽，常令飢飽得所，自然胸膈空利，氣血流順也。蘇少連病此，極可畏，百藥不效，偶姜孚言通判傳此方，服之遂愈。後以濟人累驗。（《韜光傳》）

白朮（五兩二分）　人參　白茯苓　黃耆（各二兩二分）　山藥　百合（一兩二分二銖）　甘草（炙，一兩一分）　前胡　紫胡（各二分二銖）

右細末，每服四錢，水一盞，薑三片，棗二個，煎六分，去棗薑，溫服，日夜四五服。

止血散（《事證方》），治氣欝發衄，無比神方。

黃耆（三兩）　赤茯苓　白芍藥　當歸　生乾地黃　阿膠（炙，各一兩二分）

右細末，每服三四錢，以黃耆煎湯服，未知，再三頻頻服。

張茂之《究原方》十一云，有人血妄行，又鼻衄，令服《局方》必勝散，用藕蘸喫遂止。《大全良方》十三卷，治妊娠衄血、吐血，用之有效。

必勝散（《局方》八），治男子婦人血妄流溢，吐血、衄血、嘔血、咯血。

熟乾地黄　小薊（併根用）　人參　蒲黄（微炒）　當歸　川芎　烏梅（各二兩二分）

右麤散，每服五錢，水一盞半，煎至七分，去滓，溫服，不拘時候。

治鼻衄不止或吐血。（《究原》十一）

蘿蔔擂汁，入鹽，服一盞，立效。

治吐血衄血。（《良劑方》）

右茆花濃煎湯，頻服。

薄荷煎圓（《局方》、《良劑方》），消風熱，化痰涎，利咽膈，清頭目，治遍身麻痺，百節酸疼，頭昏目眩，鼻塞腦痛，語言聲重，項背拘急，皮膚瘙癢，或生癮疹。及治肺熱喉腥，脾熱口甜，膽熱口苦。又治鼻衄唾血，大小便出血，及脫著傷風，併沐浴後，並可服之。

薄荷葉（去土，百六十錢重）　防風　川芎（各三十錢重）　桔梗（五十錢重）　縮砂仁（五錢重）　甘草（炙，四十錢重）

右細末，煉蜜爲丸，每一兩作三十丸（十錢爲兩），每服一丸，細嚼，茶酒任下。

《究原方》治因服熱藥或飲酒過多，糞門如患痔，熱病用水調塗之。

《千金方》治心氣不定，吐血衄血，瀉心湯。（《良劑方》、《本事方》名三黄散，細末，以新汲水服之。）

黄連　黄芩（各二兩）　大黄（四兩）

右㕮咀，每服五錢重，水一盞半，煎七分，溫服，無時。（服三黄圓亦佳）

○《本事方》云，鞠運若茂之，嘗苦衄疾。予授此方令服，後愈。（三黄散）

酒蒸黄連圓（《良劑方》曰諸家方），治三焦虛熱，胸膈煩躁，舌腫語澀，脣焦鼻衄，赤眼口瘡，咽喉腫痛，痰涎不利，五心煩熱，小便黄赤。又療心經伏熱，面赤咽乾，煩躁恍惚，小便淋瀝，有時漩血。及療傷寒後餘毒，或時潮熱，口苦舌乾，心胸煩悶，小便赤濁。及療夏月伏暑傷熱，潮躁悶冒，神氣不清，日晡發熱，陰陽不和，水穀不分，暴瀉黄水，或下利膿血。又療酒毒發渴，心肺炎熱，咽乾舌澀，引飲無度。又療酒積下痢，或糞便血，裏急後重，並皆治之。常服退一切虚熱，解暑積，散酒毒，利鬲化痰，通利小便。

黄連（三五斤，去毛，細剉）

右不拘多少，用好酒浸頭過二寸許，浸兩日，以重湯内蒸一日，取出，焙乾，研爲細末。用水煮糊爲丸如桐子大，每服十丸至三十丸、五十丸，用麥門冬熟水下。煩渴以新汲水下，鼻衄用荊芥煎熟水下。小便淋瀝，煎瞿麥穗燈心湯下。小便漩血，煎白茅湯下。傷寒後餘熱不解，煎人參竹葉湯下。

龍腦雞蘇圓（《局方》）　除煩解勞，消穀下氣，散胸中欝熱，主肺熱咳嗽，治鼻衄、吐血、血崩、下血、血淋、熱淋、勞淋、氣淋。止消渴，除驚悸，涼上鬲，解酒毒。又治胃熱口臭，肺熱喉腥，脾熱口甜，膽熱口苦。常服聰耳明目，開心益智。

雞蘇葉（乾十六兩，準百六十錢重也。龍腦，薄荷是也）　生乾地黄（十錢重）　人參　柴胡（剉，同木通以沸湯半升，浸一二日，絞取汁用之）　阿膠（炒）　木通（剉，同柴胡注）　蒲黄（少炒，各二十錢重）　麥門冬（去心，四十錢重）

甘草（炙，十五錢重）　黄耆（十錢重）

右細末，將蜜二斤先煉一二沸，然後下生乾地黄末，不住手攪，時時入絞下木通柴胡汁，慢慢熬爲膏，勿令焦。然後將其餘藥末同和杵，爲丸如豌豆大，每服三二十丸至五七十丸，嚼破以熟水吞下，不嚼吞下亦得。虚勞煩熱，消渴驚悸，煎人參湯下。咳嗽唾血，鼻衄吐血，以麥門冬（去心）煎湯下，並食後，臨臥服之。若崩中漏下，下血諸淋疾，並空心食前服。治淋皆用車前子煎湯下，極妙。忌酒炙煿物毒。（《良劑方》引《局方》）若酒毒便血，用辰砂爲衣，溫酒下，熟水亦得。

《百一選方》六云，治鼻衄。孫盈仲祖方，蘇韜光曾用有效。

四物湯加側栢葉煎服。

又曰，灸髮際一穴（鼻直上）五七壯，麥粒大炷艾。

又曰，赤芍藥末，冷水調服。又五倍子末，新綿燒灰，等分，米飲調下三四錢。又石榴花片，塞鼻中血止。

又蒲黃二錢，用新汲水調服。老人不用之。

又曰，治衄血。《楮日新傳》

以真阿膠透明一片如指大，貼眉心，立止。

又方

好麻油紙，撚紝鼻中，頃之打嚏即愈。韶光云，此方甚奇，其母令人，一夕常衄盈盆，百藥不效，用此遂愈。

茜梅圓《本事方》，治衄血無時。

茜草根　艾葉（乾，各二兩二分）　烏梅肉（焙乾，一兩一分）

右細末，煉蜜丸梧子大，烏梅湯服。

山梔子散。《本事方》

山梔子不拘多少，燒存性，末之，搐鼻中，立愈。《蔡子渥傳》云，同官無錫監酒趙無疵，其兄衄血甚，已死入殮，血尚未止。偶一道人過門，其家哭，詢問其由。道人云，是曾服丹或燒煉藥。予有藥，用之即活。囊間出此藥半錢匕，吹入鼻中，立止，良久得活。併傳此方。

〇殮，力驗反。殯殮也，棺具也。

治鼻衄過多，昏冒欲死。《梅師方 本事方》

用香墨濃研，入鼻中。私謂，用醋磨。

柔脾湯《信效方》，治虚勞吐血、衄血、下血、白汗出。

甘草炙　白芍藥　黄耆各二兩　熟乾地黄六兩

右細末，每服四五錢，水酒各一盞，合煎至一盞以上，去滓，取六分清汁，溫服，食前。日二三服，夜一二服。

《婦人大全良方》第七婦人鼻衄論曰，血氣調和，則無流散澀滯之患，勞傷損動則成塞澀散迭之疾。熱氣逆流，入溢於鼻者，則成鼻衄也。但有産後見衄者不可治。陳良甫評曰，凡鼻衄，雖多因熱而得，此疾亦有因怒氣而得之者。曾趙恭人，鼻衄不止，諸治不差，召予治之。先用蘇合香丸四粒，次用五苓散濃煎，白茅花湯調服，即止。次用芎歸湯《局方》調理。又有一富室男子，鼻血不止，六脈洪數。究竟，云服丹藥太過。遂用黄連、黄芩、大黄爲末，水煎服，愈。調服亦可。

刺蘇散《大全良方》，治婦人鼻衄，血流不止。

刺蘇乾，二兩　桑耳アマホコリ桑木生也　亂髪灰　艾葉炒，各一兩　生地黄二兩　蒲黄一兩二分

右爲細末，每服二三錢，粥飲服，無時。

伏龍肝散《大全良》，治男子婦人五藏結熱，吐血衄血，並皆治之。

伏龍肝　生乾地黄各一斤　竹茹一升　芍藥　當歸　黄芩　川芎　桂心　甘草各二兩

右㕮咀，水一斗三升，煮竹茹，減三升，内藥煮取三升，分爲三服。《千金方》無桂心。

又方，取釜底墨，細研入鼻中。百草霜也。

又方，取亂髮灰，以管吹入鼻中，止。
又，吹龍骨末，有神效。
《大全良方》陳良甫云，予嘗治一女人，年十九歲，月經不行，遂妄行而嘔血，諸藥無效。察其形容，人肥，脈不大不小。僕投以四生丸，即安。又嘗治一男子，因飽低頭負重，吐血，諸藥無效，亦投四生丸及青餅子，即安，更不發。僕觀初虞世治吐血，不喜用竹茹、生地黃、藕汁，然亦不可狎泥此說。如陽乘於陰，血得熱則流散，經水沸溢，宜服涼藥以解之，大黃、犀角、生地黃、生艾、藕汁，豈能無效。如陰乘於陽，所謂天寒地凍，水凝成冰，宜服溫藥以煖之，乾薑、肉桂，豈能無功，學者更宜思之。
四生丸《大全良方》，療吐血，凡吐血、衄血，陽乘於陰，血熱妄行，宜服此藥。
生荷葉　生艾葉　生栢葉　生地黃
右等分，爛研，丸如雞子大，每服一丸，水三盞，煎至一盞，去滓，溫服，無時候。陳日華云，先公紹興初，遊福清靈石寺，主僧留飲食，將竟，侍者赴堂，齋罷來侍立，見卓子上不穩，急罄折拗之，舉首即嘔血，蓋食飽拗破肺也。明年再到寺，因問去年嘔血者無恙否，其主僧答云，得四生元服之，遂愈。自得此方，屢救人有效。
療熱甚嘔血者，以犀角地黃湯、《局方》小三黃丸，以白茅根煎濃湯吞之，妙。《大全良方》
犀角地黃丸《大全良方》，治內有瘀血，鼻衄吐血，面黃，大便黑。
芍藥三分　生地黃八兩　牡丹皮去心，一兩　犀角屑，一兩，若無者，代用升麻
右㕮咀，每服五錢，水煎服。有熱如狂者，加黃芩二兩。
青餅子《大全良》，治咯血，鼻衄。吐血多，曰咯血，嘔血也。

青黛　杏仁（去皮尖，各三兩，華它方，以牡蠣炒，去牡蠣不用）

右一處同研成膏，溶黃蠟和作三十餅子，每服一餅子，用乾柿半個夾定，以濕紙裹煨，令香，同嚼，以粥飲服下，無時候。

必勝散（《局方》，前已載此），《大全良方》十三卷曰，論云，夫姙娠吐血者，皆由藏府所傷，爲憂思驚怒，皆傷藏府，氣逆吐血，吐血而心悶胸滿，未欲止。心悶甚者死，姙娠病此，多墮胎也，《局方》必勝散有效。又云，治姙娠鼻衂，以白茅花濃煎汁服。（亦第七卷吐血方中選用。私云，第七卷方前載之訖。）

《大全良方》第二十二卷云，產後氣消血散，榮衛不理，散亂入於諸經，卻還不得，故令口鼻黑起及變鼻衂。此緣產後虛熱，變生此病。其疾不可治，名胃絕肺敗。此證不可治，故不出方云云。

《經驗方》云，產後遇有此疾，急取緋線一條，並產婦頂心髮兩條，緊繫中指節上即止。無藥可療，是亦壓攘之一端也。

《海上方》治產後鼻衂中風，以荊芥穗爲末，以童子小便調服二三錢匕。

性全私謂，大衂不可治得，若小小吐衂，治之皆得愈，不可拱手待死。

初虞世《信效方》云，予在汝州時，因出驗屍。有保正趙溫者，不詣尸所。問之，即云衂血已數斗，昏困欲絕。予使人扶掖，以來鼻中血如簷滴溜。平時所記治衂數方，旋合藥治之，血勢猛皆衝出。予謂治血者，莫如地黃，試遣人四散尋生地黃，得十餘斤，不暇取汁，因生喫，漸及二三斤許。又以其滓塞鼻，須臾血定。又癸未年，予姨病吐血，有醫者教取生地黃自然汁，煮服之，日服數升，三日而愈。有一婢病經血半年不通，見釜中餘汁，以爲棄去可惜，因輒飲數盃，尋即通利。乃知地黃之治血，其功如此。（地黃勿用水洗，用新布拭淨，搗裂汁。）

○尸所者，尸宰也。政場也。

〇姨之婢惜釜中之地黄汁，徒飲之，即經血不通之疾減，月水立通利。

吐血嘔血 唾血 咯血

《可用方》云，《千金論》曰，廪丘云吐血有三種，有内衄、有肺疽、有傷胃。内衄者出血，如鼻衄，但不從鼻孔出，是近從心肺間津液出，還流入胃中，或如豆羹汁，或如衃血凝停胃中，因即滿悶便吐，或去數斗至於一石者，得之於勞倦，飲食過度所爲。肺疽者，或飲酒後毒滿便吐，吐後有血，或一合、半升、一升者。傷胃者，飲食飽後，胃中冷則不能消化，不能消化便煩悶，强嘔吐，所食物與氣共上衝蹙，因傷裂胃口，吐血色鮮正赤，腹絞痛，白汗出，其脈緊而數者爲難治。

《病源論》曰，久吐血不差，面色黄黑，無復血氣，或發寒熱，或惡寒難治。

《可用方》森立夫云，愚謂肺居膈上，與心藏則近，心主於血，肺主於氣，氣血相隨，循環表裏。若藏府久積熱毒，則胸膈壅滯，血與氣逆行，上淫於肺，肺壅不利，故令吐血。又有體虚勞損，酒食過度，愁憂思恚，怒氣逆傷於心肺者，亦皆吐血不止。

甘草散《可用方》，治卒吐血不止。

甘草生　白朮　乾薑　阿膠　黄芩各三兩　伏龍肝二兩

右㕮咀，每服三四錢，水一盞，煎六分，溫服，無時。

生乾地黄散《可用》，治卒吐血，皆因心肺暴熱，毒入胃，致吐血不止。

生乾地黄　阿膠　甘草生，各三兩　黄芩　栢葉　犀角屑　刺薊乾，各二兩

右㕮咀，每服三五錢，水一盞，入青竹茹一雞子大，煎六分，溫服，無時。

治卒吐血不止方

黃連末三兩

右銚內先鎔黃蠟一兩二分，內黃連末，攪勻，稍凝，分作十八丸，每服六丸，以糯米粥化服，日服盡。

犀角地黃湯《可用方》治傷寒及溫病應發汗而不發汗，內畜血者。又鼻衄吐血不盡，內餘瘀血，面黑，大便黑，消瘀血。○兼治傷寒溫病衄血吐血

犀角一兩　牡丹皮二兩　赤芍藥三兩　生乾地黃八兩

右㕮咀，水九升，煮取三升，分三服。喜忘如狂者，加大黃二兩，黃芩三兩。脈大來遲，腹不滿，自言滿者，爲無熱，但依方，不須加鈇犀角，以升麻代之。

治五藏熱結，吐血衄血。《可用》

伏龍肝如雞子，一枚　竹茹一升　赤芍藥　當歸　黃芩　川芎　甘草各二兩　生地黃一斤

右㕮咀，水一斗三升十三盞也，下藥，取三升，分三服。《千金方》有桂心。

治虛熱吐血方

生地黃汁半盞　大黃末一方寸匕

右溫一沸，內大黃末，攪勻，空腹。

治吐血方

生藕汁二合　刺薊汁一合

右合和勻，入生蜜一匙，調和，細細呷之。

治吐血及鼻衄方

烏賊魚骨細末，二三錢，以清粥飲下，無時。

蒲黄散《可用》，治虛勞肺熱吐血。

黄芪　刺薊　生乾地黄各一兩　蒲黄一兩二分　甘草二分　當歸　人參　白芍藥　阿膠　麥門冬各二兩

右細末，每服三四錢，粥飲調，無時。

地黄金粉散《可用》，治虛勞心肺熱，吐血。

生地黄汁，半斤　飛羅麪四兩麪粉也

右以地黄汁調成麪粉，作稀糊狀，於柒盆內候乾，取下，擣末，每服三四錢、五六錢，以粥飲調下。

治吐血下血，其證皆因內損，或因酒色太過，勞損於內，或心肺脈熱，血氣妄行，其血如涌泉，口鼻俱出，須臾不救方。《可用方》

側栢葉日乾　人參焙，各三兩

右細末，入飛羅麪二兩，以新汲水調如稀糊，啜之，不過二三服，差。每藥末三錢、麪粉三錢合服。

茜根散《可用》，治虛勞少力，吐血心悶，頭旋目暈。

茜根　羚羊角　栢葉　刺薊　阿膠　白芍藥　白朮　黄耆　當歸　黄芩各二兩　生乾地黄　伏龍肝各四兩　甘草　亂髮灰各一兩

右㕮咀，每服四五錢，水一盞，竹茹一分，煎六分，溫服，無時。

補肺湯《可用》，治虛勞吐血失聲。

阿膠　伏龍肝各二兩　黄芩　當歸各一兩二分　乾薑　白芍藥　白芷　桂心各一兩　甘草二分

右㕮咀，每服三五錢，水一盞，煎六分，溫服，不拘時。

伏龍肝散《可用》，治吐血，心胸氣逆疼痛。

伏龍肝　生乾地黃（各四兩）　甘草（二兩）　細辛　川芎　桂心　當歸　赤芍藥　白芷（各一兩）

右㕮咀，每服五錢，水一大盞，入竹茹一塊，煎五分，溫服。

艾葉散《可用》，治吐血內崩，上氣，面如土色。（大血自口流出，謂之內崩。）

艾葉　阿膠　柏葉（各五兩）

右㕮咀，每服五七錢，水一盞半，煎一盞，溫服，食後。

紅藍花散《可用》，治肺壅熱，吐血不止。

紅藍花（二兩）　犀角　茅根　麥門冬（各一兩二分）　伏龍肝（一斤，以水十盞浸，取清汁爲煎水）

右四味㕮咀，每服四五錢，以伏龍肝水一盞，入竹茹一分，煎六分，溫服，無時。

森立夫曰，愚謂口鼻之中俱出血者，由勞熱而成。血者，本屬於心經，脈行不暫停滯，一關不利，百病俱生。或憂恚所因，或卒驚所致，此皆食飽過度，飲酒過傷，壅積於心胸，熱毒於肝肺，藏府既蘊邪熱，則血流散上行，故令吐血而兼鼻衄。

黑聖散《可用》，治大吐血及傷酒食飽，低頭掬損，吐血至多，並血妄行，口鼻俱出，聲未失者，服之無不效。

百草霜不計多少，細羅。吐血，糯米飲調下二三錢，差。鼻搐，一字入鼻。如皮肉破處及灸瘡出血，諸藥不效，摻半字許，立止。

四味理中湯《可用》，治飲酒過多，胃口傷滿，清濁不分，致生嘔逆，嘔至血出，遇酒食多則發。

人參　白朮　乾薑　甘草（各等分）

右末，煉蜜丸如彈子大，每服一二丸，鹽一捻，水一盞，煎七分服，無時。

竹薑湯《可用方》，治血隨吐嘔出，胸中痞悶，嘔畢則目睛疼而氣急，此由怒氣傷肝。蓋肝怒則氣逆，逆盛則嘔血，氣上而不下，且血隨氣行，氣逆則血逆，肝入乘胃，胃爲肝氣所並則嘔，故血隨嘔出。

青皮　甘草　川芎　黄芪　當歸各一兩二分　芍藥　白朮　人參　桂心去麤，各二兩二分

右㕮咀，每服五錢，水二盞，薑五片，竹葉五片，煎一盞，溫服，三五服。

森立夫云，愚謂有唾血者，咳唾中有紅線，或純唾鮮血。腎液爲唾，心主於血，損傷之人，憂思以損心，過用以損腎，二藏氣不足，加之肺又不安，故咳唾有血也。又心肺壅熱，咳唾痰中有血者。又有肺損咯血者，大率熱則易治，損則難愈，宜察之。

天門冬丸《可用》，治吐咯血，潤肺安血，止咳唾。

天門冬三兩　甘草　杏仁　貝母　白茯苓　阿膠炒，各一兩二分

右細末，煉蜜丸彈子大，含化一丸，津嚥，日夜十丸，或可吞化二三丸。

黄芪散《可用》，治因嗽咯血成勞，眼睛疼，四肢倦，腳無力。

黄耆　麥門冬　熟乾地黄　桔梗　白芍藥各三兩

右㕮咀，每服四五錢，水一盞半，薑三片，煎七分，溫服，日夜四五服。

白扁豆散《可用》，治久嗽咯血成肺痿，多吐白涎，胸膈滿悶，不食。

白扁豆飯上蒸　生薑各一兩二分　枇杷葉　半夏　人參　白朮各三分　白茅根三兩一分

右㕮咀，水三升，煎一升，入檳榔末三錢，和勻，分三服，無時。

紫菀丸《可用》，治吐血咯血嗽血。

紫菀　茜根各等分

右細末，煉蜜和丸彈子大，每服一二丸，含化，服不拘時。

覆載萬安方卷第五十三

平肺散《可用》，治肺傷唾血。

人參　黃芪　五味子　桑白皮　欵冬花　甘草　杏仁去皮尖，各三兩

右麤散，每服四五錢，水一盞半，煎七分，溫服，食後，日夜四五服。

石膏散《可用》，治唾血不止，胸膈煩悶。

紫蘇莖葉　麻黃　五味子　半夏各二兩　石膏　杏仁各五兩

右㕮咀，每服三四錢，水一盞，生薑五片，小麥五十粒，煎半盞，溫服，食後，日三服夜一二服。

白朮丸《可用》，凡喘嗽時血出，四肢懈墮タユクモノウシ，脈浮大而緊，此氣上併於胃，脈道壅塞，血無所主而散溢，脾精不化，上不勝下，脾之絡脈外絕，去胃外而歸陽明之所致。

麥門冬　人參　白朮　澤瀉　茯苓　生乾地黃　大豆黃卷クロマメノモヤシ焙，各二兩　桑白皮六兩

右細末，煉蜜丸如桐子大，每服三十、五十丸，米飲服，日夜五服。

恩花散初虞世《養生必用方》，治咯吐唾血及解熱。

真生蒲黃　乾荷葉末各三兩

右研勻細和，每服四五錢，濃煎桑根白皮湯，放溫，調下，食後、臨臥服。此藥神驗。予在梁縣時，有二公早因暑中，嘔血不止，予各與一服，二人皆愈。

《養生必用方》初虞世作，凡吐血虛勞，肺胃久虛，胃客寒邪所致證候，診其兩手脈，寸口脈微而緊，關上脈緩而數。微者血不足，緊者寒故也。緩者肝氣虛，數者衛弱，榮衛不足，邪氣乃緩，正氣即虛，正氣引邪，則陰陽廢弱。風中於衛，呼氣不入。寒過於榮，吸而不出。風傷皮毛，寒傷血脈，風傷客舍於肺經，其人咳逆涎嗽，嘔血不止，故血隨氣行。且據從初受病，是喜怒不節，則氣血內傷，肺經久虛，冒客寒邪所致，經久

不解，則陽氣外虛，陰氣內伏，邪正相干，四肢沉滯，骨內酸疼，行動喘惙。或小腹拘急，腰背強痛，心忪虛悸，咽乾脣燥，面體少色，或飲食無味，陰陽癈弱，悲憂慘慽，多臥少起，漸成瘦削。若要減退向安，須是智閒少慾，神氣內守，邪不能害也。仍須保養正氣，滋益榮衛，平補經者，湯藥爲良，宜下藥調治，絕早空心黃耆建中湯，早食前人參石菖蒲圓，日中秦艽圓，晚食前更服建中湯二服，一更瀉心調經湯，二更初秦艽圓。

世人服藥，多只日間服之，往往夜間不服，致藥力不相接續，藥不勝病，而冬月夜永，尤非所宜。凡調理病人，當並夜間服藥。

私云，四個良藥，一日一夜六服交服，虛羸之人既如此，況壯健人乎。

黃耆建中湯《養生必用方》，治諸虛不足，神志相干，寒痰嗽逆，吐血咯血，煩倦少力。

乾大棗十二枚，去核，焙乾，日本棗可用五十枚　生薑二兩，切，焙　黃耆一兩半，蜜炙　甘草一兩，炙　官桂一兩半　白芍藥三兩　人參二分　半夏一兩

右細末，每服四五錢，水二盞，生薑五片，棗三個去核，膠飴或糯米餳少許，同煎一盞，去滓，溫服。作膠飴法見《必用方》

人參石菖蒲圓，治榮衛不足，嘔血咯血，神志錯亂，心忪煩倦，意思不樂。

五味子一兩三分二朱　石菖蒲　乾薑各三分　肉蓯蓉　牛膝各二兩二分　生乾地黃五兩　澤瀉　山藥　人參　甘草炒　黃耆各一兩一分　官桂二分三朱　當歸　白茯苓　獨活　天門冬各一兩三分三朱　遠志去心，一兩一分

右細末，用蜜打麵糊爲圓如桐子大，每服三十、五十丸，煎秦艽湯服。

秦艽圓，治怒氣逆上，嘔血不止，及一切嘔血。

秦艽三兩，要大者　蜂窩三兩，露蜂坊歟，焙。又土蜂巢歟

右末，以重湯煉蜜丸，一劑分作三十丸，每服一二丸，水一盞，煎至六分，去滓，溫服。勞氣潮熱悉

治之。

瀉心調經湯，治風虛濕冷，邪氣入藏，嘔血咯血，神思不定，言語錯亂，驚忪怔悸，昏眩嘔吐，九竅不通，及悲傷倒錯，咳唾膿血，安定神志，通利關節，補榮衛，宣導府藏諸風邪氣。

山藥二兩二分　當歸　桂心　川芎　白芍藥　白朮各一兩一分　神麴炒　熟乾地黃焙，秤　甘草炙，各一兩三分三銖　人參二分三朱　麥門冬去心，二分

杏仁去皮尖，麩炒，二分三朱　桔梗　白茯苓　防風　阿膠炒，各一兩一分　乾薑炮，二分　白蘞一分

右細末，每服三五錢，水一盞半，生薑五片，同煎至八分，去滓，熱服，不計時候。已上藥是一宗。

性全私謂，近世醫人，或畏多藥交服，或忌日夜數服，如是即恐藥而養病也。今虞世南方，治羸弱人，用四個群藥，日夜進六服，豈非神妙用心乎。思之思之。

虛勞嗽血上氣等方雖可在《萬安方》第十四、五虛勞中，以血疾，故在此。

初虞世《古今錄驗》《養生必用方》云，經曰，氣虛則發厥手足冷，血虛則發熱手足肌肉熱，必然之理也。又曰，飲食則陰受之，譬猶物化而爲土也。陰氣衰則血不榮，血不榮則肌肉薄。陰衰則陽勝，此血虛所以發熱也。故瘦人多熱。又陰虛者陽必湊之，故陰虛多熱也。產婦既產，多熱煩燥，以新產亡血多也。醫乃不知，又投以寒藥，以此致死者不可勝數。夫病有標本，醫亦如之，其人陰虛，本於血不足，故標發熱。醫投以寒藥，是治標不治本也。但以溫和益氣養血藥，其熱自愈。用熟乾地黃，揀當歸、芎藭等藥。

○童男室女小兒，不可用青蒿、柴胡、鱉甲、門冬等。

熙寧甲寅乙卯間，杜方叔自鄆被召入京師在翰林。予時奉親客都下。一日，杜謂予曰，青蒿麥煎柴胡鱉甲散，天下通行，小兒被害不可勝紀。予始怪其語，年來更事漸多，力（方）知杜之言爲有本。男女自五六歲至二十上下，婚與未婚，肌肉薄著，面體少色，一虛也。血虛則發熱，肢體手足煩熱，二虛也。陰虛者，

陽必湊之，故發熱汗出，男女眠睡有汗，三虛也。所謂虛者，氣血稟受有不足，加以柔弱未定，疾病易生，非必待知男女大慾然後虛也。氣體既虛，又投以柴胡鱉甲門冬諸冷藥，不旬日間，飲食已不入，迤漸腹痛，至於大腹滑泄，虛人至此，亦已危矣。方叔於醫，可謂知本。

童男室女，小兒肌瘦有汗，但用平和養氣血溫藥，自無虞矣。（用朮、桂、地黃、當歸、芎藭等。）經《太素》曰，微寒爲嗽，寒甚爲腸澼。古人立方治嗽，未有不本於溫藥，如乾薑、桂、細辛之類。以寒氣入裏，非辛甘不能發散，以此準之，未有不因寒而嗽也。又曰熱在上焦，因欬爲肺痿。又實則爲肺癰，虛則爲肺痿，此人其始，或血不足，或酒色滋味太過，或因服利藥，重亡津液，燥氣內焚，肺金受邪，脈數發熱，咳嗽膿血，病至於此，亦已危矣。古人立方，亦用溫藥，如建中之屬。今人但見發熱咳嗽，率用柴胡、鱉甲、門冬、葶藶等藥，旋踵受斃，而不知非，可爲深戒。就使不可進以溫藥，亦須妙以湯丸，委曲調治，無鹵莽致傷人命。今載建中湯於後，凡吐血須煎乾薑、甘草，作湯與服，或四物理中湯亦可，如此無不愈者。服生地黃、竹茹、藕汁，去生便遠。建中湯治虛勞裏急，衄悸，腹中痛，夢失精，四肢酸疼，手足煩熱，咽乾口燥。治男女積勞虛損，或因大病後不復本（大病謂傷寒等），當苦四肢沈滯，骨肉酸疼，吸吸少氣，行動喘惙。或小腹拘急，腰背強痛，心中虛悸，咽乾唇燥，漸致瘦削，五藏氣竭，則難可復振。及治肺與大腸俱不足，虛寒之氣，小腹拘急，羸瘠百病方。

黃耆（切）　桂去（麤秤，各二兩《局方》三兩云云）　白芍藥（六兩）　甘草（炙，二兩）

右麤末，每服四錢（《局方》三錢），水一盞半，薑十片（《局》三四片），棗三枚（《局》一枚），煎至一盞，取七分清汁，入膠飴一匙，再煎，放溫服，日三，空心，日午晚食前。忌生冷、油滑。若人腹滿，去棗加白茯苓四兩，肺虛損，補氣加半夏五兩。《肘後方》有人參二兩，半夏浸湯沸洗七八次。嘔者，多用生薑煎。

膠飴法（《養生必用方》）

糯米二升淘淨　大麥蘖末六兩

右米一如炊飯入甑，至溜取下，傾入一盆子內，入蘖末一合，並湯半椀來，拌勻，再上甑，至米軟熟，再入盆子內，都以蘖末拌勻，入一甆罐子，可容五升來。冬月令罐子熱，春夏不須。入米在內，更以湯兩椀來，入罐子內，米上湯可三指以來，即得。布並紙三五重蓋定，冬月以綿絮包，仍近火，春夏不須。次日來，盡浮在面上，即以布絞裂取清汁，鍋內煎，面上有膜，即以木篦攪至稠稀得所，即以甆器收。夏月垂井中，以防酸。

私謂，俗中飴餹，皆以糯米麥蘖作之，法式雖殊，而其種材味功，不可違失，只可用尋常飴餹。若憎飴之人，不可入於建中湯內云云。雖然虞世南作法，不可不知，故載於此。

黃耆散《必用方》，治虛中有熱，咳嗽膿血，口苦咽乾。子澤方

黃耆四兩，焙　甘草一兩，炙

右細末，每服四五錢，沸湯點服，日三五服。

柔脾湯《必用方》，治虛勞吐血衄血，下血白汗出方。

甘草炙　白芍藥　黃耆各三兩　熟乾地黃九兩，焙

右細末，每服四五錢，水酒各一盞，煎至一盞以上，去滓，取六分清汁，溫服，食前，日三服。

《廣濟方》紫菀湯《必用方》，治傳屍殗殜，肺癰肺萎，發熱咳嗽膿血方。

紫菀茸取茸，洗，焙　五味子　款冬花　桂去麤　甘草炙　桑白皮炙赤，各三兩　人參一兩二分　麥門冬去心，焙，各五兩

右麤末，每服三五錢，薑五片，水一大盞，煎七分，去滓，食前，溫服，日三夜二。

肺傷湯《必用方》，治咳嗽唾膿血，脇下有痛處，不能臥。

人參　桂（去麤，別末，各二兩）　紫菀茸　阿膠（炒，各一兩）　熟乾地黃（四兩）　桑白皮（一斤，炙赤）

右細末，每服四錢，水一盞半，煎至一盞，取清汁六分，入膠飴一匙，再溫動調勻服，日夜四五服，食後。

治肺虛咳嗽，唾有血方。（《必用》）

枳殼（麩炒）　黃耆　桑白皮（炙）　甘草（炙）　人參（各三兩）

右細末，每服三四錢，薑三片，水一大盞，煎六分，並滓熱服，食後，三服。

治虛勞嗽血，喘乏方。（《必用方》）

甘草（炙）　熟乾地黃　款冬花　桂（去麤，末）　阿膠（炒）　人參　杏仁（去皮尖，麩炒黃）　川芎　白朮（各三兩）　白茯苓（六兩）

右細末，每服三四錢，水一盞半，煎至六分，去滓，溫服，食後，臨臥。（已上虛勞吐血神方也。）

甲乙餅（《可用方》），治欬血作片，兼涎內有血條，不問年久月深，但聲在，一服效。

青黛（一兩一分）　牡蠣粉（四錢匕）　杏仁（十五粒，麩炒，去皮，研）

右同研細，用黃蠟五棗大，鎔和作二十片，發時用乾柹一個，去核，入藥在內，濕紙裹煨，約藥鎔方取出，去火毒。細嚼以糯米飲服下，仰臥良久。（似前青餅子方）

石膏散（《可用》），治唾血不止，胸膈煩悶。

石膏（碎綿裹煎之）　杏仁（各三兩）　麻黃　五味子　紫蘇（莖葉）　半夏（各二兩）

右㕮咀，每服三五錢，水一盞半，薑五片，小麥五十粒，煎五分，溫服，食後，日三四服。

舌上出血（齒血　唇血）

《病源論》曰，舌爲心之候，而心又主於血，本藏有熱，及氣壅溢，故血從舌上出如涌泉。

黃連散《可用》，治舌上出血。

黃連　黃蘗各三兩　梔子仁三十枚

右㕮咀，酒二大盞，浸一宿，早晨分作二服，煮三五沸，放溫，頓服。

治舌上出血如泉方。《可用》

燒鐵箸烙孔中良。以鐵火鍼灸血孔也

《百一方》第八曰，《泊宅編》云，一士人無故舌上出血，仍有小穴。名醫耿隅曰，此名舌衄，炒槐花傅之而愈。

《百一方》八，治齒衄。自齒中血流出曰齒衄

以苦竹葉濃煎嗽之。

又糟茄切片，於新瓦上煿，令乾，黑色，爲末傅之。

揩齒散《可用》，治牙齒風疳，血出疼痛，牙齒浮虛。

細辛　白蒺藜　露蜂房　升麻　黃蘗皮　白礬半生半燒，各半兩　槐柳枝如大筯者，長二寸，各二十一莖，燒勿令過火

右擣爲散，研勻，瓷合盛，使時先以熱鹽湯嗽口三五度，後一如揩牙齒，用揩齦上，微覺痛即止，有津吐之。此藥並治宣露諸齒病

《聖惠方》云，齗出血者，頭面有風，而陽明脈虛，風挾熱乘虛入於齒齗，搏於血，故血出。

甘露飲《可用》，治胃熱，卒黃疸，遍身黃色，腹滿，小便赤澀，並治齒齦宣露，口疳齒痛，涎血臭氣，飢不欲食。

石斛　生乾地黃　熟乾地黃　天門冬　麥門冬　枇杷葉　枳殼　甘草　黃芩各等分

右㕮咀，每服四五錢，水一盞，煎至七分，溫服。

治無故口齒血出不止方。（《可用方》）

以竹葉濃煎湯，熱含冷吐，更入鹽。

地黃湯（《可用》二十四），治齒齗出血。

生地黃（二兩）　柳枝（切，一合）　黑豆（二合）

右將柳枝及黑豆炒令焦，用無灰酒二盞沃之，即下地黃更沸五六沸，熱含冷吐，以差爲度。

治齒動齗腫出血方。（《可用》）

右白礬一兩，燒研爲末，每用半錢，傅齒根。

九竅四肢指歧間出血（《可用方》）

《病源論》曰，凡九竅出血，喘咳而上氣，其脈數有熱，不得臥者難治。

森立夫云，榮衛太虛之人，氣血不相統攝，因有恚怒失節，致氣逆溢而血流散，故九竅皆出血，或四肢歧間亦出血也。

治四肢指歧間出血方。（《可用》）

青竹茹　蒲黃（各一兩二分）　生乾地黃（三兩）

右㕮咀，每服二兩，水一盞半，煎一盞，溫服，食後。（久可服，日夜三五服。）

治九竅四肢歧指間出血，此因傷損，血氣空虛，喜怒失節，驚忿過度，暴氣溢逆，血脈流散所致。凡九竅出血，喘咳而上氣，其脈數有熱，不得止者，難治方。（《可用》）

蒲黃（微炒）　龍骨（燒赤，各四兩）

右極細末，每服三四錢，糯米飲服，日夜三五服。

又方《可用》

用生地黄汁一升，生薑汁一合，相和溫服一小盞，日四五服。

南天竺飲《可用》，治血妄行，九竅皆出至多，無藥得住者。

南天竺草（一小把，如母指大，即是生瞿麥）　山梔子（老者，五個）　生薑（一拇指大）　棗子（五個）　甘草（半兩）　燈心（一把，如小指大）

右都剉洗，入瓷瓶中，以水一大椀，煮取半椀，濾汁，通口服。

治耳鼻九竅皆出血，兼治血妄行。

四味理中丸三服併一服，入烏梅一個，同煎服，頻服，以止爲度。

治因大驚恐，九竅血出不住，欲死方。

急取新汲水，勿令患人知，噴面上三次，效。

治血自皮膚間濺出。《百一選方》

以煮酒瓶上帋碎撚如楊花，用手捏在出血處，立止。

治血濺錢季毅。《百一》

槐花半生半炒，爲細末，傅之。

私謂，治一切出血疾，皆可服加味四物湯，熟地黄、川芎、白芍藥、當歸、蒲黄、燈心各等分，每服六七錢，水一盞半，煎至一盞，去滓，溫服，日夜六七服，藥力充，血氣自然安全。

汗血

《三因方》曰，心之液爲汗，汗亦血也。汗多出及盜出，皆爲津液走洩，陽氣不固。若更汗血，是心之真精發見，血失其性而無滋養之道，其人危病者，汗出正赤，污衣，名曰血汗。皆大喜傷心，喜則氣散，血隨氣行，婦人產蓐多有此證方。《可用方》

葎草不拘多少

右搗汁二升，醋二合，和，空腹飲一盃或濃煮汁飲。亦治淋瀝尿血及膏淋。

厚朴湯《可用方》，治婦人汗血，下焦勞冷，膀胱腎氣損弱，小便自汗俱出。

厚朴如手大，長四寸，以酒五升，煮兩沸，去柤，取桂一尺，末入酒，和一宿，早旦頓服。《本草》云，桂一尺者，去麤皮了，重二分爲正。

尿血淋血

《聖惠方》云，心主於血，與小腸合。若心藏有熱，積稸不散，流注於小腸，故小便血也。又風邪入少陰，則小便出血，尺脈微而芤，亦尿血。

森立夫云，愚謂此證必莖中澀痛，心中恍惚，氣惙惙然，心腎俱病之候。治小便尿血，皆因膀胱有虛熱所致。

柏葉微炙　黃耆　黃芩　甘草　阿膠各等分，一方無黃耆

右細末，每服三四錢，以煖生地黃汁一小盞調服，食前。《可用》

又方《可用》

大麻根五兩　亂髮灰研細，二兩

右水三大盞，先煎麻根，取一盞半，分三服，調髮灰二錢匕，食前服，日三服。

麥門冬散《可用》，治虛勞小便出血，心神煩熱。

麥門冬三兩　當歸　黃芩　人參　白芍藥各二兩二分　黃耆　熟地黃　阿膠各二兩　蒲黃一兩

右麤末，每服四五錢，水一盞半，淡竹絮一分，煎一盞，食後，溫服，日三。

車前子葉散《可用》，治虛勞內傷，小便血出，下焦客熱。

車前葉焙，三兩　石韋　當歸　白芍藥　蒲黃各一兩二分

右麤散，每服三五錢，水一盞半，煎六分，入竹絮一分，藕節汁半合，煎一兩沸，食前，溫服。

黃芩散《可用》，治血淋小便疼痛不可忍。

黃芩　薄荷焙乾　滑石　小薊根　生乾地黃　木通各三兩

右㕮咀，每服三五錢，水一盞半，煎六分，食前，溫服。

治血淋心煩，水道中痛方。

石韋　當歸　蒲黃　赤芍藥各等分

右細末，每二三錢匕，煖酒調下，或五六錢匕，日夜三五服。

葵子散《可用》，治虛勞小腸不利，出血。

木通　石韋　當歸各三兩　滑石　生乾地黃各六兩　葵子三合　私用葵根五兩

右㕮咀，每服四五錢，水一盞半，煎六分，食前，溫服，日夜四五服。

鹿茸散《可用》，治虛勞內傷，小便出血，水道中痛。

鹿茸　熟乾地黃　冬葵子各四兩，又用根　蒲黃　阿膠　當歸各三兩

右研細末，每服三錢，煖酒調服。

熟乾地黃丸《可用》，治虛勞損，小便出血，時復澀痛。

熟乾地黃　黃耆　鹿茸　兔絲子　冬葵子又用根，佳　車前子各三兩　蒲黃　當歸　赤茯苓各三兩一分

右細末，煉蜜和杵三二百下，丸桐子大，每服五十丸或七十丸，粥飲下，食前，日三四服。

治元腎藏虛衰而尿血方。《可用》

鹿茸　當歸　生乾地黃　冬葵子各三兩，又用根　蒲黃二合

右末，煉蜜和杵三二百下，丸桐子大，每服三十、五十丸，用椒鹽湯下，食前，日夜三五服。椒鹽湯ナルハシカミノセソツモノニシヲ入テ

《百一方》曰，治尿後有血方。

乾柿不拘多少，燒灰，用陳米飲，每服三四錢，調服。蓋柿性寒故也。但《百一方》一服乾柿三枚，燒灰。

雞蘇散《大全良方》八，治婦人血淋。

雞蘇葉薄荷也。乾　木通各二兩　生乾地黃　滑石各三兩　刺薊根乾，一兩

右粗末，每服五錢，水一盞半，竹葉二十一片，煎一盞，去滓，食前，溫服。

治婦人血淋及尿血澀痛。《大全》八

生乾地黃三兩　鬱金　蒲黃各二兩

右細末，每服三四錢，車錢草葉煎湯調下，日三服，以快利爲良。

火府丹《大全》八，治心經熱，小便澀，及治五淋，加甘草，㕮咀煎，名導赤散。《本事方》

生乾地黃四兩　木通　黃芩各二兩

右細末，煉蜜圓如梧子大，每服三十丸，以木通煎湯服。此藥治淋瀝臍下滿痛。許學士云，壬戌年，一卒病渴，日飲水一斗，不食者三月，心中煩悶。時已十月，予謂心經有伏熱，與此藥數服，越二日，不覺，來謝。當日三服，渴止。又三服，飲食如故。此本治淋，用以治渴，可謂通變也。

治婦人諸般淋。《大全良》八引《本事方》

若杖根，俗呼爲杜牛膝，多取淨洗，碎之，一合用水五盞，煎至一盞，去滓，用麝香、乳香少許調下。鄞縣武尉耿夢得，其内人患砂石淋者十三年，每漩楚痛不可忍，溺器中小便下砂石剝剝有聲，百方不效，偶得此方，啜之，一夕而愈。目所見也。《本草》云，牛膝治莖中痛。〇内人，妻也。《醫説》載於此傳云，耿夢符妻云。耿夢得，名醫耿鬲歟。

性全私謂，杜者，處名，杜苑也。杜苑蒺藜，亦云杜蒺藜、杜烏藥、杜茴香、杜牛膝，亦《本草》云土牛膝略木邊。《大全良方》第八卷曰，《本草》云牛膝治莖中痛云云。然日本醫人以若杖名誤謂虎杖。太可笑，亦可悲哉夫。

治婦人卒傷於熱，尿血。《大全良》八

陳總領云，余頃在章貢時，年二十六，忽小便後出鮮血數點，不勝驚駭，全卻不疼。如是一月，若不飲酒則血少，終不能止。偶有鄉兵告以市醫張康者，常療此病。遂呼之來。供一器清汁，云此草藥添少蜜，解以水。兩服而愈。既厚酬之，遂詢其藥名。鏡面草，一名螺壓草，其色青翠，所在石階縫中有之。陳總領，即日華子也。鏡面草ナタハミ歟

鹿茸散《大全良》八，治婦人勞損虛羸尿血。

鹿茸　當歸　熟地黄　葵子根亦佳　蒲黄　續斷等分

右細末，每服三五錢，酒調，日三服。

髮灰散《大全良》八，治小便尿血，或先尿而後血，或先血而後尿，亦遠近之謂也。又治飲食忍小便，或走馬房勞，皆致脬轉，臍下急痛不通，兼治肺疽，心衄内崩，吐血一兩口，或舌上血出如鍼孔。若鼻衄，吹内立已。

亂髮燒灰

右一味，用三四錢，以米醋二合，湯少許，調服，井華水調服亦得。服藥訖，即炒黑豆葉，蹲其上則通。

《本草》云，能療瘀血，通關鬲，利水道，破癥瘕癰腫，狐尿刺尸疰，雜瘡，療脬轉（小便不通，因脬返轉），通大小便，止咳嗽鼻衄。

生乾地黃散（《大全良》八），治婦人尿血不止。

生乾地黃（四兩） 栢葉 黄芩（各一兩） 阿膠（炒成珠，二兩）

右粗末，每服三五錢，水一盞半，薑三片，煎一盞，去滓，溫服，日三五服。

又方（《大全良》八）

羚羊角屑 龍骨 當歸 蒲黄（各二兩） 生乾地黃（四兩）

右細末，每服三四錢，粥飲調，食前服，日三五服。

當歸散（《大全良》八），治婦人小便出血，或時尿血。

當歸 羚羊角 赤芍藥（各二兩） 生乾地黃（四兩） 刺薊根（三兩）

右麤末，每服五錢，水一盞半，煎一盞，去滓，溫服，食前，日三五服。

《大全良方》第十五卷云，論妊娠尿血者，由勞傷經絡，有熱在內，熱乘於血，血得熱則流溢，滲入脬，故令尿血也。

《千金方》療妊娠卒下血，及子淋。（《外臺》同）

葵子（一升，研，用根同良）

右以水五升，煮取二升，分溫二服。

又方

生艾葉一斤，研，冬月莖葉乾者亦良

右以酒五升，煮取二升，分二三服。

續斷湯《大全》八，治妊娠下血及尿血。

當歸　生乾地黄各三兩　續斷一兩二分　赤芍藥三分

右末，每服三五錢，葱白湯調下，空心，食前，日二三服。

療妊娠尿血。《大全良》八

阿膠　熟乾地黄

右等分，末，每服三五錢，粥飲服，空心，食前，日三五服。

《大全良方》第二十三卷云，夫產後損血氣，血氣虚而挾於熱，血得熱則流散，滲於脬内，故血隨小便出。又利小便，利血。

亂髮灰如先調下

右洗淨，燒灰，米飲調服方寸匕。一方有滑石等分，每服二三錢，生地黄汁調下。

療產後大小便不利，下血。

車前子　黄芩　蒲黄　生乾地黄　牡蠣　芍藥各三兩

右末，每服方寸匕，米飲服，空心，食前，日三五服。

崔氏療產後血滲入大小腸。《大全良》二十三

車前草汁一升　蜜一大合

右相和煎一沸，分作兩服。**私謂，先《大全良方》第八陳總領所服之鏡面草汁蜜和方，全相似。**

大便下血腸風臟毒

森立夫曰，愚參諸方論，大率下血有二，曰腸風、曰臟毒。腸風之證，起於胃感風寒，飲食起居，皆有忤犯，致中焦氣滯不宣，血從大腸中出。其色鮮而如注，或久而不止者，是其候也。又臟毒之證，因腸胃有飲食毒，或酖酒人，久而積毒，致熱氣欝滯，血得熱而流入大腸，故下如黑色，或穢污成塊作片者，是其候也。又有脾濕毒，令氣血凝滯，滲入腸間而下者，必面目深黄，小便不利，胸膈膨脹，不進飲食，又下血瘀黑。見蟲注痢門。《可用方》

内補散《可用方》十一卷，治腸風痔疾，失血過多，虚乏羸瘦，不欲飲食。

續斷　熟乾地黄各二兩　白芍藥　桂心　乾薑　白茯苓　麥門冬　五味子　人參　附子炮　當歸　黄耆　川芎各一兩　白芷　甘草各三分

右㕮咀，每服四五錢，水一盞半，棗三五個，煎六分，溫服，日三五服。

治大腸風毒，下血不止方。《可用方》

五味子不以多少，半炒半生

右細末，陳米飯和丸桐子大，每服三十、五十丸，粥飲服下，食前空心。

皂莢芽茶法《可用方》，治腸風，兼去臟腑風澀下血。

嫩皂莢芽サイカチ笹ハノワカハヘ，採蒸過火焙，如造茶法，研末，每服四五錢，依點茶法喫服，無時。又入鹽花服，亦佳。

枳實三百丸《可用方》，治腸風，久下膿血，日日數十度。

枳實　槐花生用，各三兩　皂莢刺六兩，半生半燒存性右細末，煉蜜丸桐子大，約可三百粒，每服三十丸，米飲，溫酒任下。私云，約可二三千粒，以差爲度。

越桃散《可用方》，治下血及血痢。

越桃（即山梔子也）　槐花　棗肉（焙乾）　乾薑（燒存性，各五兩）

右細末，每服三五錢，陳米飲下。

治臟毒瀉血。《可用方》

五倍子，瓦上炒令半熟，細末，每服三四錢，濃煎地榆湯服，食前空心。

治臟毒酒痢便血不止方。《可用》

槐花（半炒半生）　山梔子（去皮，焙乾，各五兩）

右末，每服三四錢，新汲水調服。

治酒利便血，經年不差者。

橡斗子（トクルリ）　槐花（各五兩，同炒黃）　白礬（二分）

右末，每服三五錢，溫酒下。

酒連丸《可用方》，治血痔下血，伏暑，久治不效。

黃連不以多少，燒去毛，用好酒浸石瓷器中，以重湯煮，漉出暴乾。又添酒煮，如此七度。

右搗末，以彼餘酒爲丸桐子大，每服五十丸、七十丸或百丸，米飲下，空心食前，日夜四五服。

水調散《可用》，治酒多腸風瀉血，及熱瀉血至多，鮮血箭如紅線者，一服立效。

揀新老山梔子，不拘多少，去皮焙乾，研細，如油出成團則擘開，猛火焙乾，手擦，細羅爲末，瓷器盛。

發時，又新汲水調下二三錢。忌酒麪炙煎物三五日。

〇新老者不用，未熟之梔子也。

又方（可用）

好實黄連九兩，淨洗，日乾，分爲三處，三兩剉，作五分截，入陳米三兩，炒令紫黄色。亦三兩剉，作半寸截，以手攪炒，以手熱爲度。亦三兩剉，而不炒。如此訖合，九兩一處，以焙籠焙了，擣爲細末，研勻，用粟米飲和杵數百下，丸如桐子大，每服五十粒，乃至七十粒，空心温米飲下，一服立效。如急速不及制，度用生黄連爲末作丸，服之，二服抵一服功，此方治血痢水瀉，百發百中。

小黄耆丸（可用），治手陽明之經支脈絡於齒縫，而下屬大腸，若風客其經，則牙齒疼痛，及大便秘滯。或時便血，久不已，則成痔疾。

綿黄耆　熟乾地黄　川芎　枳殼　防風（各三兩）

右末，煉蜜和丸桐子大，每服三十、五十丸，煎皂莢子仁湯下，空心食前。（私云，利秘用皂角枝或皂角煎服。下血瀉利，即以米飲粟飲等可用之。）

白朮湯（可用），治脾有濕毒，氣弱萎黄，大便下血。遇飲食不接則致發動，氣惙惙然，血若不禁。

白朮　川烏頭（炮）　厚朴　乾薑　枳殼　甘草（各五兩）

右㕮咀，每服五錢，水二盞，生薑五片，棗三枚，煎八分，食前，温服。

加味四君子湯（可用），治下血，面色痿黄，心忪耳鳴，腳弱氣乏，口淡，食不知味。

人參　白茯苓　白朮　甘草　黄耆　白扁豆（蒸炒，等分）

右細末，每服三五錢匕，沸湯點服。

私云，大人小兒痢病卷有多加減。治下血疾，加蒲黄、縮砂、肉豆蔻，尤良。

結陰病

〇大便下血，有結陰名，又有再結，有三結。

《聖濟録》第九十七卷曰，論曰《内經》云，結陰者便血一升，再結二升，三結三升。夫邪在五藏，則陰脈不和，陰脈不和，則血留之。結陰之病，以陰氣内結，不得外行，血無所稟，滲入腸間，故便血也。

地榆湯《聖濟》，治結陰下血。

地榆四兩　甘草三兩，半生半炙

右麤末，每用五錢，水三盞，入縮砂仁二十八粒，同煎至一盞半，去滓，分二服。私，至一盞一服。

阿膠芍藥湯《聖濟》，治便血如小豆汁。

阿膠炒　赤芍藥　當歸切，焙，各三兩　甘草炙，一兩二分

右麤散，每服五錢，水一盞半，入竹葉十五片，同煎至一盞，去滓，溫服，食前空心。

芍藥湯《聖濟》，治非時便血。

赤芍藥三兩　桂心去麤，一兩二分　甘草一兩

右細剉如麻子大，每服五錢，水一盞半，生薑五片，餳少許，煎至一盞，去滓，溫服。

屋龍丸《聖濟》，治大便下血，腹内痛不可忍。

屋龍尾　伏龍肝　墨燒斷煙松，煙墨也。　當歸切焙，各五兩　皂角子人如豆，炒，二兩二分

右細末，麵糊爲丸如梧子大，陰乾，每服五十丸或七八十丸，煎生薑艾葉湯下，空心食前。

立效湯《聖濟》，治大便下血。

瞿麥穗三兩　甘草炙，二兩一分　山梔子仁微炒，一兩一分

右麤散，每服五錢，水三盞，葱根連鬚七莖碎打，燈心三十莖，生薑十片，同煎至一盞半，去滓，溫二服，或煎一盞，作一服，空心食前。

神仙必效散《聖濟》，治便血無度。

阿膠焙，四兩　當歸切，炒　烏賊魚骨去甲　白芍藥　劉寄奴各二兩

右細末，煉蜜和丸如梧子大，空心米飲服五十丸或七十、九十丸，日夜三五服。

石榴散《聖濟》，治結陰瀉血不止。

酸石榴皮　陳皮　甘草炙　乾薑炮

右等分，焙乾，細末，每服三四錢匕，以陳米飲調下，日三四服，空心食前。

桂芎湯《聖濟》，治結陰便血至三二升者。

桂心去麤　赤芍藥　芎藭　當歸切，焙　黃芩各三兩　甘草炙，一兩半

右麤末，每服五六錢，水一盞半，入竹絮彈子大一塊，同煎至一盞，去滓，空心食前，日三服，夜一二頻服。

金虎丸《聖濟》，治結陰便血。

黃蘗去麤，不拘多少

右細末，滴水丸如綠豆大，溫水服十、二十丸，空心。亦以艾葉服五十丸、百丸。

紫參湯《聖濟》，治便血。

紫參二兩，用好人參　黃芩二兩二分　茜根　赤芍藥　阿膠炒　蒲黃各二兩　雞蘇葉薄荷也　小薊根焙，各一兩二分　竹茹二兩

右麤末，每服五六錢，水一盞半，入生薑一塊半碎打，同煎至一盞，去滓服，不拘時，日三四服。

性全謂，以四物湯三兩，水三盞，煎至一盞，可服三黄圓百丸，量人虛實加減，治一切血疾皆效。

覆載萬安方卷第五十三

附墨之紙數七拾七丁

覆載萬安方卷第五十四

五藏六腑形并十二經脉圖

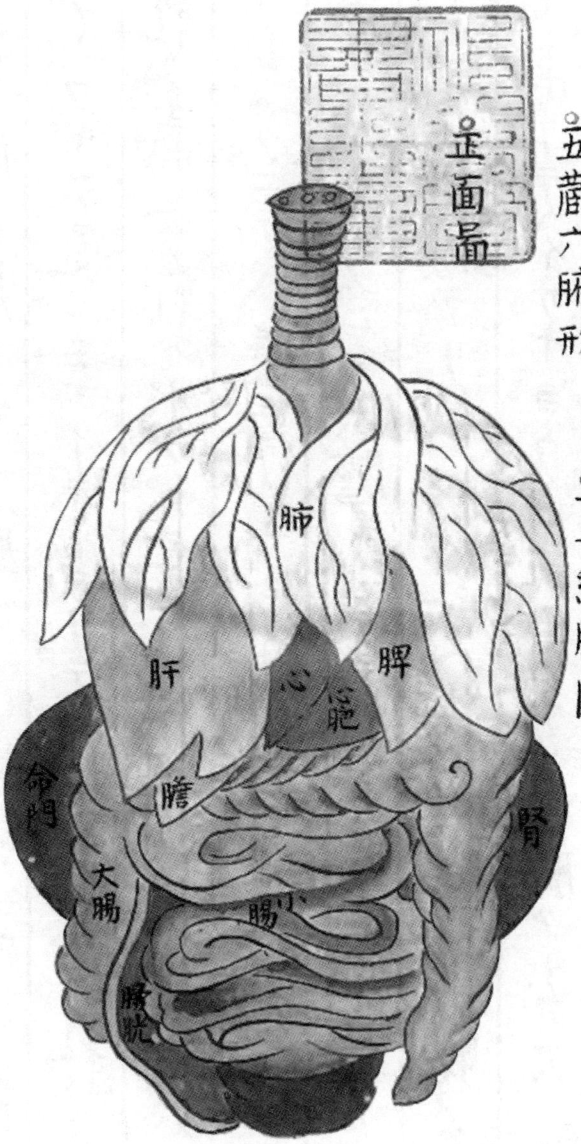

宜州ノ推官呉簡トイフ人ニ日ノアニタニ歐希

範ト云人トトモニシテ、五十六人カ胲ヲサイテ、ツマニ
ラカニ五藏六府ヲミルニ、喉ノアヒタニ二ノ孔アリ、三ノ孔
ツノ〳〵フキテミルニ、ミナイキトヲリテ、フサカラス、一ノ孔ハ食、
一ノ孔ハ氣（イキ）、二ノ孔ハ水ノカヨフ孔ナリ、又肺ノ藏ハハスノ
葉ノコトクニテ八葉ニテ上ニヲホヘリ、肺ノシタニ、心、肝
脾ナラヘリ、肝ノシタニ、膽アリ、脾ノシタニ、胃ノ府アリ
胃ノシタニ、小腸アリ、小腸ノシタハ膀胱ニ通ス、小腸ノナカハ
スキトホリテ、イサキヨウシテ、モノナシ、大腸ノナカニハ滓（カス）
穢（ケカスハシナモノ）アリ、又大腸ノカタワラニ膀胱アリ、又左ニ腎アリ、右ニ
命門アリ、タヽシ心ニ大ナルモノアリ、小モノアリ、四方ナル

モノ、ナカキモノ、ユカメルモノアリ、スクナルモノアリ、穴アル
モノアリ、穴ナキモノアリ、人コトニカワレリ、　心ハ、
スナハチ、紅ニシテサカレリ、令繪ニカケルカコトシ、又肝
ニモ一重ナルモノアリ、二重ナルモノアリ、三重ナルモノ
モアリ、腎ハ一ハ肝ノ右ニスコシサカリテアリ、一ハ脾ノ
左ニスコシアカリテアリ、脾ハスナハチ心ノ左ニアリ、又蒙
趕トイフ人咳嗽シ病キカルカユヘニ肺損シテ黒シ、歐
詮トイフモノハヴカウヨリ、月ノ病アリシユヘニ、肝ニ白
點アリ、

已上マムキノ畫ニヨリテアカシシハリ又、又タヽシ

喉ニ三ノ孔アリトイフ事ヲハ、アル書ニソシレリ、
水ト食トハ一ノ喉ヨリ入ナリ、氣ノカヨフアナハ
咽トイフ、此咽喉ノ二ノ孔ノミアルヘシ、三トハイヒ
カタメシトイヘリ、コノ義モトモヨシヤ

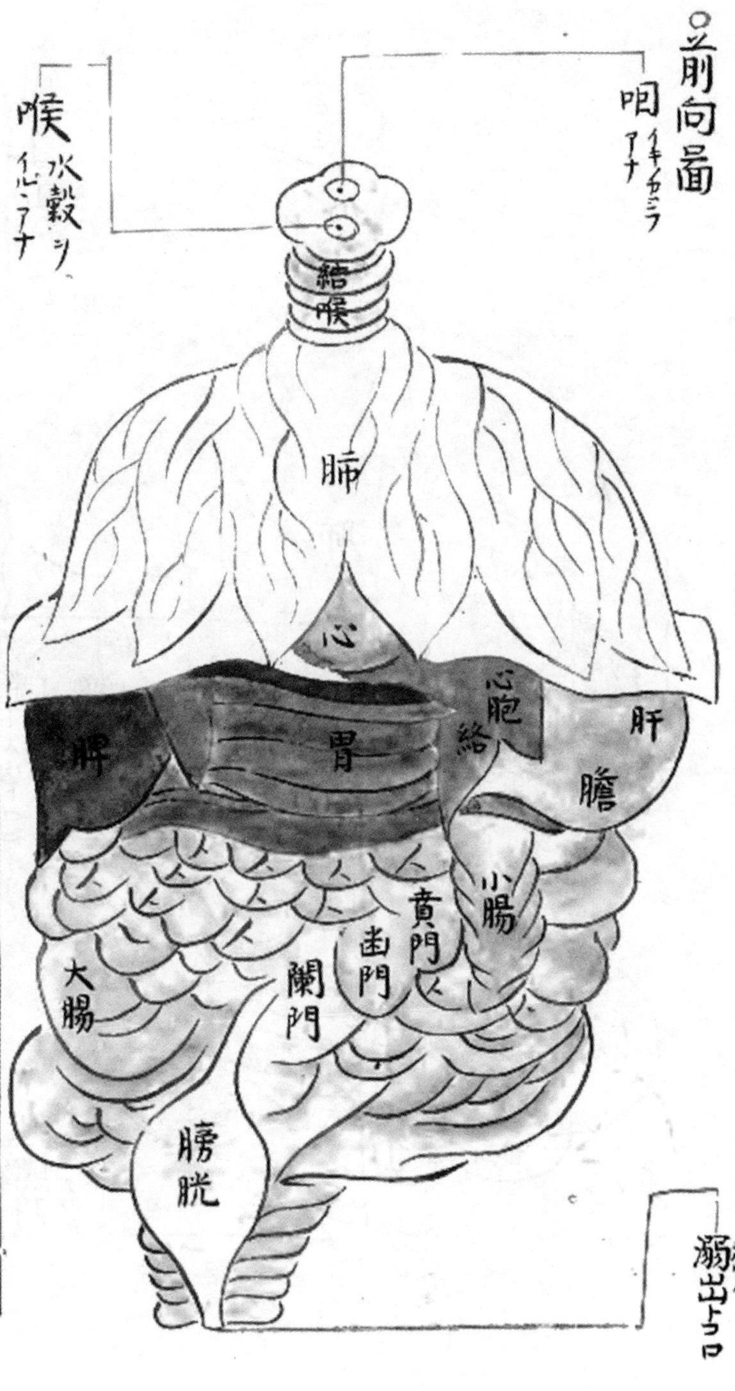

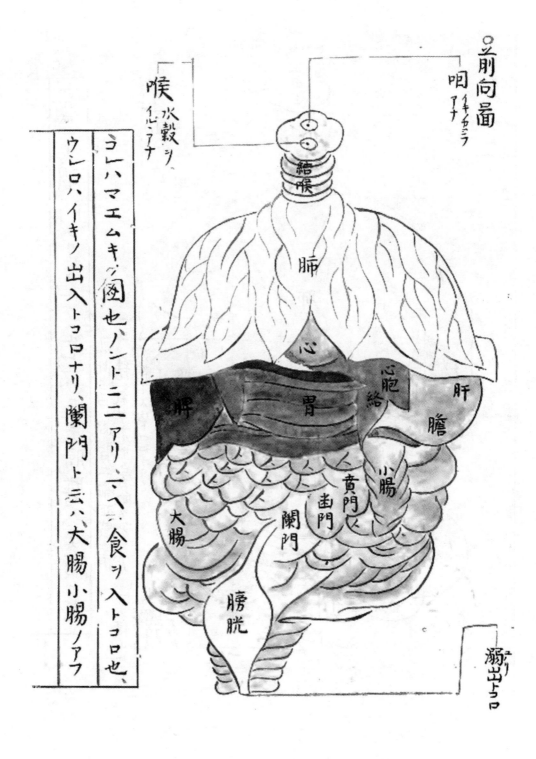

コレハマエムキノ図也、ノントニ二アリ、一ヘハ食ヲ入トコロ也、
ウシロハイキノ出入トコロナリ、闌門ト云ハ、大腸小腸ノアフ

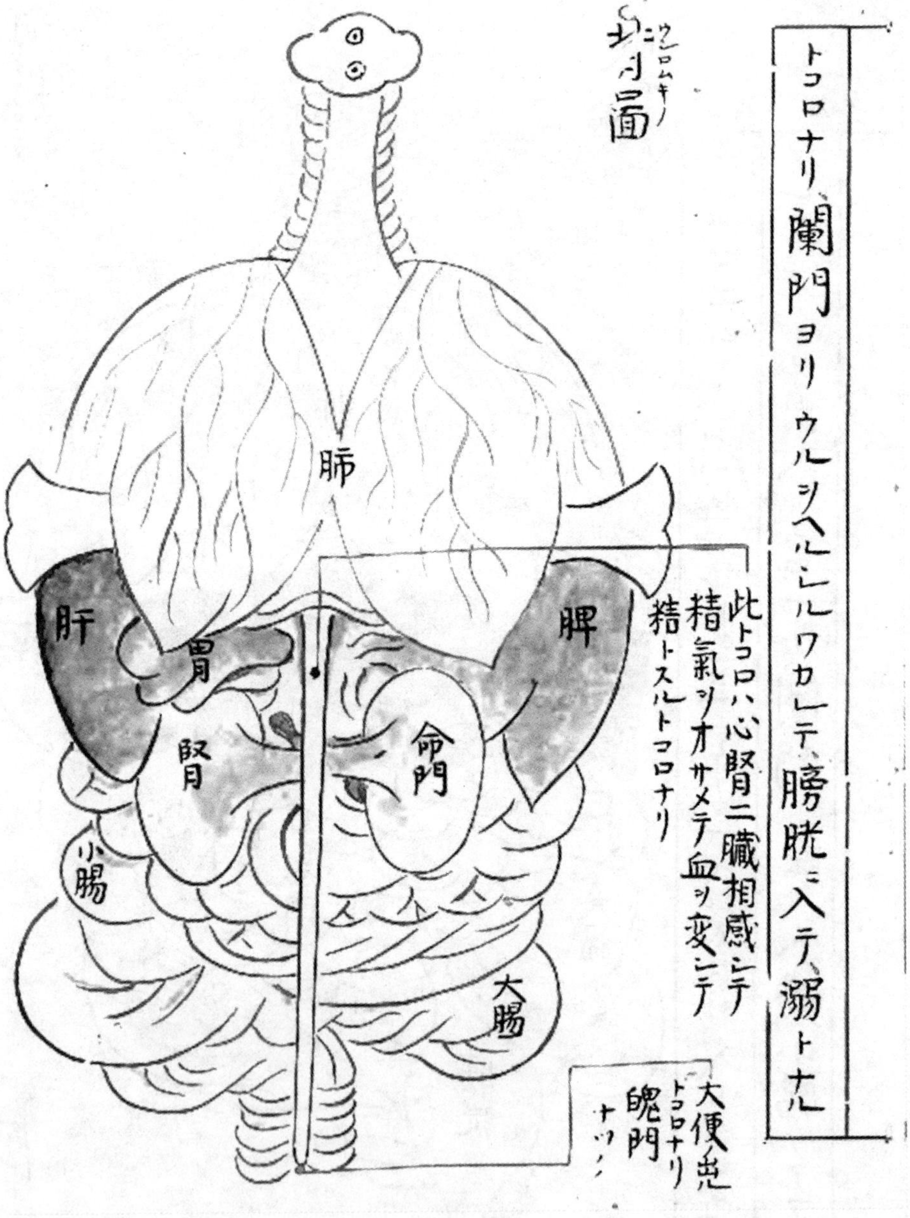

背圖（ウシロムキノ）
トコロナリ、闌門ヨリウルシヘルニルワカレテ、膀胱ニ入テ、溺トナル
肺
此トコロハ心腎二臓相感シテ
精氣ヲオサメテ血ヲ変シテ
精トスルトコロナリ
肝
胃
脾
腎
命門
小腸
大腸
大便出トコロナリ
魄門ナツク

是ハウンロムキノ畐ナリ、肚腸ト云ハ、大便ノツタニ出ル
トコロ也、又䰟門トナヅク、此ミチ上ハ心ニツラヌキ、下ハ腎ニ
通セリ、水火アヒ感シテ、精氣ハ五藏ヲヤシナイ、糟粕ハコレヨリ
クダリテ糞、穢トナル也、ソヨソ五藏ハ陰ニ属シ、裏ニ属ス、六府ハ陽
トシ表トス、藏ト云ハクラナリ、クラト云ハモノヲオサム、故ニ諸神ヲ
ヲサメテ、精神流通ス、府ト云ハ庫、府トテ、コレモクラナリ、コレハ
藏ノクラヨリ、スコシアラハ也、水穀ヲオサム、糟粕ヲイタシ
イル、クラナリ、タトヘハ藏ノクラハ金銀絹帛ノタカラヲ
オサムルクラナリ、府ノクラハ五穀等ヲ入イタスノクラナル
ヘシ

右肩向圖

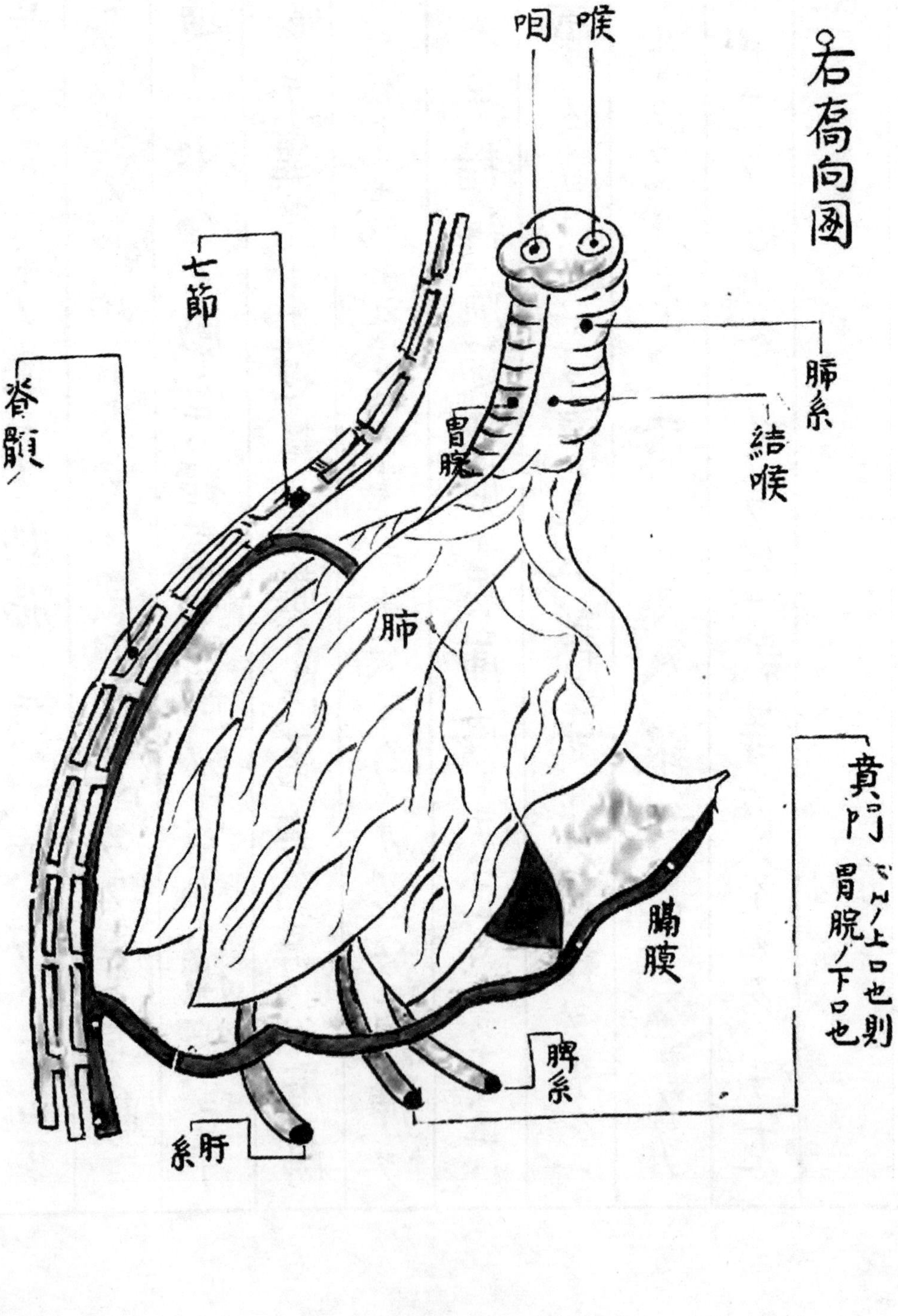

コレハ右ノソハムキナリ、コレハ心ト肺トノ二蔵ハカリヲアカス、
膈膜ト云ハ、心肺ノシタヨノ蔵ノ上ニ紙ノコトクニテ、ニキ
ハシリ、又賁門トイフハ、胃ノ上ノ口ナリ、コノ賁門ヨリ、
胃ニイルナリ、胃脘ノ下ニ、賁門アリ、賁門ノシタノ口
ヨリ、胃ノ府ニイタルナリ

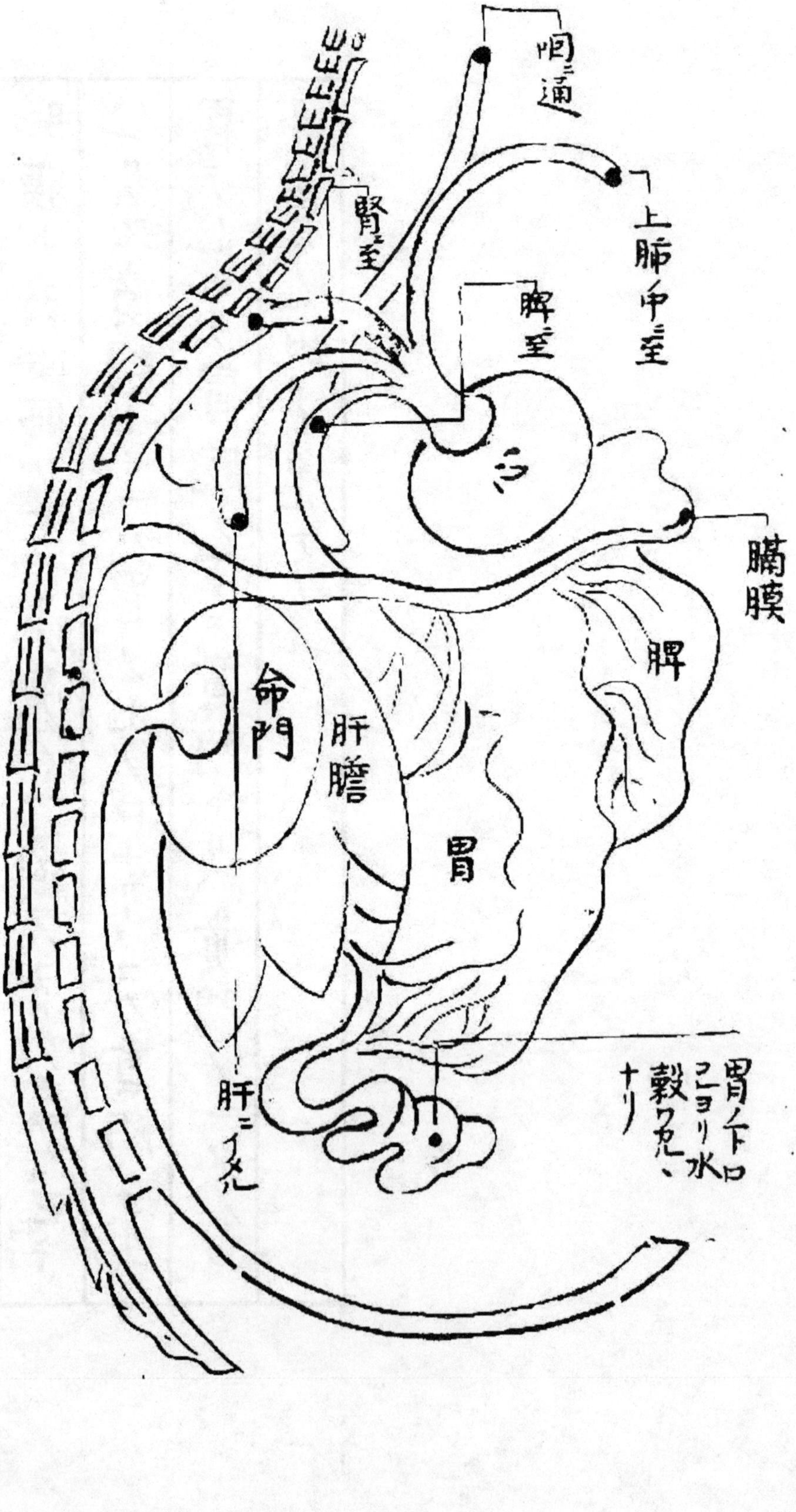
咽ニ通
上脘ニ至
腎ニ至
脾ニ至
膈膜
脾
命門
肝膽
胃
肝ニイル
胃ノ下口ヨリ水穀ワカル、ナリ

是ハ五蔵ニミナ心ノ蔵ヨリ、ミチヲ通シ心又五蔵ニ通ス、シカウシテ心ヨリ血氣ヲイダシテ、骨髄ニソヽクカルカ故ニ五蔵ニ病アル時先心ヲオカス、心ノ系ハ上ミ肺ニカヨヒテ、肺ノ両葉ノナカヨリ、ウシロニムカヒテ、脊ヲトホリテ腎ニツキ、腎ヨリシテ、膀胱ニイタリ膀胱トホソキスチトツレテ、渡便ノトコロヘユク也肺ノ系ハカミ喉ニ通スル也脾ノ系ハ、膈ノ中ヨリ、スコシ左ノ脇ニソヒテ、胃ノウヘニアリテ、ヲホキナルスヂトツレテ、胃脘ヲミツヒテ、心肺ヲツラヌクナリ、肝ノ系ハ膈ノシタヨリ、右ノ脇ノヲリホ子ノウヘニツイテ、膈ヲツラヌイテ、肺ノ中ニ入テ膈膜トアヒツラナレリ、腎ノ系ハ、

セナカノ骨ノキワニツキテクタリテ腰ニイリ、カミハスナハチ
心ト氣ヲ通シテ、フサカラサル也、膈膜ト云ハ心肺ノシタ、ヨノ
三蔵ノウヘニ、中間ニウスキカハヒキヘタヽレリ、此膈膜
ノ氣フサカレハ、上下アヒフサカリ、氣通スル時ハトヽコヲラス、
五膈ノ病ハ、コレ五氣ノトヽコヲル時、膈膜アヒフサカルユヘニ、
ム子クルシシテフサカリタルヤウ也、意氣シツカナラハ、ウレヘ
アルヘカラス

此圖ハ五蔵ノ通シタルスカタシアカスセソノスチ膈ヲ

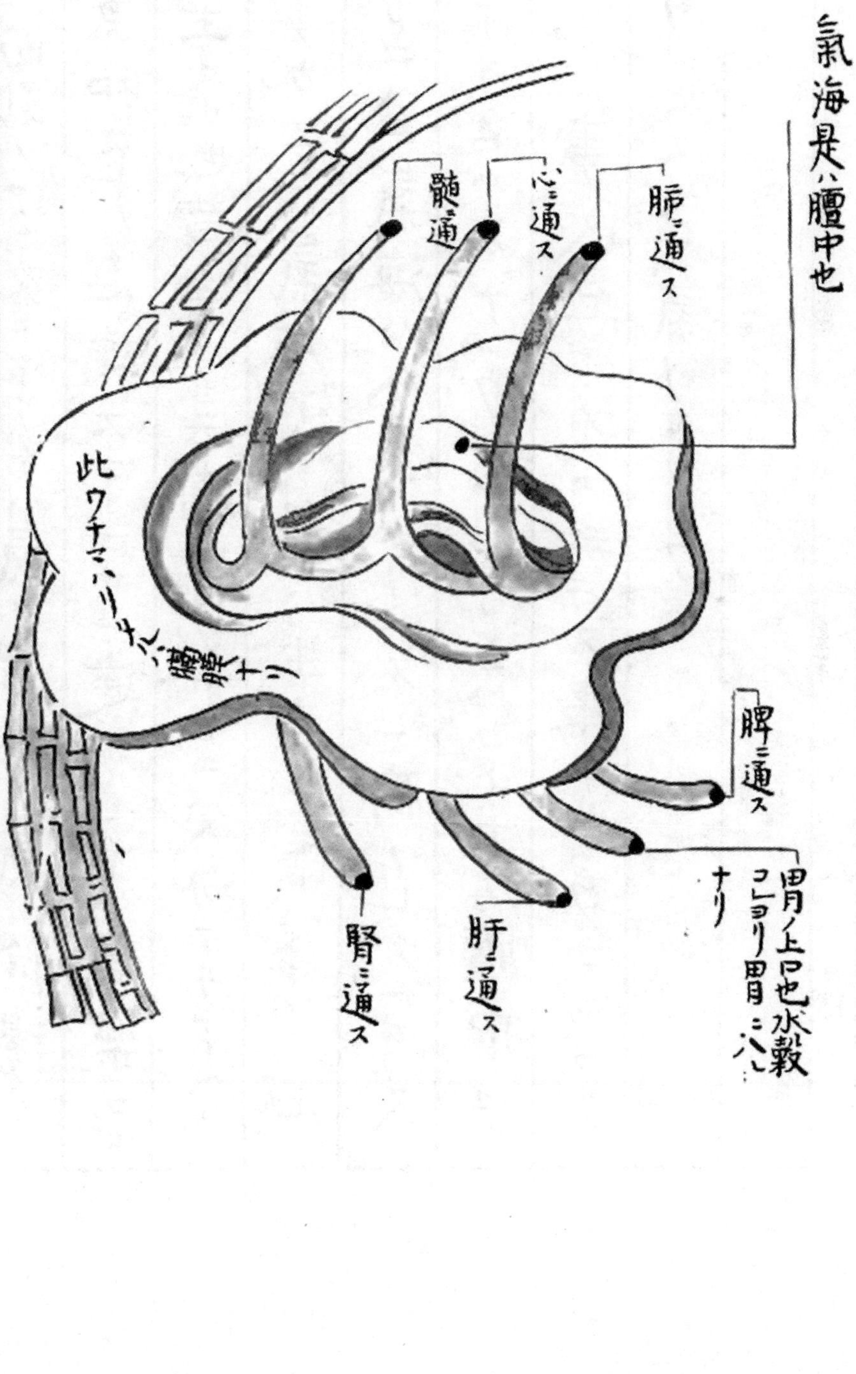

ツラスキ、府蔵ニツラナリ、脊髄ニ通ス、氣海ト云ハ、膻中ヲ云也、両乳ノアヒタニアリテ、氣ノ海タリ、氣ハ陰陽ニ通ス、氣和スレハ志達スコヽロサシ達スルトキハ、喜楽コヒニヨリテ生スル也、黄帝ノ云、膈肓(マウ)ノナカニ父母アリトイヘリ、膈肓ノウヱニハ氣海アリ、氣ハ生ノミナモト、命ノ主(アルジ)也カルカユヘニ、氣海ハ人ノ父タリ、タヽシ臍ノシタニモ又氣海アリ、名ハオナシウシテ、トコロハコトナリ、膻中ヲ氣海トスル事人已ヲイト知ラヌ事ナリ、ツ子ニコノ氣海ヲ灸スヘシ、氣ヲトヽノフ

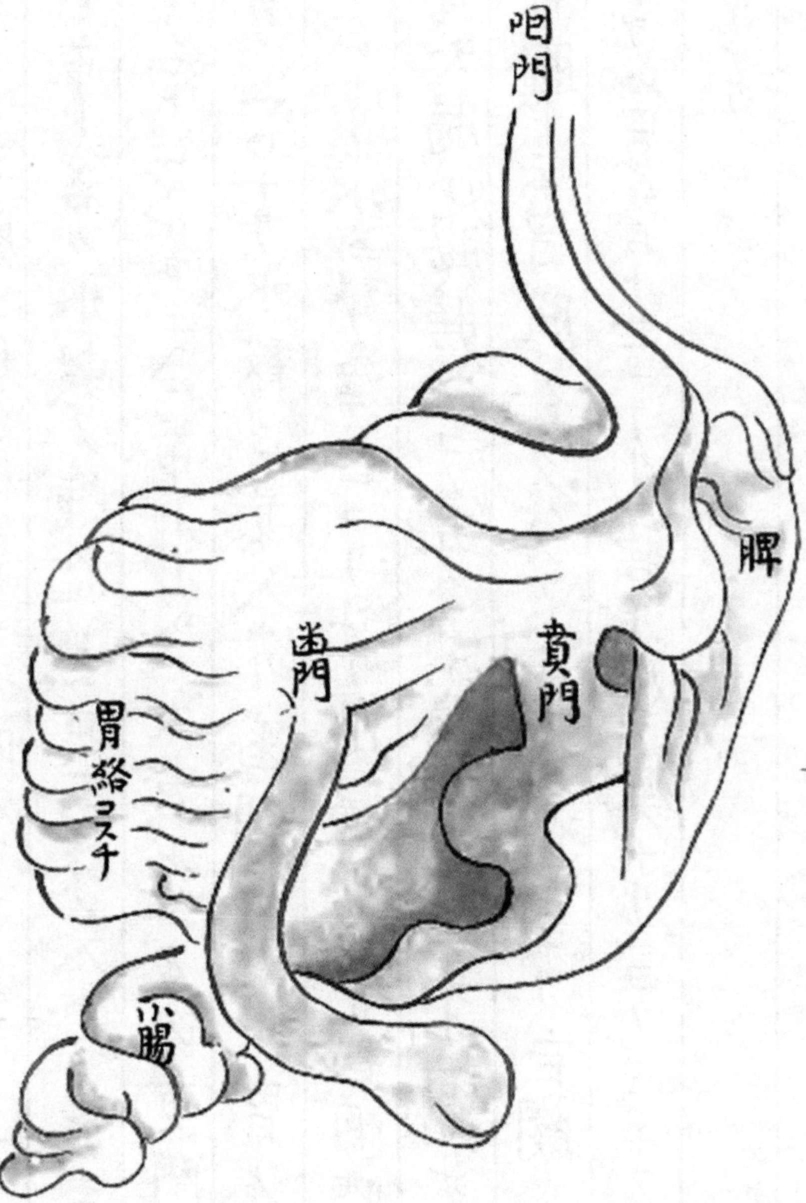
咽門
脾
賁門
幽門
胃絡コスチ
小腸

黄帝ノ云、脾ノ蔵ノ府ハ胃ナリ、脾ノ胃ノ上ニアリ、胃ヲ大市ト名ク、水穀ノ帰スルトコロ、五味ノ入トコロ尤事市ノコトシカルカユヘニ市トナツク、大倉トモナツク、賁門ハ胃ノ上口ナリ、水穀コレヨリ入ナリ、幽門ハスナハチ胃ノ下口ナリ、水穀ノ滓コレヨリシテ、小腸ニツタハル也、闌門胃、大腸、小腸、膀胱コノ五ノアナハ一ニカヨヒタリ、咽ノシタハ胃脘ト云、胃脘ノシタハスナハチ胃ノ上口ナリ、巨闕ノ下ツハ胃管ト書ケリ、管ト脘ト異ナリ、ヨク心エワクヘキナリ

小腸口
闌門
分水

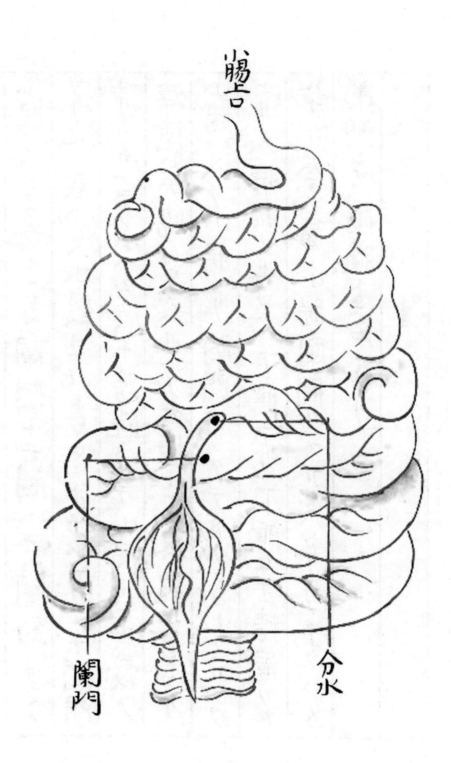

是ハ小腸闌門ノスカタハカリヲアカス扁鵲カ云大腸ト
小腸トアヒアフトコロヲ闌門ト云闌ト云ハ闌約トテツメ
ヲサムル義ナリ水穀ヲ此トコロニオサメアツメテ闌門
ヨリワカレテ水ハスナハチ膀胱ニ入テ小便トナル穀ノ
滓穢ハ大腸ニツタハリテ大便トナル水穀ハ胃ヨリ
小腸ニ入テ小腸ヨリ闌門ニウケテカクノコトクワカツ
ナリ又膀胱ノ上口ニハ下焦アリ下焦ニテ清濁ワカ
ルナリ今ノ圖ハ小腸闌門ノスカタハカリヲアラハス
闌門ヲハ闌膈トモ名クルナリ

是ハ命門ハ小腸大腸膀胱ノスカタヲアラハス右ノ腎ヲ命門トナツク精血ヲツカサトル扁鵲カ云餘ノ藏ハ一ツヽアリ

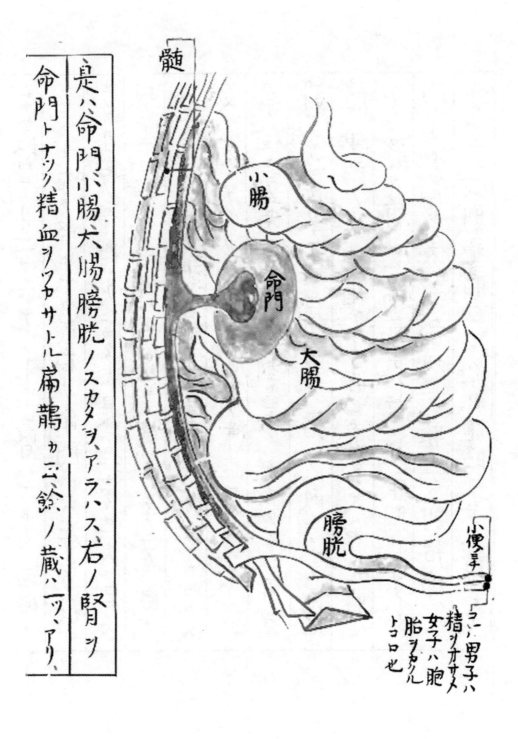

シカルニ腎ニトリ、二アルハナンソヤ、タヽシ腎ハ二ツアリテ、両傍ノ
コシニアリ、左ヲ腎トナツケ、右ヲ命門ト云、左ノ腎ハ水ニ
カタトリ、右ノ命門ハ火ニカタトル、是ハ秘事也、火ニ君火
相火トテ二ツアリ、相火ハ正ク物ヲ焼ヨノツ子ニアル處ノ
火也、是ハ心ノ蔵ニ納ル、君火ト云者、正ク物ヲヤキコカス
叓ナシ、タヽアタヽカニシテ、其用ヲホトコス叓ナシ、タトヘハ
君ノ位ニテ、天下ヲ治レトモ、正ク手ヲクタシテ、賞
罸ヲオコナワス、群臣ノカヲ借テ、政ヲナスカ如シ、
故ニ命門ノ火ヲハ、相火ト云也、男女交會スル時ニ、
モラス處ノ精ハコレ陽氣ナル故ニ此命門ニヲサメ、命
門ヨリイツル也、依テ之ニ命門ニハ、男子ハ則精神ヲ
オサメ、女子ハ則胞胎ヲカクル也、胞胎ト云ハ、精ヲ受

私云心火ハ天火ニテ不動 命門ハ相火ニテ動クタク火也 天之日ヲ以テ水晶
艾ニ付レハモヘ付也是ヲ以テ可知雖然シメリタル物ニハツカズハシヤギリタル者
ニハ付ク心ハ本火ナルニヨツテ暑氣心ニ付ク

納テ懐孕スル所也又男子ノ命門ハ火ニカタトリ天ニ當ル
陽トス女子ノ命門ハ水ニカタドリ地ニアタリテ陰トス此ノ
腎ト命門トハカリ男女相替レリ餘ノ諸ノ藏ハ
男女替ル事ナシ凡此命門心ヨリ出タル故ニ心
氣ヲウゴカシツカラカセハ命門ヲウゴカシ精血ヲ
ツカラカシ髓脉ヲヨワカラシムル故ニ精血ヲカタメウ
セント思ハヽ意ヲツカラカス事ナカレ故タトイ女事
ヲコノマス精ヲモラサヽル人モ心腎二藏ツカレテ
腎脉ヨハク　　腎虚ノ病ヲウル

事ハ、是心ヲツカラカニ、思ヲツクスニヘニ、陽氣ツカレ弱クシテ、命門ノ氣損シテ、精神衰ル也。是則心ト命門ト一ツナル故也。心ハ君火、命門ハ相火ドモニ陽氣ノ一ツナル故也

已上内景圖五藏ノ形也

○十二經脉圖

手ノ三陰三陽ヲ合六トス、足ノ三陰三陽ヲ合メ六トス、已上合十二也、是ヲ十二經脉ト云、此十二經脉、手足徧身ヲマツヒメクル

手太陽ハ小腸府
手小陰ハ心藏也
手陽明ハ大腸府
手太陰ハ肺藏也
手小陽ハ三焦府
手心主包絡ハ命門

大陽水　根本一滴水也　水火同
少陰火　君火ト云アタヽカナル火ノ精也物ヲヤカス
（大陽水・少陰火）水尅火
陽明金
太陰土
（陽明金・太陰土）土生金
少陽火　相火ト云
厥陰木
（少陽火・厥陰木）木生火

又厥陰各

足太陽ハ膀胱府　太陽水

足少陰ハ腎藏也　少陰火

水尅火

水火同

足陽明ハ胃府也　陽明金

足太陰ハ脾藏　太陰土

土生金

足少陽ハ膽府　少陽火

相火也

木生火

足厥陰ハ肝藏　厥陰木

此十二經脉、日夜ニ遍身ヲメクル也、コノ經脈ノ

メクリツタヒテ、イタル所ヲアカスヘシ、此十二ノ数ハ、ニ

紀十二月ニカタトリ、又一日十二時ニアタル也

手太陰肺脉圖

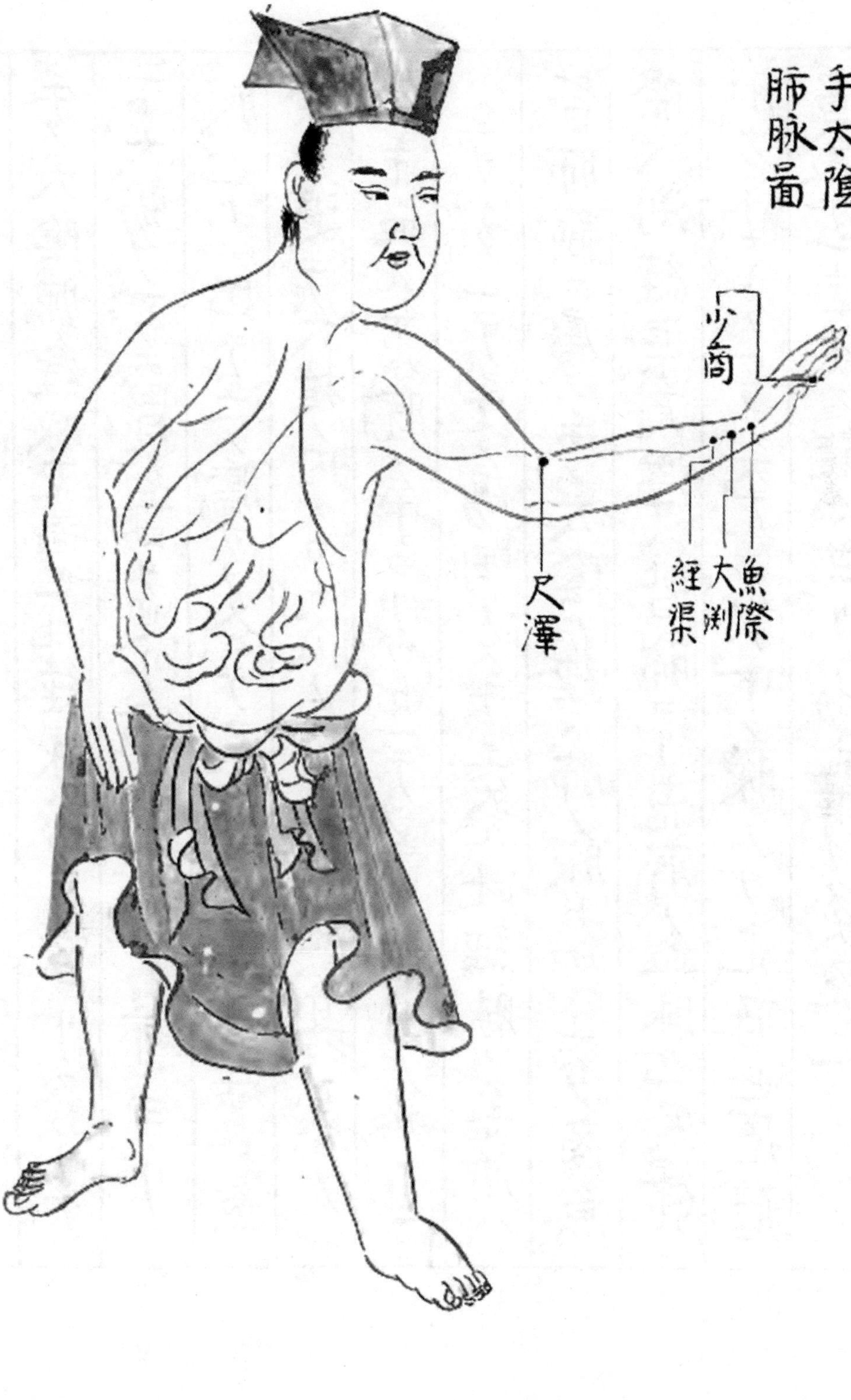

手ノ太陰肺ノ經脉ナル畐也此經脉ハ中焦ヨリ發リテ、下大腸ヲマツヒ胃ノ上口ヲ廻リ肺ニ至リテ肺ヨリ腋ノ下ニ出テ、二ノ臑ヲツタヒテ尺澤ヲクダリテ寸口魚際ヲ過テ大指ノ内ノカト爪ノスミニ至ル、其支ノ細キ血スヂハ腕ノ中ヨリワカレテツギノ指ノ内ノカトニハヒシイメシテ、手ノ陽明ノスヂニ交ル此經脉ノ至ル所ハ、皆肺藏ニ屬ス、手ノ大陰ノ經ハ、肺ノ脉ト知ヘシ、少商魚際、大淵、經渠、尺澤ハ皆肺ヨリ出ル所ノ血脉也、尺澤ハ肘ノヒキカヽメノウラノ大ナルシハノ中ノ脉ノヲトル所也瘧病鼻血ナントニ灸ス、能々サクリテヲトル所ヲ灸スル也

手陽明大腸脉圖

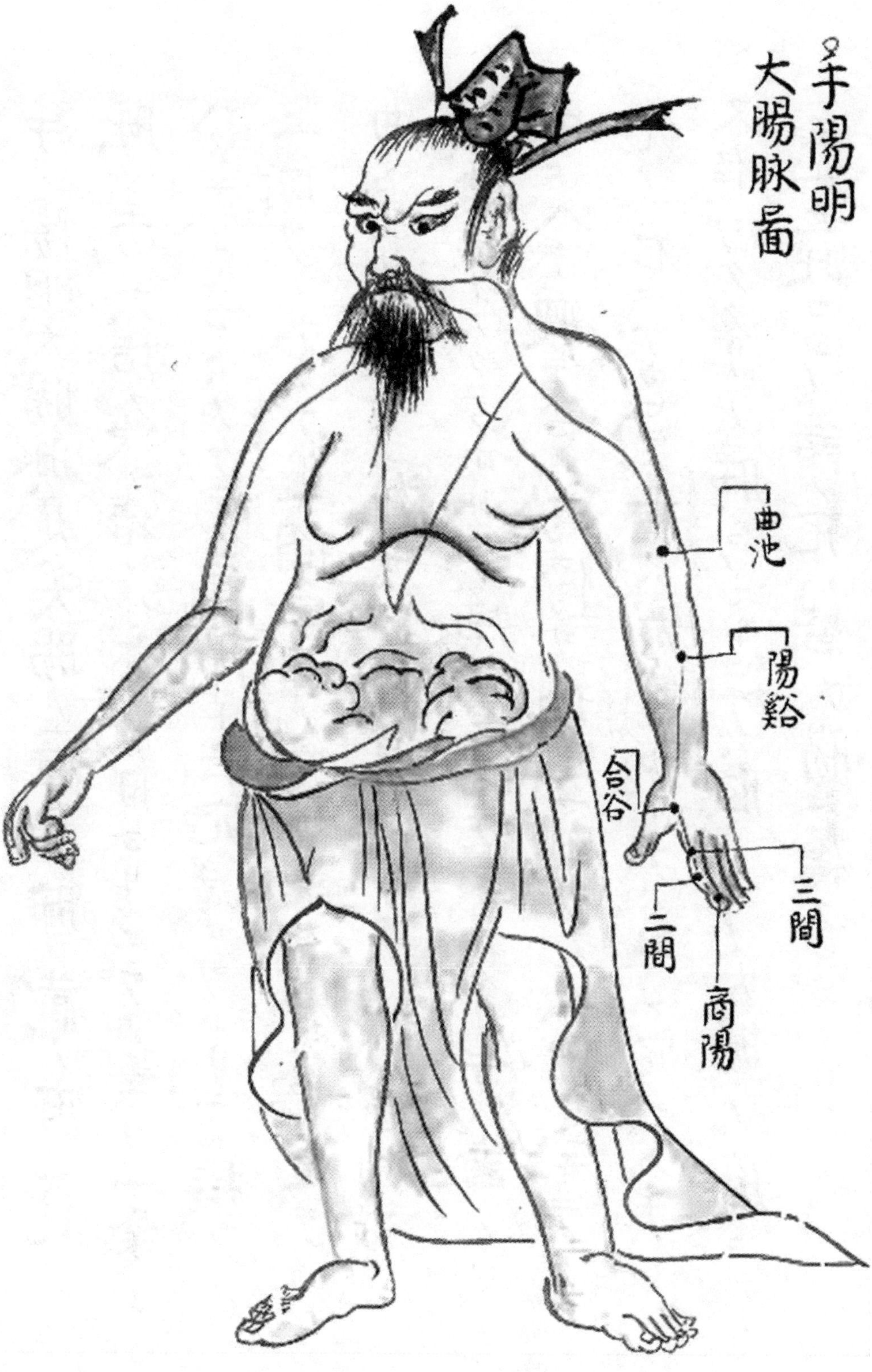

手ノ陽明大腸脉、是ハ大腸ノ府ノ脉、肺ノ藏ノ府也、此脉ハ、手ノ大指ノ次ノ指ノハシ、爪ノ角ヨリ、ニラノ葉ヲ、一葉ヘタテタルホト、ソケテ、商陽ト云穴ヨリヲコリテ、指ノ上角（カト）ヲノホリテ、二間三間ノ穴ヲ過テ合谷ニ至テ、曲池ニノホリテ、肩井ヲ過テクタリテ、缺盆ニ入テ、缺盆ヨリスクニノホリテ、頬（カホ）ニ至リテ、又クタリテ、歯ノ中ニ入テ廻テ、口ノ両傍ヲハサミマトイテ、人中ニ至テ、左ノハ右ニチカヒテ、右ノハ左ニチカイテ、鼻ノ穴ヘ入テ、又喉ヲクタリテ、肺ヲマトヒテ、肢ニ入テ大腸ノ府ニ至ル也、此カミノ、諸ノ穴ハ皆大腸ニ属ス、

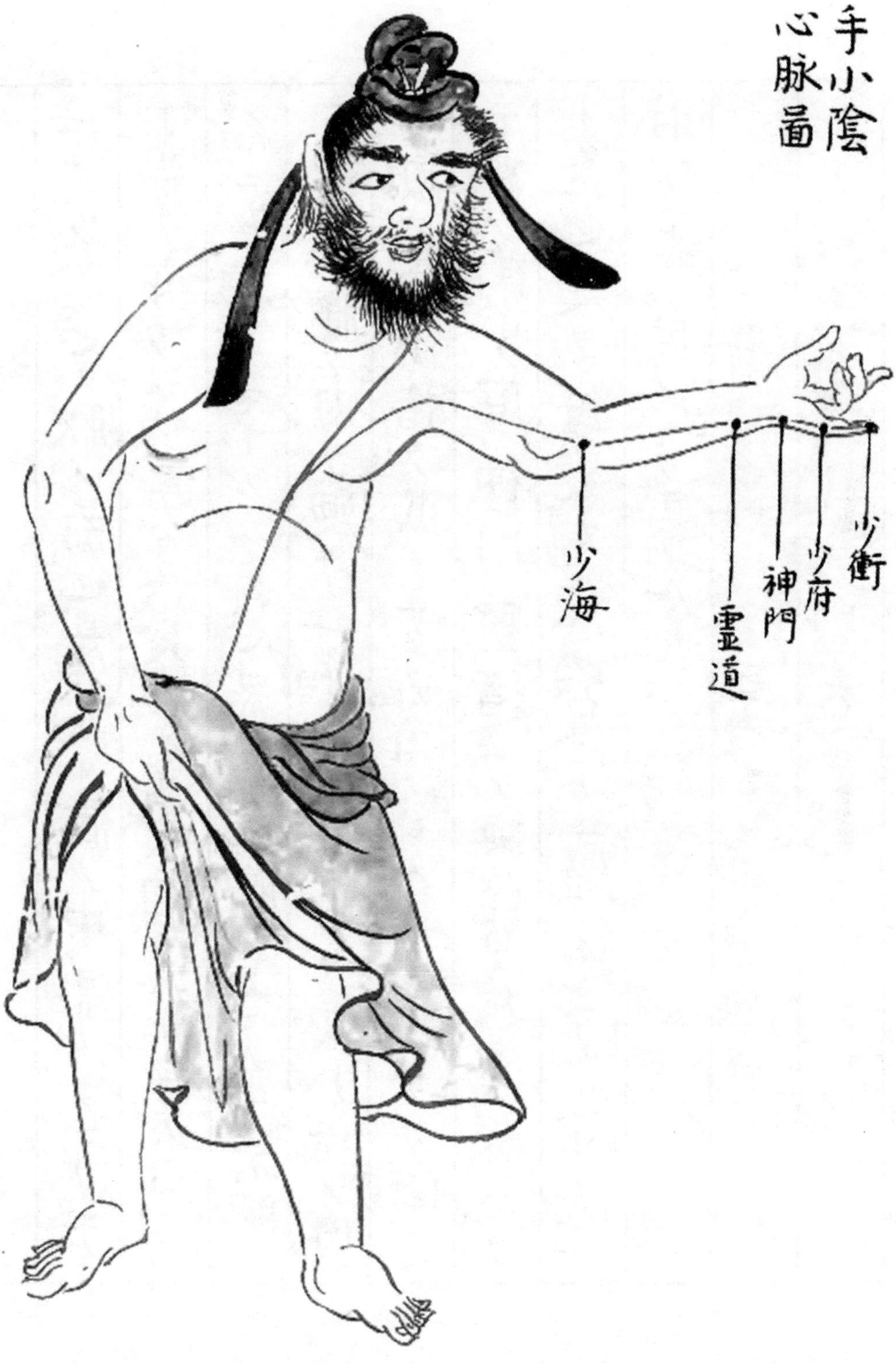
手小陰
心脉圖
少衝
少府
神門
霊道
少海

手ノ少陰ハ心ノ脉ノ畐也是ハ心ノ蔵ノ中ヨリヲコリテ、
小腸ノ府ヲマツニテ、其支ハノホリテ咽ヲハサミテ、目ノ
系(スヂ)ニカヽル、ソノモトノスヂハ心ヨリスグニ肺ノ上ニノホリテ腋ノ
下ニ至テ、臑(ウデ)ノ内ヲ廻テ、ヒタノカトヲトヲリテ、小指ノ内
ノ骱(カド)ニ至ル、小指ノ爪ノヒタノ角ノヒタナリ、是(コレ)ヲ少衝ト
云也、少衝、少府、神門、靈道、少海ハ皆是心ノ脉ノトヲ
リタル也、是ヲ針灸スレハ、皆心ノ蔵ニ通スル也、此脉ハ
肘ノ下ノ角ヲトヲリタル也

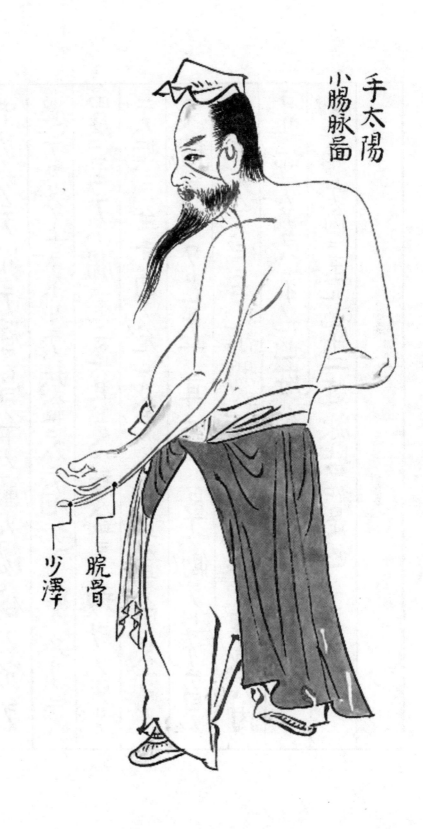

手太陽小腸脉圖

手ノ太陽小腸ノ脉是ハ心ノ藏ノ府ノ經脉也小指ノ

ハシノ少澤ノ穴ヨリ起テ手ノ外ノ側ヲトヲリテ踝ノ
中ヲスクニノホリテ臂ノ骨ノ下ノ廉ノ陽谷ノ穴ヲ
過テカタノ上ニノホリテ缺盆ニ入テ咽ノ下ヲクタリテ
胃ニ至テ小腸ニトマル其支ハ缺盆ヨリ頸ヲノホリ
テ頬ニ至テ目ノ兊ニ及テ又クタリテ耳ノ中ニ入コノ
支猶ニツニワカレテ一ハ耳ニ入一ハ鼻ノ側ヲトヲリテ目ノ
内ノニタノマスミニ至ル小腸ハ心ノ府也臓ノ経脉ハ内
ヨリ始テアラハニイツル也府ノ経脉ハ外ノ手足ノハシ
ヨリ始テ内ニ至ル也十二経脉皆如是也

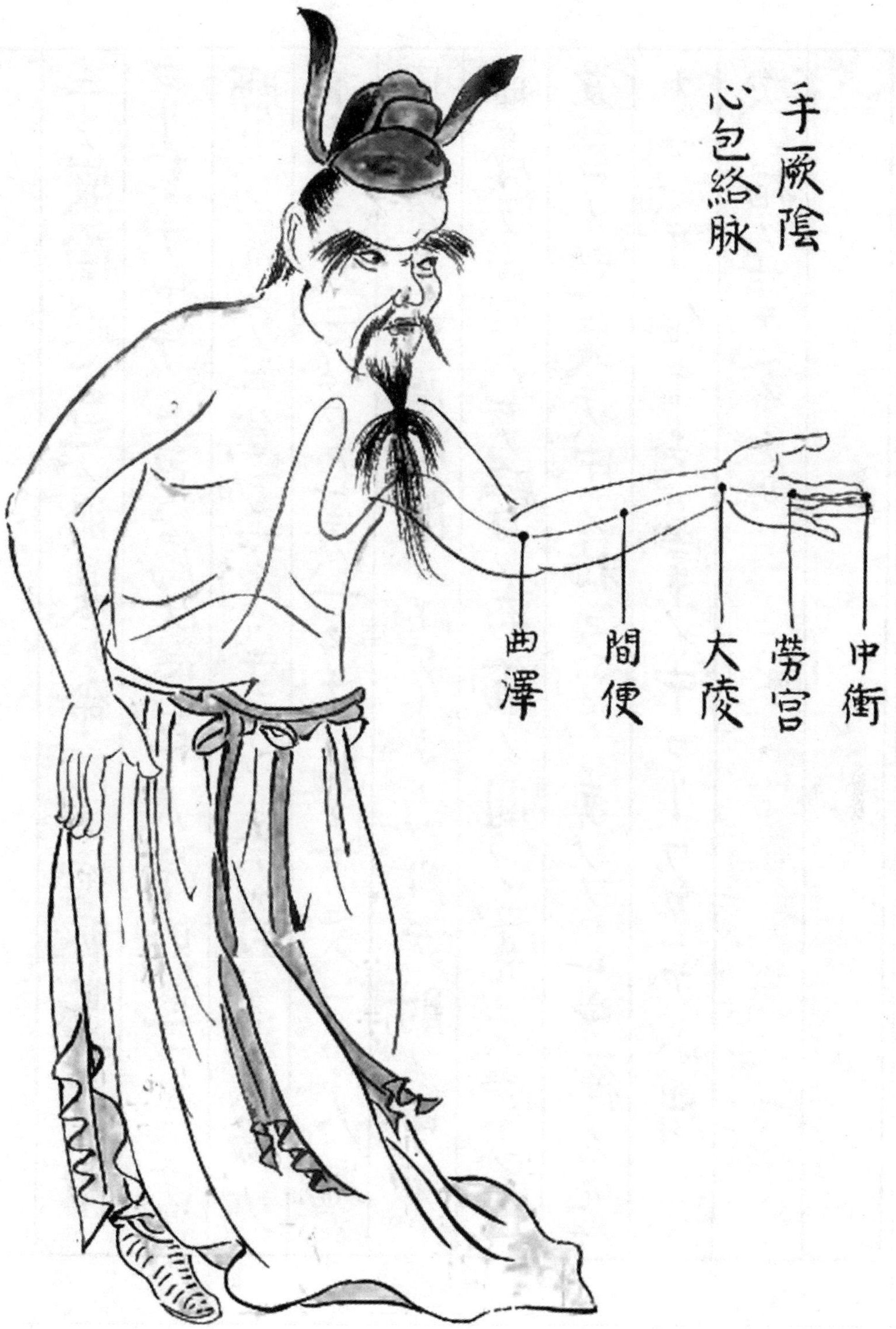
手厥陰
心包絡脉
中衝
勞宮
大陵
間使
曲澤

手ノ厥陰ハ心包ノ脉、是ハ命門ノ經脉也、胸ノ中ヨリ起テ出テ、心包ニ属ス、心包トハ、命門也、ゴノスヂハ、膈ヲクダリテ、三焦ヲマツヒテ、ソノ支ハ、胸ヲ廻テ、脇ノ下ニ出テ、又二ツニワカレテ、一スヂハ脇ノ下ニ入、一スヂハ臑ノ内ヲユイテ、太陰小陰ノアワイヲトヲリテ、肘ノ中ノ、曲澤ノ中ニ入テ、臂ノ兩筋ノ間ヲユ井テ、掌ノ中、労宮ノ穴ニ入テ、中ノ指ヲツタヒテ、ソノハシ中衝ノ穴ニトヽマル、アノ細キ支ハ、掌ノ中ヨリワカレテ、小指ノ次ノ指ノサキニイタル

手少陽三焦ノ脉是ハ命門ノ府也小指ノ次ノ指ノ、

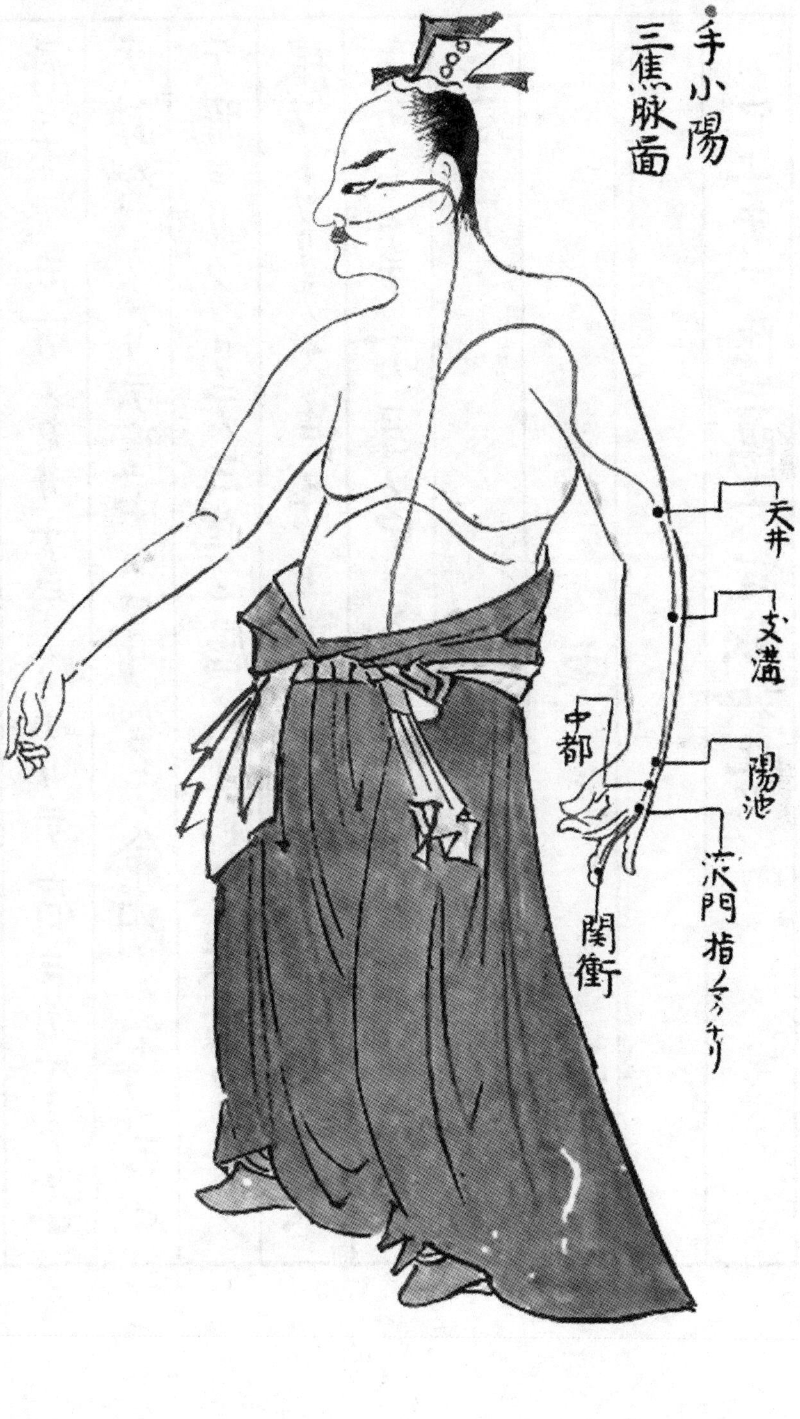

ハシヨリ起テ、指ノマタノ液(エキ)門ノ穴ヲトヲリテ、手ノウシロノ陽池ノ穴ヲ過テ、カイナノウシロノ両骨ノ中ヲスキテ、肩ニ至テ、両方ノカイナヨリ、ノホリテ、肩ヨリ、ユキチカヒテ、缺盆ニクダリテ、膻中ニヨリ合テ、命門ノ下ヲ、マツヒテ、膈ヨリクダリテ、三焦ニ属ス、其支ハ缺盆ヨリ、耳ノ根ヲトヲリテ、スミニ耳ノ上ノ角(スミ)ヲノホリテ、額(ヒタイ)ニ至ル、又支ヲワケテ、一ハ耳ノ中ニ入、一ハ頬ヲトホリテ、目ノシタスミニ至ル

已上手ノ三陰三陽六經脉如此(カクノ)

次ニ足ノ六經脉ヲ注也

足陽明胃脉圖

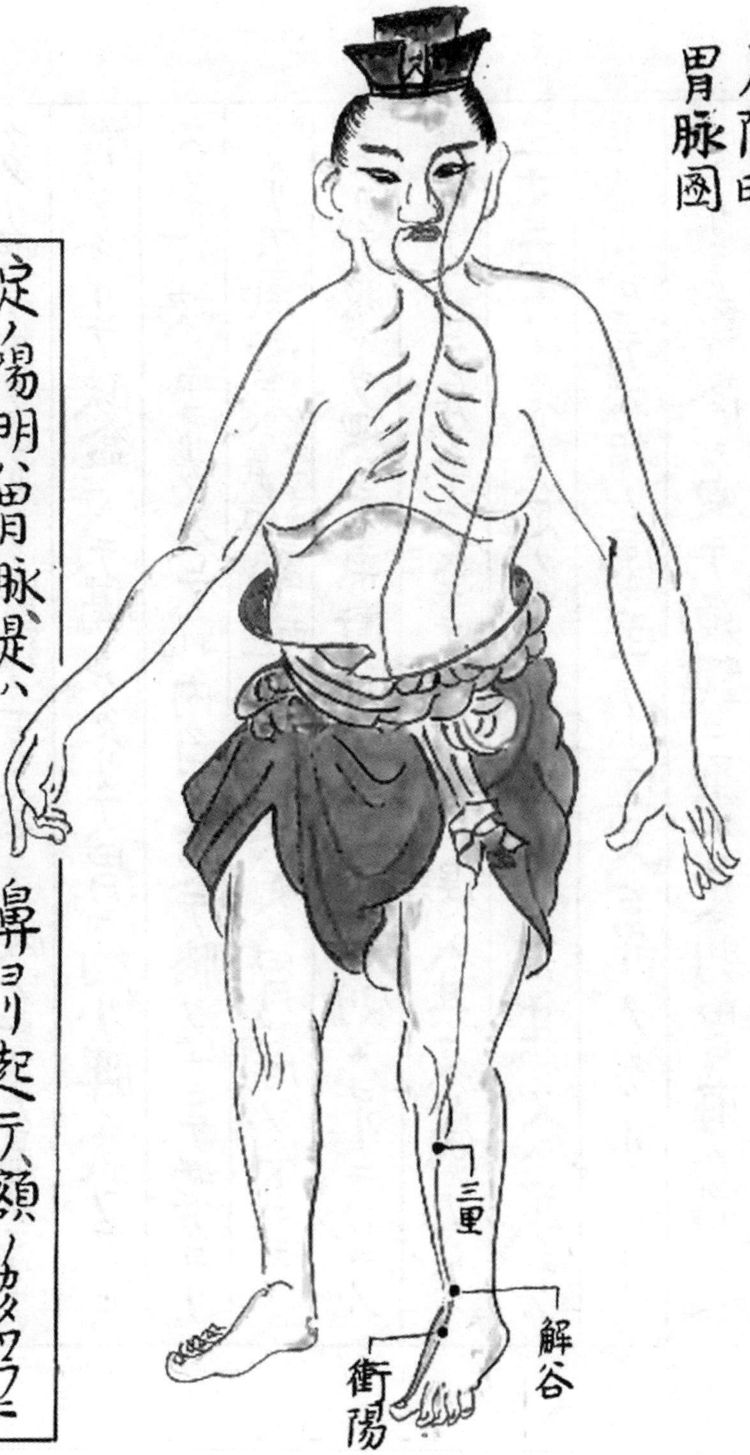

足ノ陽明ハ胃脉是ハ鼻ヨリ起テ頞ノカタワラニヨリテ鼻ノ外ヲ廻テ上ノ歯ノ中ニ入テ口ノ両ノワキヲ

クダリ脣(クチビル)ノ下ヲメグリテ、小髭須ノ下ニ至テ、頤(オトガイ)ノシタノ角ヲマワリ、喉ヲクダリテ、缺盆ニ入テ、膈ニクダリテ、胃ニ納リ、脾ノ蔵ヲマトヒ、スグナルハ、缺盆ヨリクダリテ乳内角ヲ透テ、臍ヲハサミテ両方ヨリクダリテ、氣衝ニ入 氣衝トハホソノシタ小腹(ホカミ)ノヨコサキナル胃ノ両方ハシ也 其支ハ胃ノ府ノ下口ヨリクダリテ腹中ヲ廻リテ、氣衝ノ中ヲ過テ、膝臏ノ側ニヨリテ、ワキノ廉ヲトヲリテ、足ノ甲ヲシスキテ、足中ノ指ノ俣(マタ)ニ入、其支ハ膝ノシタ三寸、三里ヲクダリテ、足(アシ)ノ中ノ指ノ外ノカトニ至ル、其支ハ足甲ノ上ヨリワカレテ、大指ノ俣(マタ)ニ至テトヲル、又鼻ノメグリヨリノボリテ、髪際ヲ廻テ、額(ヒタイ)顱(アタマ)ニ至ル、是則胃府ノ筋、遍身ニマツワウ故也此脉(スヂ)ヲ紀(タダ)シテ見ヘシ

足太陰脾脉

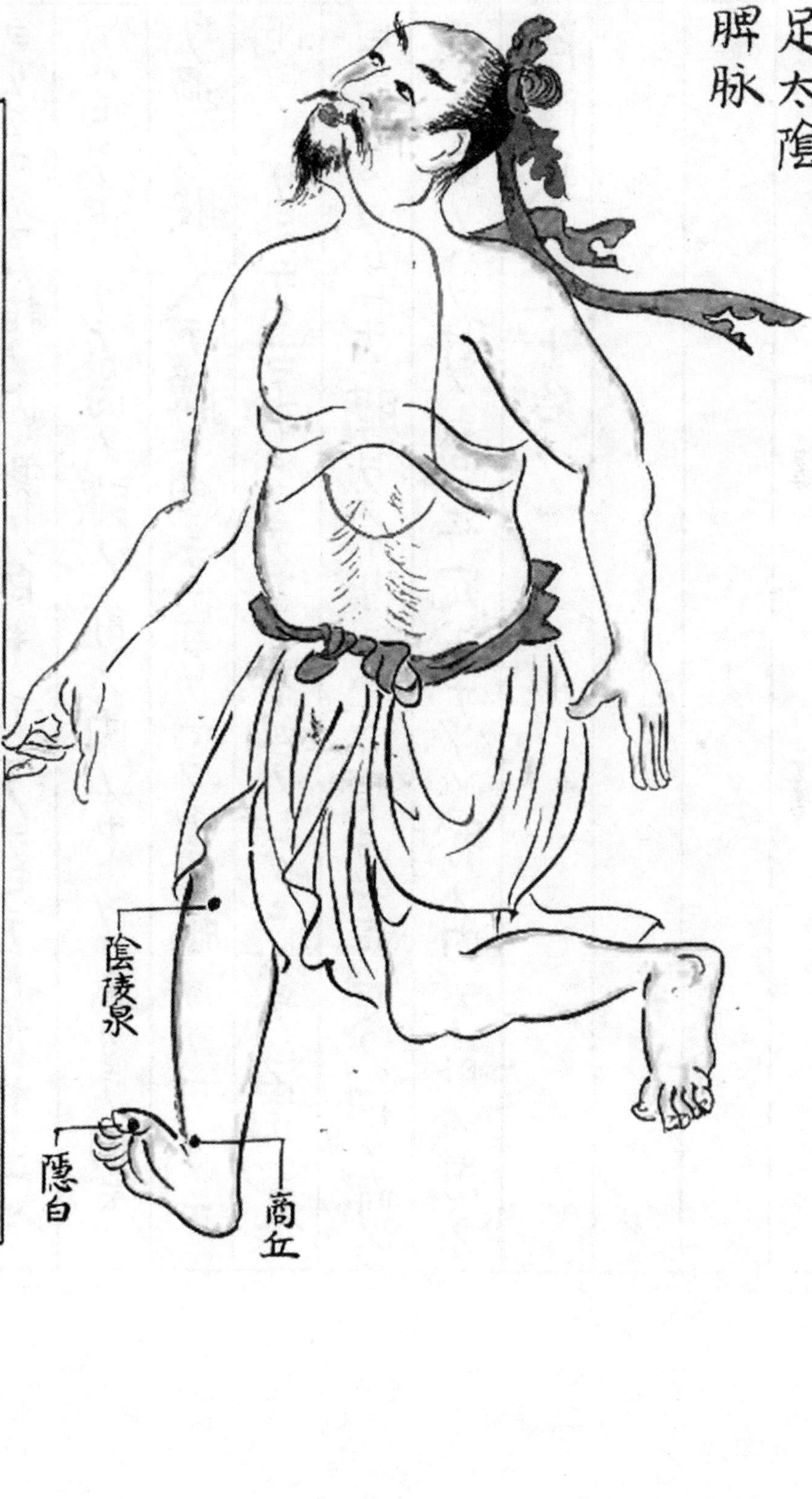

足太陰脾脉是ハ脾ノ藏ノ經脉也大指ノハシノ隱白穴

ヨリヲコリテ、指ノ内側ノ、白キアレノヲモテト、赤キレ、
アハヒヲトヲリテ、内ノ踝ノ前ノ、内ノカトヲノホリテ、内モ、
ヲ過テ、股ニ入テ、脾ニ納テ、胃ヲマツイテ、膈ヲノホリテ、
咽ヲハサミテ、舌本ニツラナリテ、舌ノシタニ入テ、通ル、又
胃ヨリワカレテ、膈ヲノホリテ、心中ニ至ル、足ノ内ノ踝ノ
前ノ角ノハツレヲ、商丘穴トナツク、膝ノ内ノ前ノ角ヲ、
陰陵泉ノ穴ト名ク

足太陽膀胱脉

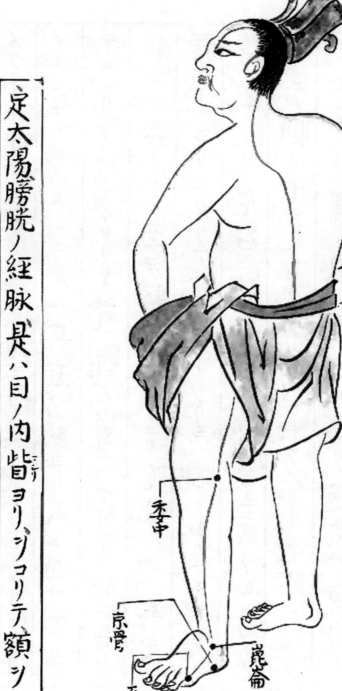

足太陽膀胱ノ經脉是ハ目ノ内眥ヨリジコリテ額ツ

スクニノホリテ、巓(イタヽキ)ノ上ヲハサミテ、其支ハカレテイタヽキヨリ、耳ノ上ノスミニ至ル其直ハ巓ヨリ入テ、脳ヲマツヒテ、カヘリテ、項ニクダリテ、肩(カタ)髆(カイカラ子)ノ内ヲ、クダリテ、脊ノ骨ヲハサミテ、腰ノ中ニ至テ、膂ヲマツヒテ、膀胱ニ納ル其支ハ腰ノ中ヨリクダリテ、臀(シリホ子)ヲトヲリテ、膕(コウロ)ノ中ニ入其支ハ髆ノ中ヨリ、左右ニワカレテ脊ヲハサミテ、ソビ、シクダリテ、膕ノ中ヲトヲリ、クダリ、コムラノ中、承筋ノ穴ヲツラヌキテ、外踝ノウシロ、崑崙ノ穴ヲ過テ、小指ノ外ノ側ニトヾマル

足小陰腎脈

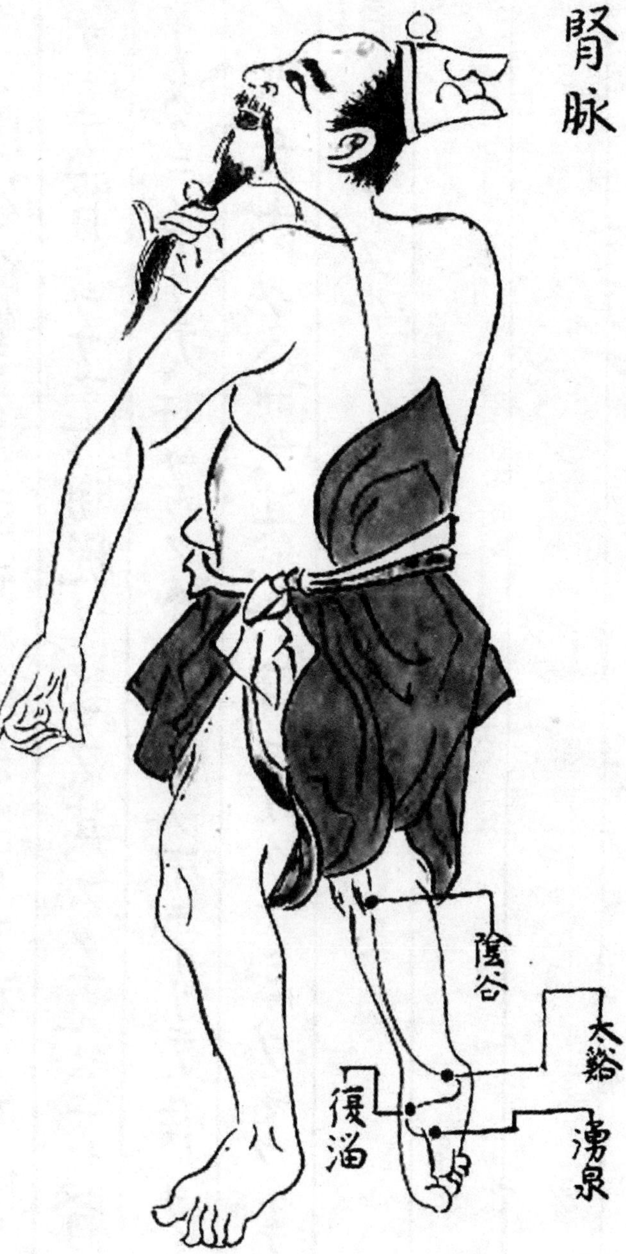

足小陰腎ノ經脈、コレハ小指ノ下ヨリヲコリテ、スコしユカミテ、足ノ湧泉ノ穴ニヲモムキテ、内踝ノ亡ヘ然骨

ノ穴ハ、ヒタヲ出テ、内踝ノウシロヘマハリテ、太谿ノ穴ヲ
トヲリテ、跟(クビス)ノ中ニイリテ、ハキノウチノカトヲノホリ、膕(ヨホロ)ノウチ
カトノ陰谷ノ穴ヲスキテ、モゝノ内ヲノホリテ、脊ノ両傍ヲ
ハサミテ、腎ニヲサマル、膀胱ヲマツフ、其スクナルスチハ、腎
ヨリスクニノホリテ、肝ヲツラヌキテ、肺ノ中ニイリテ、喉ヲ
メクリ、舌本ヲハサム、其支ハ肺ヨリイテ、心ヲマツイテ
胷(ムネ)ノ中ニイタル

足小陽膽脈

足小陽膽ノ經脈、是ハ目ノ中ノスミヨリ起テ、バカレテ、一ハ頭ノ角ヘノホリ、一ハ耳ノウシロニクダル、頭ヲ迴リ、肩ノ

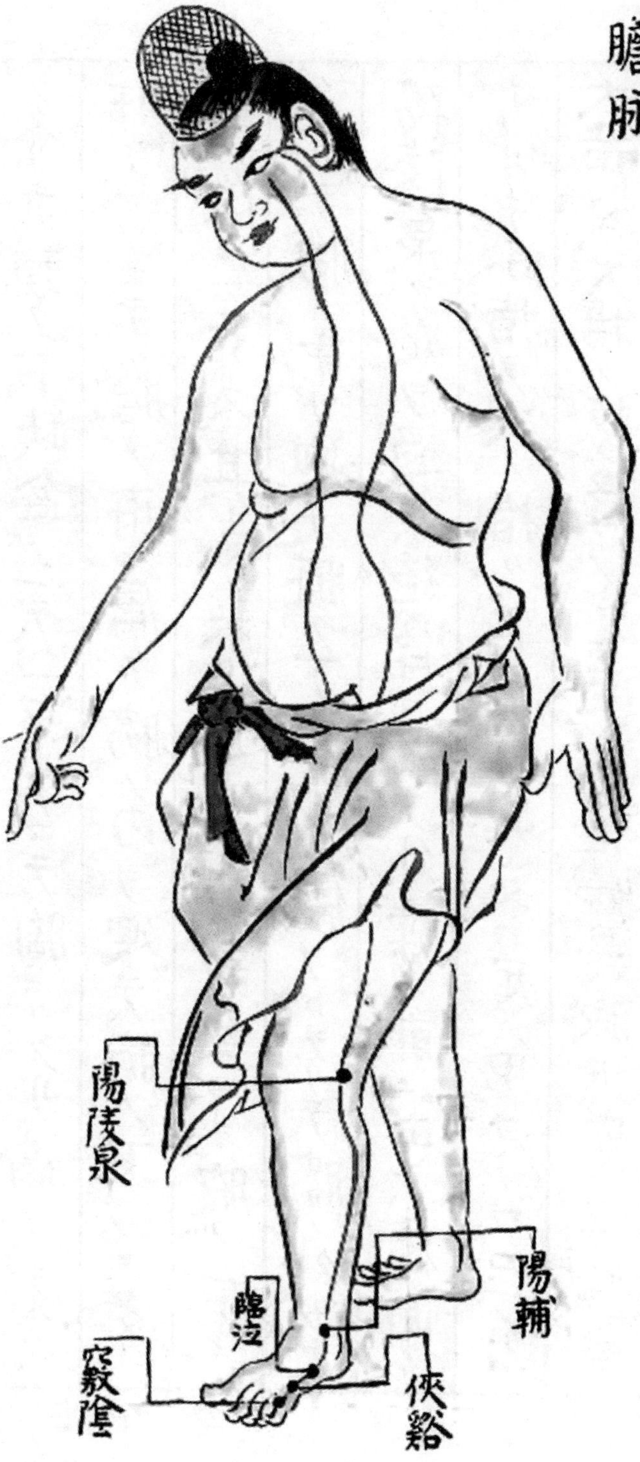

上ニ至テ、䪼テ、缺盆ノ中ニ入、其支ハ、耳ノウシロヨリワカレテ、
一ハ耳中ニ入、一ハ耳ノ前ニ出テ、目兊ニ至ル、其支ハ、目兊ヨリ
クダリテ、頭ノ下、缺盆ニシテ、一ツニアヒテ、胸ニクダリ、膈ヲツラヌキ、
肝ヲマツニテ、膽ノ府ニ属ス、脇ノ内ヲ廻テ、臍ノ下、一ノキタメノ
毛ノ際ニ至ル、又其支ノ本ノ直ナル脉ハ、缺盆ヨリ腋ノ下ニ
クダリテ、胸ノ中ヲ廻テ、臍ノ下、ホカミノ側ヲトヲリテ、膝ノ外ノカド、
陽陵泉ノ穴ヲ過テ、絶骨ニ至テ、外踝ノ前ニ出テ、足ノ面ヲ
トヲリテ、小指ノ次ノ指ノハシニ至ル、其支ハ、足ノ甲ヨリワカレテ、
大指ニ入、大指ノ岐レノ骨ノ中ニ至トマル、如是脉ト、穴トヲ糺シテ、記ス、
知ヤスカルヘシ、此外ノ諸ノ穴モ皆此トヲリハ、膽ノ脉ニ属ス

足厥陰肝脉

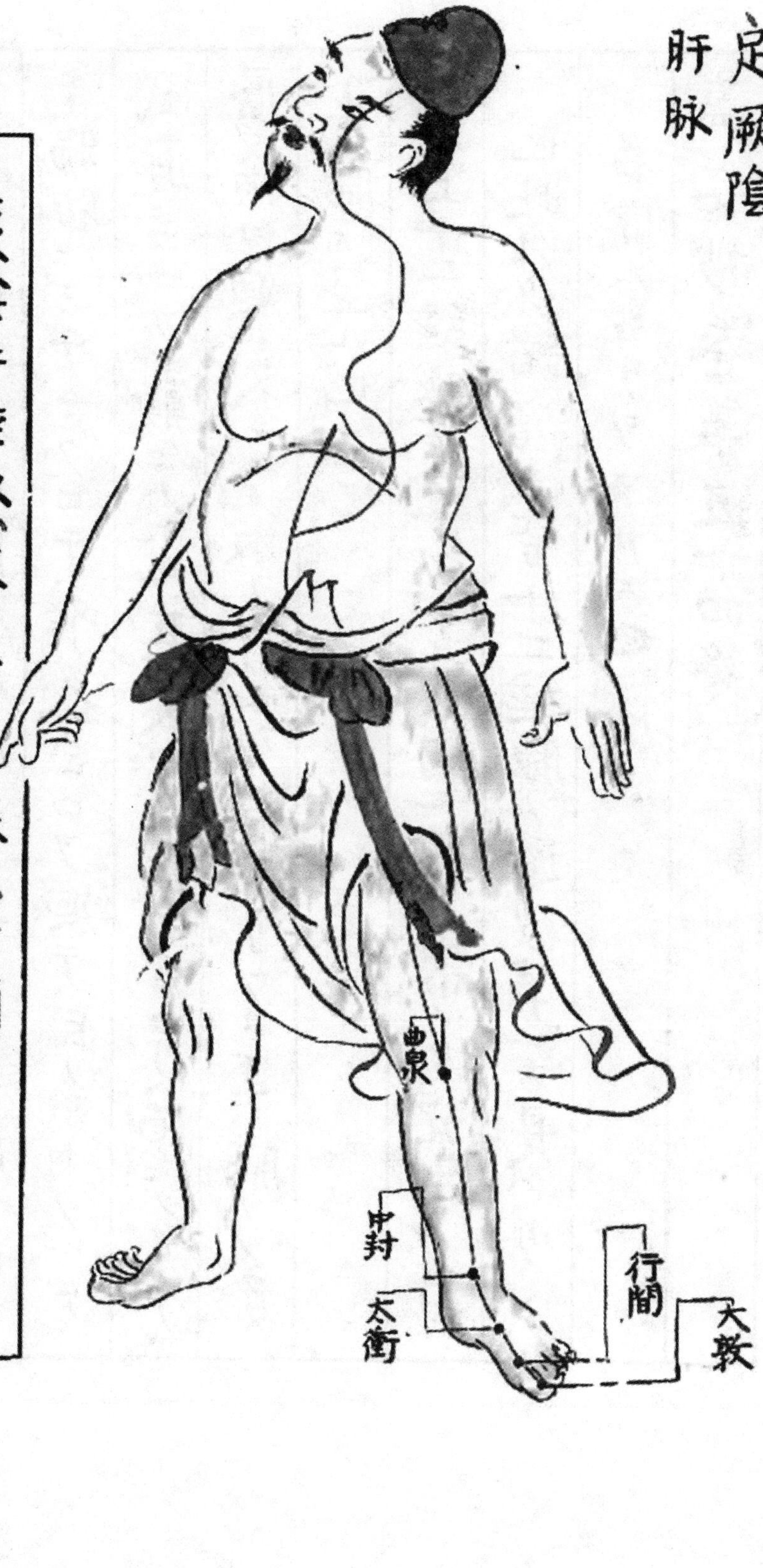

足厥陰肝經脉、是ハ大拇ノ根ノ毛ノ間ヨリヲコリテ、足ノ甲ノ、太衝ニノホリテ、脛ノス子ノ肉ノ角ヲノホリテ内股ヨリ、

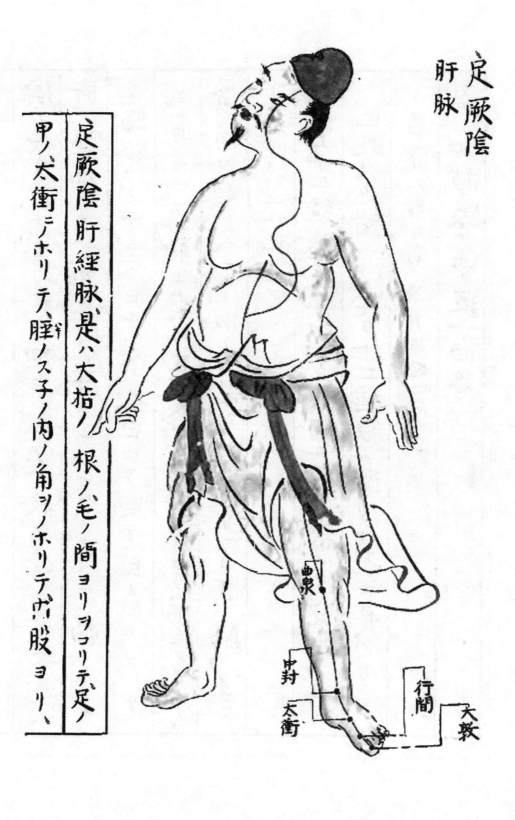

陰ノ毛ノ中ニ入テ、陰ノ根ヲ廻テ、絞テ小腹ニ至リ、胃ヲハサミテ、
肝ノ藏ニ納リテ、ニカモ膽ノ府ヲマツヒテ、ノホリテ、膈ヲツラヌ
キ、脇肋ニミチマツヒテ、喉ノウシロヲ廻テ、目ノ系トツヽテ、
風府ニ至テ、巓ニノホル、其支ハ、目系ノ下ヨリ、頬ニクヽリテ、
脣ノ内ヲ廻ル、又支ノ本ノ直ナルハ、肝ヨリワカレテ、膈ヲツラヌ
イテ、肺ニ至ル也

已上十二經脉ノ次第ヲ、アラく明ニ記ス、但シ少々穴共ヲ出ス
也、此外ノ諸穴モ、皆十二經脉ノ道ヲハナレス、是ハ少こ
名穴ハカリヲアカス也、

萬安抄卷第五十四終

○五藏六府

肺——大腸

心——小腸

肝——膽

脾——胃

腎——膀胱

三焦腑者有名無形命門在右同位於腎餘明左

○肺

三焦腑者，有名無形。命門在右，同位於腎，餘明左。

肺，重三斤三兩，六葉兩耳，凡八葉，胸與乳相當，其氣通於鼻。其神者魄。有十四童子、七女子守之。相傅之官

大腸，是肺之腑也。重二斤十二兩，長一丈二尺，廣六寸。當臍，右回疊積，還反十二曲，貯水穀一斗二升，傳寫之府也。傳道之官

心，重十二兩，中有三毛七孔，在肺之下，其氣通於舌。其神者神。藏之君主也。君主之官

小腸，是心之腑也。重二斤十四兩，長二丈四尺，廣二寸四分，後附脊，左回疊積，還反十六曲，常留水穀二斗二升，是水穀相半，受盛之府也。受盛之官

肝，重四斤四兩，左三葉右四葉，凡七葉。其氣通於眼，在膈膜之下，其神魂有六童子，三玉女守之。將軍之官

膽，是肝之腑也。重三兩三銖，長寸三分，在肝短葉下間，貯水精汁二合。清淨之府也。中正之官

脾，重二斤三兩，扁廣三寸，長五寸，其氣通於口，在胃之上，其神者意。倉廩之官

胃，是脾之腑也。重二斤十四兩，迂曲屈伸，長一尺六寸，大一尺五寸，徑五寸。受水穀三斗五升，其中常留穀二斗，水一斗五升。

腎，重一斤一兩，有兩枚，俠脊左右，與臍相當，其氣通於耳，左腎壬，右腎癸也。其神者志。作強之官 熊宗立腎藏歌曰，注曰腎兩枚，共重一斤二兩，相對垂脇下。

膀胱，是腎之腑也。重九兩二朱，左面疊積，上下縱廣九寸，受津液九升九合，兩遠等。州都官

三焦，一名三關，有名無形，榮出於中焦，衛出上焦。榮者，絡脈之氣道也。衛者，經脈之氣道也。一云，三焦形相、厚薄、大小，並同膀胱之形。私云，此一說不審，若人不知膀胱有兩枚，而見其一偏，謾證三焦歟。凡是腎有兩，故胱亦有兩也。

上焦如霧，霧者，霏霏起上也。其氣起於胃之上口。

中焦如漚，漚者，在胃中如漚也。其氣起胃之中口。

下焦如瀆，瀆者，如溝水決洩，其氣起於胃之下口，別回腸注於膀胱而滲入焉。故水穀者，常並居於胃中，成糟粕而俱下於大腸也。

手太陰經肺脈　　足太陰經脾脈
手陽明經大腸脈　　足陽明經胃脈
手少陰經心脈　　足少陰經腎脈
手大陽經小腸脈　　足大陽經膀胱脈
手厥陰經心包脈　　足厥陰經肝脈
手少陽經三焦脈　　足少陽經膽脈

肺經

起於中焦絡大腸　　循胃口而上心膈
屬肺藏而出腋下　　尺澤魚際又小商

心經

起於心中屬心系　　下胸膈而絡小腸
挾咽邊而繫目系　　出腋下而至小衝

肝經

起於叢毛上陰器　　過肝膽而布脇肋

循喉嚨而入頏顙　下於目系注肺藏

脾經

起於陰白上膝邊　過股內而入小腹

上胸膈而連舌本　屬脾胃而注心中

腎經

起於小指走涌泉　出然谷而循內踝（然谷，足ノ內踝ノ下なる骨ノ下ノハツレ足裏ヘ近所ノクホミヲ然谷ト云）

屬腎藏而絡膀胱　過肝肺而注胸中

大腸

起於商陽穴　上曲池肩井　絡肺屬大腸

入缺盆生支　上入下齒中　挾口交人中

小腸

起於小澤穴　上臂繞肩胛　入缺盆下膈

過胃屬小腸　上鼻側至眥　循頸入耳中

膽經

起於目鋭眥　上頭至耳後　入耳出耳前

下肩入缺盆　貫膈絡肝膽　下絕骨至指

胃經

起於鼻交頞　入上齒之中　挾口環唇下

絡髮際至顱　出缺盆入腹　過三里下指
膀胱
起於目內眥　上額交巔顱　至耳而入腦
循肩髆挍脊　絡腎屬膀胱　下膕至小指
三焦
起於無名指　上肩入缺盆　布膻中散心
下膈屬三焦　其支上入耳　交腦至目眥
咽門下胃脘也　胃脘之下賁門也
賁門是胃之上口　水穀自是入胃腑
胃之下口是幽門　是小腸之上之口
小腸之府與大腸　所相合者闌門也
膀胱府之上之口　亦與闌門一處也
水粒自此相分而　膀胱之府與回腸
各各受而作二便　賁幽闌之三門者
是胃三管亦三口　三焦之府曰之也
黄帝曰，五味入於口，各有所走，各有所病。
辛走氣　肉胝（伯高曰，夫食風者則有吳而輕舉。）
苦走骨筋急　食氣者則和靜而延壽

酸走筋皮毛槁　食穀者則有智而勞神
甘走肉骨痛髮落　食草者則愚痴而多力，食肉者則勇猛而多嗔。
鹹走血脈凝
金石草木獸禽魚蟲
三百六十五種　《神農本經》
百八十二種　《名醫別錄》
百三十三種　今附
百九十四種　有名未用
百十四種　唐本先附
八十二種　新補（十七種新定）
新舊藥合一千八十二種
五入：　辛入肺　苦入心　酸入肝　甘入脾　鹹入腎
天不足西北，故西北方陰也，而人右耳目不如左明也。地不滿東南，故東南方陽也，而人左手足不如右強也。

覆載萬安方卷第五十四終

覆載萬安方卷第五十五　雜知

醫師大義

○神方秘藥多載於此卷，常看記須救人。

蘇沈《翰良方》一云，予（夢溪先生沈括存中）嘗論治病有五難，辨疾、治疾、飲藥、處方、別藥，此五也。今之視疾者，唯候氣口六脈而已。古之視疾，必察其聲音、顏色、舉動、膚理、情性、嗜好，問其所爲，考其所行，已其太半，而又遍診人迎、氣口、十二動脈。疾發於五藏，則五色爲之應，五聲爲之變，五味爲之偏，十二脈爲之動，求之如此其詳，然而猶懼失之。此辨疾之難一也。今之治疾者，以一二藥，書其服餌之節，授之而已。古之治疾者，先知陰陽運歷之變故，山林川澤之竅發。而又視其人老少、肥瘠、貴賤、居養、性術好惡、憂喜勞逸，順其所宜，違其所不宜，或藥或火，或刺或砭，或風或液，矯易其故，常捭摩其性理，摶而索之，投機順變，間不容髪。而又調其衣服，理其飲食，異其居處，因其情變。或治以天，或治以人。五運六氣，冬寒夏暑，暘雨電雹，鬼靈厭蠱，甘苦寒溫之節，後先勝復之用，此天理也。盛衰強弱，五藏異稟，飲食異好，循其所同，察其所偏，不以此一刑彼不一，不以一人例衆人，此人事也。言不能傳之於書，亦不能喻之於口，其精於承蜩，其察甚於刻棘，目不捨色，耳不捨聲，手不釋脈，猶懼其恙也。授藥遂去，而希其十全，不其難哉，此治疾之難二也。古之飲藥者，煮煉有節，飲啜有宜，藥有可以久煮，有不可以久煮者，有宜熾火，有宜溫火者，此煮煉之節也。宜溫宜寒，或緩或速，或乘飲食喜怒，而飲食喜怒爲用者。有違飲食喜怒，而飲食喜怒爲敵者，此飲啜之宜也。而水泉有美惡，操藥之人有勤惰，如此而責藥之不效者，非藥之罪也。此服藥之難三。藥之單用爲易知，複用爲難知，世之處方者，以一藥爲不足，又以衆藥益之，殊不知藥之有相使者，相反者，有相合而性易者，方書雖有使佐畏惡之性，而古人所未言，人情所不測者，庸可盡哉。如酒於人，飲之踰石而不亂者，有濡吻則顛眩者。漆之於人，有終日摶漉而無害者，有觸之則瘡爛者，焉知他藥之於人無似之異者，此稟賦之異也。南人食豬魚以生，北人食豬魚以病，此風氣之異也。水銀得硫黄而赤如丹，得礬石白如雪。人之欲酸者無過於醋矣，以醋爲未足，又益之以棖，二酸相濟，宜其甚酸而反甘。巴豆之善利也，以巴豆之利爲未足，而又益之以大黄，則其利反折。蟹與柿嘗食之而無害也，二物相遇，不旋踵而嘔，此色爲易見，味爲易知，而嘔利爲大變，故人人知之。至於相合而之他藏，致他疾者，庸可易知耶。如乳石之忌參朮，觸者多死，至於五石散，則皆用參朮，此古人處方之妙，而世人或未諭也。此處方之難四也。醫誠藝也，方誠善也，用之中節也，而藥或非良，其奈何哉。橘過江而爲枳，麥得濕而爲蛾，雞踰嶺而黑，鸜鵒踰嶺而白，月虧而蚌蛤消，露下而蚊喙坼，此形器之易知者也。性豈獨不然乎。予觀越人藝茶畦稻，一溝一壟之異，遠不能數步，則色味頓殊，況藥之所生，秦越燕楚之相遠，而又有山澤膏瘠燥濕之異稟，豈能物物盡其所宜。又《素問》說，陽明在天，則花實戕氣。少陽在泉，則金石失理。如此之論，採掇者固未嘗恤也。柳又取之有早晚，藏之有苦良，風雨燥濕動有槁暴。今之處藥，或有惡火者，必日之而後咀，然安知採藏之家不嘗烘煜哉，又不能必。此辨藥之難五也。此五者大槩而已，其微至於言不能宣，其詳至於書不能載，豈庸庸之人而可以易言醫哉。予治方最久，有方之良者，輒異疏之。世之爲方者，稱其治效，常喜過實。《千金》《肘後》之類，尤多溢言，使人不復敢信。予所謂良方者，必目覩其驗，始著於篇，間不預也。然人之疾，如向所謂五難者，方豈能必良哉。一覩其驗，即謂之良，殆不異乎刻舟以求遺劍者。予所以詳著其狀於方尾，疾有相似者，庶幾偶值云耳。篇無次敘，隨得隨注，隨以與人，極道貴速，故不暇久伏待完也。元豐三年十月岸老序

脈說《翰良方》眉山蘇軾子瞻撰。

脈之難，古今所病也。至虛有盛候，而大實有羸狀，差之毫厘，疑似之間，便有死生禍福之異。此古今所病也。病不可不謁醫，而醫之明脈者，天下蓋一二數。騏驥不時有，天下未嘗徒行。和扁不世出，病者終不徒死。亦因其長而護其短耳。士大夫多秘其所患以求診，以驗醫之能否，使索病於冥漠之中，辨虛實冷熱於疑似之間，醫不幸而失，終不肯自謂失也。則巧飾遂非，以全其名。至於不救，則曰是固難治也。間有謹願者，雖或因主人之言，亦復參以所見，兩存而雜治，以故藥不效，此世之通患而莫之悟也。吾平生求醫，蓋於平時默驗其工拙，至於有疾而求療，必先盡告以所患，而後求診，使醫了然知患之所在也，然後求之診。虛實冷熱，先定於中，則脈之疑似不能惑也。故雖中醫，治吾病常愈，吾求疾愈而已，豈以困醫爲事哉。

蒼耳說

藥至賤而爲世要用，未有如蒼耳者，他藥雖賤，或地有不產，惟此藥不問南北夷夏、山澤斥鹵、泥土砂石，但有地則產。其花葉根實，皆可食，食還如菜，亦治病，無毒，生熟圓散無適不可，多食愈善，久乃使人骨髓滿，肌理如玉，長生藥也。雜療風痺、癱瘓、癃瘧、瘡癢，不可勝言。尤治癭全瘡。一名鼠黏子，一名羊負來。《詩》謂之卷耳，《疏》謂之枲耳，俗謂之道人頭。海南無藥，此藥生舍下，多於茨棘，遷客之幸也。己卯二月望日書

○《本草》曰牛蒡子，曰鼠黏子也。異說也。

記食芋

岷山之下，凶年以蹲鴟爲糧，不復疫癘，知此物之宜人也。惠州富此物，然人食者不免瘴。吳遠遊曰，此非芋之罪也。芋當去皮，濕紙炮煨之，乃熱噉之，則鬆而膩，乃能益氣充飢。今惠州人皆和皮水煮，冷啖，堅頑少味，其發瘴因，宜丙子除夜前兩日，夜飢甚，遠遊煨芋兩枚見啖，美甚。乃爲書此帖。

蒼朮　白朮

黄州山中蒼朮至多，就野人買之，一斤數錢耳。此長生藥也。人以其易得，不復貴重，至以熏蚊子，此亦可以太息。舒州白朮，莖葉亦皆相類，特花紫耳，然至難得，三百一兩，其效止於和胃氣，去遊風，非神仙上藥也。

論流水　止水

孫思邈《千金方》人參湯，言須用流水，用止水即不驗。人多疑流水、止水無別。予嘗見丞相荊公喜放生，每日就市買活魚，縱之江中，莫不洋然。唯鰌䱉入江水輒死，乃知鰌䱉但可居止水，則流水與止水果不同，不可不信。又鯽魚生流水中則背鱗白，生止水中則背鱗黑而味惡，此亦一驗也。

論臟腑　沈栝存中

古方言，雲母麤服則著人肝肺，不可去，如枇杷、狗脊毛，皆不可食，食之射人肺。世俗似此之論甚多，皆謬說也。人但有咽有喉二者而已。咽則納飲食，喉則通氣。咽則嚥入胃脘，次入胃中，又次入廣腸，又次入大小腸。喉則下通五臟，爲出入息，五臟之含氣，呼吸正如冶家鼓鞴。人之飲食藥餌，但自咽入腸胃，何嘗能生五臟。凡人肌骨五臟腸胃，雖各別，其入腹之物，英精之氣，皆能洞達，但滓穢即入二腸。凡人飲食及服藥，既入腹，爲真氣所蒸，英精之氣味，以至金石之精者，如細研硫黄、朱砂、乳石之類。凡能飛走融結者，皆隨真氣洞達肌骨，猶如天地之氣，貫穿金石土木，曾無留礙，自餘頑石草木，則但氣味洞達耳。及其勢盡則滓穢傳於大腸，潤濕入小腸，此皆敗物，不能變化，惟當退洩耳。凡所謂某物入肝，某物入腎之類，但氣味到彼耳。凡質豈能至彼哉。此醫不可不知也。

論君臣藥

舊說有藥用一君二臣三佐五使之說，又上藥三百六十爲君，中藥三百六十爲臣，下藥三百六十五爲佐使云云。《藥性論》乃以衆藥之和厚者定爲君，其次爲臣爲佐，有毒者多爲使。此謬論也。今則設若欲攻堅積，則巴豆輩豈得不爲君也。

論湯散圓

湯散圓，各有所宜，古方用湯最多，用圓散者殊少。煮散，古方無用者，唯近世人爲之。大體欲達五臟四肢者莫如湯，欲留膈胃中者莫如散，久而後散者莫如圓。又無毒者宜湯，小毒者宜散，大毒者須用圓。又欲速用湯，稍緩用散，甚緩者用圓。此大槩也。近世用湯者，全少應湯者，全用煮散。大率湯劑氣勢完壯，力與圓散倍，蓰煮散，多者一啜不過三五錢，極矣。此功效力豈敵湯勢。然既力大，不宜有失，消息用之，要在良工，難可以定論拘也。

論採藥

古者採草藥，多用二八月，此殊未當。凡用花者，取花初敷時採。用葉者，取葉初長足時採。用實者，取實成實時採。皆不可限以時月。緣土氣有早晚，失時有愆伏。以如平地三月花者，深山中須四月花。白樂天《遊大林寺》詩云，人間四月芳菲盡，山寺桃花始盛開。蓋常理也。此地勢高下之不同也。如筀竹笋有二月生者，有三四月生者，有五月方生者，謂之晚筀。稻有七月熟者，有八月九月熟者，有十月熟者，謂之晚稻。一物同一畦之間，自有早晚，此物性之不同也。嶺嶠微草凌冬不凋，並汾喬木望秋先隕。諸越則桃李冬實，朔漠則桃李夏榮。此地氣之不同也。同畝之稼，則糞溉者先牙。一丘之禾，則後種者晚實。此人力之不同也。豈可一切拘以定月哉。

論雞舌香

《靈苑方》論雞舌香，以爲丁香母，蓋出陳氏《拾遺》。今細考之，尚爲未然。按《齊民要術》雞舌香，世以似丁子，故一名丁子香，即今丁香是也。日華子云，雞舌香治口氣。所以三省故事郎官含雞舌香，欲其奏事對答氣芬芳。此正謂丁香治口氣，至今方書爲然。又古方五香連翹湯用雞舌香，《千金》五香連翹湯無雞舌香，卻有丁香，此最爲明驗。《新補本草》又出丁香一條，蓋不曾深考也。今世所用雞舌香，乳香中得之，大如山茱萸，剉開中如柿核，略無氣味，以此治疾，殊極乖謬。

○此說不大雞舌香，只用常丁香中大，謂之母丁香，名雞舌香也。

論淡竹

淡竹對苦竹爲文，除苦竹外，悉謂之淡竹，不應別有一品謂之淡竹。後人不曉，於《本草》內別疏淡竹爲一物。今南人良笋有苦笋、淡笋兩色。淡笋，淡竹也。

論赤箭

赤箭即今天麻也。後人既誤天麻條外別出赤箭，更爲一物。又取天麻苗爲之，不然。《本草》稱採根陰乾，安得以苗爲之。草藥上品，除五芝之外，赤箭爲第一。此神仙補理養生上藥，世人惑於天麻之說，遂止用之治風，良可惜哉。或以謂其莖如箭，即言赤箭，疑當用莖，此尤不然。至如鳶尾、牛膝之類，皆謂莖有所似，用則用根耳，何足疑哉。

○此說《本草》云，赤箭者，天麻苗。而用苗莖，太不然。如牛膝、鳶尾只可用根，故云赤箭、云天麻同可用根矣，唯天麻也。

論地菘イヌノシリ

地菘，即天名精也。世人既不識天名精，又妄認地菘爲火蘞。《本草》又出鶴蝨一條，都成紛亂。今按，地菘，即天名精也。其葉似菘，又似名精（名精，即蔓精也）。故有二名。鶴蝨，即其實也。世間有單服火蘞法，乃是服地菘耳。不當用火蘞，火蘞，《本草》名稀蘞，即是豬膏苺。後人不識，亦出復出之耳。

○此意火蘞即地菘也云云，與《本草》稍殊。但東坡多破《本草》，立如此之異義也。

論苦耽ホウツキ

苦耽，即《本草》酸漿也。《新集本草》又重出苦耽一條。西番界中酸漿有盈丈者。

論龍芮タタラヘ亦キツキツ

石龍芮，今有兩種。水生者，葉光而末圓。陸生者，其葉毛而末鋭。入藥用水生者。陸生亦謂之天灸，取少葉揉臂上一夜，作大泡如火燒是也。（世俗如此治瘧疾）

論麻子アサノミ

麻子用時去殼法，取麻子，帛包之，沸湯中浸，候湯冷，乃取懸井中，勿令著水，明日日中暴乾，就新瓦上輕挼，其殼悉解，簸揚取肉，粒粒皆完。

傳屍骨蒸，灸四花六花穴後，宜服治勞地黃圓。（《翰良方》）

生地黃汁　青蒿汁　薄荷汁　童子小便（好酒，已上各三盞，同煎成膏，入後藥）　柴胡（去頭）　鱉甲（酢炙）　秦艽（各三兩）　辰沙　麝香（並三分）

右五味，爲末，入前膏，和爲圓如梧子大，每服十五圓至二三十圓，溫酒服下。切忌生冷、毒物。

論赤目

四生散《翰良方》，治腎藏風。又治眼，治癬

白附子下疰腳生瘡，用黑附子　蒺藜白　黃耆　羌活各等分

右皆生，爲細末，每服三錢，鹽酒調下，空腹。又豬腎中包煨服，尤善。予爲河北察訪使時，病赤目四十餘日，黑睛傍點赤成瘡，晝夜痛楚，百療不差。郎官兵（邱）革相見，問予病目如此，曾耳中癢否。若耳中癢，即是腎家風，有四生散，療腎風，每作二三服即差。閭里號爲聖散子。予傳其方，合服之，午時一服，臨臥一服，目反大痛，至二鼓時，乃能眠。及覺，目赤稍散，不復痛矣。更三四服，遂安平如常。是時孫和甫學士，帥鎮陽，聞予說大喜曰，吾知所以治目矣。向久病目，嘗見呂吉甫參政云，頃病目，久不差，因服透冰丹乃差。如其言，修合透冰丹一劑，試服了，二三十服，目遂差。乃知透冰丹亦療腎風耳。此可記耳。

〇病目忌沐浴

病目人，更當記一事。予在河北病目時，曾治浴具。洺州守閻君綬見訪云，目赤不可浴，浴湯驅體中熱，併集頭目，目必甚。又轉運判官李長卿亦云，然。予不信，卒浴，浴畢，目赤遂大作。行數程到巨鹿，見陳彥升學士，以病目廢於家，問其病目之因。云頃年病赤目，飲酒歸，過同舍，林億邀同大學浴，彥升舊知赤目不可浴，堅拒之，不得僶俛，一浴，浴已，幾失明，後治之十餘年，竟不差，此亦以爲戒也。又予之門人徐構病癬，久不瘥，服四生散數日，都除。

論小柴胡湯已有諸良方，常可記持。

〇以下載乎明名良藥，或加減，或異說，爲醫人眼目而已。

解傷寒，小柴胡湯。《翰良方》沈存中

柴胡二兩　黄芩　人參　甘草炙　生薑各三分，切　大棗二十枚，打破

右細剉，如麻豆大，以水五盞，煮取二盞，去滓，再煎，取玖合，溫服三合，日三服。此古法也。今可作麤散，每服三錢，棗三枚，薑五片，水一盞半，煎至八分，溫服。氣實疾勢盛者，加至四五錢不妨，並去滓。此張仲景方。予以今秤量，改其分劑。孫兆更名黄龍湯。近歲，此藥大行，患傷寒，不問陰陽表裏，皆令服之。此甚誤也。此藥《傷寒論》雖主數十證，大要其間有五證最的當，服之必愈。一者身熱，心中逆，或嘔吐者可服。傷寒此證最多，正當服小柴胡。若因渴飲水而嘔者不可服，身體不溫熱者不可服。仍當識此，二者寒熱往來者可服，三者發潮熱者可服，四者心煩脇下滿，或渴或不渴皆可服，五者傷寒已差後，更發熱者可服。此五證，但有一證，更勿疑，便可服，服之必差，若有三兩證以上，更的當也，其餘證候，須子細詳方論及脈候相當，方可用，不可一概輕用。世人但知小柴胡湯治傷寒，不問何證，便服之，不徒無效，兼有所害，緣此藥羌寒故也。唯此五證，的不蹉跌，决效無疑。此傷寒中最要藥也。家家有本，但恐用之不審詳，今備論於此，使人了然易曉。本方更有加減法，雖不在此五證內，用之亦屢效，今亦載於此。若胸中煩而不嘔，去半夏加人參，合前成一兩，栝蔞根一兩。若腹中痛者，去黄芩加芍藥三分。此一證最有驗，常時腹痛亦療。若脇下痞革，去大棗加牡蠣一兩。若心下悸，小便不利，去黄芩加茯苓一兩。若不渴，外有微熱者，去人參加桂三分，溫覆微汗愈。若欬，去人參、大棗、生薑，加五味子半兩，乾薑半兩。元祐二年時行，無少長，皆欬，服此皆愈。常時止壅痰實，只依本方，食後、臥時服，甚妙。赤白痢尤效。藥中無如此妙，蓋痢多因服（伏）暑，此藥極解暑毒。凡傷暑之人，審是暑暍，不問是何候狀，連進數服即解。

木香圓《翰良方》，治瘴及萬病。

檳榔　陳皮去白，各二兩　木香　大附子　人參　厚朴　官桂去無味麤皮　羌活　莿三稜　獨活　乾薑炮　甘草　川芎

川大黃剉，微炒　芍藥各半兩　牽牛子一斤，淘去浮者，揩拭乾，熟擣，取末四兩，除滓不用　肉豆蔻六個

右十五味，爲末，甆器盛之，密封。臨服用牽牛末二兩，藥末一兩，同研令勻，煉蜜爲圓如梧子大，心腹脹滿，一切風勞，冷勞冷氣，臍下刺痛，口吐清水白沫，醋心，痃癖氣塊，男子腎藏風毒，攻刺四體，及陽毒腳氣，目昏頭痛，心間嘔逆，及兩脇堅滿不消，臥時橘皮湯下三十圓，以利爲度。每夜二十圓，女人血痢下血，刺痛，積年血塊，胃口逆，手足心煩熱，不思飲食，薑湯下三十圓取利，每夜更服二十圓。小兒五歲已上，疳氣腹脹，氣喘，空心溫湯下五七圓，小者減圓數服。凡胸腹飽悶不消，脾泄不止，臨臥溫酒下，取利。食毒、癰疽、發背、嵐瘴氣，纔覺頭痛背膊拘緊，便宜服之，快利爲度。常服可以不染瘴疾。凡瘴疾皆因脾胃實熱所致，常以涼藥解膈上壅熱，並以此藥通利彌喜。此圓本治嵐瘴及溫瘧大效。李效理敦裕嘗爲傳刻石於大庾嶺，蒙效者不可勝數。予伯氏伍關中，嘗擁兵捕山寇，過漳浦，軍人皆感瘧，用此治之，應時悉愈。予在江南時，值歲發溫瘧，以此藥濟人，其效如神，皆以得快利爲度。又記，凡久瘧服藥訖，乃灸氣海百壯，又灸中脘三十壯，尤喜。

○治新久之瘧

○雖載於此，《萬安方》第七卷猶有助服藥等，故又抄載於此。

五積散子家舊方，《博濟方》亦載，小有不同。

蒼朮二十兩　桔梗十兩　陳皮六兩　白芷　甘草各三兩　當歸二兩　川芎一兩半　芍藥　白茯苓　半夏湯洗，焙，各一兩　麻黃春夏二兩，秋冬三兩　乾薑春夏一兩，立秋冬二兩　枳殼麩炒，去穰，四兩　肉桂春夏三兩，秋冬四兩　厚朴薑製二兩　枳殼以下三物別擣

右十五味，爲麤末，分作六服，大鍋內緩火炒，令微赤香熟即止，不可過焦，取出以淨紙藉板牀上涼令冷，入後三物和之和氣，每服三錢，加薑棗，煎至六分，去滓服。傷寒手足逆冷，虛汗不止，脈沉細，面青，

嘔逆，加順元散一錢，同煎熱服。產婦陣踈難產，經三兩日不生，胎死腹中，或產母氣乏委頓，產道乾澀，加順元散，水七分，酒三分煎，相繼兩服，氣血內和，即產胎死者，不過三服當下。其順元散多量產母虛實，傷寒發熱，脇內寒者，加葱白三寸，豉七粒，同煎，相繼兩三服，當以汗解。

順元散

烏頭二兩　附子　天南星各一兩，皆炮　木香

右予叔祖錢氏，時得此方，賣於民間，故吳中至今謂之沈家五積散。大抵此散能溫裏外，但內外感寒，脈遲細沉伏，手足冷，毛髮恂慄，傷寒裏證之類，大啜三兩杯，當手足溫或汗，乃愈。今世名醫，多用此散治氣，極效。和一切氣，通血絡，無出此藥。人病脾瘧，用紫金圓逐下，乃服此散數服多愈。

紫金丹

硫黃　鍼沙並三錢　錢粉五錢　膩粉十五錢

右四味，炒爲末，粟飯如皂子大，乳香湯下一圓，氣實服一圓半至二圓。

七棗散，治脾寒瘧疾。《翰良方》

川烏頭，大者一個，炮，良久移一處再炮，凡七處，炮滿去皮臍，爲細末，都作一服。用大棗七個，生薑十片，葱白七寸，水一椀，同煎，至一盞。疾發前先食棗，次溫服。只一服差。元祐二年，兩浙瘧疾盛作，常州李使君舉家病瘧甚久，萬端醫禁，皆不效，常時至效，萬服亦不止。過客傳此方，一家服之，皆一服差。又《長興賈耘老傳》一方，與此一同，只烏頭不炮，卻用沸湯泡，一盞熱湯泡，以物蓋之，候溫溫更泡，滿十四遍，去皮，切，焙乾。依上法作一服。耘老云，施此藥三十年，治千餘人，皆一服差。

金液丹出《博濟方》〇非常金液丹，故出之

硫黃十兩，精瑩者，研碎入罐子，及八分爲度，無太滿　石龍芮兩握，又名狗蹄草，一名殭草，稻田中生，一莖四花，如田字。亦名冰田草，獨莖生　黃土一掬同擣爲泥，只用益母草並泥擣亦可

右固濟藥罐子約厚半寸，置平地，以瓦覆罐口，四面炭五斤擁定，以熟火一斤，自上燃之。候藥罐九分赤，口縫有碧焰，急退火，以潤灰三斗覆至冷，剖罐取藥，削去沉底滓濁，準前再煅，通五煅爲足，藥如熟雞卵氣急用可三煅止，取並罐埋潤地一夜。又以水煮半日，取藥，柳木槌研頓，滴水候揚之，無滓，更研，令乾。每藥一兩，用蒸餅一兩，湯釋同擣，圓之，暴乾。金液丹舊方，主病甚多，大體最治氣羸。凡久疾虛困，久吐利不差，老人臟秘，傷寒脈微，陰厥之類，皆氣羸所正，服此多差。大人數十圓至百圓，小兒以意裁度多少，皆粥飲下。羸甚者，化嚾之。小兒久吐痢，垂困，藥乳皆不入，委頓待盡者，並與數十圓，往往自死得生，少與即無益。予親見小兒吐痢，極已氣絕，棄之在地，知其不救，試謾與服之，復活者數人。已上《翰良方》第三

《本事方》同。又《百一方》有易煉法，可見彼。

木香散《翰良方》蘇東坡，治藏府冷極，久冷傷憊，口瘡下泄，穀米不化，飲食無味，肌肉瘦顇，心多嗔恚，婦人產後虛冷下泄，及一切水瀉冷利。

木香　破故紙各一兩　高良薑　縮砂仁　厚朴薑汁炙，各三分　赤芍藥　陳皮　肉桂去麤　白朮各半兩　胡椒　吳茱萸湯洗，去黑汁，乾，各一分

肉豆蔻四個　檳榔一個

右爲散，只用漿水煮豬肝，爲圓如梧子大，每服五十圓，粥飲下，甚效。若暴瀉利，只是一服，唯熱痢不治。予家極寶此藥，大可驚異，非餘藥可比。

〇治虛勞及一切心腹中切痛

小建中湯，治腹中切[痛]。《翰良方》

桂去麤　生薑切，各三分　甘草炙，一兩　大棗十二枚，打破　白芍藥一兩二分　膠飴二兩，並皆細剉

右以水二升，煮取九合，去滓，內飴，更上火微煮，令飴化，溫服三合，日三服。嘗有人患心腹切痛不可忍，累用良醫治之，皆不效。灸十餘處，亦不差。士人陳丞善醫，投一藥遂定，問之，乃小建中湯也。此藥偏治腹中虛寒，補血，尤止腹痛。常人見其藥性溫平，未必信之。古人補虛，止用此體面藥，不須附子、硫黃承用此藥，治腹痛如神。然腹痛按之便痛，重按卻不甚痛，此止是氣痛。重按愈痛而堅者，當自有積也。氣痛不可下，下之愈痛，此虛寒證也。此藥尤相當。按《外臺方》虛勞腹中痛，夢失精，四肢酸痛，手足煩熱，咽乾口燥，婦人少腹痛，宜服。張仲景《傷寒論》陽脈澀，陰脈弦，法當腹中急痛，先與此，不差者，小柴胡湯主之。此二藥皆主腹痛，予已於小柴胡湯敘之。若作散，即每服五錢匕，生薑五片，棗三個大者小者六七，飴一栗大。若疾勢盛，須作湯劑，散服恐力不勝病。

進食散《翰良方》，與《局方》少異大同。

青橘皮去穰　陳橘皮各一分　草豆蔻三個，去皮　甘草一分，炙　訶子煨，去核，五個　高良薑切片，炒，一分　川烏頭三個，炮，去皮臍　肉桂去麤外皮，一分

右每服一錢，水一中盞，生薑二片，煎七分，食空時服。此盧州李潛方，治脾胃虛冷，不思食，及久病人脾虛，全不食者。只一二服，便頓能食。潛，名醫也。予目見在真州，治賈使君女子，已五十餘日，病脾多嘔，都不進食，久醫，絕無驗。潛投此藥，一服，遂食蒸餅半枚，明日百味皆思。潛云，此藥進食極神速。予疑此藥大熱，潛云不然，用之三十年，無不效者。

治腹中氣塊方。《翰良方》

大黃　蓽撥各生等分

右蜜圓梧子大，麝香水下二三十圓，空心服，日三。貴州守李承議得瘴嵐，夫婦兒女數人相繼而死，有

二子歸嶺北，皆病腹中有塊如瓜，瘦苦欲死。陳應之與此方，服及三十服，氣塊皆消。應之云，此寒熱相雜所［致］，當以寒熱二物攻之。

○熏咳嗽之法，又在《千金方》，與此說太殊，虚勞冷疾尤妙也。

○以箭芊卷藥塗紙也

火角法《翰良方》第五，治久冷痰咳嗽，及多年勞嗽，服藥無效者。

雄黃通明不夾石者，一兩　雌黃不夾石者，半兩，二味同研極細　蠟三兩

右先鎔蠟令汁，下藥末，攪勻，候凝刮下，用紙三五段，每段闊五寸，長一尺，鎔藥蠟塗其一面令厚，以竹箭卷成筒子，令有藥在裏，幹令相著，乃拔去箭，臨臥，熨斗內盛火，燃筒子一頭，令有煙，乃就筒子長引氣，吸取煙，陳米飲送下。又吸，每三吸爲一節，當大咳咯出冷涎，即以衣覆臥，良久汗出。若病三五年者，二三吸即差。十年已上，瘦甚，咳聲不絕，胸中有冷痰，服藥寒溫補瀉俱無效者，日一爲之，不過五七卅日良愈。先君戶部，病痰嗽，胸中常如冰雪三年，而伯父繼感嗽又六年，羸瘵殆困，百方治之，皆莫愈。用此二三爲之，皆差。

○治多年喘咳

治積年肺氣，九寶散。《翰良方》

大腹皮並　肉桂　甘草炙　紫蘇乾　杏仁去皮尖　桑白皮各三兩　麻黃去根　陳橘皮　薄荷葉乾，各二兩

右擣爲麤末，每服十錢匕，用水一大盞，童子小便半盞，烏梅二三個，薑錢五片，同煎至一中盞，濾去滓，溫服，食後，臨臥服。兩浙張大夫病喘二十年，每至秋冬輒劇，不可坐臥，百方不差。然得臨平僧，法本方服之，遂差。法本凡病喘三十年，服此藥半年乃絕根本，永不復發。凡服此藥須久乃效。

灸咳逆法《翰良方》

予族中有病霍亂吐痢，垂困，忽欬逆，半日之間遂至庶殆。有一客云，有灸欬逆法，凡傷寒及久疾得欬逆，皆爲惡候，投藥皆不效者，灸之必愈。予遂令灸之，火至肌，欬逆已定。元豐中，予爲鄜延經略使，有幕官張平序，病傷寒，已困。一日官屬會飲，通判延州陳中裕忽言，張平序已屬纊，求往見之。予問何遽至此。云，欬逆甚，氣已不屬。予忽記灸法，試令灸之，未食頃，中裕復來，喜笑曰，一灸遂差。其法乳下一指許，正與乳相直骨間陷中，婦人即屈乳頭度之，乳頭齊處是穴。艾炷如小豆許，灸三壯，男灸左，女灸右。只一處火到肌即差，不差則多不灸矣。

羌活散《靈苑方》，止欬逆。

羌活　附子炮　茴香微炒，各半兩　木香　乾薑炮，棗大許

右每服二三錢，水一盞，鹽一捻，同煎二十沸，帶熱服，一服止。

治肺喘

蒲頹葉微似棠葉，尤柔厚，背白似熟羊皮，經冬不凋，花正如丁香蒂，極細如絲，倒懸之，風吹則摇摇然。冬末生花，至春乃敷實，一如山茱萸，味酸，可啖。與麥齊熟，其木甚大。吳人名半舍，江南名曰棠。京師名曰紙錢毬，襄漢名黄婆妳。

右一物爲末，每服二錢，水煎，或溫水調服。發時服，有人患喘三十年者，服之皆愈。疾甚者，服後胸上生小癮疹，癢者其疾即差。一方用人參等分。《本草》在山茱萸篇，陳藏器云，胡蘈子，熟赤酢澀，小兒食之當果子，止水痢。生乎林間，樹高丈餘，葉陰白，冬不彫，冬花春熟，人呼爲木半，即核有八稜云。

半夏湯《翰良方》，急下涎。

半夏（大者七枚，炮，四破之）　皂角（去黑皮，一寸半）　甘草（一寸）　生薑（二指大）

右同以水一椀，煮取半椀，頓服。沈興宗待制常病痰喘，不能臥，人扶而坐，數日矣。客有見之者曰，我曾如此，得藥一服差。我以千緡酬之，謂之千緡湯，可試爲之。興宗得湯，一啜而愈。○以千錢爲一緡

龍膽圓（《翰良》），解暴熱化痰，涼膈，清頭目。

草龍膽　白礬（燒沸定，各四兩）　天南星　半夏（各二兩二分，水浸切作片，用漿水、雪水中半，同煮三五沸，焙乾，取各二兩）

右爲末，麪糊爲圓梧子大，每服三十丸，臈茶清服下。食後、臨臥服。麪糊須極稀，如濃漿可也。應痰壅膈熱，頭目昏重，服之頓清。嶺南瘴毒，纔覺意思昏悶，速服便解，咽喉腫痛，口舌生瘡。凡上熱涎諸證，悉可服。小兒尤良。○漿，米泔也。

治眼齒（《翰良方》）

前日與歐陽叔弼、晁無咎、張文潛同在戒壇。余病目昏，所以熱水洗之，文潛曰，目忌點洗，目有病，當存之，齒有病，當勞之，不可同也。治目當如治民，治齒當如治軍，治民當如曹參之治齊，治軍當如商鞅之治秦，頗有理。故追錄之。

治內障眼（《翰良》）

《本草》云，熟乾地黃、麥門冬、車前子相得，治久患內障眼有效。屢試之，信然。其法細擣羅，蜜圓如梧子大，每服三十丸至五十丸，溫酒熟水任下。然三藥皆潤，難擣，旋焙旋擣，和合異常甘香，真奇藥也。（私云，《局方》駐景圓尤有效，皆此理也。）

治氣攻頭痛胡盧巴散。（《翰良方》）

葫盧巴（微炒）　荊三稜（剉，醋裛一宿，炒乾，各一兩）　乾薑（炮，一分）

右爲細末，每服二三錢，溫生薑湯或酒調下。凡氣攻頭痛，一服即差。萬法不愈，頭痛如破者，服之即愈。尤利婦人姻家有病瘧差後頭痛，號呼十餘日，百方不效，用一服如失去。小小頭痛更捷。

偏頭痛方《翰良》

《裕陵傳》王荊公偏頭痛方云，是禁中秘方，用生蘆菔汁一蜆殼（シシミカ ヒノカラ），仰臥注鼻中，左患痛注右，右患痛注左，或兩鼻皆注亦可。數十年患，皆一注而愈。公與僕言，已愈數人。

治頭痛硫黃圓（沈存中）

硫黃（二兩，研細）　消石（一兩，研細）

右水圓指頭大，空心臘茶嚼下。予中表兄病頭風二十餘年，每發頭痛如破，數日不食，百方不能療。醫田滋見之曰，老母病此數十年，得一藥遂愈。就求之，得十圓，日服一枚，十餘日，滋復來，云頭痛。平日食何物即發，答云最苦飲酒食魚。滋取魚酒令恣食，云服此藥十枚，豈復有頭痛耶。如其言食之，竟不發，自此遂差。予以滋相識數歲，臨別，以此方見遺。陳州懷醫有此藥，圓如梧桐子大，每服十五圓。暑暍懵冒者，冰冷水服，下咽即豁然清爽，傷冷即以沸艾湯下。

葫盧巴散《翰良》，治氣攻頭痛。

葫盧巴（微炒）　荊三稜（剉，醋淬一宿，炒乾，各一兩）

右爲末，每服二錢，溫生薑湯或酒調下。凡氣攻頭痛，一服即差，萬法不愈，頭痛如破者，服之即愈。尤利婦人姻家有病瘧差後頭痛，號呼十餘日，百方不效，用一服如失。去小小頭痛更捷。

綠雲散《翰良》，治口瘡。

黃蘗（末，五錢重）　螺子黛（二錢重，青黛也）

右同研，如碧玉色，臨臥置舌根下一字，嚥津無妨，遲明差。凡口瘡不可失睡，一夜失睡，口瘡頓增。

灸牙疼法

隨左右所患，肩尖微近後骨縫中，小舉臂取之，當骨解陷中，灸五壯。予目覩灸數人，皆愈。灸畢項大痛，良久乃定，永不發。予親病齒痛，百方治之，皆不驗，用此法遂愈。

治小腸氣，下元閉塞不通。《翰良》○治小腸疝氣並裏外廉瘡（ハキノカサ也）

川楝子（十錢重，和皮破爲四片）　巴豆（十錢重，並殼打破）

右同和勻，入銚内炒令紫色，取出，去巴豆，取川楝子，淨刷爲末，每服一二錢，先炒茴香，称一錢重，用酒一盞衝，更煎三五沸，去滓，調川楝子末，連進二三服，得下泄立差。此方同治遠年裏外廉瘡方。於建安軍人吳美得之。

治遠年裏外廉瘡不差者。《翰良》

檳榔（一兩一分）　乾豬糞（イノシシノクソノヒタルナリ同燒存性）　龍骨（一分二錢半重也）　水銀粉（少許，輕粉也）

右三物爲細末，入輕粉，研勻，先以鹽湯洗瘡，熟絹裛乾，以生油調藥如膏，貼瘡，日一易，三五易定差。忌無鱗魚鮓麪。凡脛内外瘡，世謂之裏外廉瘡，最難得藥。此方並前小腸氣，本建安一軍人吳美，犯僞印坐死，司理參軍王炳之憐其曉事，常加存恤。其人臨刑，泣念曰，生平有兩方，治疾如神，常賣以自給，可惜死而不傳。遂以獻炳之，屢用有驗。予就炳之求，值其遠官數年方得之。

治陰瘡癢痛，水出久不差。出《靈苑方》《翰良》

臘茶　五倍子（等分，取末）　膩粉（少許，胡粉也）

右拌勻，漿水葱椒湯洗後，頻傅之。

又方
銅錢（百枚）　烏梅（七枚）　鹽（二錢匕）
右水三椀，煎至二椀，熱洗。此二方相須用之，無不即驗。
治癬方久患用之即差。（《翰良》）
決明子
右爲末，加少水銀粉（輕粉也），同爲散，先以物擦破癬上，以散傅之，立差。
治甲疽，弩肉裹甲，膿血疼痛不差。（《翰良》）
膽礬（燒，礬石也）
右先剔去肉中甲，傅藥瘡上，縱有弩肉，傅即乾落。
治婦人妊娠傷寒白朮散。（《翰良》）
白朮　黄芩（等分，新瓦上同炒香）
右爲散，每服三錢，水一中盞，生薑三片，大棗二個（打破），同煎至七分，溫服。但覺頭痛發熱，便可服，三五服即差。但四肢厥冷，陰證者，不可服。此方本常州一士人賣此藥，醫工皆論斤售去，行醫用之如神，無人得其方。予自得此，治疾無有不效者，仍安胎益母子。
黑神散（《局方》），治婦人產後惡露不盡，胞衣不下，攻衝心胸，痞滿或臍腹堅痛，撮及血暈，神昏眼黑，口噤，產後瘀血諸疾，並皆治之。
黑豆（半升《翰良方》二兩）　熟地黄　蒲黄（紙炒）　當歸　官桂（《良方》肉桂）　芍藥　甘草（炙）　乾薑（炮，各四兩《良方》各一兩）
右細末，每服二錢，酒半盞，童子小便半盞，同煎，調服（云云）。《翰良方》號肉桂散（出《靈苑方》）。治產後衆疾，血氣崩運，腫滿發狂，瀉痢寒熱等，惟瀉而吐者難差。每服溫酒調下二錢，日三服。疾甚者，三服差。無疾，日二服，七日止。已上《翰良方》《衛生良劑方》云，親驗方治赤眼，酒調服，加杏仁尤佳。《百一選方》治腸風下血，煎此調消風散服見《局方》中風卷，並《良劑方》上卷。《究原方》大治難產橫逆，生產因時疾，胎死腹中，胎死身即冷，口角涎沫出，或胎衣不下，並乳香湯調下。產後口乾心悶，胸膈不快，發渴，人參煎湯調下。血暈如風之狀，見神見鬼，入麝香少許，百沸湯調下。產後腹痛，瀉痢，增肉豆蔻麪裹煨，末一錢，米飲調服。產後身疼或增寒發熱，黃耆煎湯調下。產後小便出血，大便秘，燈心橘皮煎湯調下。產後血崩，謂惡露未盡，腹痛兼大聖散酒調下。大聖散見《局方》婦人卷產後心腹脹，嘔逆，南木香煎湯調下，或吐出惡物而痊，治經候欲行發搐，不省人事，此因經行伏驚，致此煎燈心麥門冬湯，入辰砂少許調服。若腹痛加大聖散。

增益八味圓《魏氏家藏方》滋養男子肝腎，益心血，利足膝，充實肌膚，悅澤顔色，甚有功效。真男子衛生之良藥。此藥專養肝心腎三經之血，如男子血旺，則筋脈骨肉滋潤，手足輕健，瞻視光明。若專事丹藥，則消爍精氣，伐下僭上，蓋腎惡燥也。用澤瀉者，蓋引諸藥以歸腎。又使通流而不積，如流水不腐，戶樞不蠹。人多以澤瀉病之，萬無是理也。《長沙鍾學論潮傳》

○加味八味圓，可入腎脾卷中。

○旺，王也。得時之貌也。

○養生書云，人常舉動，四肢則安。猶如流水不腐，戶樞不蠹。戶樞常動，流水常流故也。

熟乾地黃酒浸，九蒸曝乾秤　五味子黑潤味酸者，焙　鹿茸燒去毛，劈作片，慢火上醋炙微黃色，各四兩　乾山藥大塊者，酒浸一夕　山茱萸去核　大附子一兩以上者，慢火炮去皮臍　牛膝長一尺者，太佳，酒浸一夕，焙，各二兩

白茯苓去皮　牡丹皮去骨　澤瀉酒浸一夕，各一兩半　肉桂一兩，去麤皮，不見火

右爲細末，用真鹿角膠半斤，剉細，以石器内法，酒熔化，搜和藥末，如硬，入好煉蜜少許成劑，入臼

中，杵三五百下，圓如梧桐子大，每服五十圓，空心，溫酒鹽湯下。

○加減十全大補湯也。虚勞寒熱往來尤效。

加減十全湯方同，調榮衛，壯力退熱，收虚汗，美飲食，悦顔色，諸虚百損，皆可服之。

川芎　川當歸酒浸，去蘆　白芍藥　熟乾地黄酒浸　半夏湯泡七次，焙　秦艽去蘆　人參去蘆　白朮炒　石斛酒浸　甘草炙　鹿角膠切，麩炒成珠

白茯苓去皮　黄耆蜜炒，各一兩　肉桂去麤皮，不見火　柴胡去蘆，各二兩

右㕮咀，每服三大錢，水一盞半，生薑五片，棗子三枚，入餳一塊，煎七分，去滓，熱服，不拘時候。

黄耆散同，補男子婦人諸虚百損，應病後羸乏，微發寒熱，精竭力弱，血氣勞傷，痰多嘔逆，不思飲食，骨節疼痛，嗽喘氣急，面色浮黄者，並皆補之。○勝於黄芪建中湯云云

人參去蘆　黄耆洗，槌破，蜜水炙香，箭簳者佳　半夏浸泡七返，薄切，旋入　白茯苓去皮　當歸去蘆，酒浸，炙　麥糵炒　白朮炒，各三兩　白芍藥四兩　甘草炙　肉桂去麤皮，不見火

神麯炒，各一兩

右㕮咀，每服三錢，生薑五片，棗子三五個，水一盞半，煎一盞，去滓，食前，溫服。此藥有神妙之功，大勝黄芪建中湯。

附子大建中湯同，治自汗。

附子炮，去皮臍，二兩　黄耆蜜炙　白朮炒　甘草炙　當歸　熟乾地黄　木香　肉桂去麤　白芍藥各四兩

右爲麤末，每服五錢，水一盞半，生薑五片，棗子三個，煎至七分，去滓，食前，溫服。

耆附湯同，治盜汗。

附子四兩，炮，去皮　黄耆二兩，鹽水或蜜淹炙

右爲麤末，每服三錢，水一盞半，薑五片，棗三個，煎至七分，去滓，食前服。

治虛汗盜汗同

右雪白茯苓爲細末，煎烏梅艾葉湯，調下二三錢，服之神效。

治盜汗同

人參二兩　黄耆蜜炙　當歸各四兩

右細末，每服四五錢，水一盞，入大黑豆三五十粒，葱白三五莖，煎七分服，不拘時候。

三白圓同方，又名素丹。治小便遺精，白濁滑數及盜汗。

龍骨煆，別研　牡蠣粉各二兩　鹿角霜四兩

右爲細末，滴水爲圓如梧子大，以滑石爲衣，每服十、二十圓，鹽湯呑下，空心服。

縮泉圓同，治丈夫小便頻。

烏藥　川椒去目並合口者，出汗　吴茱萸九蒸九曝　益智炒

右等分，爲細末，酒煮，麵糊圓如梧子大，每服五六十圓，臨臥，鹽湯下。

雙白圓同，秘精清小便。《朱叔通傳》

雪白茯苓去皮　鹿角霜

右等分，爲細末，酒煮，麵糊圓如梧子大，每服三五圓，空心，鹽湯下。

○土淫，白濁一名也。

龍骨圓同，治白濁。《究原》白濁，一名土淫。脾腎虛，故土剋水，故成白濁。是土淫。

糯米飯四兩，曬乾　赤石脂炒令焦　龍骨煆，別研　白茯苓去皮，各二兩

右爲細末，醋煮，麵糊圓，焙乾，每服五十圓，空心，鹽湯送下，食前服。

○治脾腎虚冷，泄瀉水利。

火輪圓《究原方》六、《事證方》《選奇方》等同，治小腸腎氣並藏府泄瀉，脾胃怯弱，不進飲食。

附子炮　乾薑炮　肉豆蔻麪裹，煨，各三兩

右等分，細末，薄麪糊丸如桐子大，每服五十圓，米飲服，不計時。

性全謂，腎脾虚損，人常患腸鳴泄瀉，服之無不愈者也。治一切冷利，萬不失一。深秘之猶未容易，稱名字自號三聖圓。

加味火輪圓《魏氏家藏方》，大暖臟氣，固養元陽，進美飲食。

肉豆蔻麪炮　附子炮，去皮臍　乾薑炮　良薑切，油炒　天雄炮，去臍皮　訶子緊小者，煨，去核　蓽撥各等分

右爲細末，陳米粉煮糊爲圓如梧子大，每服七十圓，空心服下。

○《事證方》並《究原方》火輪圓，治腎脾虚損冷瀉。附子炮，乾薑、肉豆蔻麪煨，各三兩。右等分，細末，薄麪糊丸梧子大，每服五十丸，米飲服，不拘時。可見此《萬安方》第十九卷。

○治脾胃虚冷，不食，泄瀉。《萬安方》第十三卷同，可照用之。

建脾圓同，治丈夫婦人脾胃虚冷，嘔逆惡心，臍腹撮痛，冷痃翻胃，惡聞食氣，停寒積飲，飲食不化，臟寒泄瀉等疾。

厚朴薑汁製　半夏薑汁製　白朮切，炒，各十錢重　肉桂去麤　橘紅　胡椒　薑黄　神麴炒　白茯苓　丁皮　蓽澄茄　木香各五錢重　益智仁　人參去蘆，各七錢半　硫黄金液丹代之　乾薑煨，各七錢半　附子九錢重者一隻，炮，去皮臍　丁香二錢　肉豆蔻麪煨，三錢

右細末，薑汁打糊爲圓如梧子大，每服六十圓，空心，薑湯下。

補脾圓同，補實脾藏，兼治大便冷滑。

赤石脂煅　乾薑炮　肉豆蔻煨麪　厚朴薑汁製，焙　白朮各二兩二分　訶子煨，去核　麥糵炒　神麯炒　蓽撥各一兩一分

右爲細末，醋米糊爲圓如梧桐子大，每服三十圓，食前，熟水下。

又方同，滋養胃氣，辟霧露寒濕，進美飲食，中酒，一圓即醒。

肉豆蔻煨麪　白豆蔻　草豆蔻　紅豆　縮砂仁　益智子　白附子炮　南木香　沉香各二兩　人參　白茯苓　肉桂去麤皮　橘紅　乾薑炮　甘草炙　白朮各三兩，炒

右爲細末，煉蜜爲圓如彈子大，辰砂爲衣，每服一二圓，食前薑湯嚼下。

益胃圓同，治脾胃氣俱虛，中脘停痰，嘔噦不止。

縮砂仁　乾薑炮　陳皮　厚朴薑制　丁香各二兩　白朮四兩，切，炒　肉豆蔻煨，一兩半　半夏二兩半，湯泡七次

右爲細末，好麪糊爲圓如梧子大，每服五六十圓至百圓，空心，薑湯或橘皮湯下。

人參大溫中圓同，治三焦不順，脾胃冷，心腹疞痛，嘔逆惡心，兩脇刺痛，胸膈滿悶，腹脹鳴腸，泄瀉頻併，並宜服餌。

高良薑炒　肉桂去麤　紫蘇子　人參　陳皮　白朮各五兩，切，炒　乾薑炮，二兩二分

右爲細末，煉蜜爲圓，每兩作八圓，每服二三圓，食前，生薑湯嚼下。

蘇橘大圓同，治夏月多食生冷，濕氣在內。〇夏月食生冷之人可服之。

紫蘇葉　陳皮　生乾薑　人參各三兩　白茯苓　縮砂各二兩　甘草一兩，炒

右爲細末，煉蜜爲圓如彈子大，每服二三圓，溫湯嚼下，早晨服。一方加白豆仁一兩。

棗肉圓同，治脾胃受寒或腸鳴泄瀉，腹脇虛脹，或胸膈不快，飲食不美，兼治腎泄。腎泄者，五更溏泄是也。

破故紙四兩，炒　木香一兩，生用，不見火　肉豆蔻二兩，麪裹，煨焙

右爲細末，燈心煮棗，去皮核，和圓如梧子大，每服五六十圓，煎人參生薑湯下，食半空服，或午食前鹽酒湯下亦得。

《本事方》二神圓，在此《萬安方》第十三卷中，除木香，以二味也。與此卷可照用之。

穀神圓同，專理脾胃，快氣進食，消痰磨積。

烏梅肉　青皮去白，若虛人減半　訶子肉去核　陳皮　木香濕紙煨香，各二兩　神麯炒　麥蘖　乾薑

右爲細末，白麵糊爲圓如梧子大，每服四五十圓，空心，生薑湯下。

沉香養脾湯同，治脾胃久虛，肌體羸弱，心腹脹悶，飲食遲化，口苦咽乾，喜飲湯水，黃瘦自汗，潮熱多驚。

肉豆蔻麪煨　厚朴薑製　甘草炙　沈香各一兩　人參　黃耆蜜炙，二兩　訶子皮　橘皮　木香炮，各三分　白朮三兩，炒　白茯苓一兩半

右剉散，每服二三錢，水一盞，生薑二三片，棗子三個，煎於半盞，食前，溫服。

草果養脾湯同，建脾化痰，開胃進食，久服無瘧痢疾。

草果仁　茯苓　縮砂各二兩　桔梗一兩　甘草炙，六兩　生薑二十四兩，用白麪四兩同拌，和淹一宿，炒黃

右爲細末，每服三四錢，沸湯點下。

丁香快脾湯同，和脾胃，散寒痰，除積滯，進飲食，及療酒後嘔吐。

縮砂　草果　神麯炒　甘草炙　麥蘖炒　陳皮各三兩　生薑一斤　丁香一兩

右爲細末，每服四錢，水一盞半，棗子三枚，煎至七分，去滓，熱服或沸湯點服亦得，不拘時候。

正氣散同，治脾腎虛弱，氣不歸元，腹急脹滿，雷鳴，有時泄瀉，可思飲食。

蒼朮五兩　陳皮四兩　香附子　益智　茴香炒　甘草炙，各　麥蘖炒　茯苓　厚朴薑汁製，炒　草菓　訶子皮　烏藥　丁皮

乾薑炮　蓬莪朮炮　三稜炮　青皮　良薑油炒　人參各二兩

右爲細末，每服三四錢，水一盞半，生薑三五片，棗三枚，鹽少許，煎七分，食前服。

厚腸圓同，治腸胃虛寒，不能剋消水穀，大腑飧洩。

人參　白朮　厚朴薑制　丁香　蓽撥　紅豆蔻　訶子肉煨　附子炮　肉豆蔻　神麯炒　縮砂　麥蘖炒　白豆蔻

良薑炒，各二兩　檳榔　胡椒　蓽澄茄　白芍藥　陳皮　甘草炙　乾薑炮，各四兩　肉桂去麤，五兩　白茯苓　當歸各一兩

右爲細末，稀餳搜和，称四兩分作十、二十粒，每服二粒或三四粒，細嚼白湯送下，不拘時候。

木香圓同，治臟腑冷濕之氣留於脾經，注下不已，經年未效，米穀不化，飲食無味，肌肉瘦瘁，心多嗔恚。〇治經年水利不食。

木香不見火　破故紙炒，各二兩　高良薑炒　縮砂仁　厚朴薑制，各一兩二分　赤石脂　陳皮　肉桂去麤　白朮炒，各一兩　胡椒　吳茱萸湯洗，各二分

檳榔二枚　肉豆蔻八兩，麵煨

右細末，陳米糊圓如梧子大，每服五十圓至百圓，米飲服下，空心，食前，日夜三五服。

補中圓同，治赤白痢。

白芷二兩　櫻粟殼去蒂穰，一兩半，半生半炒　當歸　枳殼去穰，麩炒，各一兩　陳皮半兩　橡斗大者七枚，小者則十枚

右爲細末，煉蜜爲圓如彈子大，每服一二丸，水一盞。白痢入石榴皮一片，赤痢入烏梅一枚，煎至七分，食前服。若赤白痢，入烏梅、石榴皮同煎服。

覆載萬安方卷第五十五

朱墨之紙數　六拾四丁

覆載萬安方卷第五十六

末醫　性全　集

諸丹石煉藥法

秋石方《翰良方》第六　沈存中

凡世之煉秋石者，但得火煉一法而已。此藥須兼用陰陽二石，方爲至藥。今具二法於後。凡火煉秋石者，陽中之陰，故得火而凝，入水則釋然消散，歸於無體。蓋質去但有味在，此離中之虚也。水煉秋石，陰中之陽，故得水而凝，遇暴潤，千歲不變，味去而質留，此坎中之實。二物皆出於心腎二藏，而流於小腸，水火二藏，騰虵玄武，正氣外假天地之水火，凝而爲體，服之還補太陽相火二藏。上爲養命之本，具方如後。

○☲離卦中虚象也，火也。☵坎卦中實象也，水也。

陰煉法

小便三五石，夏月雖腐敗亦堪用。分置大盆中，以新水一半以上相和，旋轉攪數百匝，放令澄清，辟去清者留濁腳。又以新水同攪，水多爲妙。又澄去清者，直候無臭氣，澄下秋石如粉，即止。暴乾，刮下如膩粉，光白粲然可愛，都無臭氣味爲度。再研，以乳男子乳和如膏，烈日中暴乾。如此九度，須揀好日色乃和，蓋假太陽真氣也。第九度即圓之如梧子大，暴乾，每服三十圓，溫酒下。

陽煉法

小便不計多少，大約兩桶爲一擔，先以清水挼好皂角濃汁，以布絞去滓，每小便一擔桶，入皂角汁一盞，用竹篦急攪，令轉百十遭乃止，直候小便澄清。白濁者，皆碇底，乃徐徐辟去，清者不用，只取濁脚併作一滿桶。又用竹篦子攪百餘匝，更候澄清。又辟去清者不用，十數擔不過取得濃脚一二斗，其小便須是先以布濾過，勿令有滓，取得濃汁，入淨鍋中熬乾，刮下擣碎，再入鍋，以清湯煮令化，乃於筲箕内布筋紙兩重，傾入紙筲箕内，丁淋下清汁，再入鍋熬乾。又用湯煮化，再依前法，丁淋如熬乾，色未潔白，更準前丁淋，直候色如霜雪，即止。乃入固濟沙，合内歇口，火鍛成汁，傾出，如藥玉成堝，更斷一兩遍，候瑩白玉色，即止。細研入沙，合内固濟頂火四兩，養七晝夜久養火尤善。再研，每服二錢，空心溫酒下，或用棗肉爲圓如梧子大，每服三十圓亦得，空心服。陽煉日午服，陰煉各一服。廣南有一道人，惟與人煉秋石爲業，謂之還元丹。先大夫曾得瘦疾，且嗽凡九年，萬方不效，服此而愈。郎侍郎簡帥南海，其室病久，夜夢神人告之曰，有沈殿中攜一道人，能合丹可愈汝疾，宜求服之，空中擲下數十粒，曰此道人丹也。及且臥席上，得藥十餘粒，正如夢中所見，及先大夫到番禺，郎首問此丹，先大夫乃出丹示之，與夢中所得不殊，其妻服之，遂愈。又予族子，常病顛眩腹皷，久之漸加喘滿。凡三年垂困，亦服此而愈，皆只是火煉者。時予守宣城，亦大病，踰年，族子急以書勸予服此丹，云實再生人也。予方合煉，適有一道人，又傳陰煉法，云須得二法相兼，其藥能洞人骨體，無所不至。極秘其術，久之方許傳，依法服之。又驗此藥不但治疾，可以常服，有功無毒。予始得之甚艱難，意在救濟人，理不當秘。火煉秋石，世人皆能之，煎煉時須大作爐鼎，煎煉數日，臭達四鄰。此法極省力，只一小鍋，便可煉體如金石，永不暴潤，與常法功力不侔。久疾人，只數服便效。予始得之，極爲神效。已上《蘇沈翰良方》第六

秋石說赤松子，仙人名也。《既效方》上卷，王執中叔權撰。

秋石者，天地之秀氣，萬物之精華。人食五味，不知被五味所苦，真元耗散於外，不能反本還源，遂因大上發乘法，使人修煉，將有餘而補不足，令人長命。猶竹器損補以竹，金器損補以金，且時人不能清淨，對景生心荒迷色欲，有犯天地之禁忌，抛擺父母之元陽，只顧一時之歡樂，不知精神不足，百骸枯竭，神氣分離，四大崩摧，可不廢乎。《詩》云，修得男兒七寶，身體貪色欲敗精神，精神便是長生藥保，惜之時是命根。

淮南王

秋石，真金之寶石餌。堅固之丹，照徹其體表裏，無瑕，味鹹，而體潤性溫，而無毒，人能服餌，使真元內固，外邪不侵。此藥入心養性，入肺養魄，入肝養魂，入腎養精，入脾養志，安和五藏六府，化九種勞蟲，滅三尸五鬼，反老還童之功，養神續命之效。《詩》云，清淨無爲，性湛然。金華開放，色新鮮。淮南達此真消息，白日飛昇上九天。

西王母

○☲火☵水，坎下離上，是既濟卦也。陰水在下，陽火在上。

秋石者，水火既濟之法，坎離交會之機，煉爲白雪之真，作助丹陽之寶，善能輕身健骨，發濟精神，救臨危困厄之患，有起死固骸之功。《詩》云，形山採取永鉛，煎煉就金華，不用鉛服餌，功成顏似玉，形神歸廟作神仙。

陳真君

秋石者，白金之體，坎離精華，煉案九轉之功，結成若梅花不異。修合火器，以火烹之，煉成而精光耀目，服餌而命必延長。《詩》云，坎離精氣，結成砂片，片如同白雪牙。金鼎煉來經九轉，乘鸞跨鳳赴煙霞。（疑錯簡）用兵而善者，以其無赫赫之功。爲吏而循者，以其無赫赫之比。固不可責其赫赫之效也。然而，入心養性，入肺養魄，入肝養魂，入腎養精，入脾養智。強骨髓，壯氣血，安和藏府，發精神，悦顔色，進飲食，補虚冷，益下元，化九種勞蟲，滅三尸五鬼，反老還童，回骸起死，則非他藥所可同日而語。夫參朮芝桂，元行沖所謂富家儲積以自資，狄仁傑亦謂不可一日無者。芝雖不可得而服，而朮多服則燥腎，參多服則失之涼，桂多服則失之燥，況如金石藥者而可久服，或若久服而無毒，惟此藥爲然。予多病，嘗製而服之，雖不見其速效，久之精神爽快，腰腳輕健，風氣漸消，沈痾脱去，則其效也。此反本還源藥也。但不可恃此縱欲爾，故曰精神便是長生藥，保情之時是命根。蓋篤論云，凡燒秋石，乾直候鍋内煙盡，方不臭，既冷取出研細，用紙七八重，安箕中，置秋石末在内，熱湯淋，取清汁入鍋内煎乾。沙盆煎尤佳，只沙盆易破爾。若依沈方用湯煮成汁，入箕内淋亦得。

補虚秋食丸

秋石五兩，是水之精　鹿角霜四兩，是血之精　茯苓四兩，是木之精　乾山藥二兩，是土之精

右爲末，鹿角膠四兩，爲丸，每服三十丸至四十九丸，空心，食前，米飲、鹽湯、溫酒任下。廖用之、呂降禮服效。一説加菟絲子金精四，尤佳。

秋石圓《魏氏家藏方》，補心血，養精氣。

秋石四兩，別研　白茯苓二兩　鹿茸爁去毛，酢炙　附子炮，去皮臍　人參去蘆，各一兩

右爲細末，鎔蠟爲圓如梧桐子大，每服三十圓，空心，溫酒下。

又方補心血，固精。同

秋石（別研） 白茯苓（各二兩） 人參（去蘆） 鹿角膠（剉蚌粉，炒） 山藥（炮，黄色） 白龍骨（各一兩，別研）

右爲細末，煮棗肉爲圓如梧桐子大，每服三十圓，空心，米飲下。

服秋石法（同上）

人參（一兩，去蘆） 秋石（別研） 白茯苓（去皮） 乾山藥（各二兩）

右將秋石研極細，三味擣爲末，拌和棗肉爲圓如梧桐子大，每服三十圓，空心，鹽湯或鹽酒下。陽氣虚極，入蓯蓉半兩，酒煮如膠，爲圓。每料更入遠志半兩（去心），用通心氣，尤佳。

《醫説》第九云，秋石不可久服，服秋石久而成渴疾。蓋鹹能走血，血走令人渴，不能制水妄行。（《瑣碎録》）

《楊仁齋直指方》十六卷云，秋石圓，治濁氣干清，精散而成膏淋，黄赤白黯，如肥膏油蜜之狀。白茯苓（一兩） 桑螵蛸（蜜炙） 鹿角膠（擣碎，炒黄焦，末之） 秋石（各半兩）

右末，研和糕糊圓桐子大，每服五十圓，人參煎湯下。

養正丹（一名交泰丹），卻邪輔正，助陽接真。治元氣虚虧，陰邪交蕩，正氣乖常，上盛下虚，氣不昇降，呼吸不足，頭旋氣短，心神怯弱，夢寐驚悸，遍體盜汗，腹痛腰疼，或虚煩狂言，口乾上喘，翻胃吐食，霍亂轉筋，咳逆不定。又治中風涎潮，不省人事，陽氣欲脱，四肢厥冷，如傷寒陰盛自汗，唇青脈沉，最宜服之。及婦人産後，血氣身熱，月候不調，帶下腹痛，悉能治療。常服濟心火，強腎水，進食飲，功效不可具述。（《局方》）

黑錫（去滓淨秤） 水銀 辰砂（細研） 硫黄（細研，各一兩）

右各一兩，先用墨盞一隻，火上鎔黑鈆成汁，次下水銀，以柳枝子攪勻，次下辰砂，攪令不見星子，少時方入硫黄末，急攪成汁，和勻。如有焰，以醋洒之，候冷取出，研如粉極細，用糯米粉煮糊爲圓，如綠豆大，每服二十粒，加至三十粒，鹽湯下。此藥升降陰陽，既濟心腎，空心食前，棗湯送下。（出寳林真人谷伯陽《傷寒論》中）

《究原方》治氣虚中風，或小便不禁，手足厥逆，加天雄煎薑附湯下。此更灸臍心或丹田氣海一二百壯，治咳嗽喘滿，頭暈多痰，腰背拘急，煎小青龍湯下。

〇脚氣入腹衝心，可服養正丹、黑錫丹、來復丹等。

《易簡方》小字小本降氣湯下云，此藥專治脚氣上攻，中滿氣急，更有下元虚冷，並尊年氣虚之人，素有上壅之患，服補藥者不得，用之立效。大便秘者，仍用此藥下黑錫丹、養正丹。

《易簡方》養正丹下云，每服五十圓。此藥用硫黄、黑錫，本有利性，或例作丹藥，用以補虚，治泄瀉之類，大不得其宜。若卒中之患，痰涎壅盛，用此鎮墜，使大便溏利，病復隨去，於三生飲中選藥爲之湯使。若脚氣之患，入腹衝心，或見嘔逆之證，無法可療。《千金》以大黄利之，大黄性寒，病既深入，必難導達，是速其嘔吐也。不若用此，或黑錫丹、來復丹之類，煎降氣湯嚥下，更須多服，以大便流利爲度。脚氣無補法，此有利性，即非補藥，服之無疑，痃癖疝氣，膀胱奔豚之氣入腹者，亦宜用此。若尊年之人，大腑寒秘者，尤宜服之。黑錫丹、來復丹，亦此之類，用此亦效。又同方芎辛湯下云，芎辛湯治一切頭疼，但發熱者，不當服，其餘痰厥、飲厥等證，偏正頭疼不可忍者，只以此藥，並如聖餅服之，不拘病退，但多服自能作效，仍服養正丹、黑錫丹，並用此藥調鍾乳粉間服，諸證頭疼，緊捷之法無以踰此。又同方滲濕湯下云，脚氣入腹，大便閉，不任冷藥者，亦宜用降氣湯嚥養正丹，以溫利之。詳見養正丹方中。

《簡易方》云，此丹本有利性，治泄瀉大非所宜。年尊人寒秘，卻宜服之。大字《易簡方》降氣湯方下云，今人患脚氣者，多因氣實而死，終無藥服，致虚而殂。故脚氣人不得大補，亦不可大瀉，切不得畏虚預止湯藥。又云，降氣湯專治脚氣上攻，中滿喘急，下元虚冷，服補藥不瘥者，用之立效。以黑錫、養正丹佐之。

楊仁齊《直指方》云，治病如弈碁，當先救急。急者，何。救其重而略其輕也。假如病人發熱，經日服通利之劑，泄瀉不止，嘔吐大作，粥藥不入而熱猶未已。治法略去，發熱一節，且以定嘔進食爲先，人參、生薑入些炙甘草煎湯，蘇合香圓嚥下，養生丹斟酌圓數與之。進劑以還，嘔吐自定，飲食漸進，泄瀉亦自不作，是元氣既正，縱有微熱，特假熱耳。人參、川芎、紫胡、甘草調理之。○弈碁，圍碁也。

《直指方》又云，五丹圓，治虛極而痓，氣不歸元，衄血喘嗽痰作，來復丹、黑錫丹、震靈丹、金液丹（各一貼）、養正丹（一貼），右件別別研細，秫米糊圓桐子大，每服三十圓，空心。生理中湯加木香送下，或沸湯調蘇合香圓下。

《直指方》又云，養正丹治婦人血氣帶下腹痛，助陽接真，升降陰陽。

黑錫丹（丹陽慈濟大師受神仙桑君方，《良劑方》號桑君黑錫丹），治脾元久冷，上實下虛，胸中痰飲，或上攻頭目，徹痛，目瞪昏眩，及奔豚氣上衝胸腹，連兩脇膨脹，刺痛不可忍，氣欲絕者，及陰陽氣上下不升降，飲食不進，面黃羸瘦，肢體浮腫，五種水氣，腳氣上攻，及牙齦腫痛，滿口生瘡，齒欲落者，兼治脾寒心痛，冷汗不止，或暴中風，痰潮上膈，言語艱澀，神昏氣亂，喉中痰響，狀似癱緩，曾用風藥吊吐不出者，宜用此藥百粒，煎薑黃湯灌之，厭下風涎，即時甦省，風涎自利。或觸冒寒邪，霍亂吐瀉，手足逆冷，脣口青黑，及男子陽事痿怯，腳膝痠軟，行步乏力，臍腹虛鳴，大便久滑，及婦人血海久冷，白帶自下，歲久無子，血氣攻注頭面四肢，並宜服之。兼療膈胃煩壅，痰飲虛喘，百藥不愈者，常服剋化飲食，養精神，生陽逐陰，消磨冷滯，除濕破癖，不動真氣，使五藏安寧，六腑調暢，百病不侵。（《局方》）

黑錫（四兩，炒鎔，用香匙撥去滓後，用硫黃半兩，同炒過，取出，研爲細末，淨研二兩）　硫黃（透明，不夾石者，打碎，二兩，與前淨黑錫入銚內，結砂子）　金鈴子（蒸熟，去皮核）　沉香　木香　附子（炮，去皮臍）　葫蘆巴（酒浸，炒）　陽起石（酒蒸一日，焙，研細）　破故紙（酒浸，炒）　肉桂（只須用半兩）　茴香（炒）　肉豆蔻（麪裹，煨，各一兩）

右如法，結黑錫硫黃砂子地上出火毒，研令極細，餘藥並搗羅爲細末，都一處和，再入研。自朝至暮，以黑光色爲度，酒糊爲圓如梧子大，陰乾入布袋內，擦令光瑩，每服三、四十粒，空心，薑鹽湯或棗湯下。婦人艾醋湯下。《究原方》治氣虛發喘數日，不倒頭睡，用砂糖少許，以大腹皮（大彈子）攪糖內，卻浸湯一盞，下百圓，一服得睡。治頭暈，耳作蟬聲，煎四柱散下百粒。治中風，若搖頭直視，心腎脫絕，蓋諸陽獨留，諸陰悉盡，故直視搖頭，真藏病也，鮮有再生。防風生薑煎湯調，調氣散下此一二百粒，仍入鹽煎附子、川薑、天麻等分服。秘傳治嘔吐翻胃，飲食不進，再乳細爛，煮棗肉圓如綠豆大，用丁香、木香、沉香煎湯下。《聖惠方》三十八卷云，謹案古方法，皆五十已上始服乳石，殊謂不然。今驗所見，年少服者得力尤速，兼無病患。何以言之，年少筋力滿盛，飲食飽飫彌益，精明壯健，終無發動之理。年歲遲暮，氣候衰弱，食飲失宜，此石氣勝人，無不發動。歷觀得失，莫過於此。夫人年少，縱不喫食飲，血氣自強，年老力微，縱食肉精細，猶不可健。以此言之，是明古法疎矣。

黑錫圓（此丹陽慈濟真方）《本事方》

黑鉛　硫黃（各三兩）

謂如硫黃與黑鉛各用三兩，即以黑鉛八兩，銚內鎔化，去滓，苴淨盡，傾淨地上，再於銚內鎔，以皮紙五重，攝取四角，如箱模樣，傾黑鉛在內，揉取細者，於絹上羅過，太熱即損絹，須連紙放地上，令稍溫，紙焦易之，下者居上，將麤鉛再鎔、再揉、再羅，取細者盡爲度，秤重三兩，即以好硫黃三兩，研細拌鉛，炒令勻，於銚內用鐵匙不住攪，須文武火，不緊不慢，候相乳，入傾在淨塼上。

茴香（炒香）　附子　葫蘆巴（微炒）　破故紙（炒香）　川練子（去核，微炒）　肉豆蔻（各一兩，麪炮）　巴戟（去心）　木香　沉香（各半兩）

右將沙子研細，餘藥末研勻入碾，自朝至暮，以黑光色爲度，酒糊圓如梧子大，陰乾，布袋內挼，令光瑩。如丈夫元藏虛冷，真陽不固，三焦不和，上熱下冷，夜夢鬼交，覺來盜汗，面無光精，肌體燥澀，耳內虛鳴，腰背疼痛，心氣虛乏，精神不寧，飲食無味，日漸瘦悴，膀胱久冷，夜多小便。婦人月事愆期，血海久冷，惡露不止，赤白帶下，及陰毒傷寒，面青舌卷，陰縮難言，四肢厥冷，不省人事，急用棗湯吞一二百圓，即便回陽，命無不活。但是一切冷疾，鹽酒鹽湯空心吞下三四十圓，婦人艾醋湯下此藥，大能調治榮衛，升降陰陽，安和五臟，灑陳六腑，補損益虛，回陽返陰，功驗神聖。

震靈丹（一名紫金丹） 此丹不犯金石飛走有性之藥，不僭不燥，奪造化沖和之功，大治男子真元衰憊，五勞七傷，臍腹疼痛，肢體痠疼，上盛下虛，頭目暈眩，心神恍惚，血氣衰微，及中風癱緩，手足不遂，筋骨拘拳，腰膝沉重，容枯肌瘦，目暗耳聾，口苦舌乾，飲食無味，心腎不足，精滑夢遺，膀胱疝墜，小腸淋瀝，夜多盜汗，久瀉久痢，嘔吐不食，八風五痺，一切沉寒痼冷，服之如神。及治婦人血氣不足，崩漏虛損，帶下久冷，胎藏無子，服之無不愈者。

禹餘糧（火煆醋淬，不計遍次，手揉得碎爲度） 紫石英 赤石脂 丁頭代赭石（如禹餘糧根炮製）

已上四味，並作小塊，入鉗鍋內，鹽泥固濟，候乾，用炭一十斤，煅通紅，火盡爲度，入地坑埋，出火毒二宿。

乳香（別研細） 沒藥（去砂石，研） 五靈脂（去砂，研，各二兩） 辰砂（一兩，水研飛）

右件前後共八味，並爲細末，以糯米粉煮糊爲圓如小雞頭子大，晾乾，以布袋盛，揉出光，每服一粒，空心，溫酒下，冷水亦得。常服鎮心神，駐顏色，溫脾腎，理腰膝，除尸疰蠱毒，辟鬼魅邪癘。久服輕身，漸入仙道。忌豬羊肉血，恐減藥力。婦人醋湯下，孕婦不可服。極有神效，不可盡述。（《局方》）

《究原方》治忪悸健忘，睡臥不安，益心進食，補虛去冷，最驗。震靈丹不以多少，重研細，用燈心麝香少許，煮棗去核皮，研細搜圓如梧桐子大，每服三十圓，食前，空心，棗湯或人參湯下。《易簡方》治婦人崩中，下血，米飲調香附子末下。赤白帶下，炒艾醋湯下。男子遺精白濁，米飲調茯苓末下。自汗盜汗，黄耆煎湯下。大便溏泄，濃米飲下。吐瀉兼作者，縮砂附子煎湯下。老人血痢，白梅茶下。陰證傷寒發熱，自利，乾薑附子煎湯下。沉寒痼冷，溫酒嚥下。腸風便血，清米飲調百草霜下。休息痢疾，烏梅湯下。若男子應有走失，或泄瀉之後，常服者用棗湯。婦人應是虚損，或失血之後，常服則用醋湯，其間湯使大概如此。或有服餌不便者，當斟酌易之。此藥極固秘元氣，無飛走之性，服之不致僭燥，但是微渴，並肥偉人，不宜用此。常服恐澀滯氣血，爲壅節之患。若用以治病，極有功效，則不拘此說。《局方》云，紫府元君南嶽魏夫人方，出《道藏》。

來復丹（鐵甕城八角杜先生方，一名正一丹）

此藥配類二氣，均調陰陽，奪天地沖和之氣，乃水火既濟之方，可冷可熱，可緩可急。善治榮衛不交，養心腎，不升降，上實下虛，氣閉痰厥，心腹冷痛，藏府虛滑。不問男女老幼，危急之證，但有胃氣，無不獲安。補損扶虛，救陰助陽，爲效殊勝。

硝石（一兩，同硫黄並細末，入定楪內，以微火慢炒，用柳篦子不住手攪，令陰陽氣相入，不可火太過，恐傷藥力，再研極細，名二氣末）　太陰玄精石（研飛）　硫黄（用透明不夾砂石者，各一兩）　五靈脂（用水澄去砂石，日乾）　青皮（去白）　陳皮（去白，各二兩）

右用五靈脂、二橘皮爲細末，次入玄精石末及前二氣末，拌勻，以好滴醋打糊爲圓如豌豆大，每服三十粒，空心，粥飲呑下，甚者五十粒。小兒三五粒，新生嬰兒一粒，小兒慢驚風及吐利不止，變成虛風。搐搦者，非風也，胃氣欲絶故也。用五粒，研碎，米飲送下。老人伏暑迷悶，紫蘇湯下。婦人產後血逆，上搶悶絶，並惡露不止，及赤白帶下，並用醋湯下。常服和陰陽，益精神，散腰腎陰濕，止腹脇冷疼，立見神效。應諸疾，不辨陰陽證者，並宜服之。靈異不可具紀。

《雞峯方》云，一名正一丹，升降陰陽，補助正氣之緊藥，攻不可攻之痞氣，破不可破之陰氣，回不能回之陽氣，生不能生之胃氣，此藥復陽止汗，破痞退陰，生脈健胃，大治水火不交，陰陽隔絕，壓難解之煩熱，救欲脫之真氣，大虛中滿，暑濕伏留，服涼藥則利，服溫藥則壅。寒熱往來，煩渴嘔吐，四肢浮腫，小便如淋，大便溏泄，胸膈喘急，咳不得眠，飧泄清穀，真氣暴虛，臍腹疞痛，上攻心腹，脇腸久痢，裏急後腫，滑泄不常，寒疝入腹，引陰而痛，五損虛勞，咳逆唾血，喘鳴肩息，食黃肌瘦，停飲痃癖，腸鳴帶下，衄血蠱注，失血亡陽，崩漏脫血，產乳血渴，狂躁喜水，嘔逆，飲食不下，蓐中百病，並皆治之。中暍發熱，引飲過度，霍亂轉筋，宿冷殘疾，淹延或體熱，狀若尸疰，並皆主治。陰證傷寒，手足厥逆，自汗自利，嘔逆面青，一身盡痛，痛引小腹，或經下，因作痞氣，咽痛息高，噫逆，氣不宣和，或陽中伏陰，或陰隔於陽，渴不飲水，證候不一，脈息交錯。陰陽不分者，服之即安。又主心痛厥痛，立效。小兒吐利，胃弱生風，或因轉瀉，變成陰癎，驚搐證候。危惡者，研細，蠍梢湯調服，必愈，有起死活人之功，無僭上躁下之性，善能升降陰陽，驅逐賊邪，安順中焦，溫養脾元，至靈至妙。服之者須至心清淨，無損藥力，其驗如神。每服五十圓，甚者百圓，艾湯下，溫酒亦得。中暑，新汲水下，早辰申時又一服，急病不計時候，日夜進五七服。四時加減如後。

春分二月中，陰降中，陽升中，陽進陰退也。宜用此法。硫黃二兩半，研，三日　硝石一兩二錢，研一日　玄精石一兩半，研極細，三味袞合研均，火熬鎔急下火，研極細　五靈脂五兩，搗細末，再研　陳皮一兩半，去白　青皮一兩，去白

立夏四月節，陰退盡，陽獨治，可依春分法，增硝石三分之一，以佐真陰。

夏至五月中，陽升極，陰降極，一陰始生。宜用此法。硫黃三兩　硝石一兩半　玄精石一兩半　五靈脂五兩半　青皮　陳皮各一兩半

立秋七月節，陽始降，陰始升，陽氣未盛，可依夏至法，損硫黃三分之一，以全其陰。

秋分八月中，陽降中，陰升中，陰進陽退也。宜用此法。硫黃（二兩半）　硝石（一兩）　玄精石（一兩半，三味依前法，半生半熟用）　五靈脂（五兩）　陳皮　青皮（各一兩）

立冬十月節，陽退盡，陰獨治，可依秋分法，損硝石三分之一，以佐真陽。

冬至十一月中，陽降極，陰升極，一陽始動，宜用此法。硫黃（二兩）　硝石（一兩半）　玄精石（一兩半，三味依前法研，不熬）　五靈脂（四兩）　陳皮（二兩）　青皮（一兩）

立春正月節，陽始升，陰始降，陽氣未盛，可依冬至法，損硝石三分之一，以全其陽。

右件藥，將後三味爲細末，與三件衮研勻，水浸蒸餅爲圓如梧桐子大。水運太過，火不及，加煉過辰砂一兩，助心。火太過，金不及，增白石英一兩，助肺。土太過，水不及，增飛煉磁石、附子各一兩，助腎。木太過，土不及，增乾薑、附子各一兩，助脾。依前方。《究原方》治氣虛陽脫，體冷無脈，氣息欲絶，不省人事，及傷寒陰證，百藥不效，蔥以索纏，切去根及葉，唯存白，長二寸，大如餅，餤，先以火熁一面令熱，隨熱熨臍中，數易漸省，手足有汗，仍服此藥即瘥。治氣弱腹痛，下痢赤白頻併。飲食不進，煎小柴胡湯下。

金液丹固真氣，暖丹田，堅筋骨，壯陽道，除久寒痼冷，補勞傷虛損。治男子腰腎久冷，心腹積聚，脇下冷癖，腹中諸蟲，失精遺溺，形羸力劣，腳膝疼弱，冷風頑痺，上氣衄血，咳逆寒熱，霍亂轉筋，虛滑下痢。又治痔瘻，濕䘌生瘡，下血不止，及婦人血結，寒熱陰蝕疽痔。（《局方》）

硫黃（十兩，先飛煉去砂石，秤碾爲細末，用好甆合子盛，以水和赤石脂，對口以鹽泥固濟曬乾，乾地內先埋一小罐子，盛水令滿，安合子在上，用泥固濟訖，慢火養七日七夜，候足加頂火一煆，候冷取出，爲細末。）

右用湯浸蒸餅，爲圓如梧桐子大，每服三十圓，多至百圓。米飲下，空心服之。又治傷寒陰證，身冷，脈微。手足厥逆，或吐或利，或自汗不止，或小便不澄，不拘圓數，宜併服之，得身熱脈出爲度。

○《簡易方》出九丹，黎居士《簡易方》云，金液丹諸丹之祖，衆陽之宗，獨體硫黄，養煉以火，純一無雜，至剛象乾，壯陽爍陰，秘真固本，用冠其首，無右等倫以水銀。

又范忠宣公方《百一方》，透明硫黄四兩，豬肪脂半斤。右先將硫黄碎爲小塊，以沙石銚子煉肪脂成汁，去卻筋膜後，下硫黄在內，急以柳枝子攪，纔候消，不可煉過，卻便下火，先用湯一盞，以新綿罩其上，將所熬硫黄並脂傾在綿上，硫黄沉脂浮，候冷，撥去脂，將凝住硫黄，以皂角湯洗十餘遍，候不黏膩，以柳木槌研三五日，細如粉，水浸蒸餅爲丸如梧子大。每服三五十丸，米飲下。陳瑩中錄此方云，潁川范忠宣公家法也。忠宣無問老幼，有病無病，且且服之，如嗜茶飯。以硫黄爲脂所製，不留藏府間，壯氣養真，莫甚於此。真仙法也。又《百一方》治小兒驚風，用青州白圓子等分，再研細，麪糊圓如黍米大，量兒大小，服二十圓至三十圓，米飲湯下，錢氏用薄荷湯下。《嬰孩妙訣》治夏月傷暑，飲水過多，停冷於脾，至秋成瘧，用此同青州白圓子各三十粒，臘茶清下。小兒研爲末，熱多用臘茶清調下，寒多用米飲調下。又治吐後生驚，用此藥同青州白圓子各一錢，五靈脂、青皮末各一錢，湯浸蒸餅糊圓如黍米大，米湯量兒大小加減送下。《雞峯方》治氣虚久冷，大便不通，名妙應圓。與半硫圓等分，每服五七十圓，空心米飲下。又方硫黄四兩，艾灰一斤，同研如粉，入合實填鹽泥固濟，一指厚，候乾，以醋灰塚蒙蓋，厚三寸，用炭一秤，或十斤、七斤，發頂火，煅通赤，雞子香，去火，以土罨一宿，殺研時微用醋云，不爾，火發研訖，入尾羅子內，作水池實之，煎湯旋旋滴淋汁。先用一盛油來者瓶固身，以三腳上放了，旋旋淋汁，緩緩煎，欲乾時，以生薑塞口，漸漸進火，令乾。煅瓶通赤，良久退火，冷打取出坯之，或亦火燒通赤，去油氣坯。

又方硫黄不以多少，研爲細末，以菠菱汁調，令極稀，置在砂合子中，卻以菜滓固濟合子並蓋，不須糊縫，安三五斤火上，候硫黄有少碧焰子，即再澆菜汁，以伏爲度。

又《蘇沈翰良方》金液丹。出《百濟方》

硫黃十兩，精瑩者，研碎入罐子，及八分爲度，無太滿　石龍芮キシキシ タタラヘトモ兩握　又云狗蹄草，一名水鑑草。兩握稻田中生，一莖四花，如田字。亦名水田草，獨莖生　黃土一掬同擣爲泥，只用益母草並泥擣亦可

右固濟藥罐子，均厚半寸，置平地，以瓦覆罐口四面，炭五斤擁定，以熟火一斤，自上燃之，候藥罐九分赤，口縫有碧焰，急退火，以潤灰三斗覆，至冷，剖罐取藥，削去沉底滓濁，準前再煅，通五煅爲足。藥如熟雞卵氣急用可三煅止　取並罐埋潤地一夜。又以水煮半日，取藥，柳木槌研頓，滴水候揚之，無滓更研，令乾。每藥一兩，用蒸餅一兩，湯釋同擣圓之，暴乾。金液丹，舊方主病甚多，大體最治氣羸。凡久疾虛困，久吐利不差，老人藏秘，傷寒脈微陰厥之類，皆氣羸所正，服此多差。大人數十圓至百粒，小兒以意裁度多少，皆粥飲下，羸甚者化嚾之。小兒久吐痢，垂困，藥乳皆不入，委頓待盡者，併與數十圓，往往自死得生，少與即無益。予親見小兒吐痢，極已氣絕，棄之在地，知其不救，試謾與服之。復活者數人。《易簡方》云，若小兒吐瀉發熱，多作慢脾驚風，當雜以金液丹，等分爲末，米飲調下，纔覺稍定，間以溫藥治之，用之甚驗。又《易簡方》白朮散下云，若已虛損，若因虛發熱，必作慢脾風，急用金液丹，雜以青州白圓子，等分爲末，米飲調服，多服乃效。若胃氣已生，則旋減金液，卻以異功散等藥，徐徐調之。四味四君子湯，加橘紅等分，名異功散。

二氣丹《局方》，助陽消陰，正氣溫中，治內虛裏寒，冷氣攻擊，心脇臍腹脹滿刺痛，泄利無度，嘔吐不止，自汗時出，小便不禁，陽氣漸微，手足厥冷，及傷寒陰證，霍亂轉筋，久下冷利，少氣羸困，一切虛寒痼冷並宜服之。

硫黃研細　肉桂去麤皮，爲末，各十錢重　乾薑炮，爲末　辰砂研，爲衣，各八錢重　附子炮，去皮臍，爲末，十錢重

右並勻研細，用麪糊爲圓如梧子大，每服三十圓，煎艾鹽湯，放冷下，空心，食前服。

性全謂，硫黃不用火煉，丸數加服五十粒、七八十粒。內消飲水，遍身虛冷，服此太有效驗。予友寂惠

久服之，得八旬餘筭。予常合此丹饋與矣。

伏火二氣丹《局方》，治真元虛損，精髓耗傷，腎氣不足，面黑耳焦，下虛上盛，頭目眩暈，心腹刺痛，翻胃吐逆，虛勞盜汗，水氣喘滿，全不入食。婦人血氣久冷，崩中漏下，癥瘕塊癖。此藥奪陰陽造化之功，濟心腎交養之妙，大補諸虛。

硫黃四兩四十錢重也　黑錫　水銀　丁香不見火　乾薑各半兩五錢重也

右先鎔黑錫，後下水銀，結砂子，與硫黃一處再研，成黑灰色，次入餘藥，研勻，用生薑自然汁煮糊爲圓如梧桐子大，每服十粒至十五粒，濃煎生薑湯下，空心，食前。

勝灸丹《魏氏家藏方》，助陽接陰，治男子小便白濁，婦人崩漏帶下，經水不調，臍腹疞痛，可思飲食。常服煖子藏，除痼冷。

硫黃別研　肉桂去麤，不見火　乾薑各二兩半　黑附子一兩重者，炮去皮臍　辰砂別研　陽起石各半兩，火煅

右爲細末，醋酒打麪糊圓如梧子大，每服三十圓至五十圓，空心，米飲下。

法煉靈砂丹《易簡方》，靈砂者，非常丹也。稟陰陽氣，聚日月精，水火既濟，脫殼煉成，上益津液，中通榮衛，下卻強陰，固精補髓，保壽身輕。男子婦人，童男室女，真元虛憊，藏府虧損，寒熱往來，骨蒸盜汗，心神不寧，恍惚時驚，咳嗽喘滿，嘔吐寒涎，[飲]食減少，小便滑數，時有白濁，形容羸瘦。中風痰厥，久病脾泄，諸虛百損，服之奇效。

好硫黃三兩　水銀九兩

右擇天醫黃道火日午時，先研硫黃爲末，用人家常使鐵銚盛，以麩炭火慢慢鎔成汁，卻離火，漸漸以水銀入銚內，使鐵匙抄二品同一處，凡三次，慢慢煉成青黑砂，候冷乾燥取出，研爲細末。然後入好甘鍋內，

次用中建盞一隻，曾經火煅者妙，安頓甘鍋上，使鐵線十字兩路縛，令牢固去卻，用醋調赤石脂末，蜜固濟盞縫。又單用醋調赤石脂膏，塗甘鍋口縫，日中曬乾，候盞縫乾，再以赤石脂膏竹篦子挑塗數次。又擇天醫黄道火日午時，先用麸炭一斤，端正填在爐內，卻安甘鍋定了，於建盞內盛水九分，若乾旋旋添水，煅至未時，用炭一斤頓甘鍋側約一寸。申時，添炭火二斤在甘鍋側約二寸。至亥時，添炭一斤在甘鍋側約三寸。至子時，爐下退火，盞內去湯，添井水九分。至寅時，取出，靈砂研爲末。

右用糯米末爲餅，圓如小麻子大，小者如粟米，圓畢頓在紙灰盤內，一日取出，用布袋打或埦盞蓋合打，令光色，每服五圓至十圓，加至二十、三十圓，人參棗湯送下，常服溫酒、鹽湯任下。〇紙灰盆，灰中鋪紙也。灰中輔紙，中如盤也。

服餌法

諸虛不足，氣不升降，膀胱疝氣，淋瀝遺精白濁，炒茴香，青鹽入酒煎，候溫下。元氣傷憊，羸弱無力，不思飲食，溫酒鹽湯下。虛勞喘嗽不安，罌粟烏梅薑湯下，以物壓。熱勞口乾，無時發熱，瘦弱不食，貝母柴胡湯下。冷勞虛顫，手足弱萎，薑附麝香酒下。盜汗陰汗，小便頻數，白濁，牡蠣(多煅)，生硫黃(少)，鹽，共三味細研，令停，酒下。童男室女，一切勞氣，泄漏精血，日見枯羸，色黃厭食，怯弱危困，人參柴胡(多)半夏(少)湯下。婦室老童，一切虛證，皆可服，但隨證輕重、年齒大小加減。男女中邪，麝香酒或井花水化下，外以七粒，桃枝七寸，入絳袋，懸於患人心前辟之。男女邪氣所侵，痎瘧不已，桃柳湯下。寒熱瘧疾，草果薑湯下。中滿腹脹，體痛腰疼，莪朮湯下。脾胃大虛，氣不升降，嘔逆翻胃，腹痛甚者，丁香(二粒)，胡椒(五粒)，甘草(半寸)，同嚼，以熱湯下十圓。脾胃大虛，津液耗竭，不思飲食，人參湯米飲任下。心腹冷脹，絞刺上下腹痛，茴香湯下。冷氣攻疰引痛，肚疼，木香湯下。心痛，乾薑良薑湯下。男女心煩不寧，心緒不正，妄見如祟狀，沉香燈心湯下。夢洩，白茯苓末湯下。冷瀉，乾薑湯、米飲任下。赤痢，甘草湯下。白痢，乾薑湯下。赤白痢，甘草乾薑湯下。腰虛腸滑泄利，縮砂粟殼陳皮生薑陳米乾棗湯下。如病重不食者，亦用前藥煎服送下，可全愈，後食能起死回生。腸風瀉血，槐花栢葉湯下。男女一切風疾，身體疼疼，松節酒下。癱瘓手足不舉，人參附子湯下。中風不語，木香附子湯下。遍身疼痛，走注風，嚼生葱酒下。中風痰厥，霍亂轉筋，翻胃嘔逆，丁香湯下。男女腰腿痛，木瓜鹽酒鹽湯任下。腰腳痛，木瓜胡桃湯下。乾濕腳氣，疼痛不能行，木瓜酒下。木腎偏墜，予氣疼腫，炒茴香及三稜棗子煎湯下。氣滯腰疼，生薑陳皮湯下。婦人血氣疞刺，延胡索、五靈脂酒醋各半盞煎湯下。血蠱血崩血刺，一切血疾，當歸芍藥湯下。產後中風，角弓反張，不省人事，荊芥煎酒先服，候省，再以此酒下丹。產後熱入血室，神昏語亂若祟，生地黃酒下。小兒驚風，金銀薄荷湯下。小兒慢驚，人參附子湯下。小兒脾胃虛弱，神昏欲脫，危困者，沉香丁香附子湯下。小兒冷熱蟲疼，肚大青筋，厭乳瘦弱，史君子棗湯下。小兒虛熱時潮，手足抽掣，臨睡驚惕，金銀薄荷湯下。〇松節者，茯神心木也。以酒煎用之。〇木腎者，腎衰病也。

一法用硫黃二兩，結砂，水銀八兩，法及甘鍋盞製度，並依前法，止用湯爐一個，生炭火二斤，自午未時煅至申時，出火候來日，是早開爲末，煮半夏餅圓，此煉法乃二八靈砂也。服餌可依常法，非比前靈砂者，水火之候，子午法也。奇效兩端，神驗各異。《本事方》理霍亂吐瀉不止及轉筋，諸藥不效者，一粒治一人，用生硫黃一兩，研，水銀八錢重，二味銚子內炒，柳木篦子不住攪，停更以柳枝蘸冷醋，頻頻洒，候如鐵色，結成青金塊方成，刮下再研如粉，留小半爲散，以粽子尖三枚，醋約半盞，研，稀稠得所成膏，和圓如雞頭子大，辰砂爲衣，每服一圓，丁香湯磨化下，如服散子，丁香湯下一錢。傷寒陰陽乘伏，用龍腦冷水磨下，日二三服，名青金丹。一方用藥與青金丹同理，一切吐逆，不問虛實冷熱，霍亂翻胃，名的奇丹。

錢氏理小兒虛實，冷熱霍亂吐逆，用硫黃（不夾石者，半兩，細研），水銀（一分），同研，如黑煤色，不見星爲度。每一字半錢，生薑水調下，不以時，量大小加減。此末浮之難調，仍先滴少水，以指緩緩研之，稍稍增湯調開服。兼治大人小兒一切吐逆，諸藥不效者。名二氣散。

《衛生方》理小兒因驚，飲食失節，致陰陽不和，藏府生病，中滿氣急，噎塞不通，飲食下咽，即成嘔吐，用生硫黃、水銀（等分），同研，不見水銀爲度，蒸棗肉爲圓如粟米大，每一歲兒服七圓，溫米飲下。名交泰丹。

《明理論》膈氣反胃，諸藥難瘥，朝食暮吐，食已輒出，其效神速。用硫黃（半兩），水銀、黑錫（合三錢），同於銚內，用柳木槌研，微上火，細研爲灰，取後入丁香末（二錢），桂末（一錢），生薑末（三錢），同研停，每三錢，黃米粥飲調下，一服效，甚則再服。名桂香散。

覆載萬安方卷第五十六

覆載萬安方卷第五十七

頭部諸穴 以《資生經》爲本，以《銅人明堂》增之

神庭一穴 在鼻直入髮際五分，灸二七壯，止七七壯。岐伯云，凡欲療風，勿令灸多，緣風性輕，多即傷，惟宜灸七壯，止三七壯。禁鍼，鍼即發狂。忌生冷、雞豬、酒麵，動風等物。《明堂》云，舉火之時，忌熱食，不宜熱衣。《銅人》云，療癲疾風痛，戴目上，不識人，頭目眩，鼻出清涕不止，目淚出，驚悸不得安寢。〇岐伯，黄帝之臣也。

上星 在鼻直上，入髮際一寸陷中。《明堂》云，容豆是以細三稜鍼之，即宣洩諸陽熱氣，無令上衝頭目，可灸七壯，不宜多。若頻灸即拔氣上，令目不明。忌同前法。《甲乙經》熱穴論注，並刺三分。《銅人》云，治頭風面虚腫，鼻塞不聞香臭，目眩，痰瘧振寒，熱病汗不出，目睛痛，不能遠視。〇細ハ小鍼也。三稜ハ鍼形三角也。稜ハカトトヨム也。

顖會 在上星後一寸陷中，可灸二七壯至七七壯。初灸即不痛，病去即痛，痛即罷灸，鍼入二分留三呼，得氣即瀉。若八歲以下不得鍼，緣顖門未合，刺之不幸令人夭。忌同前。《素問注》云，刺四分。《銅人》云，治頭風面虚腫，鼻塞，不聞香臭，目眩痰瘧，驚癇，戴目上，不識人。若是鼻塞，灸至四日漸退，七日頓愈。頭風生白屑，多睡，鍼之彌佳，鍼訖，以末鹽、生麻油相和，揩髮根下，頭風即永除。執中云，予少刻苦，年踰壯則腦冷，或飲酒過多，則腦疼如破，後困，灸此穴非特腦不復冷，它日酒醉，腦亦不疼矣。凡腦冷者，宜灸此。

前頂　在顖會後一寸五分骨陷中。甄權《鍼經》云，是一寸。今依《素問》寸半爲定，鍼一分，灸三壯止七七壯。忌同前。《銅》云，療頭風目眩，面赤腫，小兒驚癇、風癇、顛癡，發即無時，鼻多清涕，頂腫痛。〇小兒曰癇，大人曰癲。

百會，一名三陽五會　在前頂後一寸五分，頂中央旋毛中，可容豆，灸七壯止七七，凡灸頭頂，不得過七壯，緣頭頂皮薄，灸不宜多，鍼二分，得氣即瀉。《銅》云，治小兒脫肛，久不差，風癇中風，角弓反張，或多哭，言語不擇，發即無時，盛即吐沫，心煩驚悸，健忘痎瘧，耳鳴耳聾，鼻塞，不聞香臭。舊傳云，唐秦鳴鶴鍼高宗頭風。武后曰，豈有至尊頭上出血之理。已而，刺之微出血，頭疼立止。后亟取金帛賜之，是知此穴能治頭風矣。《明堂經》治中風言語蹇澀，半身不遂。凡灸七處，亦先於百會。北人始生子，則灸此穴，蓋防它日驚風也。執中云，予舊患心氣，偶覩《陰陽書》有云，人身有四穴，最急應四百四病，皆能治之。百會蓋其一也，因灸此穴而心氣愈。後閱《灸經》，此穴果主心煩驚悸，健忘，無心力，自是間或灸之，百病皆主，不特治此數疾而已。一名天滿。執中云，神聰四穴，在百會四面，各相去一寸，治頭風目眩，狂亂風癇，左主如花，右主如果，鍼三分。《明堂》有此四穴，而《銅人》無之，此穴治頭風目眩，狂亂風癇，亦所不可廢者。〇小兒脫肛灸百會。

五處　在上星兩旁一寸五分，灸三壯。《明》云，五壯止。《銅》云，治目不明，頭風目眩，瘈瘲，目戴上，不識人，鍼三分，留七呼。

風池　在腦後左右髮際陷中。《銅》云，治洒泝寒熱溫病，汗不出，目眩，苦頭痛，痎瘧，頸項痛，不得回顧，目淚出，欠氣多，鼻鼽衄，目內眥赤痛，氣發耳塞，目不明，腰傴僂引項，筋無力不收，鍼七分，留七呼，灸七壯。○傴僂，《資生經》肺俞下，謂之龜背也。

率谷　在耳上入髮際一寸五分陷者宛宛中，灸三壯，鍼三分。《明》云，嚼而取之。《銅》云，治隔胃寒痰，傷酒風，發腦，兩角弦痛，不能飲食，煩滿，嘔吐不止。

肩手臂部

肩井，一名膊井。在肩上陷，缺盆上，大骨前一寸五分，以三指按取之，當中指下陷中。《甲乙經》云，只可鍼五分。此膊井，脈足陽明之會，乃連入五藏氣。若刺深，則令人悶倒，不識人，即速須鍼三里下氣，先補不瀉，須臾平復如故。凡鍼肩井，皆以三里下其氣，太良。灸七壯。《明》云，鍼四分，先補而後瀉，特不宜灸。鍼不得深，深即令人悶。若婦人胎落後微損，手足弱者，鍼肩井立差。灸乃勝鍼。日灸七壯止一百。若鍼肩井，必三里下氣，如不灸三里，即拔氣上。《銅》云，治五勞七傷，頸項不得回顧，背膊悶，兩手不得向頭，或因撲傷腰髖疼，腳氣上攻。

臂臑　在肩髃下一夫，兩筋兩骨間陷宛中，平手取之，不得拏手令急，其穴即閉，宜灸不宜鍼，日七壯至百壯。《銅》云，治寒熱頸項痀急，瘰癧肩背痛，不得舉。（一夫，四指曰一夫也。）

曲池　在肘外輔骨，屈肘曲中，以手拱胸取之。鍼七分，得氣，先瀉後補之灸良，可三壯。《明》云，在肘外輔骨，曲肘橫文頭陷中，日灸七壯至二百，且停十餘日，更下火至二百罷。《銅》云，治肘中痛，偏風，半身不遂，刺風癮疹，喉痺，不能言，胸中煩滿，筋緩，捉物不得，挽弓不開，屈伸難，風臂肘細而無力，傷寒餘熱不盡，皮膚乾燥，鍼七分，得氣，先瀉後補之，灸亦大良，可灸三壯。

三里　在曲池下三寸（《明》云二寸），按之肉起，兑肉之端，灸三壯，鍼二分。《明》云，一名手三里，在曲池下二寸。執中云，三里有二，有手三里，有足三里，此手三里也。故《明堂》云，一名手三里是也。《銅人》云，三里在曲池下三寸。《明堂》乃云二寸，而手陽明穴亦云二寸，恐《銅人》本誤二字作三字也。私云，二寸可爲正。《銅》云，治手臂不仁，肘攣不伸，齒痛頰頷腫，瘰癧，可灸三壯，鍼三分。

上廉　在三里下一寸，鍼五分，灸五壯。《銅》云，治腦風頭痛，小便難，黄赤，腸鳴，氣走疰痛。

下廉　在輔骨下，去上廉一寸，鍼五分，留二呼，灸三壯。《銅》云，治頭風，臂時痛，溺黄。

腳足部外腿股腿

風市　在膝外兩筋間，立，舒下兩手著腿，當中指頭陷中，療冷痺，腳脛麻，腿膝酸痛，腰重，起坐難。執中云，予冬月當風市處多冷痺，急拾熱手溫之，略止。日或兩三痺，偶謬刺以溫鍼，遂愈。信乎能治冷痺也。亦屢灸此，不特治冷痺，亦治風之要穴。《銅人》乃不載，豈名或不同，將其本不全耶。

膝眼四穴　在膝頭骨下兩旁陷中，主膝冷疼不已，鍼五分，留三呼，瀉五吸，禁灸。有人膝腫甚，人爲灸此穴，遂致不救，蓋犯其禁也。《銅人》無此四穴，《明堂》有之，故附入於此。

犢鼻　在膝髕下大筋中，治膝中痛不仁，難跪起。膝髕腫潰者不可治，不潰者可療。若犢鼻堅硬，勿便攻，先以洗熨即微刺之愈。《明》云，鍼三分，灸三壯。按《素問・刺禁》云，刺膝髕出液爲跛，犢鼻在膝髕下骭，用鍼者，不可輕也。

三里　在膝下三寸，䯒外廉兩筋間，當舉足取之。秦承祖云，諸病皆治，食氣水氣蠱毒痃癖，四肢腫滿，膝䯒痠痛，目不明。華佗云，療五勞羸瘦，七傷虛乏，胸中瘀血，乳癰。《外臺》《明堂》云，人年三十已上，若不灸三里，令氣上衝目，所以三里下氣也。《明堂》同灸三壯，鍼五分。《明》云，鍼八分，留十呼，瀉七吸。曰灸七壯止百壯。《素問注》云，刺一寸，在膝下三寸。䯒骨外廉兩筋肉分間《指》云，深則足陽脈不見。《集》云，按之太衝脈不動。執中云，手有三里，此亦曰三里，蓋足三里也。《銅人》云，在膝下三寸，《明堂》《素問注》皆同。人多不能求其穴，每以大拇指次指圈其膝蓋，以中指住處爲穴，或以最小指住處爲穴，皆不得真穴所在也。予按《明堂》有膝眼四穴，蓋在膝頭骨下，兩旁陷中也。又按《銅人》等經有犢鼻穴，蓋在膝髕下，骭俠罅大筋中也。又按《銅人》有膝關二穴，蓋在犢鼻下二寸陷中也。新校上（正）《素問注》巨虚上廉云，三里在犢鼻下三寸，則是犢鼻之下三寸，方是三里，不可便從膝頭下去三寸爲三里穴也。若如今人之取穴，恐失之太高矣。《千金》云，灸至五百壯，少一二百壯。

《小品》云，四支但去風邪，不宜多灸，七壯至七七壯止，不得過，隨年數。故《銅人》於三里穴，止云灸三壯，鍼五分而已。《明堂》上經乃云，日灸七壯止百壯，亦未爲多也。至《千金方》則云多至五百壯，少至二三百壯，何其多耶。要之，日灸七壯，或艾炷甚小，可至二七壯數，日灸至七七壯止，灸瘡既乾，則又報（二三遍灸，云報也），灸之以合平。若要安丹田、三里，不曾乾之説可也。必如《千金》之壯數，恐犯《小品》之所戒也。〇《小品方》十二卷也。又有《大品方》。

執中云，予舊有腳氣疾，遇春則足稍腫，夏中尤甚，至冬腫漸消。偶夏間，依《素問注》所説穴之所在，溫鍼微刺之，翌日腫消，其神效有如此者，謬刺且爾，況於灸乎。有此疾者，不可不知。此不止治足腫，諸疾皆治之。《千金》於諸穴，皆分主之，獨於膏肓、三里、涌泉穴，特云治雜病，是三穴者，無所不治也。但《明堂》云，若灸，廢人行動爾，既欲愈疾，雖不行動數日，未爲害也。〇膏肓、三里、涌泉三穴，通治諸病，出《千金方》。

上廉　一名上巨虛，在三里下三寸，當舉足取之，灸三壯，鍼三分。甄權云，治藏氣不足，偏風，腰腿手足不仁，灸隨年爲壯。《明》云，巨虛上廉在三里下三寸，兩筋兩骨罅陷宛宛中，鍼八分，得氣即瀉，灸大良。日七壯。《素問注》云，在三里下三寸。又云在膝犢鼻下，骭外廉六寸。

條口　在廉上一寸，舉足取之，鍼五分。《明》云，在上廉下一寸。

下廉　一名下巨虛。在上廉下三寸，當舉足取穴，鍼八分，灸三壯。《明》云，上廉下三寸，兩筋兩骨陷宛宛中，蹲地坐取之。鍼六分，得氣即瀉。《甲乙》云，主小腸氣不足，面無顏色，偏風熱風，次痺不遂，風濕痺，灸亦良，日七七壯。

陽輔　在足外踝上四寸，輔骨前，絕骨端，治腰溶溶如坐水中，膝下膚腫，筋攣，諸節盡痛，痛無常處，腋下腫痿，馬刀喉痺，膝骱痠，風痺不仁，可灸二壯，鍼五分，留七呼。〇風痺，腳氣名也。

足腳部股内

漏谷　一名太陰絡，在内踝上六寸，骨下陷中，治痃癖冷氣，心腹脹滿，食飲不爲肌膚，濕痺不能以立，鍼三分。《明堂》云灸三壯。

三陰交　在内踝上三寸，骨中陷中，治痃癖，腹中寒，膝股内痛，氣逆，小便不利，脾病身重，四肢不舉，腹脹腸鳴，溏洩，食不化，女子漏下不止，可灸三壯，鍼三分，灸三壯。昔有宋太子，性善醫術，出苑，逢一懷娠婦人，太子診曰，是一女也。令徐文伯亦診之，此一男一女也。太子性急，欲剖視之。臣謂，鍼之寫足三陰交，補手陽明合谷，應鍼而落，果如文伯之言。故姙娠之不可刺也。

商丘　在足内踝下，微前陷中，灸三壯，鍼三分，治腹脹腸中鳴，不便，脾虛，令人不樂，身寒，善太息，心悲氣逆，痔疾骨疽，蝕絕子壓夢。

復溜　在足内踝上二寸，筋骨間陷中，氣淋癀疝，陰急股引，腨内廉骨痛。又洩利赤白，女子漏血不止，可灸五壯，鍼四分，留五呼。又治腰脊内引痛，不得俛仰起坐，目䀮䀮，善怒多言，舌乾，涎自出，足痿不收，履骱寒不自溫，腹中雷鳴，腹脹如鼓，四支腫，十水病，溺青赤黃白黑，血痔，洩後腫，五淋，小便如散火，骨寒熱，汗注不止。

太谿　在足內踝後跟骨上，動脈陷中，治久瘧欬逆，心痛如錐刺其心，手足寒至節，喘息者死，嘔吐，口中如膠，善噫，寒疝熱病，汗不出，默默嗜臥，溺黃消癉，大便難，咽腫唾血。今附痃癖，寒熱欬嗽，不嗜食，腹脇痛，瘦脊，手足厥冷，可灸三壯，鍼三分。

涌泉，一名地衝，在足心陷中，屈足卷指宛宛中，治腰痛，大便難，心中結熱，風胗風癇，心痛，不嗜食。婦人無子，欬嗽身熱，喉痺胸脇滿，目眩，男子如蠱，女子如娠，五指端盡疼痛，足不得踐地，可灸三壯，鍼五分，無令出血。淳于意云，漢北齊王阿母，患足下熱，喘滿，謂曰熱厥也。刺之足心，立愈。

足腳部 中膕

委中　在膕中央，曲瞅內兩筋兩骨中宛宛是也。《素問注》云，在足膝後屈處，膕中央約文中，背面取之，治腰俠脊沈沈伏，遺溺，腰重不能舉體，風痺樞痛，可出血，痼疹皆愈。○足ノコムラ曰膕也

合陽　在膝約中央橫文下二寸《千金》云三寸，治腰脊強引腹痛，陰腹切癰，筋疾重，履步難，寒疝陰偏痛，女子崩中。鍼六分，灸五壯。

承筋，一名腨腸，一名直腸，在腨腹中央陷中，治寒痺轉筋，支腫，大便難，腳腨痠痛，引少腹痛，鼻鼽衄，腰背拘急，霍亂，灸三壯，禁鍼。

膺部

缺盆二穴，一名天蓋，在肩下橫骨陷中，治寒熱瘰癧，缺盆中腫，外潰則生胸中熱滿，腹大水氣，缺盆中痛，汗出喉痺，欬嗽。灸三壯，鍼三分，不宜刺太深，使人逆息。

天突一穴　在結喉下一寸宛宛中，鍼五分，留三呼，得氣即瀉，灸亦得五壯，但不及鍼。治欬嗽上氣，

胸中氣噎，喉中狀如水雞聲，肺壅咯唾膿血，氣咽乾，舌上急，喉中生瘡，不得下食。其下鍼直橫下，不得低手，即五藏之氣傷，人短壽。忌辛酸等物。（水雞，《本草》云水雞，蛙也。）

璇璣一穴　在天突下一寸陷中，仰頭取之。治胸皮滿痛，喉痺咽腫，腫水漿不下。灸五壯，鍼三分。

華蓋　在琁璣下一寸陷中，仰頭取之，胸脇支滿，痛引胸中，治欬逆上氣，喘不能言。灸五壯，鍼三分。

玉堂　在華蓋下三寸二分陷中，一名玉英。治胸滿不得喘息，胸膺骨疼，嘔吐寒痰，上氣頂心。灸三壯，鍼三分。

膻中，一名元兒，在玉堂下一寸六分，直兩乳間陷中，仰臥取之。灸七七壯，禁鍼，不幸令人夭。治肺氣欬嗽上喘，唾膿，不得下食，胸中如塞。今附療隔氣，嘔吐涎沫。婦人乳汁少。忌豬魚酒麵物等。《靈蘭秘典》云，膻中者，臣使之官，喜樂出焉。說者曰，膻中爲氣之海，然心主爲君，以敷宣教令。膻中主氣，以氣布陰陽，氣和志適，則喜樂由生，分布陰陽，故官爲臣使也。然則，膻中者乃十二藏之一，臣使之官，爲氣之海，分布陰陽，非其它穴比者。或患氣噎鬲氣，肺氣上喘，不得下食，胸中如塞等疾，宜灸此。〇六藏六府，故曰十二也。

腧府　在琁璣傍各二寸陷中，仰而取之。治咳逆上喘，嘔吐胸滿，不得飲食。灸五壯，鍼三分。

或中　在腧府下一寸六分陷中，仰而取之（《明》云，仰臥取之。）。鍼四分，灸五壯。治胸脇支滿，咳逆喘，不能食飲。

腹部（中行十五穴）

鳩尾，一名尾翳，一名𩩲骭，在臆前蔽骨下五分。不可灸，令人畢世少力。此穴大難鍼，大好手方可下鍼，不然取氣多，令人夭。

巨闕　心之募也。在鳩尾下一寸（鳩尾拒者少，令強一寸，中人有鳩尾拒之。）。治心中煩滿，熱病，胸中痰飲，腹脹暴痛，恍惚不知人，息賁，時唾血，蚘蟲心痛，蠱毒，霍亂，發狂，不識人，驚悸少氣。鍼六分，留七呼，得氣即瀉。灸亦佳，七壯至七七壯止。忌豬魚、生冷、酒熱麵物等。

上脘（一作管） 在巨闕下一寸，當一寸五分，去蔽骨三寸。治心中熱煩，賁豚氣脹，不能食，霍亂吐利，身熱汗不出，三焦多涎，心風驚悸，心痛不可忍。伏梁氣狀，如覆杯。鍼八分，先補後瀉之神驗。如風癇熱病，宜先瀉後補，其疾立愈。灸亦良，可灸二七壯至一百壯，未愈更倍之。忌如常法。《千金》一名胃管。

中脘，一名大會，胃之募也。在上脘下一寸。治心下脹滿，傷飽食不化。霍亂出泄不自知，心痛溫瘧，傷寒飲水過多，腹脹氣喘。因讀書得賁豚氣上攻，伏梁心下狀如覆杯，寒癖結氣。鍼八分，留七呼，瀉五吸，疾出鍼。灸亦良，可灸二七壯，百一壯止。忌豬魚、生冷、酒麵等物。按《氣穴論》注云，中脘居心蔽骨與臍之中（上下各四寸），刺入一寸二分，與《銅人》稍異，宜從《銅人》爲穩。其曰胃之募，蓋飲食蓄積於此也。執中云，予嘗苦脾疼，嘗灸此穴，覺冷氣從兩脇下，而上至灸處即散，此灸之功也。自後頻灸之，亦每教人灸此，凡脾疼不可忍，飲食全不進者，皆宜灸。〇上下各四寸者，大概之詞也。從蔽骨至臍中心，有八寸故也。臍上口與蔽骨之中間相去七寸五分也。

建里 在中脘下一寸，鍼五分，留十呼，灸五壯。治心下痛，不欲飲食，嘔逆上氣，腹脹身腫。

下脘 在建里下一寸。治腹痛，六府之氣寒，穀不轉，不嗜食，小便赤，腹堅硬，癖塊，臍上厥氣動，日漸羸瘦。鍼八分，留三呼，瀉五吸。灸亦良，可灸七七壯至二百壯乃止。

水分 在下脘下一寸，臍上一寸。治腹堅如鼓，水腫腸鳴，胃虛脹，不嗜食，繞臍痛，衝胸不得息。鍼八分，留三呼，瀉五吸。若水病，灸之大良，可灸七壯至百壯止，禁不可鍼。水盡即斃。《明堂》云，水分穴者，若水病灸大良，日灸七壯止四百。

神闕，一名氣合，當臍中是也。治洩利不止，小兒乳利不絕，腹大，繞臍痛，水腫鼓脹，腸中鳴，狀如流水聲，久冷傷憊，可灸百壯，禁不可鍼。忌如常法。執中云，舊傳有人年老而顏如童子者，蓋每歲以鼠糞灸臍中一壯故也。予嘗久患溏利，一夕灸三七壯，則次日不之廁，連數夕灸，則數日不之廁。又予年踰壯，覺左手足無力，偶灸此而愈。後見同官說中風人多灸此，或百壯，或三百壯，皆愈。而經不言主中風，何也。《素問注》禁刺，刺之使人臍中瘍潰矣。出者死，不可治。灸三壯。《千金》等經言灸臍中，只云禁鍼。《銅人》云，宜灸百壯。近世名醫遇人中風不省，急灸臍中，皆效。徐倅卒中不省，得桃源薄爲灸臍中百壯，始甦，數月乃不起。鄭糾云，有一親卒中風，醫者爲灸五百壯而甦，後年餘八十，向使徐倅灸至三五百壯，安知其不永年耶。論神闕穴，多灸極是。

陰交，一名橫戶。《素問》云，在臍下一寸。疞痛寒疝，引少腹痛，腰膝拘瘛，腹滿。女子月事不絕，帶下，產後惡露不止，繞臍冷痛，鍼八分，得氣即瀉，可灸一百壯止。

氣海，一名脖胦，一名下肓。在臍下一寸五分。治臍下冷氣上衝，心下氣結，成塊狀如覆杯，小便赤澀。婦人月事不調，帶下崩中，因產惡露不止，臍疞痛。鍼八分，得氣即瀉，瀉後宜補之。可灸百壯。今附氣海者，是男子生氣之海也。治藏氣虛憊，真氣不足，一切氣疾久不差，悉皆灸之，忌如常法。執中云，此經以氣海爲生氣之海。《難經疏》以爲元氣之海，則氣海者，蓋人之元氣所在也。故柳公度曰，吾養生無它術，但不使元氣佐喜怒，使氣海常溫爾。今人既不能不以元氣佐喜怒矣，若能時灸氣海使溫，亦其次也。予舊多病，常苦氣短，醫者教灸氣海，氣遂不促，自是每歲須一二次灸之，則以氣怯故也。人身有四海，氣海、血海、照海、髓海是也。而氣海爲第一，氣海者元氣之海也。人以元氣爲本，元氣不傷，雖疾不害。一傷元氣，無疾而死矣。宜頻灸此穴，以壯元陽。若必待疾作而後灸，恐失之晚也。藏氣虛憊，真氣不足，一切氣疾久不差者，宜灸氣海。

石門，一名利機，一名精露。在臍下二寸，灸二七壯止百壯。婦人不可鍼，鍼之終身絶子。《甲乙經》云，一名丹田，一名命門。鍼八分，留三呼，得氣即瀉。《千金》云，灸絶孕，刺五分。三焦之募也。治腹脹堅硬，支滿，婦人因産惡露不止，遂結成塊，崩中漏下，灸二七壯，至一百壯止。執中云，臍下二寸，名石門。《明堂》載《甲乙經》云，一名丹田。《千金》《素問注》亦謂丹田在臍下二寸，世醫因是遂以石門爲丹田，誤矣。丹田乃在臍下三寸。《難經疏》論之詳而有據，當以《難經疏》爲正。

關元　在臍下三寸，小腸之募也。鍼八分，留三呼，瀉五吸，灸百壯止三百壯。《明堂》云，若懷胎必不鍼，若鍼落胎，胎多不出，而鍼外崑崙立出。灸不及鍼，日一二十壯。岐伯云，但是積冷虚乏，皆宜灸。執中云，關元乃丹田也。諸經不言，惟《難經疏》云，丹田在臍下三寸，方圓四寸，著脊梁兩腎間，中央赤是也。左青右白，上黄下黑，三寸法三光，四寸法四時，五色法五行。兩腎間名大海而貯其血氣，亦名大中極，言取人之身上下四向最爲中也。老醫與人灸，皆從此説，多者千餘壯，少亦三二百，不知全活者幾何人。然亦宜頻灸，故曰若要安，丹田、三里不曾乾。府藏虚乏，下元冷憊等疾，宜灸丹田。人有常言，七七之數，是旁太歲壓本命。六十有一，是太歲壓本命。人值此年，多有不能免者，是固然矣。然傳不云，吉人告其凶者乎。嘗觀《素問》以六八之數爲精竭之年，是當節其欲矣。《千金》載素女論，六十者閉精勿泄，是欲當絶矣。宜節不知節，宜絶不能絶，坐此而喪生，蓋自取之，豈歲之罪哉。人無罪，歲則雖有孽，猶可違矣。所謂吉。其凶者，如此雖不灸丹田可也。丹田可灸七七壯，或三五百壯。

中極，一名玉泉，一名氣原。在關元下一寸，鍼八分，留十呼，得氣即瀉。灸百壯止三百壯。《明堂》云，主婦人斷緒，鍼即有子，灸不及鍼。陽氣虚憊，失精絶子，宜灸中極。

曲骨　在橫骨之上毛際陷中，治少腹脹滿，小便淋澀不通，㿗疝少腹痛。婦人赤白帶下惡合，可灸七壯至七七壯。《明堂》云，橫骨上，中極下一寸。《千金》云，臍下五寸。〇㿗、癩同字也。惡合者，惡交通也。

會陰，一名屏翳，兩陰間，灸三壯。治小便難，竅中熱，皮疼痛，穀道搔癢，久痔相通者死。陰中諸病，前後相引痛，不得大小便，女子經不通，男子陰端寒，衝心很很（サカヘス），可灸三壯。

腹第二行（左右凡二十二穴內）

幽門二穴　俠巨闕兩傍，各五分。治胸中引痛，心下怕悶，逆氣裹急，支滿不嗜食，數咳健忘，洩利膿血，少腹脹滿，嘔沫吐涎，喜唾。女子心痛，逆氣善吐，食不下，可灸五壯，鍼五分。《明堂》云，巨闕旁一寸五分陷中。《千金》云，夾巨闕各一寸。執中云《銅人》誤。

肓腧　在臍旁各五分，灸五壯，鍼一寸。治大腹寒疝，大便乾燥，腹中切痛。

四滿　在丹田旁各一寸五分。治臍下積聚，疝瘕脾澼，切痛振寒，大腹石水。婦人惡血疞痛。

氣穴　在四滿下一寸，一名胞門，一名子戶。治月事不調，洩利不止，賁氣上下引腰脊。灸五壯，鍼三分。

腹第三行（左右凡二十四穴內）

不容　在幽門兩傍各一寸五分。《明堂》云，在上管兩旁各一寸。《素問注》云，在四肋端。治腹滿痃癖，不嗜食，腹虛鳴，嘔吐，胸背相引痛，喘咳，痰癖脇下痛，重肋，疝瘕。鍼五分，灸五壯。

承滿　在不容下一寸。《千金》云，夾巨闕兩旁各二寸五分。治腸鳴腹脹，上喘氣逆，食飲不下，肩息唾血。灸五壯，鍼二分。

天樞，一名長谿，一名谷門。去肓腧一寸五分，夾臍旁二寸。療夾臍切痛，時上衝心，煩滿嘔吐，霍亂寒瘧，洩利，食不化，女子月事不時，血結成塊，腸鳴腹痛，不嗜食。灸百壯，鍼五分，留七呼。《千金》云，魂魄之舍。不可鍼。

腹第四行左右二十四穴內

期門二穴 在不容傍一寸五分，直兩乳第二肋端。治胸中煩熱，賁豚上下，目青而嘔，霍亂洩利，腹堅硬，大喘，不得卧，脇下積氣，女子產餘疾，食飲不下，胸脇支滿，心中切痛，善噫。若傷寒過經不解，當鍼期門，使經不傳。鍼四分，灸五壯。肝之募也

日月 在期門下五分膽之募也。治大息羨悲，小腹熱，欲走多唾，言語不正，四肢不收。灸五壯，鍼七分。

側脇左右凡一十三穴內

章門二穴脾之募 一名長平，一名脇髎。在脇骨下短脇，在臍上二寸，兩旁九寸。治腸鳴盈盈然，食不化，脇痛不得卧，煩熱口乾，不嗜食，胸脇支滿，喘息心痛，腰不得轉側，傷飽，身黃羸瘦，賁豚腹腫，脊強，四肢懈墮，善恐，少氣厥逆，肩臂不舉。灸百壯，鍼六分。又療膀胱氣癖，疝瘕氣，膀胱氣痛，狀如雷聲，積聚氣《明堂》。岐伯灸膀胱氣攻衝兩脇，時臍下鳴，陰卵入腹。灸臍下六寸，兩旁各寸六分，三七壯。

京門腎之募也，一名氣腧，一名氣府。在監骨腰中，季脇本俠脊。治腰痛不得俛仰，寒熱䐜脹，引背不得息。水道不利，溺黃，少腹急腫，腸鳴洞洩，髀樞引痛。灸三壯，鍼三分，留七呼。

背腧部中行十三穴內

大椎一穴一作顀 在第一椎上陷者宛宛中，鍼五分，留三呼，瀉五吸。灸以年爲數。《明堂》云，日灸七壯至七七壯。《甲乙》云，大椎下至尾骶骨，二十一椎，長三尺，折量取俞穴。治五勞七傷，溫瘧痎瘧，氣疰背髆

痀急，頸項強，不得回顧，風勞食氣。執中云，既曰大椎，又曰在第一椎上陷中，必是二穴，非二穴則不言在第一椎上矣。此大椎第一椎所以異也。但《銅人》云，大椎在第一椎上陷中，諸經皆同。惟《明堂下經》云在第一椎下。陶道穴既在第一椎下，不應大椎亦在第一椎下，必是《下經》誤寫上字作下字也。考之《下經》，亦言陶道穴在大椎節下，與《銅人》合，足見其誤寫上字作下字無疑矣。《銅人》云，凡度周身孔穴，遠近分寸，以男左女右，取中指內文爲一寸。《素問》云同身寸是也。又多用繩度量孔穴，繩多出縮，取穴不準。今以薄竹片點量分寸，療病準的。〇大椎下至腰，長三尺之間，有二十一椎也。

陶道　在大椎節下間而取之，灸五壯，鍼五分。治頭重目瞑，洒淅寒熱，脊強汗不出，灸之。

身柱　在第三椎節下間，鍼五分，灸七七壯。治癲疾瘈瘲，怒欲煞人，身熱狂走，譫言鬼。鍼五分，灸七七壯。

神道　在五椎節下間，俛而取之，灸七七壯止百壯。小兒風癇，瘈瘲，可灸七壯。

靈臺　在六椎節下間，俛而取之，療病法出《素問》。

至陽　在七椎節下間，俛而取之，鍼五分，灸三壯。《明堂》云七壯。治寒熱，解散淫濼，脛痠四肢重痛，少氣難言。

筋縮　在九椎節下間，俛而取之，鍼五分，灸三壯。《明堂》云五壯。治驚癇狂走，癲疾脊急強，目轉上垂。マナフタヲタル歟

脊中，一名神宗。在十一椎節下間，俛而取之。禁灸，若灸令人腰背傴僂。鍼五分，得氣即瀉。治風癇癲邪，溫病積聚，下利，小兒疳脫肛。〇若謬灸十一椎節下中央，作傴僂病。傴僂者，龜胸龜背也。

懸樞　在第十三椎下間，伏而取之，鍼三分，灸三壯。治積氣上下行，水穀不化，下利。腰脊強，不得

屈伸，腹中留積。

命門　在十四椎節下間，伏而取之。治頭痛不可忍，身熱如火，汗不出，瘈瘲裏急，腰腹相引痛。鍼五分，灸三壯。

腰腧，一名背解，一名腰柱，一名腰戶。在二十一椎節下間宛宛中，以挺腹地舒身，兩手相重支額，縱四體，然後乃取得其穴。治腰髖疼，腰脊強，不得回轉，溫瘧痎瘧。鍼八分，留三呼，瀉五吸，灸七壯至七七壯。慎房勞舉重強力。《甲乙經》云，鍼二寸，留七呼，灸七七壯。

背腧部第二行凡四十四穴內

大杼二穴　在項後第一椎下兩傍，相去各一寸五分陷中。療瘧，頸項強不可俛仰，頭痛振寒，瘈瘲，氣實脇滿，傷寒汗不出，脊強喉痺，煩滿風勞氣，咳嗽，胸中鬱鬱，身熱目眩。鍼五分，灸七壯。《明堂》云焚灸。執中云，要非大急，不必灸。〇治風勞，中風虛勞相交也。

風門，一名熱府。在二椎下兩旁，相去各一寸五分，鍼五分，留七呼，今附，若頻刺，洩諸陽熱氣，背永不發癰疽。灸五壯。治傷寒頸項強，目瞑，多嚏鼻鼽，出清涕，風勞嘔逆，上氣，胸背痛，喘氣臥不安。〇頻灸風門，泄熱氣，永不發癰疽於背。治風勞。

肺腧　在三椎下兩傍，相去各一寸五分。治上氣嘔吐，支滿，不嗜食，汗不出，腰背強痛，寒熱喘滿，虛煩口乾，傳尸骨承勞，肺痿咳嗽。鍼三分，留七呼，得氣即瀉。出《甲乙經》。甄權《鍼經》云，在第三椎下兩傍，以搭手左取右，右取左，當中指末是穴。治胸中氣滿，背僂如龜，腰強，頭目眩，令人失顏色。鍼五分，留七呼，灸百壯。〇此灸治龜背疾云云。小兒龜背疾在此《萬安方》第四十卷。

心腧　在五椎下兩傍，相去各一寸五分。治心中風，狂走發癎，認悲泣，心胸悶亂，煩滿汗不出，結積寒熱，嘔吐，不下食，咳唾血。鍼三分，留七呼，得氣即瀉，不可灸。《明堂》云，灸五壯。執中云，《銅人》云，心俞不可灸，可鍼。世醫因此遂謂心俞禁灸，但可鍼爾。殊不知，刺中心，一日死。乃《素問》之所戒，豈可妄鍼耶。《千金》言風心急，灸心俞百壯，服續命湯。又當權其緩急可也。豈可泥不可灸之説，而坐受斃耶。

《難經疏》言心爲藏府之主，法不受病，病則神去氣盡，故手足爲之清（手足節冷），名真心痛，旦發夕死。手足溫者，名厥心痛，可急治也。故《千金》言心中風者，急灸心俞百壯。但心俞雖可鍼，若刺中心，一日必死。又豈易鍼耶。必欲無此患，平居當養其心，使之和平。憂愁思慮，不使傷其神，乃榮之上，必不免此，亦當服鎮心丹等藥，補助乃其次也。

膈俞　在七椎下兩傍，相去各一寸五分。治咳而嘔逆，膈胃寒痰，食飲不下，胸滿支腫，兩脇痛，腹脹，胃脘暴痛，熱病汗不出，喉痺，腹中積癖，默默嗜臥，四肢怠惰不欲動，身常濕，不能食，則心痛周痺，身皆痛。鍼三分，留七呼。灸三壯。

肝俞　在九椎下兩傍，相去各一寸五分。治咳引兩脇急痛，不得息，轉側難厥，脇下與脊相引，引而反折，目上視，目眩，循眉頭痛，驚狂鼽衄，起則目䀮䀮，目生白瞖，咳引胸中痛，寒疝少腹痛，唾血短氣。鍼三分，留六呼，灸三壯。《千金》云，肝中風者，可灸肝俞百壯。鼽（ハナタケ）衄（ハナチ）

膽俞　在十椎下，兩旁各一寸五分。正坐取之，灸三壯，鍼五分。《明下經》云灸五壯，《素問》云刺中膽，一日半死。治心腹脹滿，嘔則食無所出，口苦舌乾，咽中痛，食不下，目黃，胸脇不能轉，便頭痛振寒，汗不出，腋下腫。鍼五分，灸三壯。

脾俞　在十一椎下，兩旁各一寸五分，鍼三分，留七呼，灸三壯。《明》云五壯，《素》云刺中脾，十日死。治腹脹引胸背痛，食飲倍多，身漸羸瘦，黄疸，善欠，脇下滿，洩利，體重，四肢不收，痃癖積聚，腹痛，不嗜食，痰瘧寒熱。

胃腧　在十二椎下，兩旁各一寸五分，鍼三分，留七呼，灸隨年爲壯。《明下經》云七壯。治胃中寒，腹脹，不嗜食，羸瘦，腸鳴腹痛，胸脇支滿，脊痛筋瘛。執中云，人之言曰，血氣未動者，瘠甚而不害。血氣既竭者，雖肥而死矣，則身之羸瘦，若未足爲人之害者，殊不知人之羸瘦，必其飲食不進者也。飲食不進，則無以生榮衛，榮衛無以生，則氣血因之以衰，終於必亡而已。故《難經疏》云，人仰胃氣爲生，是人資胃氣以生矣。《五藏論》云，脾不磨，食不消，是脾不壯，食無自而消矣。既資胃氣以生，又資脾以消食，其可使脾胃一日不壯哉。必欲脾胃之壯，當灸脾胃俞等穴可也。

三焦俞　在十三椎下，兩旁各一寸五分，鍼五分，留七呼，灸三壯。治腸鳴腹脹，水穀不化，腹中痛，欲洩注，目眩頭痛，吐逆，飲食不下，肩背拘急，腰脊強，不得俛仰。

腎腧　在十四椎下，兩旁各一寸五分，與臍平，鍼三分，留七呼，灸以年爲壯。《明下經》云五壯。刺腎，六日死。治虛勞羸瘦，耳聾腎虛，水藏久冷，心腹䐜脹，兩脇滿，引少腹急痛，目視䀮䀮，少氣瘀血，小便濁出精，陰中疼，五勞七傷，虛憊腳膝拘急，足寒冰頭，身熱振慄，腰中四肢淫濼，洞洩食不化，身腫如水。《難經疏》云，夾脊骨有二腎，在左爲腎，在右爲命門。言命門者，性命之根本也。其穴與臍平。凡灸腎俞者，在平處立以杖子約量至臍。又以此杖子當背脊骨上量之，知是與臍平處也。然後用去各寸半取其穴，則是腎俞穴也。更以手按其陷中，而後灸之，則不失穴所在矣。凡灸以隨年爲壯。灸固有功，亦在人滋養之如何爾。人當愛護丹田，吾既於《既效方》論之詳矣。而妻妾之俄害，蓋末之及也。君子偕老子序曰，夫人淫亂，失事君子之道。故陳人君之德，服飾之盛，宜與君子偕老也。宜偕老而不至偕老，夫人之罪多矣。

故詩人以是刺之意可見也。至於士夫，志得意滿，不期驕而驕至，侍妾數十人，少亦三五輩，淫言褻語，不絕於耳，不能自克而淫縱其欲者多矣。爲內子者，恬不之恠，人有問之者，則曰自毋言之則爲賢，毋自我言之，未免爲妬婦人也。人或以此多之，其夫亦以爲賢而不妬，孰知其不妬，乃所以爲禍之歟。雖然二南之化，至於無妬忌而止。今而言，此豈求異詩人耶。是不然，古人十日一御（《荀子》），彼其不妬者，蓋使媵妾得備，十日一御之數爾。不妬則同，所以妬則異吾，故表而出之，以爲夫婦之戒，固非求異於詩人也。○執中作《資生經》並《既效方》故也。

大腸腧　在十六椎下兩旁，相去各一寸五分，鍼三分，留六呼，灸三壯。治腰痛，腸鳴腹脹，繞臍切痛，大小便不利，洞洩，食不化，脊強不得俛仰，慎豬魚酒麵生冷物等。

小腸腧　在十八椎下兩旁，相去各一寸五分，鍼三分，留六呼，灸三壯。治小便赤澀淋瀝，少腹㽲痛，腳腫短氣，不嗜食，大便膿血出，五痔疼痛，婦人帶下。

膀胱腧　在十九椎下兩旁，相去各一寸五分，鍼三分，留六呼，灸三壯。治風勞，腰脊痛，洩利腹痛，小便赤澀，遺溺，陰生瘡，少氣，足䯒寒，拘急不得屈伸。女子瘕聚，腳膝無力。○中風與虛勞相兼曰風勞也。中風之篇曰風勞，虛勞之篇曰勞風也。

背腧第三行（凡三十穴內）

魄戶　在三椎下兩旁，相去各三寸，正坐取之。治背髆痛，欬逆上氣，嘔吐煩滿，虛勞肺痿，五尸走注，項強不得回顧。鍼五分，得氣即瀉。又宜久留鍼，灸亦得。日可灸七壯至百壯止。忌豬魚酒麪生冷物等。

膏肓腧　在別卷（膏肓、四花、騎竹馬穴、三個秘灸，別有一卷）

神堂　在五椎下兩旁，相去各三寸，正坐取之。治肩痛胸腹滿，洒淅寒熱，背脊強急。灸五壯，鍼三分。

譩譆　在六椎下兩旁，相去各三寸，正坐取之，以手痛按之，病者言譩譆。鍼六分，留三呼，瀉五吸，灸二七壯止百壯。忌莧菜白酒。治腋拘瘛，暴脈急引脇痛，熱病汗不出，温瘧肩背痛，目眩鼻衄，逆腹脹，肩髆內廉痛，不得俛仰。

膈關二穴　在七椎下兩旁各三寸陷中，正坐取之，灸五壯。

覆載萬安方卷第五十七

正和二年抄之了

性全

覆載萬安方卷第五十八

天福（又云五福）　寅巳申亥寅巳申亥寅巳申亥　諸事用大吉

五德　亥寅巳申亥寅巳申亥寅巳申　諸事移徙吉

歲實　辰巳午未申酉戌亥子丑寅卯　種蒔百事吉

天間（萬事）　丁（己亥）・甲（子午）・乙（丑未）・丙（刀申）・丁（卯・酉　丙辰、丁亥　丁巳、甲午　甲／子、乙未　乙未、丙申　丙刀、丁酉）　丁（卯酉）・丙（辰戌）・　造作起土婚吉

天赦　戊寅……甲午……戊申……甲子……作家立柱五事吉

致福　午卯己丑壬乙己未酉辰，不論四季，神吉毛天福日，戊午戌庚子戌吉也。

四窮（又云四惡）　甲子乙亥春爲八龍，丙子丁亥夏爲七鳥，庚子辛亥秋爲九席，壬子癸亥冬爲六虵　諸事忌之

死氣（方付）　午（未）未（申）申（酉）酉（戌）戌（亥）亥（子）子（丑）丑（寅）寅（卯）卯（辰）辰（巳）巳（午）

五墓　自四季節分辛丑乙未壬辰丙戌戊辰是也

九炊　辰丑未卯子酉午寅亥申巳　萬事不用之

天尨　午午午　未未未　酉酉酉　戌戌戌　萬事凶

二十四氣　丑未　寅申　卯酉　辰戌　巳亥　子午　丑未　寅甲　卯酉　辰戌　巳亥　子午

歲空　辰丑戌未寅子酉午卯申巳　萬事大凶

滅門　巳子未寅　酉辰亥午　丑申卯戌　萬事大凶

天綱四帳　丑卯申酉　丑卯申酉　丑卯申酉　爲願師壇亡一切凶

往亡　七日、十四日、二十一日、八日、十六日、二十四日、九日、十八日、二十七日、十日、二十四日、三十日　諸事凶

五盜（殺辰 同）　丑寅卯辰巳午未申酉戌亥子　百事凶

下食　未戌辰刀午子申酉巳亥丑卯　洗頭百事凶

甘露（日月火水木金土日㡏畢尾柳 鬼房星曜云密云，布灑星合）金剛峯（日月火水木金土， 尾女辟昴井張元）　三寶吉（日曜鬼 宿又吉）

願亡　丑卯申申丑卯酉酉未卯酉申　佛事凶

天目（天赤 同）　巳巳巳申申申亥亥亥寅寅寅　同

虵目（虵赤 同）　丑丑丑辰辰辰未未未戌戌戌　同

魔王齊食　寅未寅甲辰酉辰戌巳亥子午　同

佛不禮　丑辰寅申亥子辰戌巳亥午子　同凶

佛滅　巳癸巳丁未丁亥丁酉甲子戊甲申甲戌甲庚寅丙庚戌辛酉甲申乙丑己巳　同

佛不禮　丑辰寅申辰酉戌巳未子卯子丑辰寅申卯子辰戌巳亥午子　同

佛不仕（卯辰未 巳未）（巳寅辰 子丑寅）未（未申酉 未酉）　子子（巳亥 酉）（巳午 子午亥）　同

魔王（午未辰　酉壬辰　戌亥巳亥　子刀未酉申丑 戌寅卯酉卯戌酉辰戌子巳寅午丑卯辰寅未）　同

羅刹（日月火水木金 土冒鬼翼泰）　以上惡日也

太禍　亥午丑申卯戌巳子未寅酉辰　萬事惡

狼藉　子卯午午子卯酉酉卯卯午酉　同滅門

帝尺懺悔　丑寅子丑寅子丑寅子丑寅子　不禮三寶（忌遠行）

大利　酉申未午巳辰卯寅丑子亥戌　神祭萬吉
前　巳未酉亥丑卯巳未酉亥丑卯　同神事大吉
瑗　午申戌子寅辰午申戌子寅辰　同
衡　酉亥丑卯巳未酉亥丑卯巳未酉　同
陰　亥丑卯巳未酉亥卯巳未酉　同
陽　子寅辰午申戌子寅辰子申戌　同
政　丑卯巳未酉亥丑卯巳未酉亥　同
殺帝　辰辰辰未未未戌戌戌丑丑丑
監　寅辰午申戌子寅辰午申戌子　神事忌
重　卯巳未酉亥丑卯巳未酉亥丑　同（善事ハ吉　惡事ハ凶）
害　辰午申戌子寅辰午申戌子寅　同
遙　未酉亥丑卯巳未酉亥丑卯巳　同
結　申戌子寅辰午申戌子寅辰午　同
栗　戌子寅辰午申戌子寅辰午申　同
祭　甲乙丙丁甲乙丙丁甲乙丙丁　神事凶
天鼓　戊己戊己戊己戊己戊己戊己　同
天願　丙戌丁亥庚子（辛亥）壬寅（癸卯）丙辰丁巳甲申乙未戊申己酉　三吉願成
九苦　巳酉申午辰卯未亥寅戌午　百事凶

大惡星（春）戊午丙戌癸丑甲寅庚子　（夏）壬子丑辛卯己卯　（秋）戊辰庚辰　戊申己酉（冬）庚申辛亥丁酉亥壬戌

八鬼入　己巳丁丑……甲辰壬辰……己亥壬辰……甲寅壬戌

五貧（天火同形獄門）　子卯午酉子卯午酉子卯午酉　忌造作吉事訢灸

天五貧　乙亥……丁亥……辛亥……癸亥……忌諸事

四節五貧　春（戊辰申戌己巳乙酉）　夏（丙子丁丑辛酉亥庚申）　秋（甲寅辰申乙卯巳）　冬（甲午未丙辰丁己戊子）

道虛　七十四　二十一　八十六　二十四　九十八　二十一　十　二十　三十（丈六，六道虛者。每月也。）

十死一生　酉巳丑　酉巳丑　酉巳丑　酉巳丑　忌遠行

歸忌　丑寅子　同帝尺□□日

四激　戌戌戌丑丑丑辰辰辰未未未

百鬼夜行　子子午午巳巳戌戌未未辰辰

八魁　子酉寅申亥戌　酉巳巳亥卯戌　臨官拜賀忌之

白伯　未申酉戌亥子丑寅卯辰巳午

六絕（厭對同之）　辰卯寅丑午戌亥酉申未午巳

四絕（不乘船，八風同之）　亥子丑寅卯辰巳午未申酉戌

遠巳　七　十四　二十一　九四　二十八　十六　二十四　八七九十　八十　十八　二十七　十三十

二十（七十二十八二十九三十）出行凶

八風　卯午酉子卯午酉子卯午酉子　造作凶

歲下食　丁丑庚寅　丁卯壬辰　己巳丙午　丁未庚申　丁酉丙戌　辛亥丙子（惡日也）

無翹　亥戌酉申未午巳辰卯寅丑子

血忌　丑未寅申卯酉辰戌巳亥子午　忌遠行療病

反攴　子丑(朔六日)　寅卯(朔五日)　辰巳(朔四日)　午未(朔三日)　申酉(朔二日)　戌亥(朔當日)

天基　卯子酉午寅亥申巳丑戌未辰

陰殺　寅子戌申午辰寅子戌申子辰

天倉　寅丑子亥戌酉申未午巳辰卯

天燭　巳辰卯寅丑子亥戌酉申未午　忌造作

地火　巳午未申酉戌亥子丑寅卯辰　同

復(五復)申(甲庚)酉(乙辛)戌(戊巳)亥(丙壬)子(丁癸)丑(戊巳)寅(庚申)卯(乙辛)辰(戊巳)巳(丙壬)午(丁癸)未(戊己)　忌惡事，同重日

☲　遊年(午)　絕命(乾)　禍害(長)　生氣(卯)　養者(坤)

天醫(酉)　福德(巽)　鬼吏(子)　五鬼(乾)　遊魂(坤)

☷　遊年(坤)　絕命(子)　禍害(卯)　生氣(艮)　養者(午)

天醫(巽)　福德(酉)　鬼吏(卯)　五鬼(巽)　遊魂(午)

☱　遊年(酉)　絕命(卯)　禍害(子)　生氣(乾)　養者(艮)

天醫(午)　福德(坤)　鬼吏(午)　五鬼(子)　遊魂(午)

☰　遊年(乾)　絕命(午)　禍害(巽)　生氣(酉)　養者(坤)

天醫(卯)　福德(艮)　鬼吏(巽)　五鬼(巽)　遊魂(巽)

☵　遊年(子)　絕命(坤)　禍害(酉)　生氣(巽)　養者(乾)

天醫(艮) 福德(卯) 鬼吏(坤) 五鬼(酉) 遊魂(乾)

☶遊年(艮) 絕命(巽) 禍害(午) 生氣(坤) 養者(酉)

天醫(子) 福德(乾) 鬼吏(午) 五鬼(酉) 遊魂(卯)

☳遊年(卯) 絕命(酉) 禍害(坤) 生氣(午) 養者(子)

天醫(乾) 福德(子) 鬼吏(乾) 五鬼(坤) 遊魂(艮)

☴遊年(巽) 絕命(艮) 禍害(乾) 生氣(子) 養者(午)

天醫(坤) 福德(午) 鬼吏(酉) 五鬼(乾) 遊魂(酉)

一二(子午卯酉)三四五(丑未辰戌)六七(寅申巳亥)八九十(子午卯酉)上

一二(丑未辰戌)三四五(寅申巳亥) 六七(子午卯酉) 八九二十(丑未辰戌)中

一二(寅申巳亥)三四五(子午卯酉)六七(丑未辰戌) 八九三十(寅申巳亥) 下

地財 寅巳丑申亥子丑寅辰未戌丑 忌吉事

北做(反部地同，之日同) 寅巳申亥卯午酉子辰未戌丑 不造泉不掘井

萬吉 子丑寅卯辰巳午未申酉戌亥 書用皆吉

五老日 巳(平)午(平)巳(除)子(危)申辰(除)寅(除危)寅(平)酉(開)亥寅(平)卯(平)卯(滿危)

五墓 戊寅……己巳……戊甲……乙亥……忌移

厭戌酉申未午巳辰卯寅丑子亥 遠行初參娶忌

天綱四帳時隨日可避之 甲(午未時)乙(辰巳)丙(寅卯)丁(子午)戊(申酉)己(午未)庚(辰巳)辛(寅卯)壬(子午)癸(申酉)

月殺 丑戌未辰丑戌未辰丑戌未辰

立命時　甲乙寅卯巳午　丙丁巳午丑未辰戌　戊巳丑未辰戌申酉　庚辛申酉亥子壬癸亥子寅卯神事萬事吉

得病必死　戌酉申未午巳辰卯寅丑子亥

土起吉　戌亥子丑寅卯辰巳午未申酉　起土作事吉

取吉方付悪方　午申凶吉　丑申吉　酉申　丑寅　戊未　申辰　辰子　午辰　卯午　酉戌　辰酉

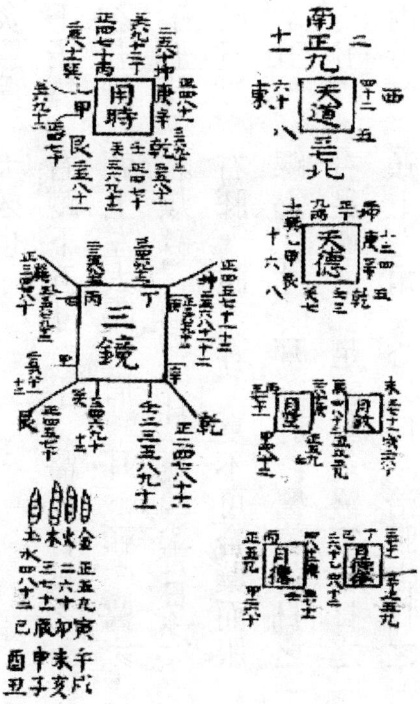

正月宿室　二月奎　三月胃胃　四月畢畢　五月参参　六月鬼鬼　七月張張　八月甬甬

九月弖弖　十月心心　十一月斗斗　十二月虚虚

避人神法　五十八　曆

六十日甲子　號日神　〇甲子年生人納音，金姓也。自餘倣之。一生不灸，日以納音知之。

甲子納音金　頭正中目　治眼吉日之一

黃帝死日　醫家吉日之一

丙子（水納音）　右耳　目心　醫家吉日之一

戊子（火納音）　右髀　脇目

醫家吉日之一　秋不可合服藥　凶

庚子（土納音）　左膝下五寸　腎　目

五不生日之一也。五不生日者，乙丑　丁卯　己巳　癸未　庚戌　乙酉　戊申　庚寅　丙辰　戊午　丁亥　庚子是也。扁鵲遇此日，不治病，凶也。又有旬忌日，與五不生日大同小異。又己巳庚戌丁亥壬辰，不可鍼灸服藥，大凶也。

壬子（木納音）　右蹲下五寸　手　醫家吉日之一　○蹲，船耎反。脛腸也。又端同。

乙丑（金納音）　頭上左太陽　眉　耳　頸　醫家吉日之一，五不生日之一

丁丑（水納音）　右頰（カホサキ也）　脇　耳　醫家吉日之一　治眼吉日之一

己丑（火納音）　右膝　腹　耳　夏不可合藥而服　凶　醫家吉日之一

辛丑（土納音）　踝上三寸　耳　肺　醫家吉日之一

癸丑（木納音）　右足踝上　足　耳　醫家吉日之一

丙寅（火納音）　頸上左角　心　口　治眼吉日之一

三年死日之一（申寅乙卯丙寅庚辰辛己是也）　重禁也

戊寅（土納音）　右頰　脇　口

四絕日之一（戊申戊寅癸亥癸巳是也）　胸也

庚寅（木納音）　右膝下三寸　口　腎　五不生日之一　治眼吉日之一

壬寅金納音　左足中指本節

甲寅水納音　臂中　頸　口　膺

三年死日之一

丁卯火納音　左耳　胸　鼻　五不生日之一

己卯土納音　右肩　腹　鼻　醫家吉日之一　冬不可合服藥

辛卯木納音　右踝上三寸　肺　鼻

師曠黃帝之臣也死日，一說云辛未。

癸卯金納音　左足心　足　鼻　醫家吉日之一

乙卯水納音　直兩乳間　眉　頸　鼻

三年死日之一

戊辰木納音　左曲頰　脇　腰　四絕日之一　秋不可合服藥

庚辰金納音　右肩下三寸　腰　腎

三年死日之一

壬辰水納音　右足中指本節　手　腰

《蝦蟇經》云服藥吉日　《林曆》云忌服藥鍼灸

甲辰火納音　踝上　頸　腰

《蝦蟇經》云服藥吉日　《林曆》云甲辰、壬辰忌服藥，灸鍼合藥，病死不差。此是天地四時陰陽分離日也。諱避之。

丙辰土納音　心　鳩尾下　腰　五不生日之一

己巳木納音　左頬　腹　口　舌　五不生日之一

春不可合服藥，凶也。《百忌曆》云，乙歲己巳日，不可合服藥。

辛己金納音　右肘下三寸　肺　口　舌

三年死日　天醫死日　巫醫死日　五月辛己日，不可鍼灸服藥，大凶也。

治眼吉日之一　《百忌曆》云，丁歲辛己日，不可合服藥，凶也。

癸巳水納音　右足心　足　口　舌

四絕日之一也《百忌曆》云，己歲癸巳日，不可合服藥。

乙巳火納音　左蹲下三寸　眉　口　舌　頸

醫家吉日之一　治眼吉日之一　《百忌曆》云，辛歲乙巳日，不可合服藥。

丁巳土納音　胃管　胸　口　舌

庚午土納音　左肩　腎　心　醫家吉日之一

壬午木納音　右肘下五寸　又云三寸　手　心　醫家吉日之一

甲午金納音　左乳　頭　心　醫家吉日之一

丙午水納音　左足中心　醫家吉日之一

戊午火納音　胃管　左脇　心　五不生日之一　春不可合服藥，凶

辛未土納音　左肩下三寸　足　腳　一說扁鵲死日，又云師曠死日

癸未木納音　右手　合谷　足　扁鵲死日，一說云辛未　五不生日之一

乙未金納音左肘　眉　頸　足
丁未水納音右股　陰中一云左　胸　足
己未火納音胃管　右股　足　夏冬不可合服藥，凶
壬申金納音左肘下三寸　手　眉　五離日之一也
五離日者，申申乙酉，人民離。戊申己酉，天地離。壬申癸酉，鬼神離。丙申丁酉，江河離。庚申辛酉，禽獸離。謂之五離日，凶也。
甲申水納音右乳　頸　眉　五離日之一也
丙申火納音左季肋ヲリホ子サキ　心　眉　肘　五離日之一
戊申土納音脇　眉　陰中　五離日　五不生日之隨一也
夏秋不合服藥，凶也。
庚申木納音右氣衝　眉　腎　五離日之一也
癸酉金納音左手　合谷　背　足　五離日之一也
乙酉水納音右肘裏　眉　背　頸　五離日　五不生日之隨一也
夏不可合服藥，凶也。
丁酉火納音左髀上　胸　背　五離日之一
己酉土納音右股　陰中　背　腹　五離日之一
辛酉木納音左氣衝　背　肺　五離日之一
冬不可合服藥

甲戌（火納音）　頭上　右太陽　頸　醫家吉日之一

丙戌（土納音）　右季肋（ヲリホ子サキ）　頸　心　肘　醫家吉日之一

戊戌（木納音）　左髀　脇　頸

庚戌（金納音）　右腳中　肺　脣　頸　五不生日之一

壬戌（水納音）　左股　陰中　太陰　手頸　醫家吉日之一

乙亥（火納音）　頭上　右太陽　眉　頸　醫家吉日之一

《百忌曆》云，丙藏乙亥日，不可合服藥，凶也。

丁亥（土納音）　右髀上　頭　胸　五不生日之一

神農死日　夏不可合服藥，凶。

《百忌曆》云，戊歲丁亥日，不可合服藥。

巳亥（木納音）　左膝　頸　腹　醫家吉日之一

冬不可合服藥　《百忌曆》云，庚歲巳亥日，不可合服藥。

辛亥（金納音）　右踝　頭　腹　肺　右　蹲　腸

《百忌曆》云，壬歲辛亥日，不可合服藥。

癸亥（水納音）　右股　陰中　太陰　足　頭　四絕日之一也。（四絕日如前舉）

《百忌曆》云，甲歲癸亥日，不可合服藥，凶也。

右甲子六十日，神所在如斯（之忌）

三十日　日神

一日　足大指厥陰分　刺之發跗踵
二日　外踝少陽分　刺之筋脛緩
三日　股腹肩踝少陰分　刺之少腹痛
四日　腰太陽分　脇　灸之腰僂無力
五日　口齒肩股背足厥陰分　灸之舌強
六日　足小指太衝，又少陽又手　刺之咽喉不利
七日　踝上口中腰少陰分　灸刺腰筋急
八日　手腕中踝手大陰分　刺灸腕不收
九日　尻尾足趺厥陰分　灸刺生多結疾
十日　腰目肩股脊大陽分　刺灸之腰上無力
十一日　鼻柱陽明分　灸之刺之齒腫血出
十二日　髮際少陽分　刺之令聲不出
十三日　牙齒少陰分　灸刺之氣寒
十四日　胃管陽明分　刺之氣脹
十五日　遍身　刺灸之大忌
十六日　胸脊腸胃大陽分　灸刺之逆息
十七日　氣衝太衝左股　灸刺之難息
十八日　股右脇股內外　灸刺之陰器痛

十九日　足趺四肢脈　灸之發腫

二十日　踝內外巨闕下　灸之筋攣

二十一日　腳小指眥耳後　刺之不仁

二十二日　足外踝目下　刺之筋緩

二十三日　足外踝及肝　刺之皮轉筋

二十四日　腹腰腳脇左手陽明　灸之咽中不利

二十五日　手足陽明分絕骨　刺之胃氣脹

二十六日　肩胸　灸刺之令人喘咳

二十七日　膝內踝脇膈中陰　灸之足浮厥逆

二十八日　腳內踝陰中　刺之少腹急痛

二十九日　膝脛氣衝　刺之筋瘻少力

三十日　關元足上，又趺陰　乳　灸之瀉亡，不禁不治

右日神所在，不可鍼灸，大凶。

十二神所在（又號事次人神）

建日（申時不灸足）　除日（酉時不治陰乳尻）

滿日（戌時不治腹）　平日（亥時不治肩背）

定日（子時不治心）　執日（丑時不治手）

破日（寅時不治口齒）　危日（卯時不治鼻）

成日辰時不治眉咽頸　收日巳時不治髮

開日午時不治耳　閉日未時不治目

十二時人神所在

丑時不治頭　寅時不治目

卯時不治耳面　辰時不治口

巳時不治眉　午時不治脇

未時不治五藏　申時不治小腸

酉時不治背腰　戌時不治陰

亥時不治蹲遍身　子時不治足

月神所在每月大忌日

正二十日二未三寅四申五卯六酉七辰八戌九巳十亥十一午十二子

四時人神所在

春不治左脇，又戌日，一云二十日，不灸　夏不治臍，又丑日，一云戌日，不灸

秋不治右脇，又辰日，一云甲，云不灸　冬不治腰，又卯日，一云未日，不灸

立春　春分　立夏　夏至　立秋　秋分　立冬　冬至各四十五日，通計三百六十日也。此初一日忌之

已上四季八節日，謂之四立二至二分，不可治病，大凶也。

九部年神出《百忌曆》

三年死日重禁　〇三年死日，此日灸刺，三年内死

覆載萬安方卷第五十八

甲寅　乙卯　丙寅　庚辰　辛巳

長病日（四個《略頌》曰，上六中八下四九）

六日　十八日　二十四日　二十九日

又說（十二個長病日 每月）

一日　五日　六日　七日　八日　十五日　十六日　十八日　二十三日　二十四日　二十七日　二十九日

又《聖惠方》四個加十七日、二十三日

有六個長病日說矣

受死日（宋人陳七郎說，《略頌》曰，初五十四、二十三云云。）

五日　十四日　二十三日

此日鍼灸即必死（云云），今醫家不依此說，但十二個長病日有五日，二十三日，四個長病日有十四日，亦禁。此日有何失。

又說（陳七郎說）

正狗二龍三月豬四虵五鼠，各分居。六馬七牛羊佔八，十猿九虎不同居，十一兔兮雞，十二受死日分，不亂呼。

雜忌

正（戌·子·戌·戌·巳·丑·巳·辰）

二（亥·卯·酉·戌·子·未·辰·卯）

三子・午・申・戌・辰・寅・卯・寅

四丑・酉・未・丑・申・申・寅・丑

五寅・子・午・丑・午・卯・丑・子

六卯・卯・巳・丑・丑・酉・子・亥

七辰・午・辰・辰・寅・辰・亥・戌

八巳・酉・卯・辰・酉・戌・戌・酉

九午・子・寅・辰・未・巳・酉・申

十未・卯・丑・未・亥・亥・申・未

十一申・午・子・未・卯・午・未・午

十二酉・酉・亥・未・戌・子・午・巳

右逐月記之，不可鍼灸，凶也。

凡五離日，四絕日，血忌，年神、月神、日神、時神，長病日，四時節分，上結下弦，大風大雨，反支建日，旬忌日，三伏日，望日晦日，月蝕日，五月辛巳日。右不可鍼灸，大凶。

○服藥忌日

六絕日　天季日　五不生日　四激日　月建日　月殺　反支　朔　自刑　破　除日　未日　未時　六戊日

右初服藥忌日凶

五不生日者

乙丑　丁卯己巳　癸未　庚戌　乙酉　戊甲　庚寅　丙辰　戊午　丁亥　庚子

旬忌日者

乙丑　丁卯己巳　癸未　乙酉　庚辰　甲午　庚子　戊申　庚戌　甲寅　戊午

月殺方

正五九月東北　二六十月北西　三七十一月西南　四八十二月南東

右向此方，不可服藥治病，凶。

反支日者　〇大忌服藥鍼灸

朔日子丑則六日反支

朔日寅卯則五日反支

朔日辰巳則四日反支

朔日午未則四日反支

朔日甲酉則二日反支

朔日戌亥則一日反支

右日不可服藥鍼灸，大凶。

四激日者

春戌　夏丑　秋辰　冬未

右四激破除未日時，不可服藥，凶。

五離日者

甲申　乙酉（人民離）　壬申　癸酉（鬼神離）　戊申　己酉（天地離）　丙申　丁酉（江河離）　庚甲　辛酉（禽獸離）

右日不可鍼灸凶

自刑日者

如寅年生人忌寅日，卯年生人忌卯日，他準之。（生年支日也）

五寅　六戊　辛未日

右日不可合服藥，凶。

己巳　庚戌　丁亥　壬辰

右日不可鍼灸服藥，凶。

男忌月

酉年（忌正月），丑申年（忌三月）

未年（忌四月），辰年（忌五月）

卯戌年（忌六月），巳年（忌七月）

午年（忌八月），子年（忌十月）

寅年亥年（忌十二月）

女忌月

卯年（忌正月）　辰年（忌二月）

寅申年（忌三月）　己丑年（忌四月）

酉年（忌五月）　午年（忌七月）

覆載萬安方卷第五十八

未戌亥年（忌八月） 子年（忌九月）

《玉匱鍼經》曰

年立寅神在心　年立卯神在胸

年立辰神在頭　年立巳神在目

年立午神在眉　年立未神在股

年立申神在胸　年立酉神在心

年立戌神在肩　年立亥神在頭

年立子神在目　年立丑神在股

○吉日二十個日也

醫家吉日（出《大清經》《藥辨訣》《百忌曆》《湛餘經》等，鍼灸吉日）

甲子　庚午　甲戌　乙亥　丙子

丁丑　己卯　壬午　丙戌　戊子

甲午　己亥　辛丑　癸卯　乙巳

丙午　壬子　癸丑　丁巳　壬戌

○服藥吉日二十三個日

服藥吉日

乙丑　壬申　癸酉　乙亥　丙子

丁丑　壬午　甲申　丙戌　己丑

壬辰　癸巳　甲午　丙申　丁酉
戊戌　己亥　庚子　辛酉　戊甲
己酉　癸丑　辛酉
合藥吉日
戊辰　己巳　庚午　壬申　乙亥
戊寅　甲申　丙戌　辛卯　乙未
丁未　辛亥己未（皆可用破除平日）
問病日
甲子　己巳　辛未　甲戌　丙午
戊寅　乙酉　丙戌　庚寅　壬辰
丁酉　甲辰　丙午　辛亥　癸丑
庚申
《蝦蟇經》避十干法（並避十二支法）
甲（不治頭），乙（不治眉，一云頸），丙（不治心，一云肩），丁（不治胸，一云目），戊（不治脇，一云腹），己（不治腹，一云腸），庚（不治脊俞，一云腰膝），辛（不治肺俞，一云腹膝股），壬（不治手，一云脛），癸（不治足）
子日（神在目）丑日（在耳）寅（口，一云咽）卯（鼻）辰（腰）巳（舌，一云口）午（心）未（足）申（眉，一云肩頸）酉（背，一云脛）戌（頸）亥（頭，一云腹）
右干支日神所在，不可灸刺。
○吉戌亥間謂之維時，又說丑寅間也。
甲乙日　雞鳴　日入　維時　晡時

丙丁日　晡時　日入　人定　夜半

戊己日　人定　日出　夜半　喝中　平旦

庚辛日　晡時　日入　人定　夜半

壬癸日　雞鳴　維時

服藥惡日（時歟）

甲乙日（寅時）丙丁日（辰時）戊己日（午時）

庚辛日（申時）　壬癸（酉時）

治男吉日

甲　丙　戊　庚　壬

治女吉日

乙　丁　己　辛　癸

〇生氣死氣方

〇咒重舌法，切用生氣方柳枝（云云）。

服藥鍼灸，宜向生氣方，不可向死氣方。

正月（生氣在子，死氣在午），　二月（生氣在丑，死氣在未），

三月（生氣在寅，死氣在申），　四月（生氣在卯，死氣在酉），

五月（生氣在辰，死氣在戌），　六月（生氣在巳，死氣在亥），

七月（生氣在午，死氣在子），　八月（生氣在未，死氣在丑），

九月（生氣在申，死氣在寅）　十月（生氣在酉，死氣在卯）

十一月（生氣在戌，死氣在辰）　十二月（生氣在亥，死氣在巳）

療病吉日（傍通）

正卯　二寅　三丑　四子　五亥　六戌　七酉　八申　九未　十午　十一巳　十二辰

一生不用日（大忌鍼灸）

木姓人（未日）　火姓人（戌日）　土姓人（辰日）　金姓人（丑日）　水姓人（辰日）

右知五姓，可見六十甲子下納音，以朱而付之畢。

日出　日中時（一云日入時）

右件時不可服藥療，大凶。

《聖濟方》云，凡灸皆取正午時，佳。若且起空腹灸即傷人氣，又令人血虛。若日晚食後灸，即病氣難去。若治卒病風氣，即在此例。《黄帝内經》《靈樞》《甲乙》《銅人》等經云，若遇暴卒之疾，仍須急速救療，洞達名工，亦不拘於此法。即如禁穴，諸醫未愈，《明堂》中亦許灸一壯至三壯。

灸例法

《小品方》云，陳延之曰，夫病以湯藥救其内，以鍼灸管其外，夫鍼術須師，乃行其灸，則解經者隨手行，但依圖詳文則可灸。野間無圖，不解文者，逐病所在便灸之，皆良法也。但避其面目四支顯露處，以創瘢爲害耳。〇此理尤良。

《資生經》云，逐痛處灸之，謂之阿是穴。（阿是，人名歟。）

〇見病人時頌文

病者見《寄時頌》曰，長龍鬼神反三。一人見《寄時頌》曰，天門天地反三。

治眼禁日

甲子　丙寅　乙巳　丁丑　庚寅　辛巳　正月戌　二月巳　三月午　四月午　四月未　五月寅　六月卯

七月辰　八月亥　九月子　十月丑　十一月申　十二月酉

癰腫鍼灸，不避年神事。

《博濟安衆方》云，夫患一切癰腫，鍼灸並不得避忌年神等，只如人神在某處，不得鍼灸。此亦妄言也。

況身與神同體，身既有病，神亦何安。〇不避人神事

病者手足洗日沐浴亦用之　〇病後洗手沐浴吉

子　午　辰　戌　卯日大吉，命長

丑　寅　巳　申日大惡也。酉日反發甚凶。又重復，又九坎日禁之。

初生小兒沐浴吉日《千金方》等

寅卯酉大吉日

壬午　丁未　癸巳　大凶日

小兒出生以後三日五日，或七日，洗浴於兒也。《幼幼新書》

小兒初剃髮良日

寅　丑　吉日也。《外臺方》

丁未日大凶同方

《集驗方》京畿，初剃小兒髮，不擇日，生後百日滿剃之。

小兒初哺良日

《外臺》崔氏以平定成日大吉，其哺不得令鹹。又寅丑辰巳酉日良。又男戊己日不得哺，女丙丁日不哺。

嬰兒哺初

壬寅　壬辰　己酉日吉

○灸點寸法

《明堂》序云，今取男左女右手中指第一節，內度兩横文，相去爲一寸，自依此寸法，與人著灸，療病已來，其病多得獲愈。此法有準，今以爲定（餘法異說皆略之）。凡點灸時，須得身體平直，四肢無令踡縮，坐點無令俛仰，立點無令傾側，灸時孔穴不正，無益於事，徒燒好肉，虚忍痛楚之苦。有病先灸於上，後灸於下，先灸於少，後灸於多，皆宜審之。凡下火點灸，欲令艾炷根下赤煇廣三分，若不三分，孔穴不中，不合得經絡，緣榮衛經脈氣血通流，各有所主，灸穴不中，即火氣不能遠達至病，不能愈疾矣。

古來用火灸病，忌八般木火，切宜避之八木者（松栢竹榆桑棗枳橘）。松木火難差，增病。栢木火傷神，多汗。竹木火傷筋，目暗。榆木火傷骨，失志。桑木火傷肉，肉枯。棗木火內傷，吐血。枳木火傷氣脈，橘木火傷榮衛經絡。凡點灸時，若遇陰霧大起風雪，忽降猛雨炎暑，雷電虹蜺，暫時且停，待晴明即再下火灸，灸時不得傷飽、大飢、飲酒、食生硬物，兼忌思慮愁憂，恚怒呼罵，吁嗟嘆息，一切不詳，忌之大吉。

○太一神九宮日遊。日本此說未辨知，尤可深秘。

鍼灸避忌太一日遊（《銅人經》大忌）

經曰，太一日遊，以冬至之日，始居於叶蟄之宮，從其宮數所在，日徙一處，至九日復反於一，常如是無已，周而復始，此迺太一日遊之法也。其百甚明，別無所隱，祭行鍼之士，無有知者，縱有知者，秘而不傳，致使聖人之法罕行於世，良可嘆哉。僕（王維一）雖非醫流，平昔嘗留心於醫書之間，備知其詳，知而不述豈仁乎。輒以短見，遂將逐節太一所直之日，編次成圖，其圖始自八節，得王之日，從其宮至所在之處，首一終九，日徙一宮，至九日復反於一，周而復始，如是次而行之，計每宮各得五日，九之則一節之日悉備。令一一條次，備細開具於逐宮之內，使觀者臨圖即見，逐節太一所直之日，在何宮內，迺知人身體所忌之處，庶得行鍼之士知避之，俾人無忤犯太一之凶，此僕之本意也。僕誠非沽名者，以年齒衰朽，恐身歿之後，聖人之法湮沒於世，因編此圖，發明厥旨，命工鐫石，傳其不朽，貴得真法，與時偕行焉。覽者勿以自衒見誚。

九宮

上天宮（膺喉首頭）　陰洛宮（左手）

玄委宮（右手）　倉門宮（左脇）

倉果宮（右脇）　夫留宮（左足）

新洛宮（右足）　招搖宮（六府五藏鬲下）

叶蟄宮（腰尾下竅）

八節（四立二至二分謂之八節）

冬至　立春　春分　立夏　夏至　立秋（秋分闕）　立冬

自冬至至立春（四十五日）

一日（神在腰尾下竅）　二日（神在右手）

三日（神在左脇）　四日（神在左手）

五日神在藏府高下
七日神在右脇
九日神在膺喉首頭
十一日神在右手
十三日神在左手
十五日神在右足
十七日神在左足
十九日神在腰尾下竅
二十一日神在左脇
二十三日神在藏府高下
二十五日神在右脇
二十七日神在膺喉首頭
二十九日神在右手
三十一日神在左手
三十三日神在右足
三十五日神在左足
三十七日神在腰尾下竅
三十九日神在左脇

六日神在右足
八日神在左足
十日神在腰尾下竅
十二日神在左脇
十四日神在藏府高下
十六日神在右脇
十八日神在膺喉首頭
二十日神在右手
二十二日神在左手
二十四日神在右足
二十六日神在左足
二十八日神在腰尾下竅
三十日神在左脇
三十二日神在藏府高下
三十四日神在右脇
三十六日神在膺喉首頭
三十八日神在右手
四十日神在左手

四十一日 神在藏府高下　四十二日 神在右足

四十三日 神在右脇　四十四日 神在左足

四十五日 神在膺喉首頭

自立春至春分 四十五日

一日 神在左足、　二日 神在膺喉首頭

三日 神在腰尾下竅　四日 神在右手

五日 神在左脇　六日 神在左手

七日 神在藏府高下　八日 神在右足

九日 神在右脇　十日 神在左足

十一日 神在膺喉首頭　十二日 神在腰尾下竅

十三日 神在右手　十四日 神在左脇

十五日 神在左手　十六日 神在藏府高下

十七日 神在右足　十八日 神在右脇

十九日 神在左足　二十日 神在膺喉首頭

二十一日 神在腰尾下竅　二十二日 神在右手

二十三日 神在左脇　二十四日 神在左手

二十五日 神在藏府高下　二十六日 神在右足

二十七日 神在右脇　二十八日 神在左足

二十九日神在膺喉首頭
三十日神在腰尾下竅
三十一日神在右手
三十二日神在左脇
三十三日神在左手
三十四日神在藏府鬲下
三十五日神在右足
三十六日神在右脇
三十七日神在左尺
三十八日神在膺喉首頭
三十九日神在腰尾下竅
四十日神在右手
四十一日神在左脇
四十二日神在左手
四十三日神在藏府鬲下
四十四日神在右足
四十五日神在右脇

自春分至立夏四十五日

一日神在左脇
二日神在左手
三日神在藏府鬲下
四日神在右足
五日神在右脇
六日神在左足
七日神在膺喉首頭
八日神在腰尾下竅
九日神在右手
十日神在左脇
十一日神在左手
十二日神在府鬲下
十三日神在右足
十四日神在右脇
十五日神在左足
十六日神在膺喉首頭

十七日神在腰尾下竅　十八日神在右手
十九日神在左脇　二十日神在左手
二十一日神在藏府高下　二十二日神在右足
二十三日神在右脇　二十四日神在左足
二十五日神在膺喉首頭　二十六日神在腰尾下髙
二十七日神在右足　二十八日神在左脇
二十九日神在左手　三十日神在藏府髙下
三十一日神在右足　三十二日神在右脇
三十三日神在左足　三十四日神在膺喉首頭
三十五日神在腰尾下竅　三十六日神在右手
三十七日神在左脇　三十八日神在左手
三十九日神在藏府下竅　四十日神在右足
四十一日神在右脇　四十二日神在左足
四十三日神在膺喉首頭　四十四日神在腰尾下竅
四十五日神在右手

自立夏至夏至四十五日

一日神在左手　二日神在藏府髙下
三日神在右足　四日神在右脇

五日神在左足
七日神在腰尾下竅
九日神在左脇
十一日神在藏府高下
十三日神在右脇
十五日神在膺喉首頭
十七日神在右手
十九日神在左手
二十一日神在右足
二十三日神在左足
二十五日神在腰尾下竅
二十七日神在左脇
二十九日神在藏府高下
三十一日神在右脇
三十三日神在膺喉首頭
三十五日神在右手
三十七日神在左手
三十九日神在右足

六日神在膺喉首頭
八日神在右手
十日神在左手
十二日神在右足
十四日神在左足
十六日神在腰尾下竅
十八日神在左脇
二十日神在藏府高下
二十二日神在右脇
二十四日神在膺喉首頭
二十六日神在右手
二十八日神在左手
三十日神在右足
三十二日神在左足
三十四日神在腰尾下竅
三十六日神在左脇
三十八日神在藏府高下
四十日神在右脇

四十一日神在左足　四十二日神在膺喉首頭
四十三日神在腰尾下竅　四十三日神在右手
四十五日神在左脇

自夏至至立秋四十五日

一日神在膺喉首頭　二日神在腰尾下竅
三日神在右手　四日神在左脇
五日神在左手　六日神在藏府高下
七日神在右手　八日神在右脇
九日神在左手　十日神在膺喉首頭
十一日神在腰尾下竅　十二日神在右手
十三日神在左脇　十四日神在左手
十五日神在藏府高下　十六日神在右手
十七日神在右脇　十八日神在左手
十九日神在膺喉首頭　二十日神在腰尾下竅
二十一日神在右手　二十二日神在左脇
二十三日神在左手　二十四日神在藏府高下
二十五日神在右足　二十六日神在右脇
二十七日神在左足下竅　二十八日神在膺喉首頭

二十九日（神在腰尾下竅）
三十日（神在右手）
三十一日（神在左脇）
三十二日（神在左手）
三十三日（神在藏府鬲下）
三十四日（神在右足）
三十五日（神在右脇）
三十六日（神在左足）
三十七日（神在膺喉首頭）
三十八日（神在腰尾下竅）
三十九日（神在右手）
四十日（神在左脇）
四十一日（神在左手）
四十二日（神在藏府鬲下）
四十三日（神在右足）
四十四日（神在右脇）
四十五日（神在左足）

自立秋至秋分（四十五日）

一日（神在右手）
二日（神在左脇）
三日（神在左手）
四日（神在藏府鬲下）
五日（神在右足）
六日（神在右脇）
七日（神在左足）
八日（神在膺喉首頭）
九日（神在腰尾下竅）
十日（神在右手）
十一日（神在左脇）
十二日（神在左手）
十三日（神在藏府鬲下）
十四日（神在右足）
十五日（神在右脇）
十六日（神在左足）

十七日神在膺喉首頭　十八日神在腰尾下竅

十九日神在右手　二十日神在左脇

二十一日神在左手　二十二日神在藏府高下

二十三日神在右足　二十四日神在右脇

二十五日神在左足　二十六日神在膺喉首頭

二十七日神在腰尾下竅　二十八日神在右手

二十九日神在左脇　三十日神在左手

三十一日神在藏府下高　三十二日神在右足

三十三日神在右脇　三十四日神在左足

三十五日神在膺喉首頭　三十六日神在左脇

三十七日神在右手　三十八日神在左脇

三十九日神在左手　四十日神在藏府高下

四十一日神在右足　四十二日神在右脇

四十三日神在左足　四十四日神在膺喉首頭

四十五日神在腰尾下竅

自秋分至立冬四十五日

一日神在右脇　二日神在左足

三日神在膺喉首頭　四日神在腰尾下竅

五日神在右手
七日神在左手
九日神在右足
十一日神在左足
十三日神在腰尾下竅
十五日神在左脇
十七日神在藏府高下
十九日神在右脇
二十一日神在膺喉首頭
二十三日神在右手
二十五日神在左手
二十七日神在右足
二十九日神在左足
三十一日神在腰尾下竅
三十三日神在左脇
三十五日神在藏府高下
三十七日神在右脇
三十九日神在膺喉首頭

六日神在左脇
八日神在藏府高下
十日神在右脇
十二日神在膺喉首頭
十四日神在右手
十六日神在左手
十八日神在右足
二十日神在左足
二十二日神在腰尾下竅
二十四日神在左脇
二十六日神在藏府高下
二十八日神在右脇
三十日神在膺喉首頭
三十二日神在右手
三十四日神在左手
三十六日神在右足
三十八日神在左足
四十日神在腰尾下竅

四十一日神在右手　四十二日神在左脇

四十三日神在左手　四十四日神在藏府高下

四十五日神在右足

自立冬至冬至四十五日

一日神在右足　二日神在右脇

三日神在左足　四日神在膺喉首頭

五日神在腰尾下竅　六日神在右手

七日神在左脅　八日神在左手

九日神在藏府高下　十日神在右足

十一日神在右脇　十二日神在左足

十三日神在膺喉首頭　十四日神在腰尾下竅

十五日神在右手　十六日神在左脇

十七日神在左手　十八日神在藏府高下

十九日神在右足　二十日神在右脇

二十一日神在左足　二十二日神在膺喉首頭

二十三日神在腰尾下竅　二十四日神在右手

二十五日神在左脇　二十六日神在左手

二十七日神在藏府高下　二十八日神在右足

二十九日神在右脇　三十日神在左足
三十一日神在膺喉首頭　三十二日神在腰尾下竅
三十三日神在右手　三十四日神在左脇
三十五日神在左手　三十六日神在藏府鬲下
三十七日神在右足　三十八日神在右脇
三十九日神在左足　四十日神在膺喉首頭
四十一日神在腰尾下竅　四十二日神在右手
四十三日神在左脇　四十四日神在左手
四十五日神在藏府鬲下又復反於冬至

《銅人經》云，凡此九宫者，善候八正所在之處，所主左右上下，身體有疾病瘡腫，欲治無以其所直之日灸刺之，是謂大忌日。

性全察得彼九宫圖旨而爲易知之，如此解達矣。維一即謂重禁大忌，何不避之。而日本從上古至今，未有識得此圖忌者。愚三十餘年耽翫於諸醫書，故深看察此説，總世未辨知善説，爲後昆未達者記拙解而已。

覆載萬安方卷第五十八

神功圓　大黄三兩　杏人半兩　麻子仁三兩　枳殼一兩，微炒

蟲腹ニハ南天笠ノ葉キサミテ茶キニ二ハイハカリ鹽一杯ハカリヲタラリトスリ合テ水二杯にカキタテテノメ腹ノ蟲クタル云云

或説云

每日以午時爲良辰，用諸事無憚云云。

覆載萬安方卷第五十八

對金飲子　厚朴　蒼朮　甘草各二兩　陳皮八兩，煎，空心服之

大定心湯　治心虛中風，驚悸恍惚，多忘或夢寐驚魘，志少不足。

人參　白茯苓　茯神去木　遠志　龍骨　乾薑　當歸　甘草　白朮　芍藥　桂　紫花　防風　赤石脂各二兩

右㕮咀，每服五錢匕，水二盞，入棗三個打破核，煎至一盞，去滓，溫服，日三夜二。

陳良甫作《大全良方》第七云曾趙

朱墨之紙數四十七丁

覆載萬安方卷第五十九

暗醫　性全　集

藥名類聚上 附製度味性　五十九

天象

辰砂，甘，微寒，無毒。丹砂之一名，出辰州，名辰砂。《十便良方》云，須光明映徹，色理鮮淨者爲佳。不然，令人身體乾燥，發熱口乾。《藥性論》曰，君，有大毒。日華子曰，涼，微毒。口惡，磁石畏鹹水。《局方》云，研細，水飛。《十便》云，先研細，料水飛過，灰垸內鋪紙滲乾，始入藥。

辰錦砂一名也

雲母，甘，平，無毒。出江州。《本草》云，五色並具，而多黑者名雲母。《藥性論》曰，君，白者有小毒。畏鮑甲。忌羊血。《圖經》曰，二月採之，以白澤者爲貴。

雲珠赤色　雲華五色具　雲英青　雲液白　雲砂青黃　雲膽如鐵者已上雲母之一名

夏石，甘溫，無毒。《藥性論》曰，大毒，惡牡丹、玄石、牡蒙。畏紫石。忌羊血。石鍾乳之一名也。出道州。

夕冷，甘寒，大寒，無毒。滑石之一名也。

空青，甘酸，寒，大寒，無毒。《藥性論》曰，君。畏菟絲子。

古鏡，辛，無毒。煮取汁服之。文字彌古者佳爾。
冬結石，酸，溫，大熱，有毒。硫黃之一名也。
寒水石，辛甘，寒，大寒，無毒。凝水石之一名。《藥性論》曰，能壓丹石之毒。解巴豆毒。畏地榆。
陽起石，鹹，微溫，無毒。雲母根也。《藥性論》曰，平。惡澤瀉、菌桂、石葵、雷丸、虵蛻皮。畏菟絲子。忌羊血。《十便》云，要色白肌理瑩明如狼牙者佳。
雲膽，一名也。黑色者也。
故茅屋上塵，無毒。主老嗽。
古文錢，平。《衍義》曰，古文錢，古銅焦赤，有毒。
冬灰，辛，微溫。此即今浣衣黃灰爾，燒諸蒿藜積聚，錬作之，性亦烈。又荻灰尤烈，欲銷黑痣肬贅，取此三種灰和水蒸以點之，即去，不可廣用，爛人皮肉。《衍義》曰，諸灰一烘而成，惟冬灰則經三四日方徹爐，灰既曉夕燒灼，其力得不全燥烈乎。而又體益重，今一熱而成者體輕，蓋火力劣，故不及冬灰耳。
秋露水，甘平，無毒。在百草頭者，愈百疾，止消渴。
日精，苦甘，平，無毒。菊花之一名也。キク花異名也　陰成一名也
天門冬，苦甘，平，大寒，無毒。垣衣地黃爲之使，畏曾青。二月三月七月八月採根，曝乾。日華子曰，貝母爲使。楊損之云，服天門冬，設食鯉中毒，浮萍解之。《藥性論》曰，君也。スマロ草ノ根也
天名精イヌノシリ，甘寒，無毒。《藥性論》曰，使也。五月採之。天門精、天蔓菁並一名也
雲實，辛苦，溫，無毒。十月採曝乾。雲英、天豆並一名也
天薺，苦，平，無毒。飛廉之一名也。正月採根，七月八月採花，陰乾。惡麻黃，又名漏蘆。

天瓜，苦，寒，無毒。栝樓之一名也。入土深者良，生鹵地者有毒。二月八月採根，曝乾。枸杞爲之使。惡乾薑，畏牛膝、乾膝，反烏頭。孫思邈作粉法，深掘大根，厚削皮至白處，寸切之，水浸，一日一易水，經五日取出，爛研，以絹袋盛之，澄濾，令極細如粉。栝樓實，九月十月取穰，以乾葛粉拌，焙乾。

商草，辛苦，平，微寒，無毒。貝母之一名也

宿苓，辛平，大寒，無毒。黄芩之一名也

天豆，苦平，無毒。石龍芮之一名也

春草，苦鹹，平，大寒，無毒。《藥性論》曰，臣。惡黄耆、大黄、大戟、乾薑、乾漆、山茱萸、大棗。白薇之一名也。

天麻，辛平，無毒。根皮名龍皮，其肉名天麻。五月採根曝乾。《十便》云，先以濕帋裹，炮，取出，切片，以酒浸一宿，焙乾，使。

昔邪，酸，無毒。古牆北陰青苔衣也。其生石上者名昔邪。三月三日採，陰乾。垣衣之一名也。天蒜一名也故魚網主骨鯁，鳥骨立喉，謂之骨鯁。

天雄，辛甘，溫，大溫，有大毒。《十便》云，先炮裂，去皮臍，焙乾，使。《藥性論》曰，君。忌豆汁。大熱，有大毒。乾薑製用之。八月中旬採用之，似附子，細而長，此爲烏頭。烏頭、天雄、附子，三種本並出建平，故謂之三建。

天仙子，苦甘，寒，有毒。莨菪子之一名也

夜合，苦澀，微溫，無毒。何首烏之一名也

商陸，辛酸，平，有毒。八月九月採根，曝乾。又五月五日採。《藥性論》味甘，有毒，使。忌犬肉。

夜呼一名也

天南星，苦辛，有毒。二月八月採之。大者，四邊皆有子，採時盡削去之。日華子曰，平。《十便》曰，要裹白而無班點者佳，先以唐灰中炮烈，焙乾，使。

天臼，辛溫，有毒。鬼臼之一名也

雲南根，苦寒，無毒。馬兜零之根也。是土青木香也。日本之青木香是也。藤謂之天仙藤。見《事林廣記》。

故麻鞋底，水煮汁服之，解紫石英毒。又主霍亂吐利。

夏枯草，苦辛，寒，無毒。四月採之，土瓜爲之使。夕句一名也

昨葉荷草，酸平，無毒。瓦松之一名也。萬年草歟

天精，苦寒。枸杞之一名也

天竹黃，甘平，無毒。禹錫云，此是南海邊竹內塵沙結成者也。《衍義》云，自是竹內所生，如黃土著竹成也。

天竺桂，辛溫，無毒。似桂皮薄。

故甑蔽，無毒。《書》云，故甑蔽止鹹。未試。

故木砧，無毒。腳下及鞋履底之土也。

春草，辛苦，溫，有毒。莽草之一名也。

雷丸，苦鹹，寒，微寒，有小毒。荔實、厚朴爲之使。惡葛根。《藥性論》曰，雷丸，君，惡蓄根，莞花爲使。味苦，赤者殺人。雷公云，凡使用甘草，湯浸一宿了，銅刀刮上黑皮，破作四五片。又用甘草湯浸

一宿後蒸，從巳至未，出日乾，卻以酒拌如前，從巳至未蒸，日乾用。禹錫云，按花子云，雷矢出漢中，色白者善。吳氏云，雷丸。《神農》苦。黃帝、岐伯、桐君，甘有毒。扁鵲，甘，無毒。李氏，大寒。《別錄》云，久服蔭痿事反。

雷矢、雷實並一名也

霹靂木，甘溫，無毒。樫カハヤナキ，一本，溫，無毒。赤樫木之一名也。樫ムロ云云，カハヤナキ也。

雨師，禹錫云，按《爾雅疏》云，樫，一名河柳。郭云，今河傍赤莖小楊。

天靈蓋，鹹平，無毒。

天鼠屎カハホリクソ，辛寒，無毒，伏翼屎也。《十便》云，先微炒過使。夜明砂一名也

陽烏鸛　陽烏、陽鴉カラス並一名也

時魚フナ，平。鯽大者也。

露蜂房ハチノス，苦，鹹，平，有毒。七月七日採，陰乾。惡乾薑、母參、黃芩、芍藥、牡蠣。又云，十一月、十二月採者佳。

天螻ケラ，鹹寒，無毒。螻蛄之一名也

夜光ホタル，辛，微溫，無毒，螢火之一名也。七月七日採，陰乾。

故錦灰

陰蘽イチコノツル莖也，酸鹹，平，無毒。覆盆苗莖之一名也。

冬葵子小アワヒノミ，甘寒，無毒。

黿莢ヲホ子，辛，甘溫，無毒。萊菔之一名也，大根一名也。溫菘一名也

凍葱，辛溫，無毒。葱實之一名也 漠葱一名也

天葵，落葵アフヒ之一名也。

土砂，甘，微寒，無毒。丹砂之一名也

礠石キラ，甘平，無毒。雲母之一名也。地涿一名也雜色強肥者名地涿

石膽スキタウサ，酸寒，無毒。礬石之一名也。本來綠色者曰石膽

石膽，酸辛，寒，有毒。礬石之類也。《本草》再出，仍重載之。

石腦，甘平，無毒。太一禹餘糧之一名也。

石中黃子，甘，無毒。餘糧殼中未成餘糧，黃濁水之名也。

石黃，精明者，爲雄黃，外黑者爲薰黃，又雄黃之一名也。

石鍾乳，甘溫，無毒，採無時，蛇床爲之使。惡牡丹、玄石、牡蒙。畏紫石英、蘘草。

石欄杆，辛平，無毒。大海底，高尺餘，如樹有眼，莖上有孔，如物點之，漁人以網罾得之，初從水出微紅，後漸青。

石髓，甘溫，無毒。

石硫黃ユワフ，酸溫，大熱，有毒。《藥性論》曰，君，有大毒。八月九月採之。

崑崙黃色如鵝子 石亭脂赤色者也 石留黃、土硫黃並一名也。

水銀，辛寒，有毒，畏磁石。《藥性論》曰，君。有大毒。出於丹砂，是朱砂中液也。

石膏，辛甘，微寒，大寒，無毒。鷄子爲之使。惡莽草、馬日毒公。

硫黃屑コカ子，辛平，有毒。金屑之一名也。土中屑、砂子屑、土碌、砂子金、水中屑，並一名也。

水銀粉〇有上中下品

磁石，辛酸，無毒。一斤磁石四面，只吸鐵一斤者，此名巡年砂。四面只吸得鐵八兩者，號曰續末石。四面只吸得五兩已來，號曰磁石。

石生，鹹，微溫，無毒。陽起石之一名。

石蠏，鹹，寒，無毒。蠏化成石也。

土石，辛苦，寒，無毒。長石之一名也。

石腦，甘溫，無毒。鍾乳之類，形如曾青。石飴（一名也）

石花，甘溫，無毒。

石牀，甘溫，無毒。

石鹽，鹹甘，平，無毒。

社壇四角土

土蜂窠上細土（スカリ）（土蜂者，在地土中作窠者是也。）

石灰，辛溫。石鍜（一名也）

澤乳（スキタウチ），辛甘，大熱。礬石之一名也。

石鷰

井底沙（冷至）

井華水，甘溫，無毒。（平旦第一汲者也）

地漿，寒。陶隱居云，掘地作坎，以水沃其中，攪令濁，俄頃取之，以解中諸毒。

覆載萬安方卷第五十九

泉水，甘平，無毒。
石珠，辛平，無毒。青琅玕一名也
石髓鉛，辛平，無毒。自然銅之一名也。
礞石
井泉石，大寒，無毒。
石腦，掘雪礬石之一名也。
梁上塵スス龍尾マメ
土陰孽似鍾乳
石蠶，狀如蠶，其實石也。
石腦油
水花　水沫一名也
屋漏水已上玉石部
土精，甘，微寒，溫，無毒。
地門冬，苦甘，平，大寒，無毒。天門冬之一名也。溪羊食一名也。
地髓，甘苦，寒，無毒。生乾地黃之一名也。
山薊，苦甘，溫，無毒。朮之一名也。山薑、山連、山精並一名也。
地薰，苦，平，微寒，無毒。柴胡之一名也。君也。山菜一名也
屋茨ツシタマ，甘，微寒，無毒。薏苡人之一名也。

澤瀉，甘鹹，寒，無毒。君也。水瀉一名也。

山芋アマノイモ，甘溫，平，無毒。薯蕷之一名也。齊越名之山芋。土藷一名也。鄭越名之土藷。

地節，甘平，無毒。女萎之一名也。

房慈，辛甘，苦寒，無毒。防葵之一名也。

石解，甘平，無毒。林蘭、杜蘭、石遂並一名也。

陵遊，苦，寒，大寒，無毒。龍膽之一名也。

地楊梅，辛平，無毒。四月五月有子，似楊梅，苗如蘘草。

京芎，辛溫，無毒。芎藭之一名也。臣也。

石防風，甘，辛溫，無毒。二月十月採之，曝乾。防風之一名也。

野蘭，苦寒，大寒，無毒。漏盧之一名也。

石鮻，苦溫，微溫，無毒。絡石之一名也。石蹉一名也。

牆薇，酸溫，微寒，無毒。營實之一名也。牆麻、山棘並一名也。

地菘，甘，寒，無毒。天名精之一名也。

地血アカチ，苦，寒，無毒。茜根之一名也。

山薑，甘溫，無毒。旋花之一名也。地葵、地麥並一名也。

杜若，辛，微溫，無毒。杜蘅、杜蓮並一名也。

沙參，苦，微寒，微溫，無毒。惡防己及藜蘆ヲモトクサ。

禁宮花，苦甘。王不留行之一名也。

地不容，苦，大寒，無毒。

水香，辛平，無毒。蘭草之一名也。

石蓴，甘平，無毒。

海根，苦，小溫，無毒。

地葵，實，苦甘，溫。葉，辛，微寒，有小毒。蒼耳之一名也。道人頭（一名也ナモミイ實也）

地樓（カラスウリ），苦寒，無毒。栝樓之一名也。澤姑（一名也）

水槐，苦寒，無毒。苦參之一名也。地槐、岑莖、陵郎（並一名也）

石竹（ナデシコ），苦辛，寒，無毒。瞿麥之一名也。杜母草（一名也）

山丹（エリ），甘平，無毒。百合之一名也。紅花者名山丹。

野蓼，苦寒，無毒。知母之一名也。地參、水參、水浚、水須（並一名也）

澤芬，辛溫，無毒。白芷之一名也。

石龍芮（タタラヘキシキシトモ云フ），苦平，無毒。地椹、石能、水堇（並一名也）

地管（チカヤノ根），甘，寒，無毒。茅根之一名也。地筋（一名也）

澤敗，苦，鹹，平微，無毒。敗醬之一名也。

地新，辛，苦，溫，微溫，微寒，無毒。藁本之一名也。

石韋（ヒトツ葉），苦，甘，平，無毒。二月採之，陰乾，不聞水人聲者良。石韉、石皮（並一名也）

杜衡，辛，溫，無毒。土鹵一名也。

土瓜草（モカキ），甘，平，溫，無毒。菝葜（モカキノ子）之一名也。

石香菜，辛香，溫，無毒。石蘇一名也

冰臺ヨモキ，苦，微溫，無毒。艾葉之一名也。

水萍ウキツサ，辛，酸，寒，無毒。大者曰蘋。水花、水白、水蘇並一名也

土瓜，苦，寒，無毒。王瓜之一名也。

地榆，苦，甘，酸，微寒，無毒。

海藻シソハサウ也，苦，鹹，寒，無毒。神馬草。海藻一名也

澤蘭，苦甘，微溫，無毒。水香一名也

水斗イワフキ，辛，甘溫，無毒。款冬花之一名也。

京三稜マロスケノ根ミクリトモ云，苦，平，無毒。《十便》云，先以醋煮，剉，焙，或熱灰火中炮熟使。

波固脂，辛，大溫，無毒。破故帋之一名也。《十便》云，或以酒浸一宿，焙乾，或只以鹽同炒香，去鹽使。

波殺，甘。蓬莪茂之味甘，號波殺。

地錢草，苦，寒，無毒。

水經，鹹，微寒，無毒。葒草之一名也。如馬蓼生不傍。

海帶アラスカチメノ類也，北海藻更麤柔韌而長。

垣衣コケ，酸，無毒。屋遊、垣嬴並一名也

石髮アラリ，甘，大溫，無毒。陟釐之一名也。

海孫，苦，平，無毒。王孫之一名也。

土馬騣，垣衣大苔之類也。在屋則謂之屋遊瓦苔，在垣牆則謂之垣衣土騣，在地則謂之地衣，在井則謂之井苔，在水中石上則謂之陟釐（アオミトリ）。

地筭，溫，無毒。澤蘭根也。

地文，辛，平，生微寒，熟溫，有毒。半夏之一名也。水玉（一名也）

房圖（キキヤウ也），辛，苦，微溫，有小毒。桔梗之一名也。

山蔥（オモトクサ），辛，苦，寒，微有毒。藜蘆之一名也。

陸藁，苦，甘，寒，大寒，有毒。甘遂之一名也。

崑崙，苦，甘，平，微寒，無毒。白蘞之一名也。

崑崙草，苦，微寒，無毒。青葙子之一名也。

澤漆，苦，辛，微寒，無毒。大戟苗也。

野葛，辛，溫，有毒。鉤吻之一名也。井口邊草

野苗，苦，澀，微溫，無毒。何首烏之一名也。地精、山奴、山哥、山伯、山翁、山精（並一名也）

野犬人（ヲキナクサ），苦，溫，無毒，有毒。白頭翁之一名也。

土青木香，苦，寒，無毒，雲南根之一名也。

陵翹，苦，微寒，無毒。鼠尾草（ミハキ）之一名也。

石菴䕡，溫，無毒。骨碎補之一名也。

山豆根，甘，寒，無毒。

陸英（ソクツ），苦，寒，無毒。似芹及接骨木，故芹名水英，此名陸英，接骨木名木英。此三英花葉並相似，

此即蒴藋也。

海金沙，木葉上塵。

山慈菰，根有小毒。一說云白クワイ。一說云如《簡易方》者，酸漿（ホウツキ）之類也。

地錦草，辛，無毒。

地菘（タカナ ラツ）（ハカ 又シエ），鹹。

石苔，甘，寒，無毒。石衣也。石髮（一名也）。

石長生，鹹，苦，微寒，有毒。

屋遊（コケ 在石也）（不），甘，寒。屋上青苔也。

水蓼（テタ），辛。

地椒，辛，溫，有小毒。葉似蓼莖赤。

地骨，苦，寒。枸杞之一名也。地輔、地仙苗（並一名也）。

江珠（マツホト），甘，平，無毒。茯苓之一名也。

地節，辛，溫，無毒，有毒。

房木（コフシ），辛，溫，無毒。辛貳之一名也。

杜仲，辛，甘，平溫，無毒。二月五月六月皮。惡蛇蛻皮、玄參。《藥性論》曰，味苦。《十便》云，先去麤皮令盡，以生薑汁塗之，炙香，令無絲使。或先去皮，剉碎，以薑汁拌炒，令絲絕使。

林蘭，苦，寒，無毒。《述異記》云，木蘭舟在潯陽江中。木蘭之一名也。杜蘭（一名也）。

山檳榔，檳榔之味甘者也。

杜牛膝，牛膝也。杜，所名也。《本草》並《大全良方》一名苦杖。
石檀，苦，微寒，無毒。秦皮之一名也。岑皮一名也。
山茱萸，酸，平，微溫，無毒。諸方書去核取肉云云。《十便》云，沈存中有和核使之說，甚善。見《筆談》
陵苕，酸，微寒，無毒。紫葳之一名也。
地烏桃，甘，苦，平，無毒。豬苓之一名也。
海桐皮，苦，平，無毒。
杜芫，辛，苦，溫，微溫，有小毒。
石南，辛，苦，平，有毒。今市人多以瓦韋爲石韋，以石韋可在石韋下。
山石榴，苦，大寒，無毒。
河柳カハヤナキ，無毒。赤檉木之一名也。
水楊葉，苦，平，無毒。相似楊柳，生水岸。
石荊，似荊而小，生水傍，作灰汁，沐頭生髮。水荊一名也。
地清，寒。人屎之一名也。
海獺ウミヲソ，鹹，無毒。
土撥鼠，甘，平，無毒。
水狗，甘，有毒。獺肝カワオソ之一名也。
野豬黃，辛，甘，平，無毒。

宮脂，麋脂（カノシシノタクヒ）之一名也。

野駝脂，無毒。

山啄木，平，無毒。啄木鳥之一名也。黑者，頭上有紅毛，生山中，謂之山啄木。

石肝，辛，寒，無毒。夜明砂之一名也。（カハホリノ糞ノ一名也）

杜鵑，郭公也。

石密，甘，平，微溫，無毒。石脂、崖蜜（並一名也）。

土蜂子，甘，平，微寒，無毒。蜂子之異類也。

石決明，鹹，平，無毒。（小貝鮑也 カイアワヒ）

海蛤，苦，鹹，平，無毒。鴈食後，糞中上有文彩者爲文蛤，無文彩者爲海蛤。海蚧（一名也）。

海豚魚，無毒。

水龜，無毒。

海漂蛸（イカイコフ），烏賊魚骨之一名也。載《全嬰集》（云云）。

海鰻，甘，有毒。鰻鱺之一名也。（ウナキノ類也）

原蠶蛾

陵蠡（ナメクシ又ハカタツフリ也），鹹，寒，無毒。蛞蝓之一名也。蝸牛也。土蝸（一名也）

石龍子，鹹，寒，有小毒。見人不動名龍子。山龍子、石蜴（並一名也）

地鼈，鹹，寒，有毒。土鼈（一名也）

沙魚

覆載萬安方卷第五十九

石薑，鹹，寒，有毒。負盤蟲之一名也。此蟲味辛，仍名石薑。

石桂魚，甘，平，無毒。昔仙人劉憑常食石桂魚，此魚尤有桂名，恐是此也。水豚一名也

河豚，甘，溫，無毒。

石首魚，甘，無毒。頭中有石如碁子。

海馬

石亭脂，冷，無毒。蜂之一名也。

土龍ミミス，鹹，寒，大寒，無毒。《十便》云先。地龍子一名也

土蜂，辛，平，無毒。

水蛭，鹹，苦，平，微寒，有毒。又云蜞。《外科精要方》癰疽飼蛭，謂之蜞鍼也。石蛭ヤマヒルトテフ一名也。生山中者曰石蛭。泥蛭一名也

田中螺，大寒。

石蠶，鹹，寒，有毒。沙蝨一名也

水鷄カヘル，甘，寒，無毒。鼃之一名也。似蝦蟇而背青綠也。土鴨一名也

流螺，鹹，平，無毒。甲香之一名也。

地膽，辛，寒，有毒。

海螺ニシ又辛螺。

海月，辛，平，無毒。

水芝丹ハスノミ，甘，平，寒，無毒。藕實之一名也。

水菱棗（サ子大ナルナツメ），甘，平，無毒。太棗之一名也。
水陸丹（ミツフキノミ），甘，平，無毒。雞頭實之一名也。
陵虆（イチコノ葉也），酸，鹹，平，無毒。覆盆苗也。
水萍（クワノ），苦，甘，微寒，無毒。烏芋（クワイ）之一名也。
石蜜，甘，寒，無毒。
土芝（イエノイモ也），辛，平，有毒。芋之一名也。
崑崙蔗，甘，平，無毒。甘蔗之一名也。
沙糖，甘，寒，無毒。甘蔗之汁也。
野李（スモノ），苦，平，無毒。李核人（スモノサ子也）之一名也。水李、房陵李（並一名也）。
林檎（リソコ），酸，甘，溫。鳥禽常居此木，故云林檎。
海松子，甘，小溫，無毒。雲南松子似巴豆。
波斯棗，甘，溫，無毒。無漏子之一名也。
水芝（カモウリニ仁也），甘，微寒，無毒。冬花仁之一名也。
石胡荽，寒，無毒。鴻不食草之一名也。
洛神珠，苦，寒，有小毒。苦耽之一名也。
野苣，苦，平。苦苣之一名也。
樓蔥，辛，溫，無毒。
水蘇，辛，苦，溫，無毒。山魚蘇、野蘇（並一名也）。

覆載萬安方卷第五十九

水蘇，辛，微溫，無毒。

石香葇キヤウシケノ一名也，辛，微溫。香薷之一名也。

水勒，甘，平，無毒。水英一名也。

梅柏砂，甘，微寒，無毒。辰砂之一名也。芙蓉砂一名也。

蘆石，甘，溫，無毒。石鍾乳之一名也。竹乳一名也生篁竹

柳絮礬，酸，寒，無毒。礬石之一名也。

芒消，苦，辛，寒，大寒，無毒。燒之成消石也。朴消一名也馬牙消，消石、朴消、皆此類也。

楊梅青，甘，酸，寒，大寒，無毒。空青之一名也。

菩薩石，平，無毒。普賢菩薩圓光，因以爲名也。

桃花石，甘，溫，無毒。似赤石脂。

花乳石

蓬砂，苦，辛，暖，無寒。

梅雨水

菟竹，甘，平。黄精アマトコロ之一名也。萎蕤一名也

菖蒲，辛，溫，無毒。蘭蓀一名也

菊花，苦，甘，平，無毒。正月採根，三月採葉，五月採莖，九月採花，十一月採實，皆陰乾，木枸杞、桑根白皮爲之使。節華一名也

蕗草，甘草之一名也。

苄，生乾地黃之一名也。芑一名也

菟絲子子ナシカツラノミ，辛，甘，平，無毒。《醫學指南》曰。菟蘆、菟縷、蓎蒙、菟纍並一名也。

柴胡，苦，平，微寒，無毒。君也。茹草葉、芸蒿並一名也。

麥門冬山スケノコ，甘，平，微寒，無毒。君也。二月三月八月十月採，陰乾。地黃、車前爲之使。惡款冬、苦瓠。畏苦參、青蘘。

芣苢ヲホハコ，甘，鹹，寒，無毒。君也。車前之一名也。

木香，辛，溫，無毒。《大全良方》云，揀如朽骨，氣味辛棘甚者爲上。近時川人採南雲根以亂真，其性大寒，利大小便。《本草》謂之青木香。《訂類》謂之獨行根，又云土青木香，不堪入藥。凡方書云用青木香者，皆當用南木香。南木香中青白者是也。可見《萬安方》

薏苡人，甘，微寒，無毒。孟詵云性平。薏珠子一名也。

芒芋，甘，鹹，寒，無毒。澤瀉之一名也。

薯蕷山ノイモ，甘，溫，平，無毒。二月八月採根，曝乾。紫芝爲之使。惡甘遂。《藥性論》曰，臣也。《十便》曰，剉，微焙使。

茺蔚子メハシキノミ，辛，甘，微溫，微寒，無毒。

梨蓋アフヒ，辛，甘，苦，寒，無毒。防葵之一名也。

萎蕤，苦，溫，無毒。君也。棘菀一名也。

麥斛，甘，平，無毒。石斛之一名也。木斛一名也。

菴蔄子，苦，微寒，微溫，無毒。

菥蓂子ナツナノミ，辛，微溫，無毒。陶隱居云，是大薺子也。凡薺有二種，大而扁謂之菥蓂，細而圓謂之葶藶。蔑菥一名也。

蓍實，苦，鹹，平，無毒。用莖，爲莖以問鬼神，知吉凶，故聖人贊之，謂之神物。褚先生云，蓍生滿百莖者，其下必有神龜守之。

蘩遊胡，甘，平，無毒。白蒿之一名也。

木芝，甘，溫。紫芝之一名也。

芎藭，辛，溫，無毒。臣也。《十便》云，要肉白無油味辛甘者佳。

蒺藜子，苦，辛，溫，微寒，無毒。茨一名也。

芰草，甘，微溫，無毒。黃耆之一名也。日華子曰，藥中補。又曰，白水者，涼，無毒。

木耆一名也，《本草序》曰，生白水者性冷，隴西者性溫也。依虛勞冷熱用之云云。太以難知如何。

草蓯蓉，肉蓯蓉之類也。列當也ツチアケヒ。功同肉蓯蓉也。又韭，一名草蓯蓉也。花蓯蓉一類也。

蒲黃カマノ花也，甘，平，無毒。蒲槌、蒲棒，生花之種。菁茅一類也。

槐，苦，辛，微溫，無毒。續斷之一名也。

藍實アイノミ，苦，寒，無毒。

蘼蕪，辛，溫，無毒。芎藭之苗也。薇蕪、茳蘺並一名也。

薔蘼，酸，溫，微寒，無毒。營實之一名也。即牆薇之子也。

麥句薑，甘，寒，無毒。地菘之一名也。

茜根アカ子，苦，寒，無毒。可以染絳。茅蒐、蒨並一名也。

棗棘コマヤリ，苦，辛，甘，平，無毒。蛇床子之一名也。牆蘼，甘，平，無毒。
蘼蕪，甘，平，無毒。苣苽一名也。
茵蔯蒿，苦，平，微寒，無毒。
草續斷，苦，微寒，微溫，無毒。草毒一名也。
木禾，苦，平，無毒。飛廉之一名也。
蘭草，辛，平，無毒。
薇銜，苦，平，微寒，無毒。
葈耳，實，苦，甘，溫。葉，苦，辛，微寒，有小毒。葹、苓耳、蒼耳並一名也。
葛根クス，甘，平，無毒。
葛粉，甘，大寒，無毒。
栝樓カラスウリノ子，苦，寒，無毒。
菟槐クララ，苦，寒，無毒。苦參之一名也。
麻黃，苦，溫，微溫，無毒。
木通アケヒ，苦，甘，平，無毒。通草アケヒ之一名也。
芍藥シヤクヤクホタソ，苦，酸，平，微寒，有小毒。
荔實，甘，平，溫，無毒。馬藺子也。
蘥麥ナテシコ，苦，辛，寒，無毒。瞿麥之一名也。
韭逢，苦，寒，無毒。知母之一名也。蕣一名也。

覆載萬安方卷第五十九

藥實，辛，苦，平，微寒，無毒。茵一名也。

芳草，辛，溫，無毒。白芷之一名也。虈、莞、苻蘺、蒚麻並一名也。

茅根チカヤノ子，甘，寒，無毒。蘭根、茅鍼並一名也。

貌廣ムラサキノ子，苦，寒，無毒。紫草之一名也。茈?一名也。

萆薢トコロ，苦，甘，平，無毒。二月八月採根曝乾。薏苡爲之使，畏葵根、大黄、茈胡、牡蠣。

薇草，苦，鹹，辛，大寒，無毒。

蒿本，辛，苦，溫微，溫，微寒，無毒。

菝葜モカキノ子，甘，平，溫，無毒。二月八月採根曝乾。

蔓楚，辛，溫。女萎之一名也。

艾葉ヨモキ，苦，微溫，無毒。三月三日，又五月五日採曝乾。

藫シレハサウ，苦，鹹，寒，無毒。海藻之一名也。藫一名也。

懷香子クレノヲモノミ，辛，平，無毒。《十便》云，先炒過使，或以酒浸一宿，晾乾炒過使。茴香一名也。北人呼爲土茴香。

菟奚，甘，溫，無毒。

薑黄，辛，甘，大寒，無毒。《本草》云，海南生者即名蓬莪，江南生者即名薑黄。

葼ミクリノ子，京三稜之一名也。

蓽撥，辛，大溫，無毒。其根名蓽撥沒，又名蓽勃沒。

蒟醬マタタヒ，辛，溫，無毒。《蜀都賦》曰，蒟醬緣木生，其子如桑椹クワノミ。

名也

蕙草，甘，平，無毒。零陵香之一名也。

蓬莪朮，苦，辛，溫，無毒。《十便》云，先以醋煮，乾，片剉焙使，或熱灰中炮熟使。蓬莪（黑色）、蒁黃（黄色，並一

薺苨，甘，寒。似人參。

苽蔞，辛，溫，無毒。白藥之一名也。

葒草，鹹，微寒，無毒。如馬蓼生水傍。蘬（一名也）

莎草（ニラクサ），甘，微寒，無毒。香附子之一名也。蒿（一名也）

蓽澄茄，辛，溫，無毒。生佛誓國。《廣志》云，出諸海，嫩胡椒。青時就樹採摘，造之有柄，麁而蔕丸是也。

茅香花，苦，溫，無毒。非白茅花。

蘿摩子，甘，辛，溫，無毒。芄蘭（一名也）。

艾蒳香（マツノ木ノコケ也），甘，溫，無毒。《香譜》云，松木上青衣也。

茆，辛，溫，無毒。女苑（エヒ子）之一名也。

蔓延，苦，平，無毒。王孫之一名也。

菟葵，甘，寒，無毒。莃（一名也）。

莨，辛，大熱，有小毒。側子之一名也。

葶藶（ヲナツナイミ），辛，苦，寒，大寒，無毒。惡殭蠶、石龍芮。葷蒿（一名也）。

桔梗（キキヤウ），辛，苦，微溫，有小毒。於槐砧上細剉。《十便》云，先去蘆頭，剉焙使。二月採根曝乾。臣

也。梗草、薺苨（並一名也）。畏白及、龍眼、龍膽。

莨菪子，苦，甘，寒，有毒。

草蒿（カラオモキ），苦，寒，無毒。青蒿之一名也。

覆盜庚（フツナノ花也），鹹，甘，溫，微冷，有小毒。旋覆花之一名也。

藜蘆（ヲモトクサ），辛，苦，寒，微有毒。葱苒、葱萸、葱葵、蕙葵（並一名也）

草薑，苦，平，微溫，有毒。射干之一名也。

菟核（ホト），苦，甘，平微，無毒。白蘞之一名也。

草決明（キツ子ノササケチササケトモ 又イタ目藥也），苦，微寒，無毒。青霜子之一名也。草蒿、萋蒿、草藁（並一名也）

茵芋，苦，溫，微溫，有毒。莞草（一名也）

藥藻（ヲニワラヒ），苦，微寒，有毒。貫衆之一名也。（管仲也） 草鴟頭（一名也）

蕘花，苦，辛，溫，有大毒。

藋茵，鹹，甘，平，微溫，有小毒。藋蘆（一名也）

藒車香，辛，溫。

桃柳藤，苦，澀，微溫，無毒。何首烏之一名也。

葛根，辛，酸，平，有毒。商陸（山コハウ）之一名也。

草金零（アサカホノミ），苦，寒，有毒。牽牛子之一名也。

蓖麻子（カラエモロコシウコマトモ），甘，辛，平，有小毒。

菰根，大寒。茭草、菰蔣草（並一名也）

萹蓄，苦，平，無毒。萹竹（一名也）
苧根（カラムシヲノ子），寒。
芭蕉，大寒。
蘆根（シア），甘，寒。
茅瓜子，辛，溫，有毒。仙茅之一名也。
蒴藋（ソクツ），酸，溫，有毒。菫草、芨（並一名也）
莪蒿，辛，平，有毒。角蒿之一名也。蘿蒿（一名也）
蘭華，苦，平，無毒。
䕡茹，辛，酸，寒，微寒，有小毒。
葫蘆巴
木賊（トクサ），甘，微苦，無毒。
蒟蒻（コソニヤク），辛，寒，有毒。又名蒟蒻頭。
萱草（ワスソクサ），根涼，無毒。
葎草（ムリラ），甘，苦，寒，無毒。葛葎蔓、葛勒蔓（並一名也）
蘥，甘，平，無毒。雀癸之一名也。
藎草，苦，平，無毒。菉草（一名也）
蒲公草，甘，平，無毒。蒲公英（一名也）
茵實（イチアケヒ），苦，平，無毒。補骨脂、婆固脂、破故紙（一名也）

覆載萬安方卷第五十九

草蓯蓉(ツチアケビ)，甘，溫，無毒。列當之一名也。栗當一名也

蕕草，甘，大寒，無毒。水草也。蕕蔓、酋證、蕕並一名也。

草三稜根，甘，平，溫，無毒。

草禹餘糧，澀。

桂，甘，辛，大熱，有小毒。有三種，菌桂、牡桂、木桂。今桂者，木桂是也。《藥性論》曰，桂心，君也。菌桂一名也，桂枝，取其枝上皮，辛溫，無毒。《十便》曰，凡桂，先去麤皮，令取心中有味處，剉不見火使。

松脂，苦，甘，溫，無毒。松膏、松脂並一名也。

松實，苦，溫，無毒。

松葉，苦，溫。

松節，溫。茯神中木也。

松根

槐實，苦，酸，鹹，寒，無毒。

槐花，苦，平，無毒。

枸杞，苦，寒。《本草》云，冬採根，春夏採葉，秋採莖實，陰乾。《十便》云，子焙乾使。根去骨取皮使。《藥性論》曰臣也。杞根、枸忌、枸檵並一名也。

柏實(ムロノキノミ)，甘，平，無毒。其葉名側柏。柏葉、柏白皮、柏子仁，並一樹也。《藥性論》曰君也。

茯苓，甘，平，無毒。茯菟一名也。《淮南子》注曰，茯苓，千年松脂也。舊說白琥珀，是年年茯令所化也。

茯神，平。《藥性論》曰，茯苓臣，茯神君也。
榆皮（エレノ木ノカワ），甘，平，無毒。
蘗木（キワタ），苦，寒，無毒。黃蘗也。檀桓（一名）。
楮實（カチノ木ノミ），甘，寒，無毒。作紙也。（又云七夕ニトル。カチノ木ノ實也）。
槐膠（エソスノヤニ）
蔓荊（ハマツハキ），苦，辛，微寒，平溫，無毒。
木筆花（コフシ），辛，溫，無毒。辛夷之一名也。
桑上寄生（クワノホヤ），苦，甘，平，無毒。以銅刀剉，三月三日採莖葉陰乾。《藥性論》曰臣也。蔦（一名也）。
木綿，辛，甘，平溫，無毒。杜仲之一名也。
楓香脂（カツラノヤニ），辛，苦，平，無毒。亂松脂，乳香。
木蘭，苦，寒，無毒。《述異記》云，木蘭舟在潯陽江中。
蕤核，甘，溫，微寒，無毒。
蘇合香，甘，溫，無毒。燒之灰白者好。
檀，熱，無毒。
藿香，微溫。
木蜜，甘，平，無毒。樹生南方，枝葉俱可噉，亦煎食如飴。今之人呼白石木蜜，子名枳椇，味甘，功用如蜜。
桑根白皮，甘，寒，無毒。於槐砧上用銅刀剉，採無時，不可用出土上者，用東行根益佳。惡鐵及鉛，焙乾使。木白皮一名也　桑耳、桑菌桑茸一名也。木麥又名桑黄，又名桑巨。

竹葉，苦，平，大寒，無毒。慬竹葉一名也

藙，辛，溫，大熱，有小毒。吴茱萸之一名也。

檳榔，辛，溫，無毒。檳力小榔力大，今醫家不復細分。檳尖長而紫文者也，榔丸而矮者也，蒳子最小者也。並一名也。○

梔子クチナシ，苦，寒，大寒，無毒。木丹一名也

芰子，辛，苦，大熱，無毒。食茱萸之一名也。

蕪荑，辛，平，無毒。蔱蘠、楡莢並一名也

枳殻カラタチノミ，苦，酸，微寒，無毒。《十便》云，枳實、枳殻，先去穰，以麩炒，令麩焦藥香爲度，剉使。陳者最佳。

枳實，苦，酸，微寒，無毒。七八月採者爲實，九月十月採者爲殻，陳久者爲勝。

○枳殻、枳實一物也。依採時分名殊也。

茗苦茶チヤ，甘，苦，微寒，無毒。呼早採者爲搽，呼晚採者爲茗。荈一名也。

檮木，苦，微寒，大寒，無毒。秦皮之一名也。

茇華，酸，微寒，無毒。紫葳之一名也。

楓木苓，甘，苦，平，無毒。豬苓之一名也。苓根一名也

菴摩勒，苦，甘，寒，無毒。佛書中謂菴摩勒者是也。

棘刺花，苦，平，無毒。菥蓂一名也。

松蘿，苦，甘，平，無毒。

竹膏，甘，平，無毒。天竹黄之一名也。

棘鍼，辛，寒，無毒。白棘之一名也。棘刺一名也。

桑花，暖，無毒。

椋子木，甘，鹹，平，無毒。

櫚木，辛，溫，無毒。

櫟木皮，苦，平，無毒。

梫木，苦，平，無毒。

蓎藙，辛，溫，大熱，有毒。蜀椒之一名也。

柳華，苦，寒，無毒。釋氏謂，柳爲尼俱律佗木。

柳絮葉

楝實アフチノミ，苦，寒，有小毒。川楝子也。

椿木，苦，有毒。

樗木アフチ，北人呼樗爲椿，江東人呼爲鬼目，又呼虎目。

莽草ミキヒ，辛，苦，溫，有毒。葞、䒽草並一名也。

槲苦トチ，甘，苦，平，無毒。

桐葉キリ，苦，寒，無毒。

蘇方木，甘，鹹，平，無毒。

桄榔子，苦，平，無毒。

覆載萬安方卷第五十九

欅樹皮，大寒。欅柳一名也

橡實ツルフシ又トソクルリト云，苦，微溫，無毒。櫟木子クヌキノミ也。杼斗トソクルリ又トチ一名也。

椑コ子リ柿也，苦，寒，無毒。鼠木之一名也。

椰子皮，苦，平，無毒。

杉材スキ，微溫，無毒。

木鼈子，甘，溫，無毒。

蒴藋，甘，苦，平，無毒。接骨木ニハツ之一名也。木蒴藋一名也

椀櫚，平，無毒。

芫花，辛，苦，溫，微溫，無毒。

枳俱，甘，平，無毒。消酒味也。木蜜一名也

柘木，甘，溫，無毒。

木槿，平，無毒。

水天蓼マタタヒノ苗葉也，辛，溫，有小毒。

楊櫨ツケ日本說，辛，苦，寒，微寒，無毒。溲疏之一名也。

莢蒾，甘，苦，平，無毒。

楓柳皮，辛，大熱，有毒。

樺木皮カハサクラ，苦，平，無毒。

榼藤子，澀，甘，平，無毒。

扶移木皮，苦，平，有小毒。棠棣移也。
藥實根，辛，溫，無毒。
欒華，苦，寒，無毒。
蔓椒，苦，溫，無毒。
樫乳(カワヤナキノ脂也)，無毒。赤樫木之一名也。
椿莢
楊櫨木，苦，寒，有毒。
欓子，辛辣如椒。
柞木皮(スハウ木ノカワ)，苦，平，無毒。
柯樹皮，辛，平，有小毒。南人作大船也。木奴(一名也)。
木藜蘆
桑螵蛸(イホシリノス)，鹹，甘，平，無毒。生桑枝上，螳螂(イホシリ)子也。
樗雞，苦，平，有小毒。
木䖟(アブ)，苦，平，有毒。啗牛马之血也。
葛上亭長，辛，微溫，無毒。春稱芫青，夏號紅娘子，秋曰葛上亭長，冬名斑貓，其實一種也。
草蛭(ヒル)，鹹，苦，平，微寒，有毒。水蛭之一名也。生草中者也。
棘剛子，甘，平，無毒。雀瓮(スズメノカメ)也。
芫青，辛，微溫，有毒。

藕實(ハスノミ)，甘，平，寒，無毒。八月採。《本草》云，按《爾雅》及陸機《疏》謂，荷爲芙蓉蕖，江東呼荷，其莖茄，其葉蕸，茄蕸二者音或作葭。其本蔤莖下白蒻在泥中者，其華未發爲菡萏，已發爲芙蓉，其實蓮上謂房也，其根藕葉中蒂，謂之荷鼻。蓮子，八月九月取堅黑者乾。

蓮荷、蓮的(子也)，芙蕖(蓮惣名也)。

草豆蔻，辛，溫，無毒。

橘柚(タチハナユ)，辛，溫，無毒。《呂氏春秋》曰，果之美有雲夢之柚。舊說曰，小者爲橘，大者爲柚。橘皮，《十便》云，先去穰核，以湯浸洗去白，焙乾使。

栗(クリ)，鹹，溫，無毒。扶(皮名也)。

葡萄，甘，平，無毒。

芡(ミツフキノミ)，甘，平，無毒。雞頭實之一名也。蔿蔌(莖嫩名也)。

蓬虆(イチコノ葉也)，酸，鹹，平，無毒。覆盆之苗也。

櫻桃，甘。

芰實(ヒシ)，甘，平，無毒。菱(ヒシ一名也)。

橙子皮(カフチ)

梅實(ムメ)，酸，平，無毒。

木瓜實(ホケノミ)，酸，溫，無毒。《十便》云，先去穰並硬子，剉焙使，楙(一名也《爾雅》)。

柹(カキ)，甘，寒，無毒。

莧茨(シロクワイ)，苦，甘，微寒，無毒。芍(《爾雅》)、槎牙(並一名也)，茨菰(一名也)。

枇杷，苦，平，無毒。《十便》云，枇杷葉先拭毛，薑汁塗，炙黃使。盧橘（一名）。（《醫說》）
荔枝子，甘，平，無毒。
樲棗（メナツ），甘，溫，無毒。酸棗之一名也。樍白棗（一名也）。
芋（モイ），辛，平，有毒。
荻蔗，甘，平，無毒。甘蔗之一名也。
椑柿，甘，寒，無毒。
桃核人（モモノサ子），苦，甘，平，無毒。《十便》云，先以湯浸，退去皮並尖及雙仁者，慢火炒，令黃赤使。桃奴（一名也）。
杏核人，甘，苦，溫，冷。《十便》云，同桃仁法。
梨，甘，微酸，寒。
李核人（アカスモモノ仁也），苦，平，無毒。郁李人之一名也。麥李（一名也）。
楊梅（ヤマモモ），酸，溫，無毒。
橄欖，酸，甘，溫，無毒。
榅桲，酸，甘，微溫，無毒。似樝子而小。
榛子（ハシハシ歟），甘，平，無毒。
藤梨，酸，甘，寒，無毒。彌猴桃（コクワ也）之一名也。木子（一名也）。
奈（カラナシ），苦，寒。
菴羅果，甘，溫。梨之類也。

麻蕡（アサノハナ），辛，平，有毒。麻勃，苧麻，麻母並一名也。

粟米（アワ），陶隱居云，粱米皆是粟類也。粢、粮並一名也。

秫米（モチアワ），糯粟也。陶隱居云，嚼以塗漆。唐本注云，今人大都呼粟糯爲秫米。

粳米（ウルシノヨ子）

黍米（ヒキ）

秬黍，秠（アカキヒ）一名也，並丹黍米之一名也。

糵米（モヤシ），穀糵也。

麥奴黑麥也，甘，微寒，無毒。以作麴。小麥之一名也。麲子一名也。

蕎麥（ソハムキ），甘，平，寒，無毒。葉作茹，食之下氣，利耳目，多食即微洩。利快下也。

藊豆（ヒラマメ），甘，微溫，白藊豆也。

菉豆（ノマメ），甘，寒，無毒。

穬麥（カラスムキ ミマミキ），甘，微寒，無毒。馬之所食也。

華池左，酸，溫，無毒。醋也。俗呼爲苦酒。《丹加餘物》謂爲華池左。

稻米，苦。《圖經》曰，稻米有秔，與粳同。稻有糯稻，舊不載所出州土，今有水田處，皆能種之。秔糯既通爲稻，而《本經》以秔爲粳米，糯爲稻米。《字林》云，糯，粘稻也。秔稻不黏者也。陳藏器云，糯米性微寒。日華子云，糯米，涼，無毒。孟詵云，糯米，寒，使人多睡，發風動氣，不可多食。蕭炳云，糯擁諸經絡氣，使四肢不收，發風昏昏。

稷米（ヒキ），甘，無毒。穄米一名也。

米囊，甘，平，無毒。瞿子粟之一名也。（日本稱白芥子者是也，又云米皮也。）

麥苗，辛，寒，無毒。即芒粃也。

蕪菁（アオキ），苦，溫，無毒。蕪菁即蔓菁也。

蘆菔（ヲホ子），苦，溫，無毒。下萊菔是也。蘿菖（俗呼之），薹子（蘿菖子也）。

瓜蒂（ウリノヘソノツル）

莧實（ヒユ），甘，寒，無毒。十一月採之。

菘（タカナ），甘，溫，無毒。

荼苦（ニカナ），苦，寒，無毒。苦菜之名也。

茙葵（小アフヒ），甘，寒，無毒。蜀葵之一名也。

薺（ナツナ），甘，溫，無毒。實名菥蓂子也。

芥（カラシ），辛，溫，無毒。

萊菔，辛，甘，溫，無毒。大下氣，消穀去疾，癖肥健人，生擣汁服，主消渴。試有大效。俗呼爲溫菘。世皆言草木中惟此下氣速而已。葖蘆葩（大根ノ一名ホ也）、蘆菔、葖、蘿蔔（並一名也）。

荏子（エノアフラ），辛，溫，無毒。蕉（一名也）。

苜蓿，苦，平，無毒。

蕨，甘，寒。滑，去暴熱，利水道，令人睡。弱陽，小兒食，腳弱不行。四皓食之而壽，夷齊食蕨而夭，固非良物。《搜神記》曰，郗鑒鎮丹徒，二月出獵，有甲士折一枝食之，覺心中淡淡成疾，後吐一小蛇，懸屋前，漸乾成蕨，遂明此物不可生食之。

蓼實(タキミ)，辛，溫，無毒。

蔥實(キナミ)，辛，溫，無毒。茖、蔥鍼(初生名，並一名也)。

韭(ニラ)，辛，微酸，溫，無毒。

桂荏(《爾雅》)，紫蘇之一名也。

芥葅，辛，微溫，無毒。水蘇之一名也。芥苴、薺葶(並一名也)。

薑芥，辛，溫，無毒。荊芥也。荊芥(一名也)。

蘘荷(ミヤウカ)，微溫。

蒲荷，辛，苦，溫，無毒。

菾菜，甘，苦，大寒。

瓠𤬏(ヒサコ)，苦，寒，有毒。苦瓠之一名也。

葫(ヲホヒル)，辛，溫，有毒。大蒜也。

蒜(小ヒル)，辛，溫，有小毒。蒚(音角一名也)。

茄子(ナスヒ)，甘，寒。

茭(ムマヤリ)，甘，辛，溫，無毒。馬芹子之一名也。

芸薹，辛，溫，無毒。日華子曰，涼也。

菠薐(菜名)，冷，微毒。

蓴(ヌナハ又ハ)，甘，寒，無毒。(蘘荷一名也)。

蘩蔞(ハコヘ)，酸，平，無毒。五月五日日中採乾用之。蔆蔞(一名也)。

堇，甘，寒，無毒。

蕺シフキ，辛，微溫。葅菜一名也

莙蓬，平，微毒。菜名也

馬牙砂，甘，微寒，無毒。辰砂之一名也。

馬齒礬，酸，寒，無毒。礬石之一名也。色青白也。雞屎礬一名也。不入藥。黄黑也。

禹餘糧，甘，寒，平，無毒。

禹哀，甘，平，無毒。太一餘糧之一名也。

魚目青，甘，酸，鹹，平，無毒。以形似魚目故名也。

雄黄，苦，甘，平，寒，大溫，有毒。

雌黄，辛，甘，平，大寒，有毒。

雄黄金，辛，平，有毒。金屑之一名也。雄黄金一名也

羊起石，鹹，微溫，無毒。陽起石之一名也。

密陀僧，鹹，辛，平，有毒。

馬御ハクミツ，無毒。馬勒口鐵也。

蟻穴中出土

鵬砂，苦，辛，暖，無毒。蓬砂之一名也。

蛇黄蛇含石也，嶺南蛇腹中得之，蛇冬蟄時所含土，到春吐之而去。

鼠毒，持生礬石之一名也。

覆載萬安方卷第五十九

烏古丸

雞格アマトコロ，甘，平，無毒。黄精之一名也。鹿竹、馬箭並一名也。

蜜甘，甘，平。蜜草一名也。

牛膝，苦，酸，平，無毒。君也。《十便》云，要麤肥長莖者佳。又停潤而饒指者尤佳。

羊韭ヤマスケ，甘，平，微寒，無毒。君也。麥門冬之一名也。秦謂之羊韭。馬韭楚名之、羊蓍越名之、禹葭、禹餘糧並一名。

蝦蟇衣ヲホハコ，甘，鹹，寒，無毒。車前子之一名也。蛇蝦草、生遺、馬舄並一名也。

蜜香，辛，溫，無毒。木香之一名也。

鵠瀉，甘，鹹，寒，無毒。澤瀉之一名也。

馬薰，甘，平，無毒。萎蕤之一名也。

雀髀，甘，平，無毒。石斛之一名也。

馬辛，辛，微溫，無毒。菥蓂子ナツナノミ之一名也。狗薺一名也。

豹足，辛，甘，溫，平，微寒，無毒。卷柏之一名也。

龍膽リシタウ，苦，寒，大寒，無毒。

羊不喫草，甘，平。

雀腦芎，辛，溫，無毒。芎藭之一名也。馬御芎一名也。

伐羽，苦，辛，溫，微寒，無毒。蒺藜子之一名也。

龍豆，苦，平，微溫，無毒。續斷ヲニアサミノ子之一名也。

鹿驪根，苦，鹹，寒，大寒，無毒。漏蘆之一名也。

馬藍，苦，寒，無毒。藍實（アイノミ）之一名也。

牛棘，酸，溫，微寒，無毒。牆薇（シヤウヒ）之一名也。牛勒（一名也）。

蝦蟇藍，甘，寒，無毒。天名精（イヌノシリ草）之一名也。豕首、彘顱、蟾蜍蘭、豨首、豨薟、鹿活草（並一名也）。

牛蔓（アカ子ナリ），苦，寒，無毒。茜根之一名也。

蛇床子（コマセリ），苦，辛，甘，平，無毒。蛇粟、蛇米、虺牀（並一名也）。

虎鬚，苦，微寒，無毒。沙參之一名也。

龍鬚，苦，微寒，微溫，無毒。石龍蒭之一名也。龍珠、龍華（並一名也）。

羊石子草，辛，苦，溫，無毒。雲實之一名也。馬豆（一名也）。

鹿銜草，苦，平，微寒，無毒。薇銜之一名也。

羊負來（ナモミノミ）

雞齊根（クスノ子），甘，平，無毒。葛根之一名也。鹿藿（一名也）。

虎麻（クララ），苦，寒，無毒。苦參之一名也。

馬尾當歸，甘，辛，溫，大溫，無毒。蠶頭當歸（大葉者，名馬尾當歸，細葉者名蠶頭當歸。）

龍沙，苦，溫，微溫，無毒。麻黃之一名也。

猴葍（アケヒ），辛，甘，平，無毒。通草之一名也。畜葍（一名也）。

犁食，苦，酸，平，微寒，有小毒。芍藥之一名也。

蠡實，甘，平，溫，無毒。馬藺子也。

鷰麥（シナテコ），苦，辛，寒，無毒。瞿麥之一名也。

覆載萬安方卷第五十九

鹿腸，苦，鹹，微寒，無毒。玄参之一名也。

蚳母，苦，寒，無毒。知母之一名也。蝭母、鹿列（並一名也）。

狗青（セシマイ），苦，甘，平，微溫，無毒。狗脊之一名也。狗脊（本名也）。

羊鬚草，苦，辛，溫，無毒。紫菀之一名也。

鹿腸，苦，鹹，平，微寒，無毒。敗醬之一名也。鹿首、馬草（並一名也）。

牡蒙，苦，辛，寒，微寒，無毒。紫參之一名也。馬行（一名也）。

鼠黏子（コハウノミ），辛，微溫，無毒。惡實之一名，牛蒡子也。牛菜（根名也）。

馬尾海藻，鹹，寒，無毒。昆布之一名也。

龍棗，苦，甘，微溫，無毒。澤蘭之一名也。虎蘭、虎蒲（並一名也）

龍皮，辛，平，無毒。天麻之根皮也。

虎鬚，辛，甘，溫，無毒。款冬花（イワフキノハナ）之一名也。蜂斗（一名也）。

牡丹，辛，苦，寒，微寒，無毒。鹿韭、兒姑（並一名也）。

象膽，苦，寒，無毒。蘆薈之一名也。生波斯國。似黑錫，又似白象膽，故曰象膽。

鴻鵠，鹹，微寒，無毒。如馬蓼生水傍，葒草之一名也。馬蓼（一名也）。

雀頭香，甘，微寒，無毒。香附子之一名也。

雀瓢，甘，辛，溫，無毒。蘿麻子一名也。

馬先蒿，甘，平，無毒。馬屎蒿、虎麻、馬新蒿、馬矢蒿（並一名也）

烏韭，鹹，無毒。垣衣之一名也。鼠韭（一名也）

烏葵，甘，冷，無毒。即苻菜也。龜蓴、豬蓴（並一名也）。

羊泉，苦，微寒，無毒。蜀羊泉之一名也。羊飴（一名也）。

鱧腸，甘，酸，平，無毒。即蓮子草也。

馬蘭，辛，平，無毒。北人呼其花爲紫菊。

蠶網草，辛，平，無毒。

烏頭，辛，甘，溫，大熱，有大毒。冬月採爲附子，春採爲烏頭。

烏啄，辛，微溫，有大毒。獵月以傅箭射禽。又烏頭之一名也。三寸已上爲烏頭。《衍義》云，烏頭、烏啄、附子、天雄、側子，凡五等，皆一物也。止以大小長短似象而名之。

虎掌，苦，溫，微寒，有小毒。

鳶尾（カラスアフキ），苦，平，有毒。似射干而闊短，一鉢草也。烏園（一名也）。

鹿葱，辛，苦，寒，微有毒。

烏扇（カラスアフキ），苦，平，微溫，有毒。射干之一名也。烏蒲、烏翣、烏次（並一名也）。

蛇合，苦，微寒，無毒。蛇御、蛇含草（並一名也）。

雞尿草（小クサ木ノ葉），辛，平，微溫，有毒。蜀漆之一名也。常山之苗也。鴨尿草（一名也）。

雄雞骨（小クサキノ葉），苦，辛，寒，微寒，有毒。蜀漆之根也。常山之名也。

虎卷（ヲユワラヒノ子），苦，微寒，有毒。貫衆之一名也。（一名管仲）鳳尾草根（一名也）。

狼牙（コマツナキ），苦，酸，寒，有毒。狼齒、狼子（並一名也）。

羊躑躅，辛，溫，有大毒。羊誤食其，則躑躅而死，故以爲名。

覆載萬安方卷第五十九

狼把草

鸛菌（ツルタケキノコノ類），鹹，甘，平，微溫，有小毒。藋菌之一名也。

蛇芮草

螺曆草

馬尾（山コハウノ子），辛，酸，平，有毒。商陸之一名也。（《廣雅》）

羊蹄（ミノ子），苦，寒，無毒。

豨薟（メナモミ），苦，寒，有小毒。

狼毒，辛，平，有大毒。

馬鞭草

馬目毒公，辛，溫，微有毒。鬼臼之一名也。

馬兜零，苦，寒，無毒。

鼠尾草（ミソハキ），苦，微寒，無毒。

雀瓢，辛，平，有毒。女青之一名，蛇衔根也。

羊桃，苦，寒，有毒。羊腸（一名也）

鶴虱（イヌノシリノミ），苦，平，有小毒。鵠虱（一名也）

鳩酸草（ホウツキ），酸，寒，無毒。酢漿草（ホウツキノ葉）之一名也。

燕面，苦，辛，寒，無毒。夏枯草之一名也。

鹿葱（クワソサウ和名ワスレ草），涼，無毒。萱草之一名也。

鹿蹄草（或說シロクワイ又ホウツキ），根有小毒。山慈菰之一名也。

馬勃（ムマノクソタケ），辛，平，無毒。馬庀、馬𥨍勃、馬庀菌（並一名也）。

虵莓（ヘヒイチコ），大寒。

雀麥，甘，平，無毒。鷰麥（一名也）。

烏韮（コケ），甘，寒，無毒。石苔之一名也。

虎膏，辛，苦，平，無毒。豬膏莓、狗膏（並一名也）。

鹿藿（クスノ子），苦，平，無毒。葛根之苗也。鹿豆（子名也）。

烏蘞莓，酸，苦，寒，無毒。

牛扁草，苦，微寒，無毒。

鷰蓐草，無毒。此鷰窠中草也。

鴨跖草（ツエ草，和名月草），苦，大寒，無毒。葉如竹高中一二尺，花深碧，有角如鳥觜，北人呼爲雞舌草，亦名鼻研草。吳人呼爲跖。一名碧竹子。花好爲色，兼名苑，云鴨頭花也，花似鴨頸毛歟。《本草》第十九

蛇罔，酸，平，無毒。五毒草之一名也。

鼠麴，甘，平，無毒。鼠耳草（一名也）。

狗舌草，苦，寒，有小毒。

雞窠中草

雞冠子（ケイトウ花ノミ），涼，無毒。

雞爪（ミクリ也三稜也），甘，平，溫，無毒。草三稜根之一名也。

覆載萬安方卷第五十九

鹿藥，甘，寒，無毒。

牡桂，辛，溫，無毒。桂有三種，菌桂、牡桂、木桂也。

羊乳（クコ），苦，寒。狗杞之一名也。（摘葉有白汁似乳故也）

牡荊實，苦，溫，無毒。

伐節（メクロヲトロ），辛，苦，溫，微寒，無毒。五茄皮之一名也。

雞骨香，微溫。沈香之一名也。馬蹄香、蜜香（並一名也）

雞舌香（大丁子），微溫。

牛妳藤，甘，溫，無毒。

豬檳榔，檳榔味澀，核大者也。

騏驎竭，血竭之一名也。

龍腦香，辛，苦，微寒。一云溫中，無毒。

雞足，酸，平，微溫，無毒。山茱萸之一名也。鼠矢（一名也）。

豬苓，甘，苦，平，無毒。似豬糞，故以名之。銅刀刌之。猳豬屎、豕橐（並一名也）。

烏藥，辛，溫，無毒。

龍眼，甘，平，無毒。益智之一名也。又茘枝之一名也。

密蒙花，甘，平，微寒，無毒。

馬眗，苦，平，無毒。

雀梅（スモモノサ子），酸，平，無毒。郁李人之一名。

烏飯，苦，平，無毒。南燭枝葉之一名也。又云南天竹也。烏草、牛筋並一名也

鼠李，苦，微寒，無毒。牛李、鼠梓、烏巢子、烏槎樹並一名也

烏臼木，苦，微溫，有毒。

牡荊，辛，苦，寒，微寒，無毒。溲疏之一名也。

羊捄，苦，寒，無毒。赤木瓜之一名也。鼠查一名也

象豆，澀，甘，平，無毒。榼藤子之一名也。

豕椒，苦，溫，無毒。蔓椒之一名也。豬椒、彘椒、狗椒、豨椒並一名也。

鹿驪，木藜蘆之一名也。

虎子桐，有毒。罌子、桐子之一名也。

龍骨，辛，平，微寒，無毒。

麝香，辛，溫，無毒。

牛黃，苦，平，有小毒。此有四種，喝迫而得者名生黃，其殺死而在角中得者名角中黃。心中剝得者名心黃。初在心中如漿水，取得便投水中，霑水乃硬，如碎蒺藜或皂莢子是也。肝膽中得者名肝黃，大抵皆不喝迫得者最勝。《十便》云，生取死取皆出於牛，而生得者如雞子黃大，其壘可抑輕氣而香氣者佳。此物多僞，人多試之，以指甲上，透甲黃者爲真，研使。

熊脂，甘，微寒，微溫，無毒。

熊脂，甘，微寒，微溫，無毒。

象牙，無毒。

鹿角膠，甘，平溫，無毒。

羊乳，溫。

牛乳，微寒。

烏氈

鹿茸，《十便》云，以皮脱而輕酥者佳，亦有硬骨而酥者，不可不辨。

牛角鰓，苦，無毒。

羖羊角，鹹，苦，溫，微寒，無毒。

牡狗陰莖，鹹，平，無毒。狗精一名也。

羚羊角カモシシツァヲシシナリ，鹹，苦，寒，微寒，無毒。羱羊《爾雅》

犀角，苦，酸，鹹，無毒。

虎骨

兔頭骨ウサキ，平，無毒。

狸骨子コ，甘，溫，無毒。有虎狸，有貓狸，香狸，牛尾狸。

麞骨クシカ，微溫。

豹肉ヘウ，酸，平，無毒。

豚卵イノコ，甘，溫，無毒。豚顛一名也。

狐陰莖キツ子ノヲム，甘，有毒。

獺肝カハヲソノキモ，甘，有毒。取魚祭天者也。

鼴鼠（アマクチ子スミ），鹹，無毒。鼢鼠
鼺鼠（ムササヒ）
麃，甘，平，無毒。麞類也。
麋脂（アフラ），大鹿也。（日本ニハ無之）
驢屎（ロノクソ）
牝驢屎（メロ）
猯（マミ）肉胞膏，甘，平，無毒。
豽皮，熱。
獼猴（サル），酸，平，無毒。
烏雄雞（クロニハトリ），微溫。
雞子（ニハトリノコ）
鶩肪（カモノアソラ），甘，無毒。
鷓鴣，甘，溫，無毒。
雀卵（ススメノカイコ），酸，溫，無毒。
雄雀屎（ヲススメノクソ），兩頭尖，雀屎是也。雌雀屎一方平也。
蝙蝠（カハホリ），鹹，平，無毒。
雉（キシ），酸，微寒，無毒，有小毒，不宜常食。九月以後十一月以前食之，即有補。他月則發五痔及諸瘡疥。

覆載萬安方卷第五十九

孔雀屎，微寒。

烏鴉（カラス），平，無毒。

雄鵲（カシャク），甘，寒，無毒。（カラスノ類、尾長也。日本ニハ無之。）

鸕鶿（鵜也）

鴈肪（ノワタ又ハモニキ），甘，平，無毒。鶩肪（カモ一名也）

鷰屎（ツハクラメノクソ），辛，平，有毒。

鼠法（カハホリ），辛，寒，無毒。天鼠屎，夜明砂之一名也。

鷹屎（カワホリ）

鴟頭（トヒノカシラ），鹹，平，無毒。鳶（一名也）

鸂鶒，甘，平，無毒。

鴝鵒肉，甘，平，無毒。

鸛骨（ツル），甘，無毒。

鶉（ウツラ），補五藏。

鶻嘲，鹹，平，無毒。《東京賦》云，鶻嘲春鳴。或呼爲骨鵰。

鵜鴣觜，鹹，平，無毒。

鴛鴦，鹹，平，有小毒。

魚狗（サウヒ），鹹，平，無毒。水上取魚故曰魚狗。《爾雅》云，小鳥青。《爾雅集注》云，鴗。

蜂子（ハチ），甘，平，微寒，無毒。蜚零（一名也）

蜜蠟ラフ，甘，微溫，無毒。

牡蠣カキカラ，鹹，平，微寒，無毒。蠣蛤、牡蛤、蠔並一名也。

龜甲，鹹，甘，平，有毒。

螳蜋イホシリ，蛞蜋一名也，蝕肬，桑螵蛸之一名也。

蠡魚ハム，甘，寒，無毒。鮦魚、鱧鮦並一名也。

鮧魚ナマツ，甘，無毒。背青黑無鱗多涎。鮠魚一名也。

鱓魚ウナキ，甘，大溫，無毒。苻苓根化作之，又人髮所化，細長而似蛇，而無鱗。

鯽魚ヲホフナ，作膾，主久赤白痢。鮒魚一名也。

鯉魚コヒ，苦，寒，無毒。大小三十六鱗。此有三種，兖州人謂赤鯉爲玄騎，謂白鯉爲白驥，謂黃鯉爲黃雉，諸魚中爲最佳，琴高乘之。

鮑魚，辛，臭，溫，無毒。鮑魚、鱅魚並一名也。

魴魚，調胃氣。

鱘魚，甘，平，無毒。鹿肉一名也。

鱣魚コヒ肝，無毒。大鯉也。今明鱝魚體有三行甲，上龍門化爲龍也。

蝟皮，苦，平，無毒。

蜂腸ハチノス，苦，鹹，平，有毒。露蜂房一名也，蜂勦、牛舌蜂小者也一名也並。

鱉甲，鹹，平，無毒。九肋者佳。

蟹カニ，鹹，寒，有毒。

蚱蟬セミ，鹹，甘，寒，無毒。

蟬花セミノモヌケカラ，甘，寒，無毒。

蠐螬コエムシ，鹹，微溫，微寒，有毒。蟦、蛣蝠、蝎並一名也。

烏賊魚骨イカノコウ，鹹，微，無毒。性嗜烏，每暴水上有飛烏過，謂其已死，便啄其腹，則卷而食之，以此得名爲烏之賊害也。烏鰂一名也。

鰻鱺魚ツチクシリノ大ナル者也。傳屍虛勞之良藥也。甘，有毒。猧狗魚一名也

鮀魚甲，辛，微溫，有毒。

蠶砂カイコノクワ，溫，無毒。蠶屎也。

蠶退コタ子ノカヘリタルカラ也 馬鳴退一名也 近世醫家多用蠶退紙。

蛞蝓ナメクシ又ハカタツフリ，鹹，寒，無毒。蝸牛一名也。

蝸牛カタツフリ，鹹，寒。蠡牛一名也。

蜥蜴イモリ，鹹，寒，有小毒。見人不動，名龍子也。石龍子一名也 蛇舅母一名也。

鹿蝱ウシノタニ也，苦，平，有毒。啗牛馬血。木蝱之一名也。

螰蝱アフ，鹹，寒，有毒。

鮫魚サメ，鰒魚一名也

蜚虻トフアフ，苦，微寒。

蜚蠊，鹹，寒，有毒。

鱖魚，甘，平，無毒。石鮭魚之一名也。昔仙人劉兼常食石桂魚。此魚尤有桂名，恐是此也。日本鮭歟。鱖豚一名也。

鰞魚フク，甘，溫，無毒。河豚之一名也。日本云フク云云。鮑魚一名也。

鯗イシモチ，甘，無毒。石首魚之一名也。

鰷魚，甘，平，無毒。與百藥無忌，似鯉身，令人肥健。

鱸魚ススキ，平。補五藏，益筋骨，和腸胃，治水氣。

鱟，平，微毒。穀入香發衆香氣。

鼋鼍魚

蚱蜢

蝦蟇カヘル，辛，寒，有毒。蟾、蜍、鼀並一名也。

牡鼠，微溫，無毒。

馬刀テマ，辛，微寒，有毒。馬蛤一名也。

蚌ハアクリ，冷。

蚺蛇膽，甘，苦，寒，有小毒。

蛇蛻クチナハノモヌケ，蛇符、龍子皮、龍子單衣並一名也。

蚓螻ミミス，鹹，寒，大寒，無毒。白頸蚯蚓之一名也。

蜘蛛モク，微寒。又名壁錢蟲。蚰一名也。

蠮螉，辛，平，無毒。

虵膽，斑貓之一名也。五月六月葛葉上採取之，形芫青而蒼黑色也。

蛤蚧，鹹，平，有小毒。蛤蠏一名也。

覆載萬安方卷第五十九

蜈蚣ナメクシ私云ムカテ也，辛，溫，有毒。蝍蛆一名。

蚑，鹹，苦，平，微寒，有毒。水蛭之一名也。蜞，馬蟥並一名也。

龍尾，辛，寒，有毒。班貓之一名也。龍苗、龍蚝並一名也。

蛤蜊，冷，無毒。

蜆，冷，無毒。

蝛蜼，

蜄，冷，無毒。車螯之一名也。

蚶，溫。

蟶，甘，溫，無毒。

蝦

蝮蛇膽，苦，微寒，有毒。蚖蛇一名也。

雀瓮，甘，平，無毒。蛄蟖房也。

烏蛇，無毒。

蜣蜋，鹹，寒，有毒。蛣蜣一名也。

蟲糞，甘，溫，無毒。五靈脂之一名也。

蝎，甘，辛，有毒。蛜蟖一名也。

螻蛄ラケ，鹹，寒，無毒。螅蛄，一名也。

鯪鯉甲，微寒。似鯉魚有四足，穿山甲之一名也。

鼃，甘，寒，無毒。似蝦蟇而背青綠色也。蛉子一名也。

蜻蛉トシハウ，微寒。蜻蜓一名也。

鼠婦，酸，溫，微寒，無毒。蛜蝛、蜲⿰虫忝、鼠姑並一名也。

蟫，鹹，溫，無毒。衣魚之一名也。蛃魚一名也。

馬陵，辛，溫，有毒。馬軸一名也。

蛙，辛，寒，有毒。地膽之一名也。

螢火ホタル，辛，微溫，無毒。

繭鹵汁

羊矢棗ナツメ，甘，平，無毒。大棗之一名也。

雞頭實水フキノミ，甘，平，無毒。鴈啄實、鴈頭並一名也。

烏梅ムメホシ，酸，平，無毒。

烏芋クワイ，苦，甘，微寒，無毒。鷰尾草、羊葧臍、豬葧臍並一名也。

鹿盧棗ナツメ，甘，溫，無毒。酸棗之一名也。羊棗一名也。

梟景モモノサ子，苦，甘，平，無毒。桃人之一名也。

鵝梨ナシアリノミ大白甘也，甘，微酸，寒。白梨也

馬肝李，苦，平，無毒。郁李子之一名也。

獼猴桃コクワノミ，酸，甘，寒，無毒。獼猴梨一名也。

狗蝨，甘，平，無毒。鴻藏一名也。

覆載萬安方卷第五十九

鸎子粟（日本ノ白芥子ノミ也），甘，平，無毒。象穀（一名也）。

禹餘糧，甘，平，毒。師草實之一名也。狼茅子（一名也）。

馬莧（ムマヒユ），甘，寒，無毒。莧實之一名也。

鵝不食草，寒，無毒。石胡菜之一名也。（日本ニ多有之）。

龍葵，苦，寒，無毒。

魚蘇（シソ），紫蘇之一名也。

雞蘇，辛，微溫，無毒。水蘇之一名也。

鼠蓂（ケイカイノ一名），辛，溫，無毒。又薄荷之一名也，荊芥之一名也。

龍腦薄荷（ハカ），辛，苦，溫，無毒。薄荷之一名也。

馬齒莧（ムマヒユ）

馬芹子（ムマセリ），甘，辛，溫，無毒。牛蘄（一名也）。

雞腸草（ハコヘ），酸，平，無毒。蘩蔞之一名也。

鹿角菜，大寒，無毒，微毒。

藥名類聚上

付墨之紙數七十五丁

藥名上五十九卷

覆載萬安方卷第六十

藥名類聚下　附製度味性　人倫

神末砂，甘，微寒，無毒。辰砂之一名也。曹末砂一名也。

公乳，甘，溫，無毒。石鍾乳之一名也。

婆石

靈陵，甘，平，溫，無毒。玄黃石之一名也。代赭之類也。

神驚石，酸，溫，大熱。石硫黃之一名也。半白半黑者也。

老翁鬚，辛，平，有毒。銀屑之一名也。

靈砂，甘，溫，無毒。

聖石，鹹，甘，平，無毒。光明鹽之一名也。

戎鹽，鹹，寒，無毒。

仙人餘糧，甘，平，無毒。黃糧之一名也。

女節，苦，甘，平，無毒。菊花之一名也。女華、女莖並一名也。

人參，甘，微寒，溫，無毒。人銜、鬼蓋、神草、人微並一名也。

獨活，苦，甘，平，微溫，無毒。君也。紫色而節密爲羌活，黃色而作塊者獨活。療風宜用獨活，兼水宜羌活。羌活、羌青、獨搖草並一名也。無風自搖故云也。

兒草，甘，溫，平，無毒。薯蕷之一名也。
女萎，甘，平，無毒。葳蕤之一名也。
鬼督，辛，溫。赤箭之一名也。
獨搖
鬼目草，甘，寒，無毒。白芙之一名也。
仙人草
王連，苦，寒，微寒，無毒。黄連之一名也。生巠陽川谷。
獨椹，甘，微溫，無毒。日華子云，藥中補藥呼爲芋。王孫一名也。
鬼考，苦，辛，甘平，無毒。蛇床子之一名也。
若芝，辛，微溫，無毒。杜若之一名也。
鬼督郵，辛，溫，無毒。
王不留行，苦，甘。
鬼督郵，辛，苦，平，無毒。獨搖草一名也。
人肝藤
王翁，辛，甘，平，無毒。通草之一名也。
女雷，苦，寒，無毒。知母之一名也。女理、兒草、兒踵草並一名也。
仙靈脾白鮮皮也，辛，寒，無毒。淫羊藿之一名也。
子芩，苦，平，大寒，無毒。黄芩之一名也。

臯戎，苦，辛，寒，微寒，無毒。紫參之一名也。童腸一名也。
鬼卿，辛，苦，溫，微溫，微寒，無毒。蒿本之一名也。
女萎，辛，溫。今太常謬爲白頭翁者是也。
醫草，苦，微溫，無毒。艾葉之一名也。
王瓜，苦，寒，無毒。
昆布，鹹，寒，無毒。海中菜皆療癭瘤結氣。
婆歸草，微溫。百部之一名也。
奴會，苦，寒，無毒。盧會之一名也。
使君子，甘，溫，無毒。主小兒五疳。潘州郭使君療小兒，多是獨用此物，後來醫家因號爲使君子也。
女菀，辛，溫，無毒。
王孫，苦，平，無毒。長孫一名也齊名之。
主田，苦，甘，寒，大寒，有毒。甘遂之一名也。於槐砧上剉。
伯萍，苦，微寒，有毒。貫衆之一名也。
鬼蒟蒻，苦，辛，有毒。天南星之一名也。
鬼目，苦，寒，無毒。羊蹄之一名也。
鬼臼，辛，溫，微溫，有毒。
仙茅，辛，溫，有毒。獨茅根、婆羅門參並一名也。
鬼桃，苦，寒，有毒。羊桃之一名也。

仙沼子，苦，寒，無毒。預知子之一名也。聖知子、聖先子並一名也。

獨行根土青木香也，苦，冷，有毒。子名馬兜零。

撲公罌，甘，平，無毒。

質汗，甘，溫，無毒。

仙人杖，苦，寒。枸杞之一名也。

女貞，苦，甘，平，無毒。

侯桃コフシ，辛，溫，無毒。辛夷之一名也。

魃實，酸，平，微溫，無毒。山茱萸

犮葳，酸，微寒，無毒。紫葳之一名也。

鬼箭，苦，寒，無毒。衛矛之一名也。

女羅，松蘿之一名也。

仙人杖，鹹，無毒。枸杞之一名也。

兒草，辛，苦，溫，微溫，有小毒。芫花之一名。又著蕷之一名也。

鬼目，辛，苦，平，有毒。石南之一名也。

婆羅得，辛，溫，無毒。

仙人掌，射干之一名也。

獨空，辛，平，有小毒。大空之一名也。

人乳汁，張倉常食人乳，故年百歲餘云云。

人牙齒，平。
人屎，寒。
人溺
婦人月水
人髭
人血
人肉
人膽
靈貓陰（ミヤカウ子　コノ陰也），辛，溫，無毒。其氣如麝。
奴角，犀角之一名也。
仙鼠（カウフリ），鹹，平，無毒。蝙蝠之一名也。
老鵄（トヒ），鹹，平，無毒。鵄頭之一名也。
神屋，龜甲之一名也。
魁蛤，甘，平，無毒。老蝙蝠化爲也。魁陸（一名也）。
魂常，苦，平，有毒。木䖟之一名也。啗牛馬血。
生進，蜮蜼之一名也。
獨腳蜂
女麴，甘，微寒，無毒，小麥之一名也。小麥麴也。

師草實，甘，平，無毒。
王母珠，苦，寒，小毒。苦耽之一名也。
人體
羽䃁，酸，寒，無毒。礬石之一名也。羽澤一名也。
膋（ヲソ）石也，甘，寒，大寒，無毒。滑石之一名也。液石一名也。
肌石，辛，甘，寒，大寒，無毒。理石之一名也。
乳花，甘，温，無毒。石花之一名也。
乳牀，甘，温，無毒。石牀之一名也。
膚青，辛，鹹，平，無毒。
血師，苦，甘，寒，無毒。代赭之一名也。
血參，甘，微寒，温，無毒。人參之一名也。
肉蓯蓉，甘，酸，鹹，微温，無毒。臣也。野馬精落地生也。生時似肉。
筋根花，旋花之一名也。
液牽牛，苦，辛，温，無毒。紫花之一名也。
骨美，苦，鹹，平，大寒，無毒。白蘞之一名也。
肉豆蔻，辛，温，無毒。
牙子（コマツナキ），苦，酸，寒，有毒。狼牙之一名也。
骨碎補，骨碎布、毛薑並一名也。

角蒿，辛，苦，平，有小毒。

鼻斫草，苦，大寒，無毒。鴨跖草之一名也。

角沈，微溫。沈香之一名也。

血竭，騏驎竭之一名也。

乳香，微溫。金婁子及俞益期箋皆云，扶南國人言，衆香共是一木。根便是旃檀，節是沈水，花是雞舌，葉是藿香，膠是熏陸。詳《本經》所以與沈香等共條，蓋義出於此。《夢溪筆談》云，段成式《酉陽雜俎》記事多誕，其間敘草木異物，尤多謬妄。率記異國所出，欲無根抵，如云一木五香，根栴檀，節沈香，花雞舌，葉藿香，膠熏陸，此尤謬。旃檀與沈香兩木元異，雞舌即今丁香耳。今藥品中所用者，亦非藿香，自是草葉，南方至多。熏陸即小木而大葉，海南亦有熏陸，乃其膠也。今謂乳頭香，五物迥殊，元非同類。《十便》云，先頓在風射緊者窗隙中兩三時，然後入鉢，急敲碎，研細使。《醫學指南》云，置鉢於水上研之，不粘而是，研細云云。

髮髲，苦，溫，小寒，無毒。《異苑》云，人髮變爲鱓魚。陳藏器云，生人髮掛果樹上，烏鳥不敢來食其實。

血餘，無病婦人髮也。出《產寶方》。

膝香，辛，溫，無毒。麝香之一名也。心結香一名也。

頭垢

乳腐，微寒。

屎

膃肭臍（アサラシノ陰也），鹹，無毒。
肉芝，鹹，平，無毒。蝙蝠（カハホリ）之一名也。
腃髮，辛，寒，有毒。斑貓之一名也。
螌，鹹，寒，無毒。螻蛄（ラケ）之一名也。
甲香，鹹，平，無毒。
牙棗
乳樹子，甘，大寒。
乳梨（シナ），甘，微酸，寒。
皮弁草，苦，寒，小毒。苦耽之一名也。
人事
摩婆石
磨石，無毒。礪石之一名也。
淩水石，凝水石之一名也。
伏龍肝（カマノ下ノアカツキ），辛，微溫。以竈有神，故號爲伏龍肝。
食鹽（シホ），辛，甘，大寒。
茹草葉，苦，平，微寒，無毒。柴胡之一名也。
護羌，苦，甘，平，微溫，無毒。獨活之一名也。
爵離，辛，甘，苦，寒，無毒，防葵之一名也。農果（一名也）。

求股，辛，甘，溫，平，微寒，無毒。卷栢之一名也。交時（一名也）。
游胡，甘，平，無毒。
領石（タツ），苦，溫，微寒，無毒。絡石之一名也。
營實（シヤウヒノミ），酸，溫，微寒，無毒。此即牆薔之子也，以白花者爲良。
覲，甘，寒，無毒。
茹蘆（アカ子ノ一名），苦，寒，無毒。茜根之一名也。
會及，酸，溫，無毒。五味子之一名也。
思益，苦，辛，甘，平，無毒。蛇床子之一名也。
涎衣草（ハハキキノミ），苦，寒，無毒。地膚子（ハハキキノミ）之一名也。
知母，苦，微寒，無毒。忘取、識文（並一名也）。
伏豬，苦，平，無毒。飛廉之一名也。伏兔、飛輕、飛雉（並一名也）。
祿白，苦，寒，無毒。苦參之一名也。
畢相，苦，溫，微溫，無毒。麻黃之一名也。畢躔（一名也）。
飛烏，苦，辛，平，微溫，無毒。
摩羅（リュ），甘，平，無毒。百合（リュ）之一名也。
知母，苦，寒，無毒。
喪公藤，辛，溫，無毒。白芷之一名也。
放杖草，辛，寒，無毒。淫羊藿之一名也。棄杖草（一名也）。

妬婦，苦，平，大寒，無毒。黃芩之一名也。
扶蓋（ヲニワラヒ），苦，甘，平，微溫，無毒。狗脊之一名也。扶筋一名也
茹根，甘，寒，無毒。茅根之一名也。
耕香，辛，溫，無毒。
鑽凍，辛，甘，溫，無毒。款冬花（イハフキノハナ）之一名也。
訥會，苦，寒，無毒。盧會之一名也。
補骨脂，辛，大溫，無毒。破古紙之一名也。
薰草，甘，平，無毒。零陵香之一名也。
遊龍，鹹，微寒，無毒。葒草（クレナイ）之一名也。
割孤露澤，苦，平，無毒。
慈謀勒，辛，溫，無毒。時羅之一名也。
陟釐（アヲクリ），甘，大溫，無毒。
接俞，甘，冷，無毒。鳧葵之一名也。
織女花，辛，溫，無毒。女苑（エヒ子）之一名也。
爵牀，鹹，寒，無毒。
含生草，無毒。
守田，辛，平，生微寒，熟溫，有毒。半夏之一名也。示姑一名也。
行唐，苦，寒，有毒。莨菪子之一名也。

戴椹，鹹，甘，溫，微冷利，有小毒。旋覆花之一名也。
射干，苦，平，微溫，有毒。
凌澤，苦，甘，寒，大寒，有毒。
皁共，苦，溫，微溫，有毒。
交藤，苦，澀，微溫，無毒。何首烏之一名也。又タカトウ又ヒキツコシ
牽牛子，苦，寒，有毒。
威靈仙，苦，溫，有毒。細辛ニ似タリ
蓄，苦，寒，無毒。羊蹄シノ子之一名也。
續毒，辛，平，有大毒。狼毒之一名也。
爵犀，辛，溫，微溫，有毒。鬼臼之一名也。
業楚，苦，寒，有毒。羊桃之一名也。戈御一名也。
折根，苦，平，無毒，連翹之一名也。
續隨子，辛，溫，有毒。拒冬一名也。
屈据，辛，酸，寒，微寒，有毒。藺茹之一名也。
戴星草，辛，溫，無毒。穀精草之一名也。
構耨草，甘，平，無毒。蒲公草之一名也。
托盧，苦，寒。枸杞之一名也。
寄屑，苦，甘，平，無毒。桑上寄生之一名也。寓木一名也。

思仙，辛，甘，平，溫，無毒。杜仲之一名也。思仲一名也。
凌霄，酸，微寒，無毒。紫葳之一名也。
鑿孔中木
訶梨勒，苦，溫，無毒。
爵李，酸，平，無毒。郁李人アカスモモノ仁也之一名也。
接骨木ニハツコ，甘，苦，平，無毒。
鈞藤，微寒，無毒。
去水，辛，苦，溫，微溫，有小毒。芫花之一名也。
叛奴鹽，酸，微寒，無毒。鹽麩子之一名也。
凌泉，苦，平，有毒。黄環之一名也。其子名狼跋子。
溲疏，辛，苦，寒，微寒，無毒。
擊迷，甘，苦，平，無毒。莢蒾之一名也。羿先一名也
感藤，甘，平，無毒。
賣子木，甘，微鹹，平，無毒。
肥藤，甘，溫，無毒。甘露藤之一名也。
傳致膠，甘，平，微溫，無毒。阿膠之一名也。牛皮ノニカハ
食角，苦，酸，鹹，寒，微寒，無毒。犀角之一名也。
隱鼠，鹹，無毒。

飛生，鼺鼠之一名也。狀如蝙蝠。

遁脂，麋脂之一名也。

啄木鳥チラツツキ，平，無毒。

慈鴉クチハシチイサキカラス，酸，鹹，平，無毒。

練鵲，甘，溫，平，無毒。

逃河身，鹹，平，無毒。

反舌，百舌鳥之一名也。

布穀ホトトキス，似鵄長尾。撥穀一名也。

伏蝑セミ，鹹，甘，寒，無毒。蚱蟬之一名也。

慈鰻ウナキ又ハツチノシリ，甘，有毒。鰻鱺魚之一名也。

守宮イモリ，鹹，寒，有小毒。石龍子之一名也。以米飼之，滿三斤殺，乾末以塗女子身，有交接事便脫，不爾如赤誌，故謂守宮云云。

負盤，鹹，寒，有毒。蜚蠊之一名也。

吹肚魚，甘，溫，無毒。河豚之一名也。

嘉魚，甘，溫，無毒。《吳都賦》云，嘉魚出於丙穴。李善注云，丙日出穴。今人不然。丙者向陽穴也。陽穴多生此魚，魚復何能擇丙日耶。此注誤矣。《抱朴子》云，鳩知夜半，燕知戊己。豈魚不知丙日也。

去甫，辛，寒，有毒。

至掌，鹹，苦，平，微寒，有毒。水蛭之一名也。

盤蝥，辛，寒，有毒。斑貓之一名也。

褰鼻蛇，甘，鹹，溫，有毒。白花蛇之一名也。

負燔，酸，溫，微寒，無毒。鼠婦之一名也。

放光（ホタル），辛，微溫，無毒。熒火（ホタル）之一名也。

飛生蟲，無毒。

御棗，甘，平，無毒。大棗之一名也。

唅桃，甘。櫻桃之一名也。

慮李，苦，平，無毒。李核人之一名也。

來禽木，酸，甘，溫。林檎（リンゴ）之一名也。不可多食。

巢鉤，甘，平。鉤栗

夢神，甘，平，無毒。胡麻之一名也。

選，苦，寒，無毒。苦菜之一名也。

勞祖，辛，微溫，無毒。水蘇之一名也。

飲食

豆班石，婆娑石之一名也。

鹵鹹

漿水，甘，酸，微溫，無毒。

醴泉

糜御，苦，平，微，無毒。薇御之一名也。
酸益，苦，鹹，平，微寒，無毒。敗醬之一名也。
酸漿（ホウツキ），酸，平，寒，無毒。酢漿、苦蒇（並一名也）。
酢漿草（ホウツキノ葉莖名也），酸，寒，無毒。醋母草（一名也）。
毒菌，地生者爲菌，木生者爲檽，又爲蕈。
苦杞 苦，寒。枸杞之一名也。
酸棗（サ子ノホ キナツメ），酸，平，無毒。
穀實（カチノ ホニミ），甘，寒，無毒。楮實之一名也。
辛夷（コフシ），辛，溫，無毒。辛矧（一名也）
苦耽，苦，寒，小毒。苦識（一名也）。
苦苣，苦，平。
醍醐菜
苦瓠，苦，寒，無毒。
苦蕒，冷，無毒。
雜物
金座砂，甘，微寒，無毒。石砂之一名也。玉座砂、鏡面砂、箭鏃砂、金星砂（並一名也）。
玉屑，甘，平，無毒。
玉泉，甘，平，無毒。玉扎、玉液、瓊漿（並一名也）。

覆載萬安方卷第六十

碁石，酸，辛，寒，有毒。石膽，礬類也。

食茱萸，辛，苦，大熱，無毒。功用與吳茱萸同，無者代用吳茱萸。

臭橘，枳實之一名也。

鹽麩子，酸，微寒，無毒。

酥，微寒。

酪，甘，酸，寒，無毒。

醍醐，甘，平，無毒。

酸石榴（サクロ），甘，酸，寒，無毒。安石榴之一名也。

豉（クロマメ），苦，寒，無毒。黑豆作之。

麴（カウシ），甘，大暖。六月作者良。

醋，溫，無毒。苦酒（一名也）。

醬（ミソ），鹹，酸，冷。銅勒（一名也）。

扁青，甘，平，無毒。

金線礬，鹹，有毒。

金漿，辛，平，無毒。

鐵鏽（クロ子サヒ），鐵上衣（クロカ子ノサヒ）也。

銅盆，熨也。

永生符（ミツカ子ノハイ），水銀灰也。又名永花。

金屑，辛，平，有毒。母金砂子金一名也。
銀屑，辛，平，有毒。古者名金爲黄金，銀爲白金，銅爲赤金。
珊瑚，甘，平，無毒。從波斯國及師子國來。
鐵漿，取諸鐵於器中，以水浸之。
秤錘ハカリノヲモシ
鐵粉カナクソ，鹹，平，無毒。
鐵華粉，鹹，平，無毒。鐵之精華也。
鐵落，辛，甘，平，無毒。鐵液一名也。
礪石，無毒。今磨刀石也。
車轄，無毒。
杜下土，無毒。腹痛暴卒者，末服方寸匕。
礬石，辛，甘，大熱。鸖巢中者爲真。
硇砂，鹹，苦，辛，溫，有毒。日華子曰，一名比庭亭砂，又比亭。
砒霜，苦，酸，有毒。
鉛丹，辛，微寒。熱作黄丹也。鉛華一名也。
鉛，甘，無毒。
銅青，平，微毒。銅器上綠色是也。
鎕墨ナヘスミ

覆載萬安方卷第六十

錫銅鏡鼻

金牙（ユミノカ子ハス）

金星石

鉛霜，冷，無毒。

銅礦石

銅弩牙

車脂

釭中膏

鍜竈，鍜鐵竈中灰也。

玉井水

篴［取下部］，苦，甘，平，大寒，無毒。

玉女，苦，甘，平，無毒。菟絲子之一名也。

升麻（トリノアシ草），甘，苦，平，微寒，無毒。

車前子（ヲホハコノミ），甘，鹹，寒，無毒。君也。喜在牛跡中生，故曰車前子。

玉延（ヤマノイモ秦楚名玉延），甘，溫，平，無毒。薯蕷之一名也。

玉竹，甘，平，無毒。女萎之一名也。

金芝，甘，平。黃芝之一名也。

玉芝，辛，平。白芝一名也。

鐵葛，甘，溫，無毒。葉似苟杞，根似葛，黑色也。
升推（ハマヒシ），苦，辛，溫，微寒，無毒。蒺梨子之一名也。取堅實者。
綿黃耆，甘，微溫，無毒。日華子云，藥中補藥，呼爲羊肉。
銅芸，甘，辛，溫，無毒。防風之一名也。
玉門精，甘，寒，無毒。天名精之一名。
金沸，甘，溫，無毒。旋花之一名也。（ヲクルマ）
繩毒，苦，辛，甘，平，無毒。蛇床子之一名也。
火母（イク草），景天之一名也。
剪金草，苦，甘。王不留行之一名也。
鋋（一名），芍藥之一名也。
貨母，苦，寒，無毒。知母之一名也。
貝母，辛，苦，平，微寒，無毒。勒母（一名也）。
石龍芮（タタラヘ又ハキシキシ），苦，平，無毒。
金雀兒椒，苦，鹹，寒，無毒。白鮮之一名也。
瓦韋，苦，甘，平，無毒。石韋之一名也。生古瓦故也。
金剛根，甘，平，溫，無毒。菝葜（モカキ）之一名也。（一說ツチ大根）
金釵服，甘，平，小毒。
玉豉，苦，甘，酸，微寒。

籠古（クレナイ），鹹，微寒，無毒。葒草之一名也。

緹，甘，微寒，無毒。香附子之一名也。

前草，涼，無毒。

絲蓴，甘，冷，無毒。荇菜之一名也。

金陵草，甘，酸，平，無毒。即蓮子草之一名也。

舡底苔，冷，無毒。船底青苔也。

金沸草（フツナノ花），鹹，甘，溫，微冷利，有小毒。金錢花一名也。

漆莖（ノウルシノクキ），苦，辛，微寒，無毒。澤漆之一名也。

扁苻（ヲニワラヒノ子），苦，微寒，有毒。貫衆之一名也。

玉支，辛，溫，有大寒。羊躑躅之一名也。

鈎吻，辛，溫，有大毒。似黃精。

燈花末（トモシ火ノ丁子カシラト云也）

章柳根，辛，酸，有毒。商陸之一名也。

銚弋，羊桃之一名也。

軹，苦，平，無毒。連翹之一名也。

金星草，苦，寒，無毒。金釧草一名也。

金燈花，根有小毒。山慈菰之一名也。

燈心草（トウシミ），甘，寒，無毒。

甑帶灰，江南以蒲爲甑帶，取久用者燒灰入藥。
籠草，酸，苦，寒，無毒。烏蘞苺之一名也。
弓弩絃
瓦松，酸，平，無毒。胙葉荷草之一名也。萬年草ト云物也。
屐屧鼻繩ワラクツノハナヲ
琥珀，甘，平，無毒。舊說云，是松脂淪入地千年化，今燒之亦作松氣。
堅，甘，平，無毒。古來相傳云，松脂千年爲茯苓，又千年爲琥珀。又千年爲堅。
金鹽，辛，苦，溫，微寒，無毒。五茄皮之一名也。
煎香，微溫。沈香之一名也。
金櫻子，酸，澀，平，溫，無毒。
墨，辛，無毒。松之煙也。
金鈴子，苦，寒，有小毒。楝實之一名也。
車下李，酸，平，無毒。郁李人之一名也。
鉤樟根皮
甖子桐子，有大毒。
瑇瑁，寒，無毒。
車螯　紫背光厚者善
簸箕蟲，鹹，寒，有毒。䗪蟲之一名也。

覆載萬安方卷第六十

弓皮(クツナハノカラ)蛇蛻(クチナハノモヌケ)之一名也。

貝子(小ヤウ貝也)，鹹，平，有毒。貝齒(一名也)。

金線黿　黿之一名也。

衣魚(シミ在書中蟲也)，鹹，溫，無毒。

壺棗(ナツメ)，甘，溫，無毒。酸棗之一名也。

金杏，甘，苦，溫，冷。杏人之一名也。

鉤栗，甘，平。

舂杵頭細糠

罌子粟，甘，無毒。(白芥子也)　囊子(子名也)。

羅勒，辛，溫，微毒。

光彩

白庭砂，甘，微寒，無毒。辰砂之一名也。朱砂(一名也)。

礬石，酸，寒，無毒。

白礬、綠礬、黃礬、黑礬、絳礬(已上謂之五礬)、皂礬(並一名，一類也)，礬蝴蝶(作蟲飛者也)，礬精(同一名也)。

玄明粉，辛，甘，冷，無毒。以朴消錬成者也。

班石，甘，寒，大寒，無毒。滑石之一名也。白滑石、綠滑石、烏滑石、黃滑石，並一類也。

黑石，酸，辛，寒，有毒。石膽之一名也。

白餘食，甘，寒，平，無毒。張華云，地多蓼者，必有餘糧。

白石英，甘，辛，微溫，無毒。有黃石英、赤石英、青石英、黑石英。
紫石英，甘，辛，溫，無毒。
赤石脂，甘，酸，辛，大溫，無毒。又有白石脂、青石脂、黃石脂、黑石脂。
白石脂 白符
綠青，酸，寒，無毒。畫工用之，即扁青也。
白青，甘，酸，鹹，平，無毒。
黃銀，作器辟惡，瑞物也。
玄黃石，甘，平，溫，無毒。代赭之類也。
黃食石，苦，甘，平，寒，大溫，有毒。雄黃之一名也。
黃牙，酸，溫，大熱，有毒。石硫黃之一名也。
白錫金，辛，平，有毒。金屑之一名也。黑鉛金、朱砂金、青麩金並一名也。
玄石，辛，鹹，寒，無毒。磁石之一名也。
玄石，鹹，溫，無毒。
玄水石
白水石，辛，甘，寒，大寒，無毒。凝水石之一名也。
白石，鹹，微溫，無毒。陽起石之一名也。
殷蘖，辛，溫，無毒。石鍾乳根也。
綠鹽，鹹，苦，辛，平，無毒。

光明鹽，鹹，甘，平，無毒。

青分石，辛，甘，大熱。礬石之一名也。白礬石一名也。

白善土，苦，甘，寒，無毒。

赤銅屑

白堊，苦，辛，溫，無毒。白善一名也。

青琅玕，辛，平，無毒。青珠一名也。

青礞石，礞石之一名也。

蒼礜石，特生礜石之一名也。

黃石，方解石之一名也。

蒼石，甘，平，有毒。

白瓷瓦屑

黃精アマトコロ，甘，平，無毒。天老曰太陽之草曰黃精，太陰之草名曰鈎吻。

白朮ヲケラ，苦，甘，溫，無毒。《本草》元無白朮之名，近世多用。嵇康聞道人遺言，餌木黃精，令人久

封，亦無白字。

赤網子チシカツラ，辛，甘，平，無毒。菟絲子之一名也。

白蒿，甘，平，無毒。

白莢，甘，寒，無毒。白草一名也。

紫芝，甘，溫。

赤芝，苦，平。生衡山。丹芝（一名也）。
黑芝，鹹，平。五芝生五嶽。玄芝（一名也）。
青芝，酸，平。
黄芝，甘，平。
白芝，辛，平。
黄連，苦，寒，微寒，無毒。
黄耆，甘，微溫，無毒。日華子云，藥中補，呼爲羊肉。
白水耆，黄耆之生白水故也。赤水耆，生赤水黄耆也。《本草序》曰，虛勞熱用白水黄耆，冷虛者用隴西黄耆（云云）。赤水者恐是隴西也。
明石，苦，溫，微溫，無毒。
丹參，苦，微寒，無毒。赤參（一名也）。
玄及，甘，溫，無毒。五味子（リ子カツラノミ）之一名也。
白連，辛，微溫，無毒。白芩（一名也）。
白參，苦，微寒，無毒。沙參（カツラトトキ）之一名也。希文（一名也）
白兔藿，苦，平，無毒。白葛（一名也）。
白花藤，苦，寒，無毒。
蒼耳（ナモミ），苦，甘，溫，微寒，有小毒。
黄斤，甘，平，無毒。葛根之一名也。

白藥，苦，寒，無毒。栝樓根ヤラスウリ之一名也。黃瓜，實名也。
白莖クララ，苦，寒，無毒。苦參之一名也。
白朮，苦，酸，平，微寒，有小毒。苦參之一名也。
玄參，苦，鹹，微寒，無毒。玄臺一名也。
丹龍精，辛，苦，平，微寒，無毒。貝母之一名也。
白芷，辛，溫，無毒。白茝一名也。
黃德祖，辛，寒，無毒。
黃芩，苦，平，大寒，無毒。芩文一名也。
赤節，苦，甘，平，微溫，無毒。狗脊之一名也。
紫菀，苦，辛，溫，無毒。紫蒨、青菀、白菀並一名也。
紫草ムラサキ，苦，寒，無毒。紫丹、紫芺並一名也。
白鮮，苦，鹹，寒，無毒。白羊蘚、白羶。
紫參，苦，辛，寒，微寒。
赤節，苦，甘，平，無毒。萆薢トコロ之一名也。白菝葜一名也。
白薇，苦，鹹，平，大寒，無毒。白幕一名也。
赤雹子，苦，寒，無毒。王瓜之一名也。
青刺薊アサミ，甘，溫。大小薊根之一名也。
赤葥脂，辛，平，無毒。天麻之一名也。

紅藍花(クレナイ)，辛，溫，無毒。黃藍一名也。
盧會，無毒。
白前，微溫，無毒。
白薬，辛，溫，無毒。苽樓之一名也。
白豆蔻，辛，大溫，無毒。
青黛，鹹，寒，無毒。
白環藤，甘，辛，溫，無毒。蘿摩子之一名。
紅豆蔻，辛，溫，無毒。
白菀，辛，溫，無毒。女菀(エヒ子)之一名也。
白功草，苦，平，無毒。王孫之一名也。黃孫、黃昏並一名也。
赤眼老母草，鹹，無毒。嚼。
白幕，辛，甘，溫，大溫，有大毒。天雄之一名也。
黃良，苦，寒，大寒，無毒。
白薬，辛，苦，微溫，有毒。桔梗(キキヤウ)之一名也。
青蒿(カラヨモキ)，苦，寒，無毒。草蒿之一名也。
白斂(ホト)，苦，甘，平，微寒，無毒。白草、白根並一名也。
青箱子(キツ子ササケ又ハ、イタチササケトモ)，苦，微寒，無毒。草決明之一名也。
白及(ホウコリ)，苦，辛，平，微寒，無毒。

赭魁，甘，平，無毒。赭獨一名也。

白昌山コハウ，辛，酸，平，有毒。商陸之一名也。赤菖一名也。

白頭翁ヲキナクサ，苦，溫，無毒，有毒。

黃結，甘，寒，無毒。山豆根之一名也。

紫河車，蚤休一名云云 如《事證方》者，胞衣亦號紫河車。

白附子，甘，平，溫。

赤地利，苦，平，無毒。

紫葛，甘，苦，寒，無毒。似葡萄。

丹草，鹹，苦，微寒，有毒。石長生之一名也。

碧竹ツユクサ，苦，大寒，無毒。鴨跖草ツユクサ之一名也。

赤車使者，辛，苦，溫，無毒。

紫桂，甘，辛，大熱，有小毒。桂之一名也。

黃芝，辛，溫，無毒，有毒。乾漆之一名也。

白膠香カツラノヤニヲホカヤキト云，辛，苦，平，無毒。楓香脂之一名也。

青桂香，辛。沈香之一名也。黃沈一名也。

白石木蜜，甘，平，無毒。木蜜之一名也。

白檳榔，大寒。檳榔之一名也。

紫鉚，騏驎竭一名也。

白蕡，辛，平，無毒。蕪荑之一名也。
赤朴（ホシノカワ），苦，溫，大溫，無毒。厚朴之一名也。
黃櫨，苦，寒，無毒。
白膠（カノツノノニカワ），甘，平，溫，無毒。鹿角膠之一名也。黃明膠一名也。
白馬莖，鹹，甘，平，無毒。
白鵝膏
丹雄雞（ニワトリ），甘，微溫，微寒，無毒。
白雄雞，酸，微溫。
黑雌雞
黃雌雞，酸，甘，平。
青丹，雄雀屎（ヲススメノクソ）之一名也。白丁香一名也。
白鶴，鹹，平，無毒。
班鶴，甘，平，無毒。班鳩、黃禍侯並一名也。
白鴿（ハト），鹹，平，無毒。鳩類。
翠奴（セウヒ 鳥名也），鹹，平，無毒。魚狗之一名也。水上取魚故曰翠奴。《爾雅》曰，小鳥青似翠，穴土爲窠。
紫葳，酸，微寒，無毒。
文蛤，苦，酸，平，無毒。五倍子（フシ）之一名也。
白棘，辛，寒，無毒。

紫藤，甘，微溫，小毒。

黃藥根，苦，平，無毒。紅藥子一名也。

白楊樹皮，苦。

文燭ナソテソチク，苦，平，無毒。南天燭之一名也。黑飯草一名也。

皂李，苦，微寒，無毒。鼠李之一名也。

紫荊子，苦，平，無毒。

黃大戟，辛，苦，甘，溫，微溫，有毒。

紫真檀，鹹，微寒。

黃環，苦，平，有毒。

赤瓜木，苦，寒，無毒。

赤檉木カワヤナキ，無毒。

紫薇，苦，鹹，平，無毒。海蛤之一名也。

黃魚，平，有毒。

玄聖祖諱，今改爲元，露蜂房ハチノス之一名也。

白殭蠶，鹹，辛，平，無毒。

青魚，甘，平，無毒。

紫貝，明目。

蘆蜚，乙胞。

白魚，甘，平，無毒。

白頸蚯蚓（ミミス），鹹，寒，大寒，無毒。

班貓，身黑而頭赤，喻如人著玄衣赤幘，故名亭長。四月五月有王不留行上，即呼爲王不留行。蟲六月七月在葛花上，即爲葛上亭長。

斑貓，辛，寒，有毒。重《本草》出之，故再載之。斑菌、斑蚝（並一名也）。

白貝，鹹，平，有毒。貝子之一名也。

白花蛇，甘，鹹，溫，有毒。

烏蛇（カラスクチナハ），無毒。在動物中出之，今重載之。

白魚（シミ），鹹，溫，無毒。衣魚之一名也。

金蛇，無毒。

熠燿（ホタル），辛，微溫，無毒。熒火之一名也。

赤翅蜂，有小毒。

朱桃，甘。櫻桃之一名也。

白梅（ムメホシ），酸，平，無毒。梅實曝乾，藏蜜器中也。烏梅，梅實燻之名也。

青芋（イエノイモ），辛，平，有毒。芋之一名也。紫芋、白芋（並一名也）。

丹若（シヤクロ），甘，酸，無毒。石榴之一名也。

青李，苦，平，無毒。李核人之一名也。綠李、赤李、朱仲李、黃李（並一名也）。

青囊（ヲコマ），甘，平，無毒。胡麻之一名也。葉之名也。

白油麻，大寒，無毒。

赤小豆（アツキ），甘，酸，平，無毒。青粱米、白粱米、黃粱米（並一名也）。

丹黍米（キヒ）

黃子（アワノモヤシ），穀蘖（モミノモヤシ）之一名也。

白豆，平，無毒。

白冬瓜（カモウリ），甘，微寒，無毒。白瓜（一名也）。

白芥（白キカラシノミ），辛，溫，無毒。

白苣（サチサ），苦，平。苦苣之一名也。

紫蘇

白蘘荷（ミヤウカ），微溫。

白苣，苦，寒。

方角

東壁土

旁勃，甘，平，無毒。白蒿之一名也。

旁通（ハマヒシ），苦，辛，溫，寒。蒺藜之一名也。

南草（ヲニアサミノ子），苦，辛，微溫，無毒。續斷之一名也。

方賓（タタラヘ），苦，微寒，微溫，無毒。石龍芻之一名也。

中蓬花（エリノハナ），甘，平，無毒。百合之一名也。

東根，苦，寒，無毒。知母之一名也。
內虛，苦，平，大寒，無毒。黄芩之一名也。
前胡，苦，鹹，平，微寒，無毒。
高良薑，大溫。
丁歷ヲナツナノミカ ハラナツナトモ，辛，苦，寒，大寒，無毒。葶藶之一名也。
方潰カラヨモギ，苦，寒，無毒。草蒿之一名也。
東方宿シノ子，苦，寒，無毒。羊蹄之一名也。
中藥，甘，寒，無毒。豈根之一名也。
西王母杖，苦，寒。枸杞之一名也。
丁香，辛，溫，無毒。
旁，辛，溫，無毒。
南椒ナルハシカミ，辛，溫，大熱，有毒。蜀椒之一名也。
南燭枝葉ナソ天チク，苦，平，無毒。《可用方》云，南天竺竹。南燭、南天燭、南燭草木並一名也。
南藤，辛，溫，無毒。丁公藤一名也。
南材，微溫。
仲思棗ナツメ，甘，寒，無毒。酸棗之一名也。北齊時有仙人仲思，此棗因以爲名。是羊矢棗也。
方莖ヲコマ，甘，平，無毒。胡麻之一名也。方金一名也。
西五母菜，辛，溫，微毒。羅勒之一名也。

東風菜，甘，寒，無毒。重砂、辰砂之一名也。

員數

細石，辛，甘。石膏之一名也。長石一名也。

二氣砂，甘，溫，無毒。靈砂之一名也。

長石，辛，苦，寒，無毒。

大鹽

百倍（イノコト チノ子），苦，酸，平，無毒。牛膝之一名也。

一舌草（ヲホハコ），甘，鹹，寒，無毒。車前之一名也。

脩脆（ヤマノイモ），甘，溫，平，無毒。薯蕷之一名也。諸署一名也。

大札（メハシキ），辛，甘，微溫，微寒，無毒。茺蔚子之名也。

細草，苦，溫，無毒。遠志之苗也。又名小草。

細辛，辛，溫，無毒。小辛一名也。

三蔓草，辛，甘，微溫，無毒。巴戟天之一名也。

大蕺，辛，微溫，無毒。大薺（ナツメ）一名也　菥蓂子之一名也。

萬歲，辛，甘，溫，平，微寒，無毒。卷栢之一名也。

無風獨搖草，帶之使夫婦相愛。

千里及（フルワラクツ），苦，平，小毒。

百本，甘，微溫，無毒。黃耆之一名也。

百枝，甘，辛，溫，無毒。防風之一名也。百蜚一名也。

五味子サ子カツラノミ，酸，溫，無毒。

千歲虆イコエ，甘，平，無毒。

員實，辛，苦，溫，無毒。靈實之一名也。

無心，苦，平，微寒，無毒。薇御之一名也。無顛一名也。

餘容，苦，酸，平，微寒，有小毒。芍藥之一名也。

巨句麥ナテシコ，苦，辛，寒，無毒。瞿麥之一名也。大菊、大蘭並一名也。

百合ユリ，甘，平，無毒。重箱一名也。

千兩金，辛，寒，無毒。淫羊藿之一名也。

百枝センマイノ子，苦，甘，平，微溫，無毒。狗脊之一名也。

微莖，辛，苦，溫，微寒，無毒。蒿本之一名也。

大青，苦，大寒，無毒。

百丈青，苦，寒，平，無毒。

大瓠藤水，甘，寒，無毒。

三十根，甘，平，小毒。金釵股之一名也。

大小薊根アサミ，甘，溫。

百部

長孫，苦，平，無毒。王孫之一名也。

覆載萬安方卷第六十

百脈根，甘，苦，微寒，無毒。

半夏小ヘホソ又ハヘソヒトモ，辛，平，有毒。

大黃，苦，寒，大寒，無毒。

大室，辛，苦，大寒，無毒。大適一名也。

大戟，苦，甘，大寒，有小毒。於槐砧上剉ヤナキノキヌノキサメ。

百頭ヲニワラヒノ子，苦，微寒，有毒。貫衆之一名也。

百草灰

三白草アサカホ，苦，寒，有毒。牽牛子之一名也。

九臼，辛，溫，微溫，有毒。鬼臼之一名也。

三廉，苦，平，無毒。連翹之一名也。

千金子，辛，溫，有毒。續隨子之一名也。

五毒草，酸，平，無毒。五蕺一名也。

太棗サ子ノ大ナルナツメ

五茄皮メクロヲトロ又ハウコキ，辛，苦，溫，微寒，無毒。

五木耳，桑上寄生之一名也。一名檽，檽軟。

大腹榔，大腹子也。向陽曰檳榔，向陰曰大腹。

無姑，辛，平，無毒。無夷之一名也。

大椒ナルハシカミ，辛，溫。主溫熟寒，有毒。秦椒之一名也。

五倍子(ミミフシ)，苦，酸，平，無毒。百蟲倉(一名也)。

小金花，甘，辛，平，微寒，無毒。蜜蒙花之一名也。

無食子，苦，溫，無毒。

千金藤

大就，苦，平，有毒。黄環之一名也。

巨骨，苦，辛，寒，微寒。溲疏之一名也。

小天蓼，甘，溫，無毒。

小蘗(メキ)，苦，大寒，無毒。山石榴之一名也。

大空，辛，苦，平，有小毒。

百勞(モス)，平，有毒。

百舌鳥

大黄蜂，甘，平，微寒，無毒。蜂子之一名也。

九孔螺(アワヒ貝)，鹹，平，無毒。石決明子一名也。

百穿(ハチノス)，苦，鹹，平，有毒。露蜂房之一名也。

千人踏(ミミス)，鹹，寒，大寒，無毒。蚯蚓之一名也。(路行人踏殺者也入藥。)

五靈脂，甘，溫，無毒。蟲糞之一名也。

諸乘(トシハウ)，微寒。蜻蛉之一名也。

百足，辛，溫，有毒。馬陸之一名也。

兩頭蛇

無漏子，甘，溫，無毒。

巨勝(ヲコマ)，甘，平，無毒。胡麻子之一名也。

大豆黃卷(マメノモヤシ)，豆蘖也。

小麥(マムキ)，甘，微寒，無毒。

大麥(ヲホムキ)，鹹，溫，微溫，無毒。

大根(ヲホ子)，辛，甘，溫，無毒。萊菔之一名也。

五行草(シマヒユ)，馬齒莧之一名也。

詞字

妙硫砂，甘，微寒，無毒。辰砂之一名也。越砂、平面砂、真珠。

虛中，甘，溫，無毒。石鍾乳之一名也。

滑石，甘，寒，大寒，無毒。共石、脫石、番石並一名也。

畢石，酸，辛，寒，有毒。石膽之一名也。立石一名也。

曾青，酸，小寒，無毒。

太一餘糧，甘，平，無毒。太一者，道之宗源。太者，大也。一者，道也。大道之師，即禹之理化神君，禹之師也。師常服之，故有太一之名云云。

臭黃，苦，甘，平，寒，大溫，有毒。雄黃之一名也。熏黃一名也。

解鹽

曾青金，辛，平，有毒。金屑之一名也。生鐵金、熟鐵金、生銅金、偷石金、還丹金（並一名也）。

生銀

輕粉（シロイモノ白粉也），水銀粉之一名也。

處石，辛，鹹，寒，無毒。磁石之一名也。

處石，鹹，溫，無毒。玄石之一名也。

凝水石，辛，甘，寒，大寒，無毒。寒水石之一名也。

孔公孽，辛，溫，無毒。通石（一名也）。

生鐵，微寒。

柔鐵，甘，無毒。

真石，辛，苦，寒，無毒。長石之一名也。

太陰玄精，鹹，溫，無毒。

理石，辛，甘，寒，大寒，無毒。立制石（一名也）。

逆石，甘，溫，無毒。石牀之一名也。

推青，辛，鹹，平，無毒。膚青之一名也。推石（一名也）

鑄鍾黃土，無毒。

惡（イシハイ）灰，辛，溫。石灰之一名也。希灰（一名也）。

立制石，辛，甘，大熱。礬石之一名也。固羊石、太白石（並一名也）。

解錫（ナマリ），辛，寒，無毒。錫之一名也。

代赭，苦，甘，寒，無毒。須丸一名也。

熱湯

不灰木，大寒。

特生礬石

握雪礬石，化公石一名也。

淋石，無毒。患淋人於溺中出者也。

甘露水

甘露蜜

重樓，甘，平，無毒。黄精之一名也。救窮、垂珠、及生並一名也。

昌陽アヤメ，辛，溫，無毒。菖蒲之一名也。堯韭一名也。

更生クキ，苦，甘，平，無毒。菊花之一名也。周盈、傳延年並一名也。

顛勒スマロクサ，苦，甘，平，大寒，無毒。天門冬之一名也。浣草、官松並一名也

甘草，甘，平，無毒。此草最爲衆藥之主，經方少不用者，猶如香中有沈香也。去頭尾尖，吐人。美草一名也。

生乾地黄，甘，苦，寒，無毒。

周麻トリアシクサ，甘，苦，平，微寒，無毒。升麻之一名也。

當道ヲホハコ，甘，鹹，寒，無毒。車前子之一名也。

愛韭ヤマスケ，甘，平，微寒，無毒。麥門冬之一名也。勝舃一名也。

解蠡タツシタマ，甘，微寒，無毒。薏苡人之一名也。起實、贛並一名也。

及瀉，甘，鹹，寒，無毒。君也。澤瀉之一名也。
益母メハシキ草中曾參歟，辛，甘，微溫，微寒，無毒。茺蔚子之一名也。益明、貞蔚、鬱貞草並一名也。
熒，萎蕤之一名也。
防葵，辛，甘，苦，寒，無毒。和茹一名也。
遠志，苦，溫，無毒。君也。
禁生，甘，平，無毒。石解之一名也。
不凋草，辛，甘，微溫，無毒。巴戟天之一名也。
離母，辛，溫。赤箭之一名也。合離草一名也。
卷栢，辛，甘，溫，平，微平，微寒，無毒。
兜木香，《漢武故事》西王母降上燒兜木香。
甜藤，甘，寒，無毒。
香果，辛，溫，無毒。芎藭之一名也。
支連，苦，寒，微寒，無毒。黃連之一名也。
宣連，黃連之一名也。
屈人，苦，辛，溫，微寒，無毒。蒺蔾子之一名也。止行、即蔾並一名也。
戴糝，甘，微溫，無毒。黃耆之一名也。戴椹一名也。
防風ハマヲホ子，甘，辛，溫，無毒。臣也。屏風、蘭根並一名也。
香蒲，甘，平，無毒。蒲黃即此香蒲花是也。睢、醮、香茅並一名也。

續斷ヲニアサミ，苦，辛，微溫，無毒。屬折、接骨並一名也。

漏蘆，苦，鹹，寒，大寒，無毒。

絡石ツタ，苦，溫，微溫，無毒。略石、懸石並一名也。

營實，酸，溫，微寒，無毒。

劉燼草，甘，寒，無毒。地松之一名也。《異苑》云，青州劉燼，宋元嘉中，射麞，剖五藏，以此草塞之，蹶然而起，燼怪之，拔草便倒，如此三度。燼密錄此草種之。主傷折多愈，因以名焉。既有活鹿之名。推與麞事相會。

決明子，鹹，苦，甘，平，微寒，無毒。

美草，甘，溫，無毒。旋花之一名也。續筋根一名也。

益明，苦，寒，無毒。地膚子之一名也。

戒火イク草又ハキス草又夜一ヨ草トモ，苦，酸，平，無毒。景天之一名也。救火、據火、愼火並一名也。

苦心，苦，微寒，無毒。沙參之一名也。

徐長卿フナハラ，辛，溫，無毒。

懸莞，苦，微寒，微溫，無毒。石龍蒭之一名也。

臭草，雲實之一名也。

解毒子，苦，平，無毒。地不容之一名也。

漏蘆，苦，平，無毒。飛廉之一名也。

忍冬スイカツラ，甘，溫，無毒。

承膏，苦，平，微寒。薇御之一名也。承肌一名也。

承露仙，人肝藤之一名也。承靈仙一名也。

乾薑[ツチハシカミ ヲホシクル]，辛，溫，大熱，無毒。

生薑[ツチハシカミ]，辛，微溫。

常思[ナモミ]，苦，甘，溫。葉，苦，辛，微寒。蒼耳之一名也。卷耳、常葈並一名也。

果蠃[カラスウリ]，苦，寒，無毒。栝樓之一名也。

苦參[クララ]，苦，寒，無毒。苦蘵、驕槐並一名也。

當歸，甘，辛，溫，無毒。乾歸一名也。

通草[アケヒノツル]，辛，甘，平，無毒。通脫水、附支並一名也。

解倉，芍藥之一名也。

劇草，甘，平，溫，無毒。蠡實之一名也。

瞿麥[ナテシコノミ]，苦，辛，寒，無毒。

重臺，苦，鹹，微寒，無毒。玄參之一名也。正馬、咸、端、逐馬並一名也。

強瞿[ユリ 又名強仇，仇，瞿也]，甘，平，無毒。百合之一名也。

連母，苦，寒，無毒。知母之一名也。沈燔、昌支並一名也。

空草，辛，苦，平，微寒，無毒。貝母之一名也。苦花、苦萊並一名也。

滛羊藿，辛，寒，無毒。剛前、乾雞筋並一名也。

腐腸，苦，平，大寒，無毒。黃芩之一名也。其腹中皆爛故也。空腸、經芩、枯腸草並一名也。

強膂（センマイノ根），苦，甘，平，微溫，無毒。狗脊之一名也。
彭根（タタラへ），苦，平，無毒。石龍芮之名也。
兼杜，甘，寒，無毒。茅根之一名也。
敗醤，苦，鹹，平，微寒，無毒。
兜納香，甘，溫，無毒。
離鬲草，辛，寒，有小毒。
惡實（コハウノミ），辛，平。牛旁子之一名也。
落首（神馬草也），苦，鹹，寒，無毒。海藻之一名也。
防已，辛，苦，平，溫，無毒。解離（一名也名木防已）子。
防風，辛，平，無毒。天麻之一名也。（不審）定風草（一名也）。
阿魏，辛，平，無毒。山西藩及崑崙阿魏木，波斯國呼爲阿虞木。
欵冬花（イワフキ），辛，甘，溫，無毒。槖吾、顆東、氏冬（並一名也）。
欝金，辛，苦，寒，無毒。胡人謂之馬蒁，馬醫多用之。
迦枸勒，辛，溫，無毒。肉豆蔲之一名也。
破故紙，辛，大溫。補骨脂之一名也。
零陵香，甘，平，無毒。
縮砂蜜（シマクシヤ），辛，溫，無毒。主虛勞冷瀉，宿食不消，赤白痢。
積雪草，苦，寒，無毒。連錢草之一名也。連錢草（一名也）。

香附子ニラクサ，甘，微寒，無毒。莎草之一名也。
毗陵茄子，辛，温，無毒。華澄茄之一名也。
甘松香，甘，温，無毒。
爛石草，甘，平，無毒。
延胡索センフ，辛，温，無毒。
香蘇，鹹，寒，無毒。爵牀之一名也。
乾苔，鹹，寒一云温。
陀得花，甘，温，無毒。胡人採得花以釀酒，呼爲三勒漿。
奚毒，辛，甘，温，大熱，有大毒。即子一名也。
側子，辛，大熱，有大毒。
利如，辛，苦，微温，有小毒。桔梗之一名也。
横唐，苦，甘，寒，有毒。莨菪子。
苦杖根イコツチノ名，牛膝之一名也。
旋覆花フツナノ花，鹹，甘，温，微冷利，有小毒。盛椹一名也。
由跋
豐蘆，辛，苦，寒，微有毒。
竟命草，苦，微寒，無毒。
常山小クサ木ノ子，苦，辛，寒，微寒，有毒。蜀漆根也。互草一名也。

甘遂，苦，甘，寒，大寒，有毒。於槐砧上剉。甘藁（一名也）。

甘根（ハフコリ），苦，辛，平，微寒，無毒。白及之一名也。連及草（一名也）。

功鉅，苦，甘，寒，大寒，有小毒。

貫衆（ヲニワラヒノ子），苦，微寒，有毒。貫節、貫渠（並一名也《事證方》亦名管仲）。

何首烏（ウハカツラ），苦，澀，微溫，無毒。人名也，以採人爲。陳知（一名也）。

當陸（山コハウ），辛，酸，平，有毒。商陸之一名也。遂殤（一名《爾雅》）。

能消，苦，溫，無毒。以甘草、梔子代。威靈仙之一名也。

連蟲陸（シノ子），苦，寒，無毒。羊蹄之一名也。

續毒，辛，平，有大毒。

奈何草，苦，溫，無毒，有毒。白頭翁之一名也。

甘蕉根（ハセウノ子），大寒。芭蕉之一名也。

解毒，辛，溫，微溫，有毒。鬼臼之一名也。

葝（ミソハキ），苦，微寒，無毒。鼠尾草之一名也。

劉寄奴（カツヲクサ疵ノ血トトメ最上也。日本ニヲホ也），《本草》有傳，宋太子名，以號藥。

連翹，苦，平，無毒。異翹、連苕、折根（並一名也）。

續隨子，辛，溫，有毒。聯步（一名也）。

解毒，甘，寒，無毒。山豆根之一名也。

離婁，辛，酸，寒，微寒，有小毒。䕡茹之一名也。

蚤休，苦，微寒，有毒。紫河車之一名也蚩休、重臺並一名也。

預知子，苦，寒，無毒。

乃束，苦，辛，寒，無毒。夏枯草之一名也。薵臭一名也。

宜男，萱草花之名也。婦佩其花，生男也，故謂之宜男。

敗蒲席カマアメルムシロ

苦芙，微寒。

敗舡茹ムチノノミニカヘル帛布謂之敗舡茹，平。

列當ツチアケヒ，甘，溫，無毒。草蓯蓉之一名也。

敗芒箔，無毒。

格注草，辛，苦，溫。有大毒。

合明草，甘，寒，無毒。

敗天公フル笠以竹作之，平。竹笠之敗者也。

卻暑，苦，寒。枸杞之一名也。甜菜、卻老並一名也。

側柏ムロ白心木葉也。嫩弱葉謂之側柏，甘，平，無毒。栢葉也。

零榆ニレ，甘，平，無毒。榆皮之一名也。

乾漆ホシウルシ，辛，溫，無毒，有毒。

菀童クツノ木ノホヤ，苦，甘，平，無毒。桑上寄生之一名也。以銅刀剉。

沈香，微溫。

薰陸香クンロク，微溫。乳香在木謂之滴乳香，離木落在土中，歷年謂之薰陸香。クカニ薰義也

降真香

落鴈木，生故海山中，藤蔓而生，四面如刀削。代州鴈門亦有藤蘿高丈餘，鴈過皆綴其中，故曰落鴈木。又云鴈御，至代州鴈門皆放落而生，以此爲名。

不凋木，苦，溫，無毒。

淡竹葉ヨノツ子ノカラ竹ノ葉也，苦，平，大寒，無毒。苦竹一名也　莖竹葉、淡竹葉、苦竹，凡竹之類，其入藥者，惟此三種也云云。

臭橘，枳實之一名也。

厚朴，苦，溫，大溫，無毒。其樹多榛，其子名逐析。厚皮、烈朴並一名也。

沒藥，苦，平，無毒。波斯國松脂也。

益智，甘，平，無毒。龍眼之一名也。

衛矛，苦，寒，無毒。鬼箭之一名也。

刺原，苦，平，無毒。棘刺花之一名也。

安息香，辛，苦，平，無毒。辟邪樹之膠也。

毗梨勒，苦，寒，無毒。樹似胡桃子，形亦似胡桃。

欝金香，苦，溫，無毒。

合歡子フノ木，甘，平，無毒。夜合之一名也。合昏一名也。

伏牛花，苦，甘，平，無毒。隔虎刺花一名也。

折傷木，甘，鹹，平，無毒。
每始王木，苦，平，無毒。
倒掛藤，苦，無毒。
苦楝（アフチノ木），苦，寒，有小毒。
郁李人（アカフモモノ核之仁也），酸，平，無毒。奥李（一名也）。
沒石子，苦，溫，無毒。無食子之一名也。
益智子，辛，溫，無毒。
敗葉，辛，溫，微溫，有小毒。芫花之一名也。毒魚（一名也）。
空疏，辛，苦，寒，微寒，無毒。溲疏之一名也。
連木，辛，溫，無毒。藥實根之一名也。
甘藤，甘，平，無毒。
突厥白，苦。
甘露藤，甘，溫，無毒。肥藤之一名也。
敗扇（スルアフキ），新造屋柱下四隅埋之，蚊水不入。
亂髮（カミノヲチ），微溫。
破棺湯，寒。人屎也。
遺香，辛，溫，無毒。麝香臍之一名也。
阿膠（ニカワ），甘，平，微溫，無毒。

覆載萬安方卷第六十

底野迦，辛，苦，平，無毒。
震肉（イカツチアタル死タル畜ノ肉也），無毒。
果然肉，鹹，無毒。
伏翼（カハホリ），鹹，平，無毒。蝙蝠之一名也。
郭公（ホトトキス），布穀之一名也。似鷂長尾也。
真珠（ハマクリノタマ），寒，無毒。
昌娥（ミフカイノカラ又ハカタカイトモ），車螯之一名也。
活東，甘，平，無毒。魁蛤之一名也。老蝙蝠化爲。
枯蟬（セミノモヌケ），鹹，甘，寒，無毒。蟬殼之一名也。
勃齊，鹹，微溫，微寒，有毒。蠐螬之一名也。
纜魚（イカ），鹹，微溫，無毒。烏賊魚之一名也。
阿蝸（カタツフリ又ハナメクシ），鹹，寒，無毒。蝸牛之一名也。又蛞蝓之一名也。
綠桑螺
滑蟲，鹹，寒，有毒。負盤之一名也。
規魚，甘，溫，無毒。河豚之一名也。
齊蛤
若蠪（ヤヘル），辛，寒，有毒。蝦蟇之一名也。
晏青，辛，寒，有毒。斑貓之一名也。

淡菜イン貝，溫補。

躁舍スズメノカメ又曰天漿子，甘，平，無毒。雀瓮之一名也。

碩鼠ケラ，鹹，寒，無毒。螻蛄之一名也。孔穎達《正義》云，碩鼠有五能，不能成技之蟲也。蔡邕《勸學》篇云，碩鼠五能，不能成一技術。注云，能飛，不能過屋。能緣，不能窮木。能游，不能度谷。能穴，不能晻身。能走，不能免人。

阬青カヘル，辛，寒，無毒。蛙之一名也。

即炤ホタル，辛，微，無毒。螢火之一名也。

以下魚クラチ，辛，平，無毒。海月之一名也。

乾棗ホシナツメ，甘，平，無毒。生棗，甘，辛，多食令人多寒熱羸瘦者也。美棗、良棗、御棗並一名也

覆盆子イチコ，酸，鹹，平，無毒。蓬虆子之一名也。

藉如クワイ，苦，甘，微寒，無毒。烏羊之一名也。

邊要棗ナツメ，甘，溫，無毒。酸棗之一名也。酸棗一名也。

真芋イエノイモ，辛，平，有毒。芋之一名也。連芋、禪芋並一名也。

甘蔗作砂糖之草也，甘，平，無毒。

安石榴アマンヤクロ，甘，酸，無毒。

郁肝子スモモノサ子仁也，苦，平，無毒。李核人之一名也。

懸鉤

苦酒米醋之一名，溫，無毒。醋之一名也。

覆載萬安方卷第六十

腐婢(アツキノ花也)，辛，平，無毒。小豆花。山南相承呼，以爲葛花是也。一說赤小豆花也。

陳稟米(フルキ米 又但過三四年，又不用之。)鹹，酸，溫，無毒。久入倉陳粳米也。

御米，甘，平，無毒。罌子粟之一名也。白芥子也。

然穀，甘，平，無毒。禹餘糧之一名也。

同蒿，平。

重油(エノアブラ)，辛，油，無毒。荏子之一名也。

苦耽，苦，寒，小毒。苦蘵(一名也)。

苦苣，苦，平。褊苣(一名也)。

勺蘇，紫蘇之一名也。

香薷(イヌエ 又イヌハカ)，辛，微溫。

臭蘇，辛，微溫，無毒。水蘇雞之一名也。香菜、香茸、香戒(並一名也)。

假蘇(ケイカイ)，辛，溫，無毒。荊芥也。

覆葅(ミヤワカ)，微溫。蘘荷之一名也。

新蘿菝薗(ハカ)，辛，苦，溫，無毒。薄荷之一名也。

落蘇(ナスヒ)，甘，寒。茄子也。

苦瓠(ヒサコュフカホ)，苦，寒，有毒。

落葵(アフヒ)

雍菜，甘，平，無毒。

苦蕒，冷，無毒。

所併姓氏名

越砂，生廣州。辰砂之一名也。巴砂，生巴州。

胡鷰窠内土

胡鹽，鹹，寒，無毒。戎鹽之一名也。

胡王（ミカノタチカレ又ハ キホト又ハウシホ），苦，甘，平，微溫，無毒。獨活之一名也。

周麻（トリノア シクサ），甘，苦，平，微寒，無毒。升麻之一名也。

巴戟天，辛，甘，微溫，無毒。

胡藭，辛，溫，無毒。芎藭之一名也。

蜀脂，甘，微溫，無毒。黄耆之一名也。

劉燼草（イヌシ リ草），鹹，苦，甘，平，微寒。天名精之一名也。

吴風草，苦，平，微寒，無毒。薇御之一名也。

越王餘筭，鹹，平，無毒。生南海水中，如竹筭子，長尺許。《異苑》曰，晉安有越王餘筭，葉白者似骨，黑者似角，云是越王行海作筭有餘，棄於水中而生也。

胡葈（ミナモ），蒼耳之一名也。

秦芁，苦，辛，平，微溫，無毒。秦瓜（一名也）。

胡韭子，辛，大溫，無毒。破故帋之一名也。

燕草，甘，平，無毒。零陵香之一名也。

胡黃連（タウ藥ニカキ草也），苦，平，無毒。心黑外黃似楊柳。

蜀羊泉，苦，微寒，無毒。

蜀漆（コクサキノ苗也），辛，平，微溫，有毒。常山苗也。

胡蔓草，辛，溫，有大毒。鉤吻之一名也。

劉寄奴（カツヲ草血トメ草也）

胡孫薑，骨碎補之一名也。

吳茱萸，辛，溫，大熱，有小毒。一名藙。《續齊諧記》曰，汝南桓景隨費長房學。長房謂曰，九月九日汝家有災厄，宜令急去家，人各作絳囊，盛茱萸以繫臂上，登高飲菊花酒，此禍可消。景如言，舉家登高山，夕還見雞犬一時暴死。長房聞之曰，此奇代之矣。故世人每至此日，登高飲酒，戴茱萸囊，由此耳。

越桃（クチナシ），苦，寒，大寒，無毒。梔子之一名也。

秦皮（ト子リコ），苦，微寒，大寒，無毒。

秦椒（ナルハシカミ），辛，溫，生溫熟寒，有毒。陶隱居云，即今樛樹，而樛子是豬椒，恐謬。在漢曰漢椒，在蜀曰蜀椒等也。

蜀棗，酸，平，微溫，無毒。山茱萸之一名也。

胡桐淚（キリノ木ノヤニアフラ也），鹹，苦，大寒，無毒。胡桐律（一名也），（律、淚聲訛也。胡桐木律液滿入地中，與大石相著，狀如黃礬薑石。）

巴豆，辛，溫，生溫熱寒，有毒。出戎州。巴椒（一名）。

蜀椒（ナルハシカミ），辛，溫，大熱，有毒。巴椒（一名也）。
胡椒，辛，大溫，無毒。（一名向陰者澄茄，向陽者胡椒也。）
蜀水（ウノクソ），鸕鷀之屎也。
秦龜，苦，無毒。
胡夷魚，甘，溫，無毒。河豚之一名也。
齊蛤
胡蜊（トンハウ），微寒。蜻蛉之一名也。
漢帝杏（カラモモノ仁也），甘，苦，溫。杏核人之一名也。
趙李（スモモ），苦，平，無毒。李核人之一名也。
胡桃（クルミ），甘，平，無毒。
胡麻（ウコマ），甘，平，無毒。
胡豆子，甘，無毒。
胡菜，辛，溫，微毒。
蜀葵（コアフヒ），甘，寒，無毒。
胡瓜葉（キウリノ葉也），苦，平，小毒。
越瓜，甘，寒。
胡葱（キノミ也），辛，無毒。葱實之一名也。

覆載萬安方卷第六十

覆載萬安方卷第六十

吳葔蔺カハ，辛，苦，溫，無毒。薄荷之一名也。

秦荻梨，辛，溫，無毒。

胡葱，辛，溫。令人多忘。

藥名類聚下

元德三年四月十九日加點了

性全　六十六

付墨之紙數七十二丁

覆載萬安方卷第六十一

性全　集

照味鏡上

鹽（ホシ）

《本草》云，溫，無毒。主殺鬼邪，疰毒氣，下部䘌瘡，傷寒寒熱，吐胸中痰澼，止心腹卒痛，堅肌骨。多食傷肺喜咳。陶隱居云，五味之中，惟此不可闕。有東海鹽，北海鹽及河東鹽，池梁益鹽，井交廣有南海鹽，西羌有山鹽，胡中有樹鹽，而色類不同，以河東者爲勝。又《圖經》云，虜中鹽有九種，曰食鹽、白鹽、黑鹽、柔鹽、赤鹽、駮鹽、臭鹽、馬齒鹽、青鹽是也。（常食者謂之食鹽也）又有綠鹽、戎鹽。又階州有出一種石鹽，生山石中，不由煎煉，自然成鹽也，甚瑩明，彼人甚貴之，云即光明鹽也。唐柳柳州纂救三死，治霍亂鹽湯方云，元和十一年十月，得乾霍亂，不可吐，不可利，出冷汗三大斗許，氣即絕。河南房偉傳此湯，入口即吐，絕氣復通。其法，用鹽一大匙熬令黃，童子小便一升，二物溫和服之，少頃吐下即愈。又劉禹錫《傳信方》著崔中丞鍊鹽黑丸，鹽一升入甆器中，以泥密封，以炭火漸漸加炭燒，令通赤，待炭盡冷，打破甆器取鹽，大黑豆（豉）熬焦一升，桃人一兩（以麸熬令熟），巴豆霜（去殼、心膜油、妙）二兩，入蜜，杵熟，和丸梧子大，每服三丸五丸或十丸。平旦（寅刻）服之。天行時行溫病，以茶服之。大黑豆湯亦佳。服後多服茶行藥力。心痛，溫酒服之，入口即吐。又血利以米飲服之，變成水利，即止也。鬼瘧，以米飲並茶服下之，骨熱以白蜜湯服之。凡服此藥後，吐利勿恠。若吐利甚，以黃連煎湯服。此藥冬中合，臘月尤佳。盛收甆合子中，以蠟紙封之，勿令泄氣。清河崔能云，合得一劑，可救百人。天行時氣，卒急諸藥不得。又恐過時，或在道途，或在村落，無諸藥可求，但將此藥一刀圭愈。小兒女子不可服。

《食療》方云，治一切氣及腳氣，取鹽三升蒸，候熱分布裹，近壁以腳踏之，令腳心熱。又和槐白皮蒸用，亦治腳氣，夜夜作之良。又皂莢兩三挺，鹽一升，同燒，令通赤，細研，夜夜揩齒一月，有動者蚛齒，並皆差，其齒牙牢固。

《外臺方》云，治胸心痰飲，傷寒熱病，瘴瘧，須吐者，以鹽末一大匙，以水或煖湯送下，須臾則吐，吐不快，明旦更服，甚良。《聖惠方》治肝風虛，轉筋入腹，以鹽半斤，入水一斗煎煮，乘熱漬洗之。又治天行後，兩脇脹滿，小便澀，炒鹽熨臍下。又方，主風，身體如蟲行，以鹽一斗，水一石，煎減半，澄清，溫洗三五度，治一切中風。（浴鹽湯、潮湯，此理也。）《千金方》治齒齗宣露，每旦捻鹽內口中，以熱水含偏齒百偏，不過五日，齒即牢密。《肘後方》齒疼齗間出血，極驗。以鹽末每夜厚封齒齗上，有汁瀝盡，乃臥。其汁出時，仍叩齒勿住，不過十夜疼血止，更久尤佳。長慎豬肉油菜等。又卒得風，覺耳中恍恍者，急取鹽五升，甑蒸使熱，以耳枕之，冷復易。治耳卒疼痛，以蒸鹽熨之。

黃帝云，食甜瓜竟食鹽成霍亂。又云，大小便結閉不通，取鹽和醋，傅滿臍中，乾即易之。又以艾炷灸鹽臍上，熱氣達則大小便立通也。

《廣利方》治氣淋臍下切痛，以鹽和醋調服。《范汪方》治目中淚出不得開，即刺痛方，以鹽如大豆許，內目中，習習去鹽，以冷水洗目差。《產寶方》治妊娠心腹痛不可忍，以鹽一斤，燒令赤，以三指取一撮，以酒服之，立差。自餘功能不可述盡，可見《本草》。

菊花（キクノ花 和名 カハラヨモギ）

《本草》云，味苦，甘，平，無毒。主風頭眩腫痛，目欲脱，淚出，皮膚死肌，惡風濕痹。療腰痛，胸中煩熱。安腸胃，利五脈，調四肢，久服利血氣，輕身耐老延年。有兩種，白菊甘，入藥。黄菊苦，不任藥。功能並延齡駐顔等事，可見《本草》。

薯蕷（ヤマノイモ）

《本》曰，甘，溫，平，無毒。主傷中，補虚羸，除寒熱邪氣，補中益氣力，長肌肉，主頭面遊風，頭風目眩，下氣，止腰痛，補虚勞羸瘦，充五藏，除熱病煩燥，亦強陰，久服耳目聰明，輕身不飢，延年。一名山芋。秦州楚州名玉延，鄭州越州名土藷音除。二月八月採根，曝乾。惡甘遂。陶隱居云，食之以充糧。

劉禹錫等按，吴氏曰，薯蕷，一名諸預，齊越名山芋，一名脩脆，一名兒草。

《藥性論》云，署預，臣，能補五勞七傷，去冷風，止腰痛，鎮神心，安魂魄，開達心孔，多記事，補心氣不足，患人體虚羸，加而用之。《異苑》云，署預，野人謂之土藷，若欲掘取，默然則獲，唱名便不可得。人有植之者，隨所種之器物而像之也。日華子云，助五藏，強筋骨，長志安神，主泄精健忘。乾者功用同。

零餘子（ヌカゴ）

《本》曰，功用全同薯蕷。

生薑（ソチン カミ）

《本》云，辛，微溫。主傷寒頭痛，鼻塞欬逆上氣，止嘔吐，久服去臭氣，通神明。殺半夏、烏頭、附子、天雄、南星、朴皮等毒。陶隱居云，生薑歸五藏，去痰下氣，止嘔吐，除風邪寒熱，久服少志少智，傷心氣，如此則不可多食。今人噉諸辛辣物，惟此最常，故《論語》云，不徹薑食，言可常噉，但勿過多爾。唐本注云，薑久服，通神明，主風邪，主痰氣，生者尤佳。《經》云，久服通神明，即可常服也。今云少志少智，傷心氣，不可多食者，謬爲此說。檢無所據。少志少智之謬，則孟詵之說也。八九月食則傷神云云。

崔元亮《集驗方》載勑薑茶方，治冷利，生薑切如麻粒大，和好茶一兩椀，呷之任意，便差。若熱痢，即不去薑皮。若冷痢，即去皮，大妙也。是知皮即性冷也《醫說》薑茶等分，煎服尤佳。《經驗方》善治狐臭，用生薑自然汁塗腋下，絕根本。孫真人《食忌》云，正月之節，食五辛，以辟癘氣，一曰薑也。又云，八月九月食薑，至春多眼患，損壽減筋力。

《楊氏產乳方》云，胎後血上衝心，生薑五兩，切，以水八升煮三升，分三服。

唐崔魏公夜暴亡，有梁新聞之，乃診脈曰，食毒。僕曰，常好食竹雞鶉也。竹雞多食半夏苗，必是半夏毒，命捩生薑汁，折齒而灌之，活。

乾薑功全同生薑。

葛粉クスノコ

《本》曰，甘，大寒，無毒。主壓丹石，去煩熱，利大小便，止渴。小兒熱禿，以葛根浸搗汁飲之，良。葛根功猶勝於粉。葛根治傷寒時行溫疫，小兒諸熱病邪氣，尤良。又中諸食物毒，服葛根汁皆神驗。《大全良方》辨識修製藥物法度篇曰，葛根當用家葛，切片，曬乾用。今人多取於鋪家者，乃野葛也，有大毒，能動胎氣。多見醫者贖鋪家，見成升麻葛根湯，孕婦服之，動了胎孕。小兒藥中亦不宜用。近於人家者可掘用。

通草アケヒノツル

《本》曰，子味甘，利大小便，宣通去煩熱。食之令人心寛，止渴下氣。江東人呼爲蓄蓄，江西人呼爲拏子。色白乃猴蓄也。莖是木通，一名通脫木。

百合リユ

《本》曰，甘，平，無毒。主邪氣腹脹，心痛，利大小便，補中益氣。除浮腫，臚脹痞滿，寒熱，通身疼痛及乳難，喉痺，止涕淚。一名重箱，一名中逢花，一名強瞿。日華子云，白百合定心定膽，益志，養五藏。治顛邪啼泣，狂叫驚悸，殺蠱毒氣熁，乳癰發背，及諸瘡腫，並治產後血狂暈。《藥性論》云，百合，使，有小毒。主百邪鬼魅，涕泣不止，除心下急滿痛，治腳氣極熱，咳逆。吳氏云，一名重邁，一名中庭。《聖惠方》治傷寒腹中滿痛，用百合一兩，炒令黃色，爲散，不計時候，粥飲服下二三錢，日夜五服。孫真人《食忌》云，治陰證傷寒，煮百合濃汁，服一升，良。《勝金方》云，治耳聾疼痛，以乾百合爲末，湯調服二三錢匙，食後服。

石龍芮キシキシタタラヘ

《本》云，小辛，苦，無毒。主風寒濕痺，心腹邪氣，利關節，止煩滿，和腎胃氣，補陰氣不足，失精，莖冷。久服輕身明目，不老，令人皮膚光澤，有子。五月五日採子，二月八月採皮，陰乾。畏吳茱萸。《圖經》云，能逐諸風，除心熱燥。蘇恭云，俗名水堇，苗如附子，實如桑椹，生下濕地。陶隱居云，五月子如葶藶而黃色，一名石能，一名天豆，一名魯果能，一名地椹。

萆薢トコロヲニトコロフル根ノ號

《本》云，苦，甘，平，無毒。主腰背痛強，骨節風寒濕周痺，惡瘡不瘳，熱氣傷中，恚怒，陰痿失精失溺，關節老血，老人五緩。畏大黃、柴胡、牡蠣。唐本注云，葉似薯蕷，蔓生。《圖經》云，根黃白色，多節，三指許大。苗葉俱青，作蔓生。葉三叉，似山芋，又似綠豆。葉又似蕎麥。葉三稜，治腎虛膀胱水，腰腳痺緩，急行履不穩者，治腸風痔。

牛蒡コハウ

《本》云，子名惡實，亦名鼠黏子。根主牙齒疼痛，勞瘧腳氣，風毒癰疽，咳嗽傷肺，肺癰疝瘕，積血。又治諸風癥瘕冷氣。平，辛，甘。《食療》云，根作乾脯而食之，良。熱毒腫，擣挍根及葉，取汁封塗於腫痛處，一切癰疽瘡腫熱毒無口，令服牛蒡子二三十粒，生口散膿也。疵並瘡，擣絞根莖葉頻塗封之。又取牛蒡莖葉，擣取濃汁二升，無灰酒一升，鹽花二兩，合以慢火煉成稠膏，以頭風腦痛，一切頭痛，痛處塗封之，名摩膏。

薊アサミ有小薊アサミ 有大薊アサミ續斷也

《本》云，甘，溫。養精保血。大薊主婦人赤白帶下，崩中，安胎止血，治吐血鼻衄，令人肥健。大薊名虎薊，小薊名貓薊。並葉多刺，田野甚多。大薊根，一說是續斷也，止血，有毒。日華子云，小薊無毒，治熱毒風，並胸膈煩悶，開胃下食，退熱補虛。俗名青刺薊，苗高尺餘，葉多刺，心中出花，頭如紅藍花而青紫色，北人呼爲千鍼草。

海藻神馬草也

《本》云，苦，鹹，寒，無毒。主癭瘤氣，頸下核破散結氣。治癰疽腫毒，癥瘕堅氣，腹中上下鳴，下十二水腫，療皮間積聚暴潰，留氣結熱結，利小便。一名落首，一名藫。七月七日採，暴乾。反甘草。

陶隱居云，生海島上，黑色如亂髮，而大少許，葉大都似藻。又療石淋。

《爾雅》云，薚，海藻。注云，藥草也。一名海蘿。《藥性論》云，海藻，臣也。有小毒。主辟百邪鬼魅，治氣疾急滿，疝氣偏癪，疼痛核腫，腹中雷鳴。《毛詩·周南》云，於以采藻，於沼於沚，是也。陶隱居云，凡海中菜，皆療癭瘤結氣。青苔紫苔輩亦然。《圖經》中云，治癭瘤有癭酒方，用海藻一斤，絹袋盛，以清酒二升，浸，春夏二日，秋冬三日。一服一二盞，日三服，酒盡更合飲之如前。滓暴乾末，以酒服方寸匙，日三服，不過兩劑皆差。《肘後方》治頷下瘰癧如梅李，服海藻酒，經數日必差。

昆布フコ

《本》云，味鹹，寒，無毒。主十二種水腫、癭瘤聚結氣、瘻瘡。《藥性論》云，昆布，臣也。有小毒，利水道，去面腫。陳藏器云，味甘，寒。下氣，多食令人腹痛，發氣，吐白沫。飲熱醋消之。又云，主頽卵腫。《新注本草》云，如癭瘻爲末，以蜜丸彈子大，含化自消也。《海藥》云，昆布性溫，主大腹水腫，諸浮腫氣，並癭瘤氣結等。《食療經》云，下氣，久食瘦人。

《聖惠方》云，治癭氣結核瘰瘰，腫硬，以昆布洗去鹹，擣爲散，每用一二錢，綿裹，於好醋中浸，含嚥，藥味盡亦新含嚥。《外臺秘要方》云，治頷下卒結囊，漸大欲成癭，以昆布、海藻等分爲末，蜜丸彈子大，或如杏核大，含之稍稍嚥汁。《千金翼》云，治五癭，昆布切如指大，醋浸，含嚥汁，愈。

華撥

《本》云，辛，大溫，無毒。主溫中下氣，補腰腳，殺腥氣，消食除胃冷，陰疝痃癖。其根名華撥沒，主五勞七傷，陰汗核腫，生波斯國，莖葉似蒟醬。

蒟醬マタタヒ《文選》云蒟醬。《玉篇》云蒟，可作醬云云。

《本》云，辛，溫，無毒。主下氣溫中，破痰積，治霍亂。功用與華撥大同小異也。

蒻頭クニヤクコンニヤク俗

《本》云，味辛，寒，有毒。主癰腫風毒，摩傅腫上，擣碎，以灰汁煮成餅，五味調和，爲茹食。性冷，主消渴。生戟人喉出血，根大如椀，生陰地，雨滴葉下生子，一名蒟蒻。其根傅癰腫毒甚好。

棗メナツ

《本》云，有酸棗，有大棗。酸棗其核小，大棗其核大。味酸，平，無毒。主心腹寒熱，邪結氣聚，四肢酸疼，濕痺，煩心不得眠。腳下上痛，血轉久泄，虛汗煩渴。補中益氣，堅筋骨，助陰氣，令人肥健。久服安五藏，輕身延年。棗肉醒眠，核中之人令人眠。酸棗人治夜不眠。陳藏器云，令人常噉之。又云，山人以當果子，但損齒。《文選・養生論》云，在晉齒黃。晉州則棗多故也。

辛夷コフシ

《本》云，辛，溫，無毒。主五藏身體寒熱，頭惱風，面皯，溫中解肌，利九竅，通鼻塞，涕出，治面腫引齒痛，眩冒，身兀兀如在車船之上者，生鬚髮，去寸白蟲。多服下氣，輕身明目，增年耐老，可作膏藥，用之去心及外毛，射人肺，令人咳。一名辛矧，一名侯桃，一名房木，一名木筆。此花二月初開如筆，北人呼爲木筆，其花最早，南人呼爲迎春。又呼爲大筆花。

竹笋タカンナ 俗タカウナ タケノコ

《本》曰，甘，無毒，主消渴，利水道，益氣，可久食。《蜀本草》作諸笋。菫竹、甘竹、淡竹、苦竹，諸竹笋皆爲佳，於藥無用。孟詵云，竹笋，寒，主逆氣，除煩熱，又動氣發冷癥，不可多食。越有蘆笋及箭笋，新者可食，陳者不可食，其淡竹及中母笋，雖美，然發背悶腳氣。

茗苦榛

《本》云，甘，苦，微寒，無毒。主瘻瘡，利小便，去痰熱渴，令人少睡，春採之。苦榛，主下氣，消宿食，作飲，加茱萸，葱薑等，良。《爾雅》云，檟，苦茶。江樹小似梔子。郭璞說冬生葉，可煮作羹。今呼早採者爲茶，晚取者爲茗。一名荈。蜀人名之苦茶。陳藏器《本草》云，茗苦𣘻，寒，破熱氣，利小便，利大小腸。食之宜熱，冷即聚痰。久食令人瘦，去人脂，使不睡。茗、𣘻、荈，今即通謂之茶也。《茶經》云，茶者，南方佳木，自一二尺至數十尺，其山有兩人合抱者，伐而掇之，葉如丁香，根如胡桃，其名一曰茶，二曰檟，三曰蔎音設，四曰茗，五曰荈。又曰，茶者，有枳殼芽，枸杞芽，枇杷芽，皆治風疾。又有皂莢芽，槐牙，柳芽，乃上春摘之，和茶作之，故今南人輸官茶，往往雜以衆葉，惟茅蘆竹君之類，不可入之。自餘山中草木芽葉，皆可和合椿柹，尤奇真，茶性極冷，惟雅州蒙山出者溫而主疾。《茶譜》曰，蒙山有五頂，頂皆有茶園，其中頂曰上清峯，昔有僧人病冷且久，一老父教服中頂茶，其僧如說服之一兩餘未盡，而冷疾差矣。大都飲茶少則醒神思，過多則致疾病。故唐《母景茶飲序》云，釋滯消壅，一日之利，暫加瘠氣侵精，終身之累，斯大是也。《食療》云，茗葉利大腸，去熱解痰。又茶主下氣，除好睡，消宿食，當日成者良。蒸擣經宿，用陳故者，即動氣發風，市人有用槐柳初生嫩芽葉雜之。《食醫心鏡》云，主赤白痢及熱毒痢。好茶一片，炙，擣末濃煎一二盞，喫，差。若久患痢，亦宜服食。主氣壅，暨腰痛，轉動不得，煎茶五合，投醋二合，頓服。《經驗方》云，治陰囊上瘡，用蠟面茶爲末，先以甘草煎，水洗後用貼，妙。《兵部手集》治心痛不可忍十年、五年者，煎湖洲茶，以頭醋和服之，良。自外茶得失，可看諸家《茶經》《茶譜》，魯童《書經》。

胡頽子クミ 茱萸蔔 在山

陳藏器云，胡頽子熟赤，酢澀，小兒食之當果子，止水痢。生乎林間，樹高丈餘，葉陰白，冬不彫，冬花春熟，最早諸果，莖及葉煮汁飼狗，主瘑。又有一種大相似，冬彫春實夏熟，人呼爲木半夏，無別功，平，無毒。根皮煎湯洗惡瘡疥，並犬馬瘑瘡。山茱萸雖相似，核無稜。胡頽子，即核有八稜。

椒（ナルハシカミ　蜀椒　山椒　川椒　漢椒同）

《本》云，辛，溫，又大熱，有毒。主邪氣，咳逆，溫中，逐骨節皮膚死肌，寒濕痺痛，下氣，除六府寒冷，傷寒溫瘧，大風，汗不出，心腹留飲，宿食，腸澼下痢，洩精，女子字乳餘疾，散風邪瘕，結水腫，黄疸鬼疰，殺魚蟲毒。久服之頭不白，輕身增年，開腠理，通血脈，堅齒髮，調關節，耐寒暑，可作膏藥。多食，令人乏氣，口閉者殺人。一名巴椒，一名蓎藙。八月採實陰乾，畏款冬。又名陸撥，有小毒，能治冷風，頑頭風，下淚，腰腳不隨，虛損留結，破血，下諸石水。能治嗽，主腹內冷而痛，除齒痛。椒目使，治十二種水氣，和巴豆、昌蒲、松脂，以蠟溶爲筒子，內耳中抽。腎氣虛，耳中如風水鳴，或如打鍾磬之聲，卒暴聾治之，一日一度易，如神有驗。日華子云，漢椒（漢州椒也），破留結，開胃，治天行時氣溫疾，產後宿血，治心腹病氣，壯陽事，療陰汗，暖腰膝，縮小便。椒葉熱，無毒。《圖經》單服椒紅，補下。《韋宙獨行方》云，治諸瘡中風。施州又有一種云崖椒，彼土人四季採皮入藥，味辛，性熱，無毒。主肺氣上喘，兼治咳嗽。《食療》云，椒大者主上氣咳嗽，久風濕痺。又患齒痛，醋煎含之。又炒裹溫疵口痛處，即佳。又主風邪腹痛，痺寒溫中，去齒痛，堅齒髮，明目，止嘔逆，滅瘢，生毛髮，出汗下氣，通神去老，益血，利五藏。治產後諸病，出乳汁。十月勿食。《聖惠方》治人睡，有蚰入口中，挽不出，用刀破蚰尾肉，生椒二三粒，裹著，須臾即出。《外臺方》治瘡腫，生椒末、麵末，並伏龍肝同和，以醋合傅之。《千金方》膀胱陰袋腫痛冷疼，日夜悶絶不得睡，生椒炒，以布裹，乘熱熨陰囊少腹，冷即易之，熱氣通徹即差。《肘後方》蚰毒咬，擣椒及葉傅之。孫真人云，十月勿食椒，若食之損氣傷心，令人多忘。《斗門方》治腹內虛冷，久服椒駐顏，擇生椒不柝者，除黑目，用四十粒浸漿水，經一宿，空心，以新汲水服之，去積年虛冷，煖藏府，久服能駐年顏，黑髮，明目，進美飲食，神妙。《勝金方》進食椒末，不論多少，以糊丸梧子大，每服十丸，或二三十丸，以茶服之。《深師方》治手足皴裂，椒四合，以水煮之，去滓，漬手足，拭乾手足而後塗豬脂，尤佳。豬腦彌良。姚和衆云，治小兒水瀉，嫲瘄，椒二分，去目，爲末，以蜜調和，傅腦上，日三度易之傅之。

譚氏云，治小兒水瀉及人年五十已上，患水瀉，用椒二三兩，醋二升，煮醋盡，以慢火焙乾，爲末，盛甆合子，每服二三錢匙，以酒或米湯服之，日三五服。又方，治柒瘡，以煮椒湯洗之即差。《援神契》云，椒薑服之，禦瘟疫，補益五藏，聰明耳目。

郁李アカスモモ サスモモ 核中之人云郁李人 ○人與仁同，實中人也。

《本》云，人主大腹水腫，面目四肢浮腫，利小便水道。《圖經》云，樹高五六尺，葉花及樹並似大李，惟子小如櫻桃，甘酸。

木天蓼マタタヒノ葉

《本》云，辛，溫，有小毒。主癥結積聚，風勞虛冷，多食損壽，以其逐風氣故也。實竘醬是也。

枳椇上字音止，下音矩。《翰良方》枳，俱里反。○枳，俱理反。

《本》云，甘，平，無毒。主頭風，小腹拘急。一名木蜜，以其木爲屋，屋中酒味薄，此亦奇物。其子作房，似珊瑚，核在其端。人皆食之，多食發蛔蟲。昔有南人修舍用此木，誤有一片落在酒甕中，酒化爲水味。

榧實カチミ上字音匪

《本》云，甘，無毒。主五痔，去三蟲，治蠱毒鬼疰。陶隱居云，療寸白蟲。孟詵云，平，多食一二升，佳。不發病，令人能食，消穀，助筋骨，行榮衛，明目，輕身。《食療》云，治寸白蟲，日食七顆，七日滿，其蟲皆化爲水。《外臺秘要方》云，治寸白蟲，榧子一百枚，去皮，只燒，啖之，能食盡，佳。不燒，啖五十枚，亦得經宿，蟲消下。

熊肉マク

《本》云，雷公云，肉，平，味甘，無毒。主風痺，筋骨不仁。若腹中有積聚寒熱者，食熊肉，永不除差。熊骨煮湯浴之，治歷節風，主小兒咯忤ヲヒユルヤマヒ。又膽則治五痔百療不差。

鹿肉カノシシ

《本》云，溫補中，強五藏，益氣力。陶隱居云，野肉之中，麞鹿可食，生不羶腥ツクサクナマクサカラ。又非辰屬八卦，無主而兼能溫補，於人即生死無尤。故道家許聽爲脯，過其餘肉，雖牛羊雞犬補益充肌膚，於亡魂爲愆責，並不噉。凡肉脯，炙之不動，及水而動，及暴之不燥，並殺人。禹錫等謹案，詵云生肉主中風，口偏不正，以生椒同擣傅之。又九月已後，正月已前，堪食之也。《食療》云，九月後，正月前食之，則補虛羸瘦弱，利五藏，調血脈，自外皆不食，發冷病。孫真人《食忌》云，鹿肉，解藥毒不可久食，蓋食解毒茸也。《抱朴子》云，鹿壽千歲，五百歲變白。壺居士云，鹿性多驚烈，多別良草，恒食。凡餌藥之人，不食鹿肉，服藥必不得力。又五月勿食鹿，傷神。

羚羊カモシシ　ニク俗

一名山羊，一名野羊。有神也。夜宿以角掛樹，不著地。又角諸藥用之，有良功。肉，陳藏器《本草》云，肉主蚘咬惡瘡。孟詵云，麢羊，北人多食之。南人食之，免爲蚘蟲所傷，和五味食之。又與五味子同炒，投酒中，經宿飲之，治筋骨，急主中風。《食療》云，傷寒熱毒，下血，服之又療疝氣。羚羊角大有神功，以水磨，塗一切惡瘡腫物，必差矣。小兒痢疾，燒末，以米飲服方寸匕。又切取角尖，爲末，難產之時以酒或水服方寸匕，必易產。《子母秘錄》云，治胸脇痛及腹痛，熱滿，燒羚羊角，末，以水服方寸匕。私云，今日本人食羚羊肉，謂同鹿肉。未見出處。

兔肉キウサ

《本》云，平，無毒，主補中益氣。陶隱居云，兔肉爲羹，亦益人。姙婦不可食，令兒子唇缺。其肉不可合白鷄肉食之，面發黄。又合獺肉食之，令人病遁屍傳屍病異名也。《藥性論》云，臘月兔肉作醬食之，去小兒豌豆瘡。又治渴，健脾。又兔肝明目補勞，治頭旋眼疼。孟詵曰，兔肝和決明子作丸，服之明眼視。

《圖經》云，肉，補中益氣，然性冷，多食損元氣，大都絶人血脈，損房事。《食療》云，兔死而張口眼合者，食之殺人。二月食兔肉傷神。又與生薑同食成霍亂。《經驗方》云，催生丹易産良藥，兔頭二個，臘月内取頭中髓於淨紙上，令風吹乾，乳香二兩，碎，入兔髓同研，來日是臘日，今日研，候夜星宿下安卓，置卓上，於時菓香茶同一處排定，須是潔淨齋戒燒香，望上帝拜告云，大道弟子某修合，救世上難生婦人藥，願降威靈祐助，此藥速令生産。禱告再拜，用紙帖同露之，香燒至來日，日未出時，以豬肉和丸如雞頭大，用紙袋盛，袋透風懸，每用臨産之時，一丸以醋湯服之，良久未産，更用冷酒服一丸，即産，生兒手握藥而出。此神仙方經驗。

豬肉シイノ

《本》云，味苦，主閉血脈，弱筋骨，虚人肌，不可久食。病人金瘡者，尤甚惡也。陶隱居云，豬肉不宜食，人有多食，皆能暴肥，此蓋虚肌故也。陳藏器《本草》云，豬兔肉寒，主壓丹石，解熱，宜肥。熱人食之，殺藥動風。豬肝，主腳氣。空心，切，以薑醋進之，當微利。《圖經》云，豬肉亦甘美，多膏，皆不可多食。發風氣，利大腸，令人虚羸。《食療》云，豬肉多食令人少子，療人腎虚。肉發痰，若患瘧之人，切忌食，必再發。《千金翼》云，人髪薄不生，先洗禿處，臘月豬脂入生鐵器，煮三二度，塗之偏生也。又云，治手足皴裂，血出疼痛。若冬月冒涉凍凌，面目手足瘃壞，及熱疼痛，皆塗豬腦髓，和酒熱洗塗。《肘後方》

云，黃疸有五，一黃疸，二穀疸，三酒疸，四黑疸，五女勞疸。黃汗，身體四肢微腫，胸滿不得汗，汗出如黃蘗汁，由大汗出，卒入水所致。豬脂一斤，令溫熱，盡服之，日三，當下，下則稍愈。

狐肉キツ子

《本》云，狐肉及腸，作臛食之，主疥瘡之久不差。又治小兒驚癇。《食療》云，狐肉有小毒，溫，主瘡疥，補虛。若女子陰癢絕產，小兒㿉卵腫，煮炙食之。又大人見鬼，亦作羹食良。

獺肉カハヲソ 俗ヲソ

《本》云，甘，有小毒。療疫氣溫病。獺取魚，祭天者也。其骨末，以水治骨硬，治水腫脹滿。一名水狗。《圖經》云，性寒，主骨蒸熱勞，血脈不行，榮衛虛滿，及女子月水不通，血熱，大小腸秘澀，五藏及肉皆寒，唯肝溫。主傳尸勞極，四肢寒瘧，虛汗客熱，亦主產後虛勞。凡諸畜肝，皆葉數定，唯獺肝一月一葉，乃至十二月十二葉，其中間亦有退葉。《肘後方》云，治尸疰鬼疰病者。葛氏云，此是五尸之一疰。又挾諸鬼邪爲害，其病變動，乃有三十六種至九十九種，大略使人寒熱淋瀝，沉沉默默，然不的知其所苦，而無處不惡，累年積月，漸就頓滯，以至於死後傳以傍人，乃至滅門。覺如此候者，便宜急治，獺肝一具，陰乾杵末，水服方寸匕，日三服，未差再三。姚云，神效。治腸痔，大便常有血，燒獺肝，服方寸匕。

猯ミ 俗マミ

《本》云，肉，甘，平，無毒。主上氣乏氣，欬逆，療久水腫脹滿不差垂死者，作羹臛食之，下水大效。陳藏器《本草》云，猯脂主傳屍鬼氣疰忤，以酒消脂服之。服丹石之人，食之尤佳。一名貛豚。極肥也。孟詵云，猯主服丹石勞熱，患赤白痢人，多時不差者，可煮肉經宿露中，明日空腹和醬食之，一頓即差。又瘦人可和五味煮食，令人長脂肉肥白。曾服丹石，可時時服之，丹石惡發熱，服猯肉尤妙。《食療》云，猯肉，平，骨主上氣咳嗽，炙末，酒和三合服之，日二服，其嗽必差。《聖惠方》云，治十種水氣，不差垂死，用猯肉半斤，切，粳米三合，水三升，葱椒薑豉作粥食之，狐肉下。《圖經》云，猯似犬而矮，尖喙黑足，褐色，與貛貉三種而大抵相類，頭足小別。郭璞《爾雅》注云，猯一名貛，乃是一物。然方書説其形差別也。

狢肉ムシナタヌキ在猯段下

《圖經》云，主元藏虚劣，及女子虚憊。方書稀用之。私謂，與猯功用全同。

彌猴サル

《本》曰，味酸，平，無毒。肉主諸風，治小兒邪驚，鬼魅，寒熱。肉作脯，主久瘧。《抱朴子》云，彌猴壽八百歲即變爲猿，猿壽五百歲變作玃，玃壽一千歲變爲蟾蜍。

諸雞俗ニハトリ ニハツトリ 丹雄雞ヲシトリ

《本》云，甘，微寒，無毒。主人崩中漏下，赤白帶下，補虚溫中，止血。功效可見《本草》，事繁多不抄之。

鴈カリ

《本》云，甘，平，無毒。主風攣拘急，偏枯，氣不通利。久服長毛髮鬚眉，益氣，不飢，輕身耐老。《詩》云，大曰鴻，小曰鴈。今鴈類亦有大小。唐《本草》注云，鴈喉下有白毛，療小兒癇有效。夫鴈爲陽鳥，冬則南翔，夏則北徂，時當春夏孳育於北，豈謂北人不食之乎。然鴈與鷰相反，鷰來則鴈往，鷰往則鴈來，故《禮》云，秋鴻鴈來，春玄鳥至。陶隱居云，夫鴈乃江湖，夏應産伏，皆往北，恐鴈門北人不食此鳥故也。孫真人云，六月七月勿食鴈，傷神。《外科方》並《精義方》云，癰疽瘡癤發背及諸腫，不可食鴈。

雀ススミス スメ俗

陳藏器《本草》云，雀肉起陽道，食之令人有子，冬月者良。《圖經》云，雀肉大温，食之益陽也。卵及腦頭血皆入藥。雄雀屎，臘月收之，俗呼爲青丹，而頭尖屎爲雄屎，亦名白丁香。諸藥並目藥入之。今人亦取雀肉，以蛇牀子熬膏，和合衆藥，丸服，補下腎有效，謂之驛馬丸。此法起於唐世，云明皇服之。雀卵殼和天雄末、兔絲子末，爲丸，空心酒下五丸，男子陰萎不起，女子帶下，小便不利，尤佳。除疝瘕，決癰，續五藏氣。

鷰燕肉（ツハクラメ　俗ツハメ）

陶隱居云，凡鷰鳥不可食，令人入水爲蛟所呑，亦不宜殺之。

雉肉（シキ）

《本》云，味酸，微寒，無毒。主補中益氣力，止泄痢，除蟻瘻。陶隱居云，雉雖非辰屬，而止是離禽，丙午日不可食者，明王於火也。《唐本草》注云，雉温，主諸瘻瘡。孟詵云，野雞久食令人瘦。又九月至十一月食之稍有補，他月即發五痔及諸瘡疥。不與胡桃肉同食。又與菌子木耳同食，發五痔，立下血。日華子云，雉雞，平，有微毒。有痼疾之人不宜食，秋冬補益，春夏有毒。《食療》云，不與胡桃肉同食，令人發頭風，兼發心痛，亦不與豉同食。又雉自死，足爪不伸，食之殺人。《食醫心鏡》云，雉主消渴飲水無度，小便多，口乾渴，煮雉肉食之。又云，雉肉主脾胃氣，氣虚下利，日夜不止，腸滑不下食。食之，又治産後下利，腰腹痛。

白鶴（ルツ）

《本》云，味鹹，平，無毒。鶴血主益氣力，補勞乏，去風益肺。今鶴有玄有黄，有白有蒼，取其白者爲佳。

烏鴉（カラス）

《本》云，平，無毒。治瘦欬嗽，骨蒸勞。臘月者良。日本人黃疸者，食鴉肉之説，未見其書。

白鴿（ハト）

《本》云，平，無毒。肉主解諸藥毒。凡人馬瘡疥，燒灰傅之，皆差。白癜瘍風，炒燒以酒服及傅之。

伯勞（スモ）

《本》云，鄭玄《禮記注》云，鵙，博勞也。有毒，毛羽主小兒繼病。繼病者，母有娠乳兒，兒有病如瘧痢，他日亦相繼腹大，或差或發，他人相近，亦能相繼。北人未識此病。懷妊者取其鵙毛帶之，又取鵙蹋枝鞭小兒，令速語。《楚詞》云，左見兮，鳴鵙。言其鳴惡也。《白澤圖》云，屋間鬪，不祥。

鶉（ウヅラ）又名竹雞

《本》云，補五藏，益中續氣，實筋骨，耐寒溫，消結熱。小豆生薑和煮食之，止洩痢。與豬肉同食，令人生小黑子。又不可和菌子食之，令人發痔。四月以前未堪食，是蝦蟇化爲鶉故也。楊文公《談苑》云，至道二年夏秋間，京師鬻鶉者，積於市門，皆以大車載而入，鶉纔直二文。是時雨水絕而無蛙聲，人有得於水次者，半爲鶉半爲蛙。《列子·天瑞篇》云，蛙變爲鶉。張湛注云，事見《墨子》，斯不謬矣。又云，鼠亦爲鶉，蓋物之變，非一揆也。

鴛鴦（カモタ カヘ） **今和國呼以鸂鶒爲鴛鴦，實誤也。ヲモヒ羽アル物ハ鸂鶒也。《延斷類要》祥也。**

《本》云，鹹，平，有小毒。肉主諸瘻疥癬病，以酒浸炙令熱，傅瘡上，冷更易。食其肉，令人患大風。大風者，癩病也。《食療方》云，其肉主瘻瘡。以酒炙食之，令人美麗。《食醫心鏡》云，主五痔。又主夫婦不和，作羹和與食之，即相憐愛也。

魚狗セワヒ亦ヒスイ

《本》云，平，無毒。主鯁及魚骨入肉不出痛甚者，燒令黑爲末，頓服之，煮取汁飲亦佳。今之翠鳥也。有大小，小者名魚狗，大者翠奴，俱能水上取魚，故曰魚狗。《爾雅》云，竭天狗。注云，小鳥青似翠，食魚，穴土爲窠。私云，此鳥亦無治痢病之説。

蚌蛤ハマクリ　海蛤　文蛤

《本》云，平，無毒。主咳逆，上氣喘，煩滿胸痛，寒熱，療陰瘻。一名魁蛤。《圖經》《説文》曰，千歲鷰化爲海蛤，伏翼所化也。故一名伏老。又諸蛤所含珠謂之真珠。真珠尤神藥也。

石決明小鮑也アワヒコ

藥用殼甲也。肉即南人海人噉之。《蜀本草》注云，鰒魚主咳嗽，噉之明目。《唐本草》注云，此物是鰒魚甲，附石生，狀如蛤，惟一片無對，七孔九孔者良，十孔者不佳。鰒魚即王莽所食者，一邊著石。甲殼小者，研去麤殼皮，以麵粉和水裹炮，熱灰火内熟煨，搗碎，細羅，於乳鉢中再研如麵粉，入藥中用之，主目障瞖痛青盲，久服益精輕身。又名真珠母也。又以鹽水煮一伏時，磨去麤皮，搗羅更研細用之。《勝金方》云，治小腸五淋，石決明粉，以熟水調服二三錢也。《本草和名》有二十一異名也。

牡蠣キカ

《本》云，肉煮食之，主虛損，婦人血氣，調中，解丹肉於薑醋中。生食之，治丹毒，酒後煩熱口渴，尤良。孟詵云，火上炙，令沸，去殼，食之甚美。令人細肌美膚，好顔色。此物附石而生，磈礧相連如房，故名蠣房。如阿房之房一名蠔山。晉安人呼爲蠔莆。一房内有蠔肉一塊，肉之大小隨房所生，大房如馬蹄，小者如人指面，每潮來則諸房皆開，有小蟲入之，充腹。海人取之，皆鑿房，以烈火逼開之，挑取其肉，而其殼左顧者爲雄，右顧者爲雌。雌，牝也。雄，牡也。故云牡蠣。或曰以尖頭爲左顧，大抵以大者爲貴，惡麻黄、吳茱萸、辛夷。陶隱居云，道家方以左顧者是雄，故名牡蠣。右顧者則牝蠣，皆以尖頭口在上舉，以腹向南視之，口邪向東則是也。向西是牡蠣也。牡者，以大爲良，非牝牡雌雄義。牡丹豈有牝丹乎。

鮧魚鮧音夷，又音題　ナマツ

《本》云，味甘，無毒，主百病。陶隱居云，此即鯷也。今人皆呼慈音，即是鮎乃兼反魚，作臛食之云補。及赤目赤鬚無鰓者，食之並殺人。《圖經》鮧魚，一名鮎魚，一名鯷魚。治水浮腫，利小便也。又云有三種，口腹俱大者名鳠音護，背青而口小者名鮎，口小背廣腹白者名鮠，一名河豚。三魚並堪臛，美而補。陳士良曰，鮧魚，暖也。《食療》云，鮎魚主諸補益，無鱗有毒，勿多食，赤目赤鬚者並殺人。《本草和名》名アユ云云，太謬歟。和漢相遠。○鮎無鱗者有毒云云。不審也。

蠡魚上字音禮，《本草和名》ハム

《本草圖畫》則似鱸魚，一名鮦魚，又作鱧魚。

鱓魚上音善　ワナキ

《圖經》云，鱓魚補五藏，逐十二風邪，患氣人常作臛食，汗出即差。似鰻鱺魚而細長，亦似虵而無鱗。有青黄二色，生水岸泥屈中，所在皆有之。

《本草和名》云，古女，又エヒ云云，其名不叶。

鯽魚フナ

《本》云，主諸瘡，燒以醬汁塗之，或豬脂煎塗之。又主腸癰。服鯽魚頭灰，主小兒頭瘡、口瘡、重舌、目瞖。一名鮒魚。作羹合蓴食之，主胃弱不能食。又作鱠，主久赤白痢。《蜀本草》云，鯽魚，味甘，溫，止下痢。多食亦不宜。注云，形似鯉，色黑而體短，肚大而脊隆，所在池澤皆有之。孟詵云，鯽魚，平胃氣調中，益五藏。又鯽魚與鰤魚其形頗同，味則有殊，鰤是節化，鯽是稷米化之。其魚腹上尚有米色，寬大者，鯽也。背高腹狹小者，是鰤也。其功不及鯽，調中益肝氣。日華子云，不宜與豬肉合食。惡瘡，燒灰傅之尤良。又鯽頭灰與白礬灰合，以米飲服，治赤白痢，腸風下血，五色雜痢尤效。陳藏器云，夏月痢疾有神效，冬月則不治也。《集驗方》云，熱病差後，目暗，食五辛必目暗。鯽魚作臛食之。又以煮鯽氣熏目。《子母秘錄》云，治小兒面上忽生瘡，黃水出，鯽魚頭燒末，和醬清汁傅之。又方小兒丹毒，鯽魚肉細切，五合，赤小豆三合，和杵如泥，和水傅上。《楊氏產乳方》云，療姙娠時行傷寒，鯽魚一頭，燒作灰，酒方寸匕，服之，汁出，差。《傷寒類要》亦同 又中風寒熱，腹中絞痛，亦如此服之，被蓋覆，出汗必差。〇蓴，蘘荷一名也。

鯉魚ヒコ

《本草》云，鯉魚肉味甘，主欬逆上氣，黃疸，止渴。生者主水腫，脚氣脹滿，下氣性寒。《藥對》云，平。陳士良云，無毒，骨主女人帶下赤白。陳藏器《本草》云，鯉魚肉主安胎，胎動懷姙身腫，煮食之，破冷氣痃癖，氣塊橫關伏梁。又作鱠，以濃蒜虀食之。膽主耳聾，滴入耳中。孟詵云，鯉魚白煮食之，療水腫脚滿，下氣，腹有宿瘕，不可食。天行病後不可食，再發即死。《圖經》云，其脊中一道，每鱗上有小黑點，從頭數至尾，無大小，皆有三十六鱗。古語云，五尺之鯉，與一寸之鯉，大小雖殊，而鱗之數等是也。又崔豹《古今注》釋鯉魚有三種，兗州人謂赤鯉爲赤駒，謂白鯉爲白驥，謂黃鯉爲黃騅。蓋諸魚中，此爲最佳。又能神變，故多貴之。今人食品中以爲上味。《千金方》云，治暴痢，小鯉魚一枚，燒爲末，米飲服之。大人小兒俱服得。《食醫心鏡》云，主上氣咳嗽，胸膈妨滿，氣喘。鯉魚一頭，切作鱠，以薑醋食之，蒜虀亦得。《子母秘錄》云，療姙娠傷寒。鯉魚一頭，燒末，酒服方寸匕，令汗出。兼治乳無汁。〇傷寒天行病後，不可食鯉，再發即死。

比目魚カレイ俗ヒラメ

《本》云，平，補虛益氣力，多食，稍動氣。一名王餘魚。越王作鱠，食之一片，墮於海云云。

鯸鮧魚《本草和》云フク，一說鮭魚フク。《本草和》云サケ。フク是即非吹，以下河豚是フク也。

《本》云，有毒，不可食之，其肝毒殺人，緣腹中無膽，頭中無腮，故知害人。若中此魚及鱸魚毒者，便剉蘆根煮汁飲，即毒氣解散。諸魚有毒者，魚目有睫，殺人。目得開合，殺人。逆腮，殺人。白鬐，殺人。腹中下有丹字，殺人。魚師大者，殺人。二目不同，殺人。連鱗者，殺人。**私云，是皆尋常魚中，不似自類，爲異物也。元來無鱗無腮者，即非異物，如鮎魚鱓魚等者，則非異物也。食無毒。**

鼈魚肉メカ

《本草》療溫瘧，血瘕腰痛，小兒脇下堅，味甘，主傷寒中風，益氣，補不足。

蟹カニ一名蛸蚌，一名擁劍。依形小異，有殊名也。

《本》云，蟹味鹹，寒，有毒。主胸中邪氣熱結痛，喎僻面腫，解結散血。愈漆瘡，養筋，益氣。又與敗漆器合燒之，致鼠。陶隱居云，蟹類甚多，蛸蜞音謀，擁劍，彭蜎音越皆是，並不入藥，惟蟹多有用。仙方以化漆爲水，服之長生，以黑犬血灌之，三日燒之，諸鼠畢至，未被霜，甚有毒。《本草和名》有三十一名也。又有彭蜞啖幾死。《爾雅》云，太有毒，殺人。《食療》云，蟹足班目赤，不可食，殺人。又八月前，每箇蟹腹內有稻穀一顆，用輸海神。孫真人云，十二月勿食蟹，傷神。《楊氏產乳方》云，姙娠人不得食蟹，令兒橫生也。《聖惠方》中，蟹毒服生藕汁即良。

烏賊魚カイ

《本》云，肉味酸，平。主益氣強志，惡白歛、白及、附子。陶隱居云，此是顆（剝音）烏所化作。今其口腳具存，猶相似爾。其魚腹中有墨，今作好墨用之。腹中墨主婦人血痛，醋摩服之。又海人云，昔秦王東遊，棄筭袋於海，化爲此魚，其形一如算袋，兩帶極長。《圖經》云，顆烏所化作云云。禹錫云，蘇恭引《音義》云，無顆字，言是鴨字。乃以《爾雅》中鴨鷗，一名鵶烏。小而多群。又云，顆是小烏，似鴨，短頸，腹翅紫白，背上綠色，名字既與《圖經》相符，則顆烏所化，明矣。《圖經》又云，此魚性嗜烏，每曝水上有飛烏過，謂其已死，便啄其腹，則卷取而食之，以此得名，言爲烏之賊害。又陶隱居術書（《靈奇奧秘術》一卷）云，以烏賊魚腹中墨書券文，經年月，其字磨消如素紙，亦浸醋見之，彼書字宛然如故存云云。烏賊魚骨堪入藥用，一名海漂蛸，溫，無毒。主女人漏下，赤白帶下，血閉，陰蝕，腫痛，寒熱癥瘕，無子，驚氣入，腹痛環臍，陰中寒腫，令人有子。又止瘡多，膿汁不燥。

鰻鱺魚（《和名本草》云，ハシカミイヲ　一說ウナキ　私云，**ツチクシリ**）

《本》云，味甘，有毒。主五痔瘡瘻，殺諸蟲，形似鱓，作臛食之。背有五色文，常在泥中。有海中者，名海鰻，頭似蝮虵，背有五色文，置其骨於衣箱中，斷白魚諸蟲損。《聖惠方》治諸蟲心痛，心腹悶，用鰻鱺魚淡炙令熟，三五度，食即愈。又方治蚊蝱，以曼麗魚乾者，於室燒之，即蚊子化爲水矣。又方治傳屍、骨蒸、勞瘦及腸風下血，以此二斤，治如食法，切作段子，入鐺內，以酒三盞煮，入鹽醋中，食之。《稽神錄》云，有人多得勞疾，相因染死者數人。取病者於棺中，釘之，棄於水中，永絕傳染之病。流之於江，金山有人異之，引岸開視之，見一女子猶活，因取置漁舍，多得曼鱺魚，食之病愈，遂爲漁人之妻。

河豘　**私謂フク歟。吹肚魚（一名），吹字（クフ）相叶　上ノ鯸鮧魚此一類歟。**

《本》云，味甘，溫，無毒。主補虛，去濕氣，利腰腳，去痔疾，殺蟲。日華子云，河豘有毒。又云，胡夷魚，涼，有毒。毒以蘆根解之。肝有大毒。又名鰐魚、規魚、吹肚魚也。陳藏器云，如鯰魚口尖，一名鯢魚。○吹肚魚フク尤相叶ヘリ

鱖魚（上字居衛反　サケ歟。私）

《本》云，甘，平，無毒。主腹內惡血，益氣力，令人肥健，去腹內小蟲。昔仙人劉憑常食石桂魚。今鱖魚猶有桂名，恐是此也。生江溪間。日華子云，微毒，益氣，治腸風瀉血。又名鱖豚、水豚。**私云，日本五卷《食療經》云，桂魚，一名年魚。其魚子如胡頽子，赤紅也**（云云），（不與唐書《本》等合也）。《雷公炮炙論序》云，樹得桂枯（云云），是亦桂魚歟。未作試枯樹之功。《食療》云，平補勞，益脾，有毒。《勝金方》云，治大人小兒骨鞭，煎煮服之，久新骨鞭皆出。若未吐出，食之，喫酒，以吐出骨硬爲度也。○喉立魚骨，竹木刺，謂之鞭。

青魚（アヲイホ）

《海藥》云，南人取頭枕骨，或作酒器，或作梳篦。又似琥珀，以乾代琥珀（云云）。又作鯖字（アトイホ義亦不叶。）

石首魚（イシモチ）

《本》云，甘，無毒。頭中有石如碁子。主下石淋。磨石服之，亦燒爲灰末服，乾食之，名爲鮝（音想），亦主卒腹脹，食不消，暴下痢。又野鴨頭中有石，云是此魚所化。生東海。《食療》云，作乾鮝食，消宿食，主中惡。

鯔（ナヨシ）

《本》云，甘，平，無毒。主開胃，通利五藏，久食令人肥健。此魚食泥，與百藥無忌。似鯉而身圓。

獺好食鯔，《太平廣記·畫工章》云，僧穎畫鯔，置河畔，衆獺來。

鱸魚ススキ

《本》云，平補五藏，益筋骨，和腸胃，治水氣，多食宜人，作鮓猶良。又暴乾甚甘美。雖有小毒，不至發病。一云多食發痃癖及瘡腫。《食療》云，平，安胎補中。作鱠尤佳。

馬刀テマ

《本》云，辛，微寒，有毒。主下赤白寒熱，破石淋，除五藏間熱，止煩滿，補中，去厥痺，利機關。一名馬蛤。李云，生江漢中，長六七寸，闊五六分，肉似蜯，多在沙泥中，殼爲粉，以傅癰瘡上。又止痢，肉有益於人。

蛤蜊ハマクリ

《本》云，冷，無毒。潤五藏，止消渴，開胃解酒毒。主老癖，能爲寒熱者及婦人血塊，煮食之。此物性雖冷，乃與丹石相反，服丹石之人食之，令腹結痛。初虞世云，療湯火傷，神妙。蛤蜊殼灰燒研末，油調塗之。《集驗方》同

蜆シシミ貝

《本》云，冷，無毒。治時氣，開胃，厭丹石藥，及治丁瘡，下濕氣，下乳汁，糟煮服良，以汁洗丁瘡。又多食發嗽，並生冷氣消腎。陳殼粉，活陰瘡，止痢。蜆肉，寒，去暴熱，明目，利小便，下熱氣，除腳氣濕毒，解酒毒，治反胃痰飲失精。

蚌蛤ハマクリ大蚌也。異類。《和名本草》云タカイ田貝。

《本》云，冷，無毒。明目，止消渴，除煩解熱毒，補婦人虛勞下血，並痔瘻血崩帶下。壓丹石藥毒。

車螯(ミソカイ 含明珠)

《本》云，冷，無毒。治酒毒，除渴，消癰腫。殼灰治瘡癤腫毒，以醋傅之。是大螯，一名大蛤。又名蜄。能吐氣爲樓臺，謂之蜄樓。(佛教謂之乾闥婆城也。)

蚶(キサコ)

《本》云，溫，主心腹冷氣，腰脊冷風，利五藏，建胃。令人能食，每食了，以飯壓之，不爾，令人口乾。又云，溫中消食，起陽事。又云，無毒，益血色。殼燒以米醋三度淬後埋，令壞，以醋膏丸，治一切血氣冷氣癥癖。

淡菜(インカイ イガヒ)

《本》云，溫，補五藏，理腰腳，益陽事，能消食，除腹中冷氣，消痃癖氣。亦可燒，令汁沸出，食之。多食令頭悶目闇，可微利。又云，溫，無毒。補虛勞損，產後血結，腹內冷痛，尤良。□癥瘕腰痛，潤毛髮，崩中帶下，燒一頓令飽，大效。又名殼菜。蘿蔔、紫蘇、冬瓜同煮食，即妙。陳藏器《本草》云，名云東海夫人。味甘，溫，無毒。主虛勞羸損，因產瘦瘠，血氣結積，腹冷腸鳴下痢，腰疼帶下，疝瘕，久服令人髮脫。南人好食。治虛勞傷憊，精血少者及吐血，婦人帶下漏下，丈夫久痢，並煮食之。

蝦(エビ)

《本》云，無鬚及煮色白者，不可食。小者，生水田及溝渠中，有小毒。小兒赤白遊腫，擣碎傅之，蝦酢食之，毒人至死。蝦，《食療》動風發瘡疥(云)。

海月(クラゲ 一名以下魚)

《本》云，平，無毒。主消渴下氣，令人能食，利五藏調中。生薑醬食之，消腹宿物，令人易飢，止小便。南海水沫所化，煮時猶變爲水，似半月，故以名之。海蛤之類也。《食療》云，平，主消痰，辟邪鬼毒，以生椒醬調和食之，良，能消食止小便，故知補益人也。亦名以下魚。

蓼螺シニ

《本》云，無毒。主飛尸，生食以薑醋進之彌佳。味辛辣如蓼，故名蓼螺。

《照味鏡》上卷

嘉曆元年十月九日子刻於燈下，令清書訖。

草本則去年正中二年秋所抄撮也

同二年五月八日朱點了

性全六十一歲

同六月十七日墨點了

性全

寤寐之間可看，記尤力急務忽。

朱墨之紙數六十二丁

覆載萬安方卷第六十二

照味鏡卷下

性全　集

藕ハス　蜜ハヘ　蓮子ハスノミ

《本草》云，味甘，平，寒，無毒。蓮子（又云蓮。實也）。主補中，養神益氣力，除百病。久服輕身耐老，不飢，延年。一名水芝丹，一名蓮。孟詵云，藕生食之，主治霍亂後虛渴煩悶，不能食。其產後忌生冷物，惟藕不同生冷，爲能破血故也，亦蒸煮食之。甚補五藏，實下焦，與蜜同食，令人腹藏肥，不生諸蟲。《藥性論》云，藕汁亦單用，能消瘀血不散。節，擣汁，主吐血不止，口鼻血出，並皆治之。又消食□□□□□毒。蓮子中心青物名□□□□□□。日華子云，藕溫，止□□□□□傳金瘡傷折尤良，葉名荷細，根名□□也。藕治腰痛，又治噦逆，以水熟半盞，服炒蓮子末二三錢，立平。□□□宮作血蜭，庖人削藕皮，誤落少中，遂散不凝。自此醫家用主血。《本草序例》云，藕皮散血，起於庖廚云。《華山記》云，華山頂有池，生千葉蓮華，服之羽化。（私云，羽化者，服之人生羽翼飛行也。）

橘タチハナ　柚ユ

《本》云，味辛，溫（皮也）。其肉酸甘。孔安國云，小曰橘，大曰柚，皆甘也。唐本注云，柚皮厚，味甘，不如橘皮。柚皮入藥，亦應下氣。或云不如橘皮，肉亦如橘，有甘有酸。按《呂氏春秋》云，果之美者，有雲夢之柚。郭璞，□□似橙而大於橘。

太棗□□□□少核大棗也

《本》云，甘，平，無□□□□邪氣，安中養脾，助十二經，平胃氣，通九竅，補少氣，治少津液，身中不足，大驚，四肢重，和百藥，補中益氣，強力，除煩悶，療心下懸，腸澼。久服輕身，長年不飢，神仙。一名乾棗，一名美棗，一名良棗。已上乾棗。功能也生棗多食，令人多寒熱。羸瘦者，不可食也。

酸棗ナツメ核小细者也

《本》云，仲思棗，甘溫，無毒。主補虛，益氣，潤五藏，去痰嗽冷氣，久服令人肥健，好顏色，神仙，不飢。形如太棗，長一二寸，正紫色，细文小核，味甘重。北齊時有仙人仲思得此棗，因以爲名。隨大業中，信都郡獻數顆。核中人謂之酸棗人，補心藏之藥最也。

栗子リク

《本》云，味鹹，溫，無毒。主益氣，厚腸胃，補腎氣，令人耐飢。陶隱居云，相傳有人患腳氣緩弱，往栗樹下食數升，便能起行。此是補腎之義，然應生噉之。《唐本草》注云，嚼生栗塗瘡上，療火丹，療毒腫。孟詵云，栗子生食，治腰腳。蒸炒食之，令氣壅也。患風水氣，不宜食。日中曝乾食之，補益下氣。生栗可於熱灰中煨，令汁出，食之良。不得通熱，熱通即壅氣生，即發氣，故火煨殺其木氣食耳。又栗殼白皮濃煎服之，止瀉利。《外臺方》云，主小兒疳瘡，栗子嚼塗之。《肘後方》云，丹者惡毒之瘡，五色無常，治之煮栗皮洗之佳。《經驗後方》云，治腎虛腰腳無力，生栗袋盛懸乾，每日平明喫十餘顆。孫真人云，栗味鹹，腎病宜食。大腹水腫，忌生栗，鹹故也。

葡萄エヒカツラノミ 在山曰葡萄，其子大，在野則小。

《本》曰，甘，平，無毒。主筋骨濕痺，益氣強志，令人肥健耐飢，忍風寒，久食輕身，不老延年。可作酒，逐水，利小便。

覆盆子イチコ 名蓬蘽 木

《本》云，酸，鹹，平，無毒。一名陸蘽，一名陰蘽。主安五藏，益精氣，長陰令堅，強志倍力，有力，主益氣輕身，令髮不白。陶隱居及《唐本草》注皆云，今用覆盆子補虛，續絕令生兒子，強陰陽，悅澤肌膚，安和藏腑，溫中益力，療勞損風虛，補肝明目。

芰實ヒシ

《本》云，甘，無毒。主安中，補五藏，不飢輕身。一名菱，性冷，恐非上品。被霜後食之，令陰不強，消丹石毒。孟詵云，水族之中，此物最不能治病。又云，令人藏冷，損陽氣，痿莖陰莖也。可少食，多食令人腹脹滿者，可煖酒和薑飲一兩盞，即消也。《圖經》云，芰實有二種，一種四角，一種兩角，然性冷不可多食。

橙カフチ 《本草和名》云アヘタチハナ，不叶。

《本》云，皮苦，辛溫，肉無毒，味酸。治惡心，不可多食，借肝氣。

梅實メム

《本》云，酸，平，無毒。主下氣，除熱煩滿，安心。肢體痛，偏枯不仁，死肌，去青黑誌，惡，止下痢，好唾口乾。陶隱居云，傷寒煩滿，烏梅熱水漬飲汁，生梅子、白梅亦應相似，今人多用白梅和藥，以點誌蝕惡肉也。梅實利筋脈，去痺。蕭炳云，今人多用煙熏爲烏梅。又刺在肉中不出，嚼白梅封之，刺即出。又大便不通，氣奔欲死，以烏梅、白梅肉湯漬，須臾挼，捨核爲丸如棗大，入下部內，少時即通利。日華子云，梅子，暖，止渴，傷骨，蝕脾胃，令人發熱。根葉煎濃湯治休息痢並霍亂。又茶、乾薑、白梅肉，杵合爲丸，生服二三十丸、六十丸，以米飲服之，止赤白諸痢、休息痢，大驗也。白梅者，乾梅上白鹽如霜，故或云霜梅也。《梅師方》云，治傷寒四五日，頭痛壯熱，胸中煩痛，用烏梅十四個，鹽五合，水一升，煎取一半，服吐之。

《鬼遺方》云，治一切瘡肉出，以烏梅燒爲灰末傅之，諸瘡惡肉立盡，極妙。

《毛詩》注云，梅暴乾爲臘羹，又含可以香口。梅含雞舌，兼口氣之謂也。

木瓜モツクワ

《本》云，實味酸，溫，無毒，主腳氣霍亂轉筋。其根枝亦可煎用。

柿カキ

《本》云，甘寒，無毒。主通鼻耳氣，腸澼不足。《唐本草》注云，《別錄》云，火柿主殺蟲毒，療金瘡火瘡。熟柿解酒毒，止口乾，壓胃中熱。孟詵云，柿寒，主補虛勞不足。又乾柿厚腸胃，澀胃建脾氣，消宿血。又紅柿補氣，續經脈氣。又柿作餻餅，與小兒食，治秋痢。陳藏器云，日乾者，濕胃補脾，多食去面皯，除腹中宿血，止渴，療肺痿心熱嗽，消痰開胃。又治吐血，潤聲喉，殺蟲。《圖經》云，椑柿但可生噉，性甚溫，皮薄云云。

芋イモ イヘノイモ

《本》云，味辛，平，有毒。主寬腸胃，充肌膚，滑中。一名土芝。《唐本草》注云，芋有六種，有青芋、紫芋、真芋、白芋、連禪芋、野芋也。其青芋細長毒多，須灰汁煮，易水煮熟冷食。白芋、真芋、連禪芋、紫芋，毒少，並蒸煮噉之。療熱止渴。十月後曬乾收之，冬月食，不發病。他時月不可食。又和鯽魚作耀，良久食，令人虛勞無力。又煮汁洗膩衣，白如玉，亦可浴去身上浮風，慎風半日。陳藏器云，芋，食之令人肥白。小芋極滑，吞之開胃，利腸閉。產後煮食，破血。又飲其汁，止血止渴。又芋有八九種，功用相似，野芋生於溪澗，非人所種者，根葉相類耳。又云芋葉冷，無毒，除煩止瀉，療妊娠心煩迷悶，胎動不安，煮服汁。又鹽研傅虵蟲咬並癰腫毒。《文選》左思《三都賦》云，徇蹲鴟之沃，則以爲濟世，陽九是也。《圖經》云，唐《韋宙獨行方》，療癖氣，取生芋子一斤，壓破，酒五升漬二七日，空服一杯，服之神良。《史記》蜀卓氏云，汶山之下，沃野有蹲鴟，至死不飢。注云，蹲鴟，大芋也。沈存中《筆談》云，處生劉湯隱居王屋山，嘗於齊中見一大蜂於蛛網，蛛縛之，爲蜂所螫，墜地。俄頃，蛛腹欲烈，徐徐行入草，嚙芋梗，微破似瘡，就嚙處磨之，良久，腹漸消輕，躁如故。自後人有爲蜂螫者，按芋梗，傅之則愈。

烏芋（クワイク／ロクワイ）

《本》云，苦，甘，微寒，無毒。主消渴痺熱，溫中益氣。一名籍姑，一名水萍。三月三日採之，暴乾。一名槎芽，一名茨菰，一名皀茨。消風毒，除胸中實熱，可作粉食，明耳目，止渴，消疸黃。若先有冷氣，不可食，令人腹脹氣滿。小兒秋食，臍下當痛。日華子云，治黃疸，開胃下食。服金石藥，人食之良。懷孕人不可食。《爾雅》謂之芍，治血瘕血癥。

枇杷（ワヒ）

《唐本草》注云，實，味甘，寒，無毒。多食發痰熱。日華子云，枇杷子，平，無毒。治肺氣，潤五藏，下氣止吐逆並渴疾。一說其葉似琵琶，故名也。雷公云，枇杷葉重一兩，乾者三葉重一兩者，是氣足，堪用使。

乳柑子（カウシ）

《本》云，甘，大寒。主利腸胃中熱毒，解丹石，止暴渴，利小便，多食令人脾冷，發涸癖，大腸滑泄。柑皮療咽喉痛，未經霜時尤酸，霜後甚甜，故名柑子。《食療》云，子，寒，堪食之。其皮不任藥用，多食令人肺燥冷，中發痃癖。陳藏器云，產後肌膚浮腫。柑皮末，酒服下。《聖惠》云，治酒毒或醉昏悶煩渴，要易醒方，取柑皮末二兩，水一盞半，煎一盞半，入鹽，溫服。《經驗後方》名獨醒散。

桃モモ

《本》云，桃實，味酸。多食令人有熱。桃人、桃花、桃奴（又云桃梟）、桃膠、桃葉，皆神藥也。桃之功不可勝計，治瘧用桃人一百個，去皮尖，於乳鉢中細研成膏，不得犯水，入黃丹三錢，丸如梧子大，每服三丸。當發日，面北，用溫酒吞下，不飲酒者，以井花水服。五月五日午時合，忌雞犬、婦人見。

杏カラモモ

《本》云，味酸，不可多食，傷筋骨。杏人有神靈，見於諸方中。（可見《本草》）

安石榴アマシヤクロ　酸石榴スシヤクロ

《本草》云，味甘酸，無毒。主咽燥渴，損人肺，不可多食。酸實。孟詵云，石榴多食損齒。《酉陽雜記》云，石榴甜者，謂之天漿，能理乳石毒。甜石榴（天漿子也）。

酸石榴、安石榴，一物也。殼皮治一切赤白痢疾也。《圖經》云，有甘酢二種，甘者可食，酸者入藥。崔元亮《海上方》療金瘡刀斧傷，破血流，以石灰一升，石榴花半斤，擣末，取少許，傅疵上，少時血止便差。根殺腹中蟲。

梨シナ

《本》云，甘，微酸，寒。多食令人寒中。金瘡、乳婦不可食。又有乳梨、鵝梨，又治泄痢，解傷寒胃熱，消渴。又有青梨、茅梨、水梨、消梨、紫煤梨、赤梨、甘棠。《食療》云，金瘡及產婦不可食，大忌。

李スモモ

《本》云，苦。除痼熱，調中。陶隱居云，李類又多，京口有麥李，麥秀時熟，小而甜サスモモ歟，不入藥，不可與雀肉合食。又有綠李、赤李、紫李、黃李、朱李、水李，並堪食，其中仁不入藥用。有野李，味苦澀，名郁李，其核仁入藥用之郁李人也。治肝療目，治水腫脹滿。李樹根皮寒，主消渴，止心煩，逆奔氣。

楊梅ヤマモモ

《本》云，酸，溫，無毒。主去痰，止嘔噦消渴，化食，多食令人發熱。孟詵云，楊梅和五藏，能滌腸胃，除煩憒惡風，燒灰服，治痢病。又皮根煎湯，洗惡瘡疥癩，忌生葱合食。

林檎リンコウ リンコ俗

《本》云，酸，甘，溫。不可多食，發熱澀氣，令人好睡，發冷痰，生瘡癤，脈閉不行。孟詵云，主止消渴。小者名椊。《圖經》云，或謂來禽木。又今俗間醫人，亦乾之，入治傷寒藥，謂之林檎散。又治小兒痢病。

胡桃クルミ

《本》云，甘，平，無毒。食之令人肥健，潤肌黑髮，取肉燒令黑，末和松脂，研傅瘰癧。又和胡粉爲泥，白鬚髮拔之，以內孔中，其色皆黑也。多食利小便，能脫人眉，動風故也。去五痔。崔元亮《海上方》研和末，爲粥一杯，每食之，治石淋也。

榛子ハシハミ 私云，柴栗也。日本ノハシハミハ其義理不當也。

《本》云，甘，平，無毒。主益氣力，寬腸胃，令人飢，健行。鄭玄《禮記》注云，榛似栗而小，令人肥白，止飢，調中開胃，甚驗。

胡麻コマ 俗ウコマ　烏胡麻

《本》云，甘，平，無毒。主傷中虛羸，補五藏，益氣力，長肌肉，填髓腦，堅筋骨，療金瘡，止痛，及傷寒溫瘧大吐後，虛熱羸困亦主之。久服輕身不老，明耳目，耐飢渴，延年。以作油，微寒，利大腸，胞衣不下主之。生油者，摩瘡消腫，生禿髮。一名巨勝，一名狗蝨，一名方莖，一名鴻藏。葉名青蘘。陶隱居云，入穀中，惟此爲良。淳黑者，名巨勝。巨者，大也。是爲大勝。本生大宛，故云胡麻。生嚼塗小兒頭瘡，及浸淫瘡、惡瘡，大效。又胡麻，一名方金，一名夢神。《抱朴子》云，巨勝，一名胡麻。服餌之，不老，耐風濕。《聖惠方》云，治五藏虛損羸瘦，益氣力，堅筋骨。巨勝蒸曝各九遍，每用二合，用湯浸布裹，按去皮，再水濾取汁，煎飲，和粳米煮粥食之。《續齊諧記》云，漢明帝永平十五年中，剡縣有劉晨、阮肇二人入天台山採藥，迷失道路，忽逢一溪，過之，遇二女，以劉阮姓名呼之，如舊識耳。曰，郎等來何晚耶。遂邀之過家，設胡麻飯以延之。故唐詩有云，御羹和石髓，香飯進胡麻云云。《聖惠方》有練胡麻方。陶隱居云，胡麻炒油不入藥用，生麻油治惡瘡、頭禿瘡，入用諸藥也。《野人閒話》云，《杜天師昇遐》篇云，麻油塗兩足，繒帛裹之，可行日萬里。宋明帝之時，官人患腰痛，牽心，發則氣絕。徐文伯視之曰，髮瘕，以油灌之吐物如髮，引之長三尺，頭已成虵，能動搖，懸之滴盡，唯一髮。

飴糖メア

《本》云，甘，微溫。主補虛乏，止渴，去血。只以糯米、小麥蘖作之者入藥，建中湯多用之。建脾胃氣，去滯血。日華子云，益氣力，消痰止嗽，並潤五藏。又云膠糖，又云餳。《食療》云，主吐血，建脾。凝強者爲良。又主打損瘀血，熬令焦，和酒服，能下惡血。又傷寒大毒嗽，於蔓菁薤汁中，煮一沸，頓服之。

《外臺方》云，誤吞錢，取飴糖一斤，漸漸盡食之，錢環及釵皆出。《肘後方》云，魚骨鯁在喉中，衆方不出，飴糖丸如雞子黄大，吞之不出，猶大作丸服，妙。

大豆マメ

《圖經》云，有黑白二種，黑者入藥，白者不用。味甘，平。《神農本草》云，塗癰疽，煮汁飲，殺鬼毒，止痛，逐水脹，除胃中熱，下瘀血，散五藏結積，殺烏頭毒，久服令人身重。炒爲屑，味甘，主胃中熱，去腫除痺，消穀，止腹脹。注云，陳藏器《本草》云，大豆炒令黑，煙未斷，及熱投酒中（名豆淋酒也），服之主風痺癱瘓口噤，産後諸風，食罷服半掬，去心胸煩熱，風恍惚，明目，鎮心，溫補。久服好顏色，變白，去風，不忘。又煮食，寒而下熱氣，消腫，壓丹石熱毒。煮汁，解諸藥毒，消腫。大豆炒食極熱，煮食寒冷，牛食之熱，馬食之冷。一體之中數變。

豉シ

《本》云，味苦，寒，無毒。主傷寒頭痛，寒熱，瘴氣惡毒，煩燥滿悶，虛勞喘急，兩腳疼冷。《食療本草》云，陝府頭汁甚，勝於常豉，以大豆爲黄，蒸，每一斗加鹽四升，椒四兩，春三日，夏兩日，冬五日，即成半熟，加生薑五兩。《食醫心鏡》云，豉五升，九蒸九曝。

《日本口傳》云，黑大豆，不拘多少，置甑上蒸熟，日中曬乾，曬乾已，又上甑中蒸之，亦曬乾。如此九蒸九曬而已，隨藥用，謂之九豉。

大豆黄卷クロマメノモヤシ

《本》云，味甘，平，無毒。大豆芽也。主濕痺筋攣膝痛，五藏胃氣結積，益氣止毒，去黑皯，潤澤皮毛。

赤小豆キアツ

《本》云，味甘，酸，平，無毒。主下水，排癰腫膿血，寒熱，中消渴，止洩利，利小便，治吐逆，卒澼，下脹滿。《圖經》云，昔有人患腳氣，以赤小豆作袋置足下，朝夕展轉踐踏之，其疾遂愈。亦主丹毒。《小品方》以赤小豆生粉和冷水如泥，塗於丹毒瘡，塗之不已，逐手即消。塗癰疽諸腫，則可消散毒氣，往往用之有神效。《食療本草》云，和鯉魚爛煮食之，甚治腳氣及大腹水腫，暴痢後氣滿不能食，煮赤小豆，一頓服食即愈。《千金方》云，產後不能食，煩滿。小豆二十七粒，燒爲末，以冷水頓服，尤佳。《肘後方》云，辟溫病方，取赤小豆，新布裹盛之，置井中三日，取出，舉家服，男十粒，女二十粒，吞之。神術也。孫真人云，赤小豆同魚鮓食之，成消渴病，慎之。《產寶方》云，治難產，赤小豆生吞七枚，生。若女子吞二七枚，出生。陶隱居云，主小兒急黃爛瘡，煮小豆，取汁淋洗。

酒ケサ

《本》云，味苦，甘，辛，大熱，有毒。主行藥勢，殺百邪惡毒氣。陶隱居云，大寒凝海，惟酒不冰，明其性熱，獨冠群物，藥家多須以行其勢。人飲之，使體弊神惛，是其有毒故也。昔三人晨行觸霧，一人健，一人病，一人死。健者飲酒，病者食粥，死者空腹。此酒勢辟惡，勝於作食。陳藏器云，酒本功外，殺百邪，去惡氣，通血脈，厚腸胃，潤皮膚，散石氣，消憂撥怒，宜言暢意。孟詵云，酒味苦，主百邪毒，行百藥。久飲之，傷神損壽。又通脈養脾氣扶肝。

粟ワア

《本》云，味鹹，微寒，無毒。主養腎氣，去胃脾中熱，益氣。陳者味苦，主胃熱消渴，利小便，止痢，治霍亂。《食醫心鏡》云，主脾胃氣弱，食不消化，嘔逆，反胃。湯飲不下，粟米半升，杵如粉，水和丸梧子大，煮熟，點少鹽，空心和汁吞下。又方，消渴口乾，粟米炊飯食之良。《兵部手集》云，治孩子赤丹不止，研粟米傅之。姚和衆方云，小孩初生七日，助穀神，以導達腸胃，研粟米煮粥飲，厚薄如乳，每日碎與粟殼。《子母秘錄》云，治小兒重舌，用粟哺之。

秫（モチアワ）

《本》云，甘，微寒。治寒熱痢，痢大腸，療柒瘡（嚼粟米塗於柒瘡）。孟詵云，秫米，其性平，能殺瘡疥毒，熱擁五藏，氣動風，不可常食。日華子云，嚼傳犬咬疵。

粳米（シウル米）

《本》云，味甘，苦，無毒。益氣止煩，止洩利。陶隱居云，此即人常所食米，但有赤白小大異，猶同一類也。前陳廩米，亦是此種，出於廩軍，故曰陳廩米也。《唐本草》注云，廩軍地則新米亦爲陳也。《蜀本草》注云，斷下痢，和胃氣，長氣肉，溫內。大都新熟米者動氣，經再年者亦發病云云。（再年者，三年米也。初年米，新熟也。三年米，久物，亦發病。）

性全私案，陳廩米者，日本人皆以謂在倉廩中經年序米，太誤矣。今如諸《本草》說者，廩軍（地名）米，即雖新米如陳米，入用藥尤佳。餘州餘地米，必須用陳米也。但雖言陳米，不可用經兩三年之米，只經一年之米，宜用之。今不見《蜀本草》者，用經數歲之米，太謬矣。性全亦案，信州（日本國）、甲州米，其性太弱，可相似廩軍主地貢米歟。

陶隱居云，陳廩米者，此今久入倉陳赤者，湯中多用之，人以作酢，勝於新粳米也。《本草》云，陳廩米者，酸，溫，無毒。主下氣，除煩渴，調胃，止洩。

黍（ヒキ）

《本》云，味甘，溫，無毒。主益氣補中，多熱，令人煩。荊南州及江北皆種此，大於粟粒，多是秫也。

今人呼秫粟爲黍，非也。孟詵云，黍米性寒，患鱉瘕病者，以新熟赤黍米淘取泔汁，生服一升，不過三兩服，愈。又云，謹按，性寒，有小毒，不堪久服，昏五藏，令人好睡。仙家重此，作酒最勝，餘糧又燒作灰，和油塗瘡，止痛，不作瘢。小兒不可食，與之令食，則不行步也。若與小貓犬食之，其足便蹻曲不正，緩人筋骨，絶血脈。《千金方》云，小兒鵝口，不能飲乳，以黍米泔汁傅之。又妊娠尿血，黍莖燒灰，以酒空心服之二三錢匙。《經驗方》治四十年心痛不差，黍米泔汁溫服。孫真人云，黍米，肺之穀也。肺病宜食，主益氣。《食醫心鏡》云，益氣安中，補不足，宜服。不可久食，多熱。丹黍米，溫氣，無毒。主欬逆霍亂，止洩，除熱，止煩渴。陶隱居云，此即赤黍米也。

小麥コマキ

《本》云，甘，微寒，無毒。主除熱止渴，利小便，養肝氣，止漏血唾血。以作麪，溫，不能消熱，不止煩。陳藏器云，麪熱麩冷也。肅炳云，麥醬和鯉魚食之，令人口瘡。又日華子，陳藏器云，人作麪，第三磨者涼，爲近麩也。麪磨羅，初二度粉者熱也，第三度粉則冷也。近麩故也。可知之。小麥皮寒，肉粉熱也。

《圖經》云，凡大小麥，皆秋種冬長春秀夏實，具四時中和之氣，故爲五穀之貴。《食療方》云，平養肝氣，煮飲食之良。又云，麪有毒，爲磨中石末在內，但本臼杵，尤宜也。又宜作麪食之，補中益氣，和五藏，調經絡，續氣脈。《外臺秘要方》云，治白痢寒冷不止，小麥麪一味，擣篩，煮米粥，內方寸匕麪服。《千金方》云，治黃疸，取小麥苗，杵，絞取汁，服六七合，晝夜三四服，即三四日便愈。《經驗方》治鼻衄，以冷水調麪粉服之，立差。孫真人云，麥則心藏之穀也。心病宜食。主除熱，止渴，利小便，養心氣。《劉涓子鬼遺方》云，治金瘡腹腸出，不能內之，小麥五升，水九升，煮取四升，去滓，綿濾。又冷噀其背，不宜多人見，不欲傍人語，又不須令病人知，腸不即入，取病人臥席四角，令病人舉搖，稍須臾即腸自入。十日中

食不飽，數食須使少，勿使驚，即殺人。(之秘)

大麥(ヲホムキ)

《本》云，味鹹，溫，微寒，無毒。主消渴，除熱，益氣，調中。又云，令人多熱，爲五穀長。陳士良云，大麥補虛劣，壯血脈，益顔色，實五藏，化穀食，久食令人肥白，滑肌膚。又云，麥蘖微暖，久服消腎，不可多食。日華子曰，麥蘖溫中下氣，開胃，止霍亂，除煩消痰，破癥結，能催產落胎。《聖惠方》、《外臺方》皆云麥蘖墮胎。

蕎麥(ソハムキ)

《本》云，甘，平，寒，無毒。實腸胃，益氣力，久食動風，令人頭眩。和豬肉食之，患熱風，脱人眉鬚，雖動諸病，消丹石毒。葉作菜茹食之，下氣利耳目，多食即微洩瀉。孫真人云，蕎麥合豬羊食，成風癩疾。《兵部手集》又云，治小兒赤丹不止，蕎麥粉醋和傅之，即差。亦治諸瘡。

醋(ス)

《本》云，味酸，溫，無毒。消癰腫，散水氣，殺邪毒。陶隱居云，醋酒爲用，無所不入，逾久逾良。亦謂之醯，以有苦味，俗呼爲苦酒。又加餘物，謂爲華池。陳藏器云，酸破血運，除癥塊堅積，消食殺惡毒，破結氣，心中酸水痰飲，多食損筋骨。然藥中用之，當取二三年米醋良。

稻米(モチヨ子)(糯米也。糯，乃多反，又乃過反。)

陳藏器云，糯米，性微寒也。孟詵云，糯米，寒。使人多睡，發風動氣，不可多食。霍亂後吐逆不止，以清水研一碗，飲之即止。蕭炳云，糯米擁諸經絡氣，使四肢不收，發風昏昏。日華子云，糯米，涼，無毒。補中益氣，止霍亂。《字林》云，糯，黏稻也。稉秔則不黏之米也，糯稻稌則粘而作餅米也。糯(刀亂反)，又奴可反，稌度音。《梅師方》云，治霍亂，心氣熱，心煩，以糯米水清研之，冷熟水，取米泔汁，任意服之。孫真人云，糯米，味甘，脾藏之穀也。脾病宜食，益氣止泄。《食醫心鏡》云，糯米飯食之，主溫中，令人多熱，利大便。《簡要濟衆方》云，治鼻衄不止，服藥不應。糯米微炒，爲細末，每服二三錢，新汲水調服，名獨聖散。《靈苑方》云，以糯米，四十九日以水調練，至端午日，陰乾，治諸丁癰金瘡毒腫等，有神效。其方見《本草》稻米下。

醬ミツ又ヒシヲ

《本》云，性冷，主除熱，止煩滿，殺百藥熱渴及大毒。陶隱居云，醬多以豆作之，純麥者少，今此當是豆者，亦以久久者彌妙。又有肉醬魚醬，皆呼爲醢，不入藥用。日華子云，醬無毒，殺一切魚肉菜蔬蕈毒，並治蚰蟲蜂蠆等毒。《聖惠方》云，治飛蛾入耳，醬汁灌入耳中，即出。又擊銅器於耳傍。《肘後方》云，湯火燒灼，未成瘡豆，醬汁傅之。《楊氏產乳方》云，姙娠不得豆醬合雀肉食之，令兒面黑。

蕪菁アヲナ又カフラ

《本》云，味苦，溫，無毒。主利五藏，輕身益氣，可長食之。蕪菁子主明目，此人呼蕪菁，名蔓菁。陳藏器《本草》云，蕪菁主急黃、黃疸，及內黃腹結不通，搗取汁服，及吹入鼻中，出黃水及下利。又《唐本草》注云，蔓菁子，療黃疸，利小便，水煮二升，取濃汁服，主癥瘕積聚。少飲汁，主霍亂，心腹脹滿。《圖經》云，長服可斷穀長生，蔓菁和油傅蜘蛛咬，恐毒入肉，亦搗爲末，酒服。蔓菁園中無蜘蛛，是其相畏也。絞蔓菁子爲細，塗於人面黑䵟，今並汾河朔間，燒其根食，呼爲蕪根。蕪菁，南北通稱也。塞北種者，名九英。《爾雅》云，須蕵蕪。釋曰，《詩・谷風》云，采葑采菲。先儒即以須葑蓯當之。孫炎云，須，一名葑蓯。郭注云，蕵蕪似羊蹄葉細，味酢可食。《禮記》注云，葑，蔓菁也。陳宋之間謂之葑。陸機蒙云，葑，蕪菁，幽州人謂之芥。《方言》云，蘴蕘，蕪菁也。陳楚謂之蘴，齊魯謂之蕘，關西謂之蕪菁，趙魏之部謂之大芥。蘴、葑音同，然則葑也、須也、蕪菁也、蕵蕪也、蕘也、芥也，七者一物也。《圖經》云，南人取北蔓菁種種之，初年相類，至二三歲，則變爲菘。菘、萊菔功用亦同，然力猛更出其右，斷下方亦用其根，燒熟入藥，尤能制麪毒。《食療》云，蔓菁，溫，下氣，治黃疸，利小便。根主消渴，治熱毒風腫，食令人氣脹滿。《聖惠方》云，治風疹入腹，身體強，舌乾燥硬，用蔓菁子三兩，爲末，每服溫酒下一錢匕。《外臺方》云，治心腹脹，蔓菁子人一合，揀淨擣熟，研水一升，更和研，濾汁，可得一盞，頓服之。少頃，自得轉利，或自吐，腹中自寬，或得汗，愈。又方，黃汗、黃疸、涕唾黃，取蔓菁子，擣末，平旦以井花水服一匙，日再服，加至兩匙，以知爲度。又方，輕身益氣，明目。蕪菁子一升，水九升，煮令汁盡，日乾。如此三度擣末，水服方寸匕，日三服。又方，治瘭疽著手足肩背，累累如米復熱，蕪菁子熟擣，帛裹傅之，勿止。《千金方》云，治頭禿，蕪菁子，末，酢和傅之，日三。《經驗方》云，治虛勞眼暗，採三月蔓菁花，陰乾爲末，以井花水，每空心調下二三錢匕。久服長生，可夜讀書。可見《本草》

菘音嵩タカナシエ

《本》云，味甘，溫，無毒。主通利腸胃，除胸中煩，解酒渴。陶隱居云，菜中有菘，最爲常食，性和利人，無餘逆忤。今人多食，如似小冷，而交耐霜雪。其子可作油，傅頭長髮，塗刀劍，令不鏥音秀。服藥有甘草而食菘，即令病不除。陳藏器云，去魚腥，動氣，發病，薑能制菘毒。蕭炳云，菘，消食下氣，治瘴氣，止熱氣嗽。其性冷也。溫熱人不可食，發瘡癢。《子母秘錄》治小兒丹毒，取菘菜汁傅之，尤佳。

芥カラシアカリ葉タカナ

《本》云，辛溫，無毒。氣歸鼻，主除腎邪氣，利九竅，明耳目，安中。久食溫中。陶隱居云，似菘而有毛，味辣好。又子有紫芥子爲蘁，自西戎來，其色白，號白芥子，堪入藥。私謂，日本今以罌粟子號曰白芥子，則非也。《食療》云，主逆咳下氣，明目，去頭面風。大葉者，煮食之，動氣，生食發丹石毒，不可多食。又細葉有毛者殺人。《聖惠方》云，婦人中風，口噤，舌本縮，用芥子一升，細研，以醋三升，煎取一升用，傅頷頰下，立效。《外臺方》治聾，以芥子搗研，以人乳汁調和，綿裹，塞耳中。孫真人云，芥葉合兔肉食，成惡瘡。

萊菔根ヲホ子

《本》云，辛，甘，溫，無毒。生炮並煮食之，大下氣，消穀，去痰癖。肥健人生汁服，主消渴，有大驗，俗呼爲蘿蔔。《圖經》云，名蘆萉。陶隱居云，溫菘是也。《爾雅》云，葖蘆萉。釋云，紫花菘也。俗呼溫菘，似蔓菁大根也。一名葖，俗呼雹葖，一名蘆菔。今謂之蘿蔔是也。蕭炳云，蘿蔔根消食，利關節，理顏色，練五藏，去惡氣，制麪毒。凡人飲食過度，則生嚼嚥之，便消。研如泥，制麪飽食，亦不發熱。主吐血，肺嗽。孟詵云，蘿蔔性冷，利五氣，調五藏，輕身。根服之，令人白淨肌細。日華子云，蘿蔔能消痰止欬，治肺痿吐血，溫中補不足，治勞瘦咳嗽。孫真人云，久服澀榮衛，令人髮早白。楊文公談云，俗呼雷突，治偏正頭疼，用生蘿蔔汁一蜆殼，仰用注之，左痛注左鼻孔，右痛注右鼻孔，左右俱痛，俱注，得神效。《本草》蕪菁段中云，昔有婆羅門僧取來，見食麥麪者云，此大熱，何以食之。又見食中有萊菔云，賴有此，以解其性，自此相傳，食麪必啖蘆菔。《醫說》云，人有好食豆腐，因中其毒，醫治不效，偶更醫，醫至中途，適見做豆腐人家夫婦相爭，因問之。云，今早做豆腐，妻誤將蘿蔔湯置腐鍋中，今豆腐更就不成，蓋腐畏蘿蔔也。醫得其說，至病家，凡用湯使，率以蘿蔔煎湯，或調或嚥，病者遂愈。

甜瓜アマウリ

《本》云，寒，有毒。止渴，除煩熱，多食令人陰下濕癢，宿冷，病虛熱破腹。又令人惙惙弱，腳手無力，少食利小便，通三焦間擁塞，兼主口鼻瘡。日華子云，無毒，葉治人無髮，擣汁塗之，髮即生。孫真人云，患腳氣人勿食甜瓜，其患永不除。又五月甜瓜沈水者，殺人。又多食發黃疸，病動冷疾，令人虛羸，解藥力。兩蒂者殺人。《食醫心鏡》云，治熱去煩渴，取甜瓜去皮，食後喫之，煮皮亦佳。

白瓜子 カモウリ 爪，側絞反。《本草》又音古絞反。甲爪之爪云云。

《經》云，冬瓜人也。人者，子也。味甘，平，寒，無毒。主令人悅澤，好顏色，益氣不飢。久服，輕身耐老。主除煩滿。不樂久服，寒中可作面脂。一名水芝，一名白瓜側絞反子。《廣雅》云，冬瓜，一名地芝。

胡瓜キウリ　黃瓜

《本》云，甘，寒，有毒。不可多食，動寒熱，多瘧病，積瘀熱，發疰氣，令人虛熱，上逆少氣，發百病及瘡疥，損陰血脈氣，發腳氣，天行後不可食。小兒切忌，生疳蟲，不可與醋同食。北人亦呼黃瓜，石勒諱，因而不改。《千金髓》云，水病腹脹至四肢腫，胡瓜一個，破作兩片，不出子，以醋煮一半，以水煮一半，俱爛，空心頓服之，須臾下水。孫真人云，主虵咬，取胡瓜傅之，數易，良。

莧菜ユヒ

《圖經》云，莧有六種，有人莧、赤莧、白莧、紫莧、馬莧、五色莧。馬莧，即馬齒莧也。食之動氣，令人煩悶，冷中損腹，不可與鱉肉同食，生鱉瘤。又取鱉甲如豆片大者，以莧葉封裹之，置於土坑內，以土蓋之，一宿，盡變成鱉兒也。《食療》云，五月五日，採莧菜和馬齒莧，爲末，等分，調與姙娠服之，易產。

荏子エエノアフラ

《本》云，味辛，溫，無毒。主咳逆下氣，溫中補體。日華子云，荏，調氣，潤心肺，長肌膚，益顏色，消宿食，止上氣咳嗽，去狐臭，補中益精髓。男女陰腫，塗傅之，佳。

苦苣サチ　苣勤侶反

《本》云，苦，平一云寒。除面目及舌下黄，強力不睡，折取莖中白汁，傅丁腫，出根。又取汁滴癰腫上，立潰。碎莖葉傅虵咬。根，主赤白痢及骨蒸，並煮服之。今人種爲菜，生食之。久食輕身，少睡，調十二經脈，利五藏。又霍亂後，胃氣逆煩，生擣汁飲之，雖冷甚，益人。不可同血食一本「血」字作「蜜」字，與血同食作痔疾。野生者，名褊苣。今人家種之，常食之，爲白苣。下又有白苣段，功能全同，但產婦不可食云云。

同《本草》第二十九卷云，白苣，寒，補筋骨，開胸膈，通經脈。令人齒白，聰明少睡，常食腹中冷。

苦苣、白苣、萵苣同類也。

薺ナツナ

《本》云，甘，溫，無毒。主利肝氣和中。《藥性論》云，薺，味甘，平。患氣人食之，動冷疾，其根葉燒灰，以米飲服之，能治赤白痢，極效。不可與麪同食，令人背悶。服丹石人，不可食薺。其實名菥蓂子也，治目膜，葉根子共爲末，入目，治諸瞖膜，又除目中疼云云。

蕨ワラヒ

《本》云，甘，寒，滑。去暴熱，利水道，令人睡，弱陽道。小兒食之，腳弱不行。四皓食之而壽，夷齊食蕨而夭，固非良物。《搜神記》云，郗鑒鎮丹徒，二月出獵，有甲士折一枝食之，覺心中淡淡成疾，後吐一小虵，懸屋前，漸乾成蕨，遂明此物不可生食之也。《食療》云，寒補五藏不足，亦令人腳弱不能行，消陽事，令眼暗，鼻中塞，髮落，不可食。又令患氣人食之，多腹脹。薇與蕨，一說云一種也，一說云別種也。可見《本草》也。

蓼テタ

《本》云，辛，溫，無毒。主明目溫中，耐風寒，下水氣。治面目浮腫，癰瘍。葉辛，歸舌，除大小腸邪氣，利中益志。《蜀本圖經》云，蓼類有七種，謂紫蓼、赤蓼、青蓼、馬蓼、水蓼、香蓼、木蓼等也。《爾雅》云，葒一名蘢葒。陶隱居云，蓼乾之釀酒，主風冷。日華子云，水蓼性冷，無毒。又云，赤蓼性暖。孫真人云，二月勿食水蓼，食之傷腎。合魚鱠食之，則令人陰冷疼，氣欲絕。《文選》云，習蓼蟲之志辛。是知物莫辛於蓼也。

葱キ

《本》云，辛，平，溫，無毒，歸目。葱白，平，可作湯，主傷寒寒熱出汗，中風面目腫，傷寒骨肉痛，喉痺不通，安胎明目，除肝邪氣，安中，利五藏，益目精，殺百藥毒。葱根鬚，主傷寒頭痛，冬月不可多食，又患氣疾者，多食發氣。《食療》云，葱葉溫也，白根平也。主傷寒壯熱，又止血衄，利小便，治中風浮腫，水氣脹滿也。《梅師方》治驚，金瘡出血不止，取葱，炙令熱，挼取汁，傅瘡上，即血止。又方，霍亂後，煩燥，臥不安穩，葱白二三十莖，大棗二十枚，以水三升，煎取二升，分服。孫真人《食忌》云，正月勿多食生葱，食之發面上遊風。《食醫心鏡》云，主赤白痢，以葱一握，細切，和米煮粥，空心頻食之。《傷寒類要》云，治婦人妊娠七月，若傷寒壯熱，赤班變爲黑班，溺血，以葱一把，水三升煮，令熱服之，取汗，食煮葱令盡。《楊氏産乳方》云，療妊娠胎動，五六個月困篤難較者，葱折一大握，水三升煮，煎取一升，去滓，頓服。又方，療胎動腰痛，搶心，或下血，取葱白不限多少，膿煮汁飲之。又《三洞要錄》云，神仙銷金玉漿法，葱者菜之伯，雖臭而有用消金玉錫石也。以冬至日取葫蘆盛葱汁，根莖埋於庭中，致夏至日發之，盡爲水，以漬金玉銀青石各三分，自消矣。曝令乾如飴，可休糧，久服神仙，亦曰金漿也。〇消金銀玉石之秘法。

韮ニラ又ミラ

《本》云，辛，微酸，溫，無毒，歸心。安五藏，除胃中熱，利病人，可久食。子，主夢泄精，治小便白濁。根，主養髮。陶隱居云，葉煮鯽魚，鮓同食，斷卒下痢，斷除多有驗。陳藏器《本草》云，韮，溫中，下氣，補虛，調和藏府，令人能食，益陽止泄白膿，腹中冷痛，並煮食之。又葉及根生擣絞汁服，解藥毒，療狂狗咬人，欲發者尤佳。又諸惡蟲蚍蝎蠆咬，以韮生汁傅封之。又服，尤神效。胸痺骨痛，服之。俗云韮葉是草鍾乳，言其宜人，信然也。孟詵云，熱病後十日，不可食熱韮，食之即發困。又胸痺，心中急痛如錐刺，不得俛仰，白汗出，或痛徹背上，不治或至死，可取生韮或根五斤，洗擣汁灌少許，即吐胸中惡血。蕭炳云，韭子合龍骨服，甚補中。小兒初生，與韮根汁灌之，即吐出惡水，令無病。日華子云，韭熱下氣，補虛乏，和府藏，益陽，止泄精尿血，暖腰膝，除心腹痼冷，骨中痺冷，痃癖氣及腹痛等，食之肥白。人中風失音，研汁服。心痺骨痛甚，生研服。蚍犬咬並惡瘡，擣傅之，亦多食，昏神暗目，酒後尤忌，不可與蜜同食。《圖經》云，謹按許慎《說文解字》云，菜名有二種，而久者故謂之韮。久與韮字義同歟。故圃人種蒔，一歲而三四割之，其根不傷，至冬壅培之，先春而復生，信乎久者也。陳藏器云，取子生含三十粒，空心鹽湯服，止夢中泄精，及小便白濁。《食療》云，五月勿食韮，若值饉年，可與米同切種之，一畝可供十口食。《聖惠方》治虛勞腎損，夢中泄精，用韮子二兩，微炒爲散，食前酒服二三錢匙。《外臺方》云，治虛勞尿精，新韮子二升，十月霜後採，好酒八合，漬一宿，明日令色好童子，向南擣一萬杵，平旦以溫酒服方寸匙，日再服，立差。《千金方》百蟲入耳，擣絞韭汁灌耳中。又方，喉痺不下食，以韮一把，擣爛傅之，冷即易之。《經驗方》治五般瘡癬，以韮根炒存性，擣抹，以豬脂調傅之，三度差。《食醫心鏡》云，治水穀痢，韭羹粥，任意食之。又云，韮能充肝氣。又云，正月節食五辛，以辟癘氣疫病也。五辛者，蒜葱韮薤薑也。《斗門方》云，治漆瘡用韮葉，研傅之。《子母秘錄》云，治小兒患黄，擣韮根汁滴入鼻中。又方，治小兒腹脹，韮根擣汁和豬脂服。又煎服，一日二三服。黄帝云，霜韮凍不可生食，動宿飲，必吐出水。五月勿食韮，損人滋味，令人乏氣力。

薤ヲホニラ

《本》云，辛，苦，溫，無毒。主金瘡敗，輕身不飢，耐老。歸骨。菜芝全同韮條。

葫ヲホヒル大蒜也

《本》云，辛，溫，有毒。主散癰腫䘌瘡，除風邪，殺毒氣。獨頭子者佳。歸五藏。久食傷人損目。五月五日採佳。陶隱居云，今人謂葫爲大蒜，謂蒜爲小蒜，以其氣類相似也。性最熏臭，不可食。俗人作虀，以噉鱠肉，損性命莫甚此之。此物惟生食，不中煮以合青魚鮓食，令人發黄。取其條上子，種之成獨子，明年則復其本也。陳藏器云，大蒜去水惡瘴氣，除風濕，破冷氣，爛痃癖，伏邪惡，宣溫補，無以加之。初食不利目，多食卻明，久食令人氣清，使毛髮白。昔患痃癖者，嘗夢人教每日食三大顆蒜，初時依夢，遂至瞑眩，口中吐逆，下部如火。後有人教，令取數片，合皮截卻兩頭，吞之，名爲内炙。依之大效。孟詵云，蒜久食損眼傷肝。又獨頭蒜一枚，和雄黄、杏人，研爲丸，空腹飲下三丸，靜坐少時，患鬼氣者，當毛出即差。日華子云，蒜建脾，治腎氣，止霍亂腹痛，除邪辟溫，去勞瘵瘧，冷風痃癖，溫疫氣，虵咬，惡瘡癬疥，並擣貼之，熟醋浸之，蒜之經年者良。《兵部手集方》療毒瘡腫，號叫臥不得，又不別者，只取獨頭蒜兩顆，細擣，以麻油和傅瘡上，乾即易之。頃年，盧坦侍郎任東畿尉，肩上瘡作連心，痛悶，用此便差。後李僕射患腦癰，久不差，盧坦與此方，便愈。絳方傳，救數人，無不神效。葛洪《肘後方》灸背腫令消法云，取獨頭蒜，横切，厚一分，安腫上，炷艾如梧桐子大，灸蒜上百壯，不覺消，數數灸，惟多爲善，勿令大熱。若覺痛，即擎起蒜，蒜焦更換用新者，勿令損皮肉。如有體幹，不須灸。洪嘗苦小腹下患一大腫，灸之亦差。每用灸人，無不立效。又江寧府紫極宫刻石，記其法云，但是發背及癰疽，惡瘡，腫核等，皆灸之。其法與此略同，其小别者，乃云，初覺皮肉間有異，如是必作瘡者，切大蒜如銅錢厚片，安腫處，灸之，不計壯數，其人被苦，初覺痛者，以痛定爲準。初不覺痛者，灸至極痛而止。前後用此法救人，無不應者。若是疣贅之類，亦如此，灸之便成痂自脱，其效如神。乃知方書之載，無空言。但患人不能以意詳之，故不得盡應耳。

《簡要濟衆方》云，治鼻衄出不止，服衆藥不應，宜用蒜一枚，去皮，細研如泥，攤一餅子如錢大，厚一豆許，左鼻血出貼左足心，右鼻血出貼右腳心，若兩鼻出即貼兩腳下，立差。血止，急以溫水洗腳心。《子母秘録》云，治産後中風，角弓反張，不語，大蒜三十瓣，以水三升，煮取一升，拗口嚾之良。又方小兒白秃瘡，凡頭上團團然白色，以蒜揩白處，早朝使之。

小蒜（コヒル、野ノヒル）

《本》云，辛，溫，有小毒。歸脾腎。主霍亂腹中不安，消穀，理胃溫中，除邪痹毒氣。五月五日採之良。根名薍子。《蜀本草》云，《圖經》注云，小蒜，野生小者，一名薍，一名蒚。苗葉根子，似葫而細數倍也。三月不可食。《圖經》云，小蒜在田野中，根苗皆如葫而極小細者是也。按《爾雅》云，蒚（力的反），山蒜。釋云，《説文》云，蒜，葷菜也。一云，菜之美者，雲夢之葷，生山中者名蒚。謂大蒜爲葫，小蒜爲蒜，而《爾雅》《説文》所謂蒜，葷菜者，乃今之大蒜也。蒚乃今之小蒜也。書傳載物之别名不同如此，用藥不可不審也。古方多用小蒜治霍亂，煮汁飲之。南齊褚澄用蒜治李道念雞瘕，便差。江南又有一種山蒜，似大蒜臭，人以治積塊及婦人血瘕，以醋摩服多效。《肘後方》云，治霍亂，心腹脹滿，氣未得吐下。小蒜一升，㕮咀，以水三升，煮取一升，頓服。又毒虵螫人，杵小蒜飲汁，以滓傅螫瘡上。《兵部手集》云，治心痛不可忍，十年五年者，小蒜以釅醋煮，頓服之，取飽，不可合食鹽（治心痛時也）。黄帝云，不可久食，損人心力。食小蒜，啖生魚，令人奪氣。《廣韻》云，張騫使大宛，喰之損目。○辛臭菜皆云葷也。

胡葱（スカヒル歟）

《本》云，辛。溫中消穀，下氣，久食傷神損性，令人多忘，損目明，尤□（發）痼疾，患胡臭人不可食。其狀似大蒜而小，根皮赤，稍長而鋭，生蜀郡山谷。

私云，五辛者，《本草》云，大蒜葱韭薤薑。《梵綱經》云，大蒜、角葱、韭葱、蘭葱、興胡（云云）。興胡有衆說，或蘿蔔，或薑，或蘹香（云云）。故知諸葷臭之菜相類，皆五辛之内可攝之。今號忍辱草，而僧人、俗人喫之，誦咒讀經，入堂禮佛，是則嗜味之輩等，謬說妄言也。只惟小蒜、胡葱之類也。

白蘘荷（ミヤウカ）

《本》云，微溫。主中蠱及瘧。陶隱居云，今人乃呼赤者爲蘘荷，白者爲覆葅，葉同一種爾。中蠱者，服其汁，臥其葉上，即呼蠱主姓名。《三因方》云，中蠱毒失心者，令服敗鼓皮。問呼其五姓並名字，即答唱其姓何（云云）。**日本無蠱者，唯有鬼祟邪神，而人家男女多染著，須用此法問其姓名，姓名若露現，其邪速退卻，思之思之。**

蘘荷之功可知之，人家種白蘘荷則辟虵。《唐本草》注云，根主諸惡瘡，以汁傅之。又根心主稻麥芒入目中不出者，取根心汁注入目中，芒即出。□□《本草》並《圖經》荷初生，葉似其蕉葉，根似薑，其葉冬枯。干寶《搜神記》云，其外姐夫蔣士，先得疾，下血，言中蠱。家人密以蘘荷置其床下，忽大笑曰，蠱我者，張小也。乃收小，小走。自此解蠱藥多用之。《周禮・蔗氏》以嘉草除蠱，宗標以謂嘉草即蘘荷是也。古方亦乾爲末，以水服，主喉痺。《聖惠方》治風冷失聲，咽喉不利，以蘘荷根二兩，研，絞取汁，酒一大盞，相和令勻，不計時候，溫服半盞。《肘後方》同。《外臺方》云，喉中及口舌生瘡爛，酒漬蘘荷根半日，含漱其汁，即差。《肘後方》云，治傷寒及時氣溫病，頭痛壯熱，脈盛。生蘘荷根葉合擣絞汁，服三四升，日二三。血痔下血，婦人月信不調，腰痛，服生汁，亦煎飲之，尤神效。血信不通，細末，以酒服之。

苦瓠ヒサコ　フカホ

《本》云，苦寒，有毒。主大水，面目四肢浮腫，下水冷，令人吐。小者石瓢也。大小非一。夏中即熟，秋末並枯，取其爲器，其肉食之，通利水道，止渴消熱，多食令人吐。又患腳氣及虛脹冷氣人，不可食之。治石淋，吐蛔蟲。《聖惠方》云，治齲齒疼痛，用葫蘆半升，水五升，煮取三升，去滓，含漱，吐之。亦莖葉皆用之，不過再三而差。《外臺方》云，治卒患腫滿，曾有人忽腳趺腫，漸上至膝，足不可踐地。主大水，頭面遍身大腫脹滿，苦瓠白瓤實，捻如大豆粒，以麵裹，煮一沸，空心服七枚，至午時，當出水一斗。三日水自出不止，大瘦，乃差。三年內慎口味也。《千金方》治眼暗，取七月七日苦瓠白，絞取汁一合，以醋一升，古文錢七枚，和漬，微火煎之，減半，以沫內眼眥中，神效。又苦瓠，即療黃疸，傷寒卒黃，吐血下血。孫真人云，患腳氣及虛腫者食之，永不差。

茄子ヒナス

《本》云，甘，寒。久冷人不可多食，損人動氣發瘡及痼疾。一名落蘇其葉似蘇故歟。《圖經》云，茄之類有數種，紫茄、黑茄，南北通有之。青水茄、白茄，惟此土多有之。治大風熱痰，取大黃、老茄子，不計多少，以新瓶盛貯，埋之土中，經一年，盡化爲水，取出入苦參末，同丸如梧桐子大，食後臨臥時，酒服三十粒。

《食療》云，平。主寒熱，五藏勞，不可多食，動氣，亦發固疾患。冷人不可食。又茄根煎淋洗諸瘡，差。又腰腳積冷，筋急拘攣疼痛，腳氣，中風人，取茄子根五十斤，細剉，以水五斗，煎取濃汁，去滓，更入小鍋子，取一升，以來即入生粟粉同煎成膏，入麝香、辰砂，粉丸如梧子大，日日每旦酒服三十丸，一月中即著，男女通用。糯米酒尤佳。《勝金方》打撲損肌，膚青腫爛，茄子大熟通黃，切作片子，新瓦上焙乾爲末，欲卧，酒服二三錢匕，一夜腫消盡無痕跡也。《靈苑方》云，治腸風下血久不止，茄蒂燒存性爲末，每服食前米飲服三五錢匕，神效。

蘩蔞ハコ

《本》云，味酸，平，無毒。主積年惡瘡不愈。五月五日日中采乾用之。陶隱居云，此葉人以作羹食，五月五日採，暴乾，燒爲末，療雜瘡有效。《唐本草》注云，此草即是雞腸草也。《大觀本草》兩段出之，此條剩出，宜除之爲一條云云。一物兩名也。今按云，陳藏器云，蘩蔞主破血，產婦煮食之，及下乳汁，產後腹中有血塊，疼痛，以酒絞取汁溫服。又曝乾爲末，以醋煎爲丸，空腹服三十、五十丸，下惡血。《藥性論》云，蘩蔞亦可單用，治產後血塊。炒熟和童子小便服良。長服惡血盡出，治惡瘡有神驗之功。《葛氏方》治卒淋，用雞腸及蘩蔞若菟絲並可單煮飲。□□說者相似二物，其用大概主血，人宜食之。五月□□□□□宣露病，燒灰。□□□燒灰減。□□□若乾作末，有益□□□。范汪治淋，用□□滿兩手，以水煮飲之，亦常可服。□說云，治血淋苦痛甚，擣絞生蘩蔞半盞，入樠一貝小蜆殼，服之，空心，不過兩旦，必效。《食療》不用，令人長食之，恐血盡。或云，虊蔓即滕也，人恐白軟草是也。孟詵云，雞腸草灰和鹽，傅一切瘡、丹毒瘡等癢痛，皆有效。又以灰傅小兒疳瘡。又治小兒赤白痢，擣絞汁和蜜服之，有神驗。入少醋服，治大人小兒男女赤白痢。

照味鏡卷下

書之訖　性全六十一才

朱墨之紙員六十二丁

此卷與一卷兩所

鹿苑院殿有御判

附録　覆載萬安方校注書名索引

一劃

《一乘谷本内景圖》……一六八九
《一覽》……九六
《一覽方》……九四，一六二，一二六三

二劃

《十便》……一五〇七，一五〇八，一四九六
《十便大衍方》……二七九
《十便方》……一〇八
《十便良方》……一四九五
《十產論》……七九四
《丁氏道濟方》……二二〇，四三八
《丁左藏方》……一一九五
《八十一難經》……一六八八
《八十一難經疏》……六六三，八五三
《九蟲論》……一一八二
《九籥衛生》……一一〇二，一一九五，九五〇

三劃

《三因》……一一七，四一三，一一九八
《三因方》……四五五，一〇〇〇，一一一三
《三因方評》……八六六，八七〇，八七二
《三洞要錄》……一六四九

《三都賦》……一六三五
《下經》……七〇九，一四五〇
《大全良》……一〇八八
《大全良方》……一一，四九七，一六〇八
《大全局（良）方》……三八四
《大全和劑方》……一〇五
《大品》……一七二
《大品方》……一四四一
《大衍方》……三三四
《大觀本草》……五五八，一六五五
《大觀證類》……九〇〇
《口傳》……一二〇四
《千金》……六一一，一〇〇一，一四四一
《千金方》……三二七，八二六，一〇八六
《千金要》……九二二，一二八五
《千金要方》……九四，七八三，一二六七
《千金論》……七六五，九五七，一三一三
《千金翼》……一七，四一三，一六一七
《千金翼方》……五九二，八八七，一二八五
《千金髓》……一六四七
《小兒方》……九〇五
《小兒形證論》……九四三，九五五
《小兒脈經要訣》……九〇九
《小兒集驗方》……八九九
《小兒論》……一〇九二
《小兒瘡子訣》……九七九
《小品》……一七二，九三四，一四四一
《小品方》……八五六，九〇五，一六四〇
《子母秘錄》……七九四，八六三，一六四五

四劃

《王氏手集》……九八四，九八四，一一八九
《王氏手集方》……九四八
《王氏家寶》……一〇四三

《王氏家寳方》……………………一〇五六
《元中記》…………………九五四，九五八
《元和紀用經》………九〇四，九三七，一二八五
《五常政大論》………………………一一九九
《五開貫真珠囊》…九三三，一〇三八，一〇五六
《五藏六府形候》……………………一六八三
《五藏六府圖》………………………一六五八
《五藏論》……………………………一四五三
《五關貫真珠囊》………一〇八七，一一九六
《太平聖惠方》……六六二，一六六一，一六六七
《太平廣記・畫工章》………………一六二八
《太平廣記》……………………………四八三
《太素》………二一四，三七四，一二一一
《太素經》…………………五六一，八一五
《太醫局方》………二七〇，八七八，一一九三
《日本口傳》…………………………一六三九
《日本東洋醫學會誌》…………………一六五七
《日本著名醫略傳》……………………一六五八
《日本醫史學雜誌》……………一六九〇，一六九一
《日本醫學史》…一六五七，一六五八，一六六一
《日華方》……………………………四九五
《日華妙方》…………………………七三八
《中院流事相目錄》……………………一六八一
《中野院事相目六》……………………一六八二
《內典》…………………四，七五四，一六六九
《毛詩・周南》…………………………一六一一
《毛詩》………………………………一六三四
《仁存孫氏治病活法秘方》………………三九三
《仁齋直指方》…………………………六三四
《勿聽子俗解八十一難經》………………一六八八
《丹加餘物》……………………………一五二八
《文選・養生論》…………………………一六一二
《文選》……………………一六三五，一六四九
《方》…………………………………三二七

《方言》……四〇〇，一六四五
《斗門方》……九五二，一六五一
《斗門經》……一〇六二
《孔氏家傳》……一一一四，一〇六四

五劃

《玉函關》……一〇四三
《玉訣》……一一九二
《玉訣論》……一〇一二
《玉匱鍼經》……一四七六
《玉機真藏論》……九五，四五六
《正義》……一五九九
《世指迷方》……九六
《古今注》……一六二四
《古今錄驗》……一〇九，一一一一，一三二〇
《古今錄驗方》……一四四，六三二，一二四〇
《本》……一六一八，一六四四，一六四六
《本事方》……六七，六六〇，一四一七
《本草》……一〇〇，一二八五，一六四八
《本草序》……一五一四，一五七三
《本草序例》……二五七，一二五六，一六三一
《本草和名》……一六二三，一六二五
《本草注》……九〇四
《本草衍義》……二六〇
《本草圖畫》……一六二三
《本朝醫考》……一六五八
《本朝醫家古籍考》……一六八九，一六六四
《本經》……一五二八，一五五五
《可用方》……一八三，四四〇，一二八七
《左傳》……三二八
《石壁經》……九四四，一〇九九，一一九二
《甲乙》……八五三，一四七九
《甲乙經》……四五七，一四三七
《史氏序論》……五四五

《史記》……七四八，一六三五
《史記標注》……一六九〇
《仙人水鑑》……九〇九，一〇五三
《仙人水鑑方》……一一二〇
《仮名萬安方》……一六八四
《白澤圖》……一六二一
《用藥總論》……二五八
《外科方》……一六一九
《外科精要》……三五三，五五八
《外科精要方》……二五九，一五一〇
《外臺》……一七二，一二二三，一四八一
《外臺方》……七，二二〇，一六五四
《外臺秘要》……三四三，九三六，一二二〇
《外臺秘要方》……一六一一，一六一五，一六四二
《必用方》……一〇，四六三，一〇八四
《必效方》……三三〇，一〇六三
《母景茶飲序》……一六一三
《幼幼新書》……三五四，七七五，一一四四

六劃

《吉氏家傳》……五八八，一一九六
《西華外科精要》……三三五
《西華外科精要方》……三四三，三五三
《百一》……二五四，四一三
《百一方》……九，三三五，一四三一
《百一選方》……八，一三〇八，一四一二
《百一選奇》……二六九
《百忌曆》……一四六八
《存真環中圖》……一六九〇，一六九一
《〈存真環中圖〉——〈史記〉幻雲附標所引文からの檢討》……一六九一
《列子·天瑞篇》……一六二一
《夷堅已志》……四一七
《朱氏家傳》……一〇九八

《伍氏方》……………………五五五
《延年方》………………七，二九〇
《延壽要集》…………………一六九〇
《延斷類要》…………………一六二一
《仲景傷寒論》………………一一一七
《全生指迷》…………………九七九
《全生指迷方》………………九八〇
《全生集》……………………一一九四
《全書》………九三，一二五，六三二
《全嬰集》……三三四，七五九，一五〇九
《合藥秘方》…………………五〇六
《名醫別録》…………………一三九二
《名醫録》……………………八〇八
《安师所傳方》………………一一九七
《字林》………………………一六四三
《字書》………………………三六

七劃

《杜天師昇遐》………………一六三八
《李氏方》……………………五四七
《酉陽雜俎》…………………一五五五
《酉陽雜記》…………………一六三六
《求子方論》…………………一一九八
《呂氏春秋》…………………一六三二
《別録》………………………一六三四
《吳氏家傳》……………九九八，一一九六
《吳都賦》……………………一五六一
《兵部手集》……一一一五，一六五三，一六四三
《兵部手集方》………………一六五一
《佐傳·僖公五年》…………一一七
《近效》………………………三五一
《肘後》………………一一七〇，一三九四
《肘後方》……………三四九，一六四四

《肘後要急方》……一一九二
《灸經》……一四三八
《沙石集》……一六七三
《沈存中方》……四八三
《宋史》……一六六七，一六七三
《究原》……三一，一七四，二七九
《究原方》……一〇〇，四六五，一二九一
《良方》……七四八，一三一七
《良劑方》……二五九，六四三，一二五七
《良劑方續集》……一二九一
《良驗方》……九八，一〇六
《局》……四七九
《局方》……八，七六四，一四九五

八劃

《長沙醫者丁時發傳》……一〇三七，一一五六
《長沙醫者鄭愈》……一〇八四
《長沙醫者鄭愈傳》……一〇九〇
《長興賈耘老傳》……一四〇三
《范汪方》……一六〇六
《直指方》……三四五，一四二五
《茅先生》……一〇五二
《茅先生方》……九二〇，一一九三
《林曆》……一四六五
《述異記》……一五〇七，一五二一
《東王先生法》……一〇二五
《東王先生家寶》……一〇〇九
《東見記》……一六八六
《東京賦》……一五四二
《東漢先生家寶》……九六七
《東鑑》……一六七四
《事林廣記》……三三六，一四九八
《事證》……二五四，一二六四
《事證方》……一一一，四九五，一五七六

《事證方後集》……八，二一八，六八九
《妻鏡》……一六七三
《抱朴子》……一六一六，一六三八
《明》……一四三八，一四四二
《明下經》……一四五二
《明理論》……一四三六
《明堂》……六五二，一四八一
《明堂下經》……六六四，一四五〇
《明堂經》……七一〇，一二〇〇
《易簡》……一五，一〇九
《易簡方》……一五，一二五七
《和劑方》……一四五，一二八五
《和劑局》……一七五
《和劑局方》……九七，一二六〇
《和劑局指南》……一二四
《和濟方》……二五七
《和濟局方》……四八二
《金匱》……九五
《金匱方》……四二八
《金匱要略》……一一九二
《金匱經》……四五六
《金澤文庫の研究》……一六九〇
《金嬰集》……一〇四三
《周易》……一二九，三五一
《周禮・蔗氏》……一六五四
《周禮》……五三八
《泊宅編》……一三二四
《孟子》……七四七

九劃

《政和聖濟總錄》……一六六七
《茶經》……一六一三
《茶譜》……一六一三
《胡氏方》……一〇二，二六四

《胡氏家傳》……一一九七
《南陽活人書》……九三，一二二六
《拾遺》……一三九八
《指迷方》……七〇九
《是齋方》……三三八，四一四
《韋宙獨行方》……一六一四，一六三五
《香譜》……一五一七
《修真秘旨》……一一一一
《保生信效》……一一九四
《保生信效方》……二六〇，三五五，一〇〇九
《保生論》……九〇九
《保信論》……一一九六
《保氣論》……四二一，一六七一
《保慶集》……八七九
《俗解難經》……一六八九
《信效方》……一〇九，一三一二
《皇國名醫傳》……一六五八
《鬼遺方》……一六三四
《衍義》……一五三五
《律三大部》……一六七八，一六八一
《食忌》……一六〇八，一六四九
《食療》……一六三七
《食療方》……九三七，一六二一
《食療本草》……一六三九
《食療經》……一六一一，一六二七
《食醫心鏡》……一六一三，一六四四
《食醫心鑑》……一〇六三
《風科集驗方》……二三
《訂類》……一五一三
《音義》……一六二六
《洪內翰方》……五六〇
《活人事證》……一一九八
《活人事證方》……三五二，一〇八六
《活人事證方後集》……一二，一三〇六

《活人書》……一一九，五〇一，一〇〇一
《活幼句義》……一一九八
《神仙經》……四二七
《神農》……一四九九
《神農本草》……一六三九
《神農本經》……一三九二
《祕傳》……三四四
《既效方》……一四五三
《姚和衆方》……九二八
《飛仙論》……一一九六

十劃

《班防禦方》……一一九七
《素》……一四五二
《素問·六微者大論》……一二〇〇
《素問·刺禁》……一四四〇
《素問·熱論》……九四
《素問》……六三，一一九九
《素問注》……四三六，一四四六
《素問經》……八一五
《華山記》……一六三一
《華佗九候》……一一九二
《華陀内照圖》……一六九〇
《莊子》……九四〇
《莊公手集》……一一九六
《莊氏家傳》……八九八，一〇一七
《莊氏集》……一一五三
《莊氏集腧穴灸法》……九三八
《莊氏集腧穴灸龜胸法》……九三九
《校正時賢》……八四八
《晉史本傳》……一一九二
《氣穴論》……一四四五
《秘要指述方》……九五七
《秘要指迷方論》……八九八

《秘要指迷論》……九〇五，一一五四
《秘傳》……一一〇
《徐朝奉傳》……七六九
《脈法要略》……一一九六
《脈經》……七七〇，八七九
《病源》……六四八，一二五三
《病源候論》……一六五八
《病源論》……一〇，六八〇，一〇〇一
《疹豆論》……九八六
《疹瘡訣》……九八〇
《唐本草》……一六二〇，一六四四
《旅舍備急方》……一一九五
《海上方》……一三二，一六三七
《海藥》……一六一一，一六二七
《家傳》……一〇一七
《家藏方》……三三〇
《家寶方》……一一〇，七五九
《容齊隨筆》……一六六七
《書》……一四九八
《陸氏方》……一〇八，八二〇
《陳氏經驗方》……三五二
《陳防禦家傳》……一一九六
《陰陽書》……一四三八
《陶氏家傳》……一一九七
《孫真人方》……一一六一

十二劃及以上

《黄帝三部鍼灸經》……五〇五
《黄帝内經素問》……一一九二
《黄帝鍼經》……六五五
《黄帝内經》……一四七九
《梵綱經》……一六五三
《梅師方》……一六三四，一六四九
《捧心方》……一六六〇，一六七一

《救急方》……………………七
《野人閒話》……………一六三八
《異苑》……………一五九〇，一六〇七
《崔元亮海上方》……………二四六
《崇文總目》……………一一九五
《第十二回日本醫學會會誌》……………一六五七
《産育保慶集》……………八二六
《産科經驗保慶集》……………八六三
《産科論序》……………八六三
《産後血暈》……………七五九
《産經驗保慶集》……………七九四
《産實方》……………七八六
《産難方論》……………八二一
《産寶》……………七九四，八八二
《産寶方》……………八〇七，一六〇六
《産生類聚抄》……………一六七六
《淮南子》……………一五二〇
《深師》……………三三〇
《深師方》……………一六一五
《深師録驗方》……………七
《寄時頌》……………一四八〇
《張氏究原方》……………三三〇
《張氏家傳》……………九一九，一一六六
《張仲景傷寒論》……………一二一六
《張渙嬰兒方》……………九二六
《張鋭雞峯方》……………一一一三，一一八六
《婦人大全良方》……………七八一，一三一〇
《婦人頓醫妙》……………一六八九
《紹興校定本草》……………二六〇
《巢元方病源論》……………一〇九二
《巢氏病源》……………九九一，一〇八三
《巢氏病源論》……………九三二，一三〇三
《巢氏論》……………二三，一一八八
《斑疹總論》……………九八〇

《博濟方》……………………六八九，一一九四
《博濟安衆方》……………………一四八〇
《葉氏方》……………………八，一〇二，三〇七
《葉氏錄驗》……………………一一九八
《萬全方》……………………九四六，一一九四
《萬安》……………………五二八，一六七一
《萬安方》……………………四六五，一六六四
《葛氏方》……………………四〇〇，一六五五
《葛氏肘後》……………………九〇〇，一〇三〇
《葛氏肘後方》……………………，九八九一一七五
《董氏家傳》……………………一一九七
《董汲方》……………………九八〇
《惠眼觀證》……………………九〇五，一一九五
《惠眼觀證論》……………………九四四
《惠濟歌》……………………一一九六
《搜神記》……………………一五二九，一六五四
《援神契》……………………一六一五
《無卷齋衛生良劑續備急方》……………………九
《無倦良濟方》……………………二五七
《無倦齋良劑方》……………………二九六，六五九
《無倦齋衛生良劑方》……………………一〇五七
《筆談》……………………一五〇八，一六三五
《備急》……………………九二五，一一七三
《備急方》……………………八二〇
《備急灸法》……………………二三五，五八一
《備急葛氏》……………………四〇八
《集驗》……………………八二〇，一一五九
《集驗方》……………………三五，一六二四
《御藥方》……………………二八〇，六八六
《御藥院方》……………………四〇四，一二七三
《勝金方》……………………一六〇九，一六五五
《痢病口訣》……………………四八一，一〇九三
《遊大林寺》……………………一三九七
《普門院經論章疏語錄儒書等目錄》……………………一六七三

《道藏》……一四二八
《裕陵傳》……六七，一四〇九
《疏》……一三九五，一五二六
《絳雲樓書目》……三三八
《聖惠》……六三五，一六三六
《聖惠方》……二三，四九三，一六四六
《聖惠論》……九四四，一〇六六
《聖濟》……八九四
《聖濟方》……三三八，一四七九
《聖濟經》……九二〇，一一九三
《聖濟錄》……一八，六八六，一三三六
《聖濟錄論》……七六三，八〇三
《聖濟錄濟》……八〇五
《聖濟總錄》……四四〇，一〇八六，一六六八
《蒔元明秘校》……九六一
《夢溪筆談》……一五五五
《楚詞》……一六二一
《楊士仁齋直指方》……六四八
《楊大鄰方》……一一九五
《楊仁齋直指方》……九，一四二三
《楊氏家藏》……一一九八
《楊氏家藏方》……六三二
《楊氏產乳方》……九三四，一六四九
《雷公炮炙論序》……一六二七
《頓醫》……一六七一
《頓醫方》……一六五八
《頓醫抄》……一六六四，一六七〇
《睢陽王氏家傳》……一一九七
《照味鏡》……一六三〇
《蜀本草》……一六一二，一六四一
《蜀本圖經》……一六四九
《蜀都賦》……一五一六
《圖經》……一一二三
《傳》……九九〇

《傳信方》……一二四三，一六〇五
《傷寒一覽》……九
《傷寒一覽方》……九五，四八二
《傷寒論》……九四，一四〇五
《傷寒證治》……一一九四
《傷寒類要》……一六四九
《傷寒覽方》……七九八
《會王》……七九四
《會主產寶》……八六三
《詩·谷風》……一六四四
《詩》……一四二二，一六一九
《新出の〈醫心方〉古寫零本卷二十七》……一六九〇
《新注本草》……一六一一
《新修本草》……一六六六
《新後撰集》……一六七五
《新唐書》……三三八
《新集本草》……一三九九
《新補本草》……一三九八
《資生》……六五三，七〇七
《資生經》……六六四，一四五四
《褚澄遺書》……七五三
《群書一覽》……一六六四
《群書類從》……一六五九
《經》……三，四六三，一六四七
《經心錄》……二九〇
《經效》……八六九
《經驗方》……九七四，一六五〇
《經驗後方》……一六三二
《趙氏家傳》……一〇一三
《聚寶方》……一〇一一，一一九六
《蔡子渥傳》……一三〇九
《爾雅》……一五二六，一六五二
《爾雅集注》……一五四二
《爾雅疏》……一四九九

《圖經》……………………一四九五，一六四六
《種成朝臣集》……………一六七二
《銅》………………一四三八，一四四〇
《銅人》……………六五二，一四七九
《銅人形經》………………八〇八
《銅人明堂》………………一四三七
《銅人經》……………七四七，一四九三
《鳳髓經》…………………一一九六
《說文》…………二二三〇，一六五二
《說文解字》………………一六五〇
《膏肓灸法》………………一一九六
《廣志》……………………五一七
《廣利方》…………一一二〇，一六〇六
《廣雅》……………………一六四七
《廣濟》……………………一〇六三
《廣濟方》…………八八七，一三二二
《廣韻》……………………一六五三
《齊民要術》………………一三九八
《精義方》…………五四五，一六一九
《漢方研究》………………一六九一
《漢武故事》………………一五八九
《漢東王先生》……………一一九四
《漢東王先生家寶》………九五五，一〇四三
《漢東王先生家寶方》……九三〇，一〇八七
《增注大全和劑局方》……二六四
《歐希範五藏圖》…………一六九〇
《蝦蟇經》…………………一四七七
《墨子》……………………一六二一
《稽神錄》…………………一六二六
《衛生方》…………………一四三六
《衛生良製方》……………七六〇
《衛生良劑》………………一〇八八
《衛生良劑方》……………一〇，一四一二
《衛生良劑方續方》………二二二五

《衛生良劑續方》……………………一五
《衛生寶集》……………七九四，八六三
《衛州書》…………………………一〇〇三
《衛濟寶書》…………………………五六二
《劉氏家傳》………九六一，一一九八
《劉氏家傳方》…………………九二七
《劉禹錫傳信方》…………………二四六
《劉洙瘡疹訣》……………………一一九五
《劉涓子方》………………………五五〇
《劉涓子鬼遺方》…………………一六四二
《諸病源候論》……………………一六六〇
《論語》……………………………一六〇八
《談苑》……………………………一六二一
《瘡疹論》…………………………一一九五
《瘡腫科精義方》…………………五三九
《養生方》……………四七九，一三〇三
《養生必用》…………九七七，一一九三
《養生必用方》……………一，二二六，一三二〇
《養生必用要略方》………………三三八
《養生必用論》……………九四六，一〇七一
《養胎論》…………………………八六四
《選用方》…………………………三三五
《選奇》………………一〇八八，一二六四
《選奇方》……………………一一二，八一六
《選奇指迷》………………………一一九八
《翰良方》……………………九七，一〇二三
《錢一方》…………………………一一九四
《錢一附方》………………九四六，一〇一三
《錢一論》…………………九七八，一〇三二
《親驗方》……………一〇八，七六二
《龍木論》…………………七〇三，一〇五五
《龍目論》…………………………七〇六
《澹寮方》…………………………四〇二
《聯珠論》…………………………一一九六

《舊唐書》……三三八
《嬰孩妙訣》……一一〇，一四三一
《嬰孩妙訣》……七五九
《嬰童寶鑑》……九四四，一〇七一
《嬰童寶鑑論》……一〇三五，一〇九六
《嬰孺》……一一二二
《嬰孺方》……九六二，一〇〇〇
《魏氏家藏》……九，二六六，三三九
《魏氏家藏方》……五八，一二八八
《鍼經》……一四三八，一四五一
《濟生方》……一二
《禮》……一六一九
《禮記》……一六三七
《禮記注》……一六二一
《翼方》……九二一
《總錄》……一一九八
《藥性論》……九六二，一六五五
《藥對》……一六二四
《覆載萬安方》……一六八六
《醫心方》……六三二，一六七二
《醫史跡を訪れて5　6鎌倉の醫學者》……一六九一
《醫說》……四六三，一六四六
《醫餘》……二二〇
《醫學文化年表》……一六五八
《醫學全書》……二〇，一二一一
《醫學指南》……一五一三，一五五五
《醫籍考》……三三八，一六六八
《簡易》……三三〇，一〇八八
《簡易方》……八，四一二，一五〇七
《簡要濟衆方》……九〇四，一六四四
《鎌倉九代記》……一六七七
《雞峰方》……一一〇，九八三
《雞峯》……一一五一
《雞峯方》……一一六八，一四三一

《雞峯備急》……………………一一九五
《雜談集》……………………一六七三
《難經》……………九一，一二〇〇
《難經注義圖》……………一六九〇
《難經疏》……………六六三，一四四六
《勸學》………………………一五九九
《蘇沈良方》…………九六，九八〇
《蘇沈翰良方》……………一二〇，一四三二
《蘇遊論》……………………三九三
《嚴氏》……………八七三，一一九八
《嚴氏方》……………二一九，八一六
《嚴氏濟生方》……………六五七，一〇〇〇
《羅山文集》…………………一六五九
《譚氏小兒方》………………九八六
《譚氏殊聖》…………………一〇九五
《譚氏殊聖方》………………一一九一
《證類本草》…………………一一九三
《類編》………………………四〇二
《寶童方》……………………一〇三二
《寶童方》……………………一一九六
《寶鑑》……………九五四，一〇一二
《鷄峯方》……………………七五九
《續千載集》…………………一六七五
《續易簡方》…………………一二五七
《續齊諧記》……………一六〇二，一六三八
《癰疽篇》……………………六七六
《靈苑方》……………八〇〇，一六五五
《靈樞》………………………一四七九
《靈蘭秘典》…………………一四四四
《顱顖經》……………九三一，一二八六

附錄　覆載萬安方校注人名索引

一劃

一圓禪……一三七九
一圓禪師……一二七九

二劃

丁安中……一一九七
丁時發……三五四，一一九七

三劃

士紆……一一九五
及之……一一九五
子剛……一一九五
子儀……一一九四

四劃

王大丞……五五九
王子亨……七八六，八八五
王世安……一二六四
王刑公……八〇八
王先生……九五一
王兌……一一九七
王昇伯陽……一一九七
王炳之……一四一〇

王洙……一一九二
王莽……一六二二
王時發……八九九
王袞……一一九四
王紹顔……一二四三
王寔……一一九四
王碩……七五六
元化……一一九二
元行沖……一四二二
支法存……六三八
太元真人……一一九二
太倉公……七四八
少主……八〇八
日華子……九二八，一六五一
中裕……一四〇七
毛彬……一一九七
公信……一二四八
文仲……三九三
文伯……八〇八，一四四二
文忠公……四六三
方叔……三七三，一三二一
孔安國……一六三一
孔融……九〇七
孔穎達……一五九九

五劃

甘子振……五八〇
石才孺……一一九八
石勒……一六四七
平江醫……三四四
田滋……一二一八，一四〇九
史氏……五四〇
史載之……三五三
史源……五四五

丘松年……………………一一九七
白樂天……………………一三九七
永德………………………一一九五

六劃

邢醫………………………四一五
吉撝之謙伯………………一一九六
西王母……………………一四二一
朱子新……………………四一五
朱中立不倚………………一一九二
朱丕倚……………………一一九七
朱仲邕……………………一二四八
朱如山季高………………一一九七
朱肱………………………一一九三
朱蓑衣……………………四三六
朱端………………………六五九
伍氏………………………五四四
伍起予……………………五三九
伍關中……………………一四〇二
仲陽………………………一一九四
仲景………………………四一五，一一九二
汲…………………………一一九五
安師傅……………………九三五
安康郡……………………一二六三
阮肇………………………一六三八

七劃

孝忠………………………一〇〇九，一一九四
杜…………………………三七三
杜方叔……………………三七三，一三二〇
杜生………………………九九七
巫防………………………九〇五
李氏………………………三五三，五四七
李伯時……………………八〇八

李長卿……一四〇〇
李茂翁……七八九
李念七……四八九
李承議……一四〇五
李校理敦裕……一〇四八
李剛中……九四八，一一九七
李師聖……七九四，八六三
李效理敦裕……一四〇二
李琓……一二六三
李淳風……四六四
李琬……一〇五三
李琬本……五〇四
李揆……六八三
李景純……一〇八八
李善……一五六一
李道念……一六五二
李蒲訶……一二四一
李賓……一一四八
李潛……一四〇五
呂吉甫……一四〇〇
呂降禮……一四二二
呂真人……五五〇
吳氏……四〇〇
吳安世……五四七
吳美……一四一〇
吳衮魯山……一一九六
吳道人……六四七
吳遠遊……一三九六
何押番……六六二
何德楊……八二〇
佛護……九九七
余丞相……四九五
狄仁傑……一四二二
沈存中……一四一九，一六三五

沈殿中……一四二〇
沈興宗……一四〇八
宋少主元徽……八〇八
宋荀甫……六五九
宋道方……一一九四
初虞世……四六三，一六二八
邵孚仲……九六一

八劃

武后……一四三八
范忠宣……一四三一
范注……五六一
范運使……一一九五
茅先生……九三一，一一四二
林億……一四〇〇
林謙之……四八一
林總郎元禮……六四六
東坡……九六
易忠信……一一九七
忠宣……一四三一
金婁子……一五五五
念祖泉伯……一一九六
周奇……九四三
周端仁……七五六
京畿……一四八〇
性全……六九二，一二七九
孟公實……四九五
孟野訦……四一七
孟訦……九二八，一六四六

九劃

胡洽……三二七
胡偉節……六六一
胡陽公主……八一五

胡晰然明……一一九七
南山道士……八一六
柳公度……六六三，一四四六
柳宗元……六三六
柳柳州……一六〇五
段成式……一五五五
禹錫……一四九九，一六二六
俞山人……一七，四一三
俞益期……一五五五
昝殷……七八六
昝膺（殷）……七五八
彥升……一四〇〇
彥賓……六六三
姜孚言……一三〇六
炳之……一四一〇
洪内翰……四一七
洪氏……五五〇
洪丞相……五五〇，五六〇
洪适……五五〇
洪輯……九九七
姚子大……四三六
姚氏……五八九
姚和衆……九一二，一〇一三
姚醫……四一五

十劃

馬朝奉……七七四
馬惣……四六三
秦承祖……六五二，一四四〇
秦鳴鶴……一四三八
耿隅……一三二四
耿夢得……五二八，一三三〇
華它……一三一二
華佗……六五二，一四四〇

莊妙真……四〇二
栖真子……一一九三
晁無咎……一四〇八
徒都子……四三二
徐王……九〇五
徐文伯……八〇八，一六三八
徐助教……一一四九
徐使君……五八〇
徐都承叔至……六六一
徐構……一四〇〇
高殿前……一二五六
郭中……七九四
郭廷圭……六六一
郭使君……一五五一
郭享……六六二
郭景純……四〇〇
郭察院名德麟……六六二
郭稽中……八二一，八六三
郭璞……一六三二
唐太宗……四八三
唐中書……三八五
唐仲舉……三八四，六五八
唐慎微……一一九三
陸彦安……三八四
陸機……一五二六
陸機蒙……一六四四
陳士良……一六二三，一六四三
陳太初……四〇〇
陳日華……五五九，一三一一
陳中裕……一四〇七
陳氏……三五三
陳正節……五五九
陳世德……四三六
陳延之……一四七九

陳州懷……………………………一二一八
陳丞……………………………一四〇五
陳良甫……………………八九〇，一四九四
陳知縣諱祖永……………………四九五
陳宜人……………………………七七四
陳彥升……………………………一四〇〇
陳真君……………………………一四二一
陳師文……………………………一一九三
陳通……………………………四三八
陳景初……………………………八〇八
陳無擇……………………………五四五
陳路鈐……………………………一一九六
陳端……………………………六六二
陳瑩中……………………………一四三一
陳藏器……………………一四〇七，一六五五
陳應之……………………………一四〇六
陳總領……………………四九五，一三三〇
陶定安……………………………一一九七
陶隱居……………五八四，一五二八，一六五五
通真子……………………………一一九四
孫兆……………………………一四〇一
孫尚藥……………………………一〇八八
孫和甫……………………………一四〇〇
孫炎……………………………一六四四
孫思邈……………………六六五，一四九七
孫盈仲祖…………………………一三〇八
孫真人……………………八一六，一六四九

十一劃

琓……………………………一二六四
執中……………………六六三，一四四六
曹鎮有……………………………一二六四
雀氏……………………三二七，九四三
常器之……………………………五五九

崔元亮……一六〇八，一六三六
崔公信……一二四八
崔知悌……三八五，一〇二三
崔豹……一六二四
崔能……一六〇六
許仁則……二八一，九七七
許慎……一六五〇
許學士……五二一，一三二九
章教授……四七九
淮南王……一四二一
淳于意……一四四三
梁逢堯……一一九五
梁新……一六〇八
寂惠……一四三三
張不愚……八二〇
張文仲……四〇〇，一二三一
張文潛……一四〇八
張右承……八〇八
張平序……一四〇七
張仲景……七八六，一四〇一
張丞……四一七
張茂之……一二六〇，一三〇六
張松茂之……七八四
張華……一五七〇
張倉……一五五二
張康……一三三〇
張湛……一六二一
張渙……九四四，一〇九二
張德俊……六一四
張銳……九八三，一一九五
張機……一一九二
張聲道……七五六
張徽猷……一一九六
張櫎……七七二

張騫……………………………………一六五三
強幼安…………………………………六六〇
巢元方…………………………六六五，九四三
巢氏……………………………四〇〇，一〇九一
巢安世…………………………七九四，八六三

十二劃及以上

項託……………………………………九〇七
葉伯材…………………………四三四，五二三
葛丞相…………………………………四三六
葛洪…………………………一一九二，一六五一
董汲……………………………………一一九五
董汲……………………………………九八〇
董瑛堅…………………………………一一九七
森立夫…………………………六一四，一二二八
惠安……………………………………一一九七
紫陽道士………………………………九三七
紫微山道士呂光………………………三〇七
嵇康……………………………………一五七二
道方……………………………………一一九四
道源……………………………………一一九五
曾氏……………………………………五四二
馮仲柔…………………………………六六一
湘濱……………………………………一一九七
富次律…………………………………七二五
費長房…………………………………一六〇二
遠遊……………………………………一三九六
楊大鄴…………………………………一一九五
楊子建…………………………………八五七
楊子雲…………………………………四〇〇
楊元鼎…………………………………七六一
楊仁齊…………………………一二四二，一四二五
楊和玉…………………………………五五〇
楊振……………………………………七八六

楊脩……九〇七
楊損之……一四九六
甄權……一四三八，一四四一
賈平章……一二二八
賈使君……一四〇五
虞世南……一三二〇，一三三二
稚川……一一九二
詵……一六一六
義叔……一一九四
資欽……一一九四
溫隱居……八一六
褚澄……一六五二
肅炳……一六四二
趙氏……九四三
趙岐……七四七
趙都運……八六一
趙恭人……四八二
趙栩季羽……一一九六
趙從簡……四一四
趙無疵……一三〇九
趙道人……四〇二
趙經略……八九〇，一二九二
蔣教授，名南金……一一八七
蔡邕……一五九九
蔡衛子周……一一九五
裴光州……一〇六三
裴秀……五〇五，一二六五
管仲……一一八七
僧智深……六八三
廖用之……一四二三
齊士明……七八七
齊大夫……七四八
鄭玄……一六二一
鄭佃……一二四一

鄭沖虛……九四三
鄭洵美……六三六
鄭糾……一四四六
鄭愈……一一九七
鄭愈……三五四，一一九六
鄭端友……九五四，一〇〇六
漢東王……一一七八
實照……一二七九
維一……一四九三
歐陽文忠……四六三
歐陽叔弼……一四〇八
黎居士……一四三一
德甫……五四七
劉之才……一一九七
劉元賓……一一九四
劉公……一一九八
劉氏……一〇八二
劉正夫……三五五，五一一
劉亨叔……四三六
劉禹錫……一六〇七
劉洙……九七九，一一九五
劉涓子……五六〇
劉處士……四九四
劉晨……一六三八
劉從周……四八一，一〇九三
劉湯……一六三五
劉憑……一五一〇，一六二七
劉燼……一五九〇
導生……一二七九
導生比丘……一二七九
豫章……九九五
蕭世京……五五〇
蕭炳……一六三三，一六五〇
蕭景仁……一一九七

盧少樊……七〇七
盧坦……一六五一
錢乙……九三三，一一九四
錢氏……九四〇
錢文子……六一五
錢季毅……一三二六
錢參政……六六一
廩丘……一三一三
澹伯海……一一九五
禪師……二七九
閻孝忠……一一九四
隱居……九二六
鞠運若茂之……一三〇七
韓子溫少知……四九六
韓光……五八〇
魏將使……一二四一
謙伯……一一九六
應之……一四〇六
翼中……一一九三
顏回……九〇七
蘇子瞻夢溪……一一九三
蘇少連……一三〇六
蘇氏……六二三
蘇沈……一三九三
蘇恭……一六〇九，一六二六
蘇韜光……一三〇八
韜光……一三〇九
譚永德……一一九五
龐老……七六六
龐維翰……六八八

梶原性全生涯及其著書

石原明　撰　郭秀梅　譯

一、序言

梶原性全，鎌倉時代醫學代表之一。關於其生平，各種訛誤流傳，尚未釋明。其所著鎌倉時期代表醫書《頓醫抄》及《萬安方》，雖然堪與平安時代《醫心方》相媲美，但是數百年間未曾刊行（江戶初期，僅抽印《頓醫抄》婦人門）。又因數十卷巨帙，傳抄不易，故其内容一斑僅於《日本醫學史》「其他」項目中選擇介紹一部分。

十年來，筆者持續調查金澤文庫古書、古文書，同時意欲解決梶原性全相關問題。雖然僅獲得少些新史料，卻得以掌握諸問題之全貌，其概略已於昭和二十二（一九四七）年四月大阪召開第十二屆日本醫學會總會第一分科醫史學會上報告（《第十二回日本醫學會會誌》刊載抄錄）。其後，僅見有高橋真太郎氏從東洋醫學角度，闡述《頓醫抄》《萬安方》二書特徵文章（《日本東洋醫學會誌》第四卷第三號）。此期間，筆者因其他工作繁忙，往日舊稿密置於篋底，並未進行徹底研究。最近，因為需要調查東洋中世解剖圖，得以閱覽至今未見之内閣文庫藏本。借此機會，進而明確該書傳本系統，重新補訂舊稿，試對以往通說加以補充訂正。

二、梶原性全傳記

梶原性全傳記，最早見於黑川道祐《本朝醫考》（寛文三年刊）上卷「梶原性全，不詳何處人也。曾仕鹿苑院義滿公施醫術，自著《萬安方》，又撰《頓醫方》十卷」。淺川宗伯《皇國名醫傳》前編（明治六年刊）云，『僧性全，號淨觀，柁原氏。自云和氣氏之族，學醫於丹波氏，極其底蘊。嘉元中據《病源候論》之目，取捨衆說，抄錄單方，著《頓醫抄》五十卷。正和中，又輯錄唐宋醫方，著《萬安方》六十二卷。子道全亦有醫名，道全三世孫為長淳，善承業。門人中川氏傳其術，著《捧心方》。《萬安方》跋尾有授源三冬景之語，冬景蓋道全初名』。近代著書中，首先見於富士川游先生《日本醫學史》『梶原性全，何人也，不詳。傳曰和氣氏一族，號淨觀，有名醫之稱。性全博覽強識，自言所見方書凡二百有餘部，二千有餘卷，是皆漢魏唐宋經驗方，加以試用效驗而成《萬安方》《頓醫抄》二書』。

藤井尚久氏依據《皇國名醫傳》記載，於《醫學文化年表》附錄『我國醫人錄』後二條天皇條下云：『梶原性全（梶一作柁），號淨觀。醫僧。嘉元二年《頓醫抄》五十卷（兼用假名、漢字）』。『性全（號淨觀，云和氣氏一族）一道全一長淳（三世孫）』。

其後，藤井尚久氏發表未定稿《日本著名醫略傳》記云，梶（柁）原性全，鎌倉時代僧醫，不詳何處人。號淨觀。云和氣氏一族。學醫於丹波氏，有名醫之稱，博覽強記，嘉元元年（一三〇三）據《病源候論》之目，取捨衆說，抄錄單方，著成《頓醫抄》五十卷（假名、漢字兼用）。正和四年（一三一三）又輯錄唐宋醫方，加以自家經驗，著成《萬安方》六十二卷（漢文），又撰《五藏六府圖》。子道全及道全三世孫長淳，善承其業。門人中川氏傳其術，撰《捧心方》。

另據其他記載，如，梶原性全，何人也，不詳。《本朝醫考》亦云不詳何處人也，嘗仕鹿苑院義滿公。

或說花園院後醍醐院間之人，和氣氏之末孫也。或在京都，或在鎌倉，博極醫籍，集《覆載萬安方》六十二卷，目錄一卷。云授以子冬景。是何書也。《萬安方》第十四上卷記云『和氣末孫性全撰』，故和氣末裔也。又《萬安方》卷識文：正和四年九月九日書之，子孫勵稽古莫失墜此術。性全六十一。（中川壺山著《本朝醫家古籍考》寫本）

其後，平性全《萬安方》僅存世，余嘗見《萬安方》，有鹿苑相公花押，於世副本罕。（林道春著《羅山文集》）

梶原性全作《萬安方》五十冊，有鹿苑院義滿袖判，存建仁寺大統庵。此醫書，某時醫玄冶法印以銀十枚購得。性全亦作《頓醫抄》，藏於官庫，並且訓解煩字。（人見卜幽著《東見記》）

以上内容，即迄今為止所見梶原性全傳記相關記載，實際上，皆出自岡本玄冶（壽品）將《萬安方》副本獻上幕府時所作『獻萬安方序』，以及中川子公《捧心方》跋月叟序。

關於梶原性全身世，據『獻萬安方序』所記，『性全者，不知何人，相傳云以醫仕足利氏鹿苑公，恒懸藥囊，時稱名醫，嘉曆之間著此書。鹿苑公嘉其志，為記花押二，今見在此書中。性全博覽強識，自言所見方書凡二百有餘部，二千有餘卷，亦皆漢魏唐宋經驗之方，及自所試效，莫不集載』。多紀元簡抄寫《萬安方》（現藏宮内廳書陵部），其跋文中指出上文年代存在矛盾，云，『性全不詳何許人，自言和氣末孫。而跋語中間及建長円覺寺等事，則知其居鎌倉也。或以鹿苑相公押字為任鹿苑相公。今推之年代，性全若在鹿苑時，則年當百十餘歲。此恐不爾也』。對於多紀氏所提疑問，筆者經過調查，得以解決。即自『常樂記』（《群書類從》卷五一三所收）中檢得如下記載。

「建武四年丁丑正月廿二日　梶原淨觀他界」

「常樂記」中世記錄史料，足以憑信，該記載屬實。關於性全生年，據《本朝醫家古籍考》中《萬安方》書後識語記載「正和四年（一三一五）性全六十一歲」，自此引發誤解。《頓醫抄》一傳本（享祿本系統）書後識語（第五十卷）「於時嘉元第二曆南呂上旬天書之。性全」右傍加書「五十一歲」，該記載亦誤，其根源在於誤解、誤傳《萬安方》第二卷「正和四年十一月二日丑刻抄之。性全（花押）五十歲。嘉曆元年六月弍四日以清書本亦加朱墨點了。性全（花押）六十一歲」記述。

依此記述可知，正和四年（一三一五）五十歲，嘉曆元年（一三二六）六十一歲。逆向推算，性全生於文永二年（一二六五），享年七十二歲，則當於建武四年（一三三七、南朝延元二年）逝去。而古來相傳，性全侍奉足利義滿，獻上《萬安方》，獲賜親筆首尾花押等，分明完全屬於虛構。

此外，流傳性全係和氣氏一族，出身地不明，亦屬訛誤。首先提出其結論，性全乃平氏梶原平三景時（名人源太景季乃其長子）之子孫，相模國鎌倉郡梶原鄉出身，僅就姓氏而言，乃屬桓武平氏鎌倉氏流之後裔。再述其理由，所謂和氣氏一族，根據亦見於《本朝醫家古籍考》，云《萬安方》第十四卷內題之下「和家末孫性全撰」，調查當時用語例，可知末孫未必皆意味着具有血緣關係。時見中世佛書等卷後識語曰「金剛末資何某」「野流末子何某」「弘法大師何世之孫某」「華嚴末學何某」「丹波末流何某」等，多是用於表示師資相承關係。而關於性全，林道春記云「平性全」，又《捧心方》序（後述）曰「師承丹家而居其右」，故本姓平氏，承襲和氣氏之學。如此解釋或為妥當。性全俗名不詳，正如後所述，一子名源三冬景，「景」亦承繼梶原氏名字，並且連用「源三」，可以斷定為桓武平氏鎌倉氏族，且生於相模國。

三、撰述《頓醫抄》

性全大著《頓醫抄》五十卷，成書經緯既如所述。該書即現存最古和文醫書，充分體現鎌倉時代醫學特色之醫學全書。正如高橋真太郎氏所指出，本書依據《諸病源候論》（隋・巢元方等奉勅撰）項目，分設門類，而主要處方引自《太平聖惠方》。《太平聖惠方》，宋政府敕令編修。宋太宗親自收集顯效方劑一千餘首，進而，太平興國三年（九七八）令醫官院獻上天下效驗家傳秘方一萬餘首，命尚藥奉御王懷隱等四人分類編次，至淳化三年（九九二）而成巨帙方書，附太宗自序，題名《太平聖惠方》，刊行頒賜。全書凡一百卷、一六七十門、一六八三四首處方。南宋紹興十七年（一一四七），由福建路轉運司重刊淳化三年國子監刊本，當時我國至少輸入兩部以上紹興重刊本（金澤文庫舊藏本）。性全撰述《頓醫抄》，大多依據最新且具有權威性《太平聖惠方》，堪稱列入時代前衛之書，並且對於平安時代以來，醫學界由宮廷醫家所主宰，拘泥形式、墨守傳統舊習產生革新意識。

可是，性全僅將《太平聖惠方》作為傳家寶刀，追新炫奇，並未明示反抗宮廷醫家專制。其著述目的或在於為固有醫學增添新知識，以及將自身見聞形成系統醫學，並採納民間流傳俗方，甚至收錄僧侶、陰陽師等實施咒術療法，陳述己見，折衷古今，創造新式體系。

正如傳本《頓醫抄》卷尾識云，「為救倉卒之病，聊抄單方之要，云病源之篇目、云療養之旨趣，頗雖近俗，亦廣尋古賢之訓，兼加今案之詞，是則欲令見者易諭而已」。或出於宣揚佛教醫療精神之動機，以普救衆生疾苦為目的，即使缺乏漢學素養，亦可習得醫學，故特以和文編述。

關於《頓醫抄》傳本，後文詳述。

但傳本書後僅見兩處識語，第四十三卷「嘉元二年甲辰六月一日書之畢。性全（花押）」，以及前述第五十卷末「於時嘉元第二曆南呂上旬天書之。性全」。據此，一般認為《頓醫抄》撰於嘉元二年（一三〇四）（《日本醫學史》等），即性全三十九歲之時。

可是，此次筆者於內閣文庫發現異本（後述），該本未載上述識語，內容亦有異同，並檢得第五十卷末識語「正安四年十月十六日奉授畢。性全在判」。該記述表明，正安四年（一三〇二），至少有二種抄本。筆者推定，性全三十七、八歲時，將往年見聞及涉獵諸書內容，抄錄整理，編成《頓醫抄》雛形，即《頓醫抄》初稿本。在此基礎上，又修訂謄寫，於正安四年授予某人。進而，又重加校訂，編排內容，修改字句，謄清賦跋，於嘉元二年完成《頓醫抄》定本。

正安四年性全所云「奉授畢」，接受呈奉者究竟為誰，筆者通過調查金澤文庫古文書，根據各種歷史實事推察，認為當指金澤貞顯。其後納入金澤文庫本即該初編《頓醫抄》。相關典據及考察見後敍。總之，可以肯定《頓醫抄》並非僅存一種，性全壯年精力旺盛之時，集結多年識見而成之書，而且不斷改訂補充，最終完成一部五十卷和文醫學全書。

四、《萬安方》成書

性全傾注極大精力著成《覆載萬安方》六十二卷，初本為五十卷。依據跋文可知，該初稿編纂始於正和三年（一三一三），而大部分內容基本撰寫於正和四年（一三一五），性全五十歲時完成初稿。當時情狀雖難以判明，但實際上正如前述，其間不斷加以校訂，謄清初稿，附朱墨兩點，而成家學定本。

現存《萬安方》中多處卷末記有識語、感想或相關記述隨處可見，據此可以推知，《萬安方》定本完成經緯以及性全日常生活片斷。《萬安方》傳本，後文詳述。現存定本《萬安方》成書過程既已大體明瞭，嘉曆元年（一三二六）六月二十三日至七月十五日，第一至第十六卷基本完成。同年十月二日起，開始謄寫第十九卷（第十七卷無識語，不明。第十八卷散逸）至第四十八卷，十二月七日終了。第十九、二十、二十一共三卷謄寫後，即刻添加朱墨兩點。其他卷，嘉曆二年初至五月，加點完畢。第四十九卷末「嘉曆二年四月十四日朱點了。性全（花押）」「同年四月廿一日墨點了。凡《萬安方》一部五十卷，拾採簡要卓約神術，子孫深秘如至寶。性全（花押）六十二歲」。可以認為，此時五十卷本基本成形。性全編撰初稿，而謄寫定本之際，一部分內容由歸化宋人完成。全五十卷中第一、三、六、十共四卷，明確注明出於宋人道廣之筆。第二、十一兩卷亦似由道廣書寫。性全亦親自謄寫（第二十五、三十九至四十八共十一卷）。例如，（第四十卷）「嘉曆二年正月一日丑刻，於燭下拭老眼清書訖。性全（花押）六十二歲」。

其次，可知《萬安方》有別於《頓醫抄》。《萬安方》為傳授愛子冬景而撰述，作為秘傳寶書、家學定本，禁止示於他人，並於卷後為冬景記述識語。如第一、五、六、九、十、十三、十五、十六、十九、二十二、二十三、二十五、二十六、二十七、二十九至三十四、三十九、四十、四十二、四十五、四十六、四十八共二十六卷，字裏行間充滿著老父對愛子之親情，以及誠懇訓誡。例示二三。

（第六卷）冬景令看察於此一部，可救人扶身。

（第十五卷）嘉曆元年七月十四日未刻。朱墨兩點同終功了。冬景著眼記心，得此理趣，大可救人，大可救人。是老懷所勵也。性全。六十一（花押）

（第三十九卷）（前略）冬景可秘之，莫令麁學之兄弟看之。

以上記述，可以推知性全夜以繼日，傾注全力加點校訂《萬安方》。儘管自認年老，但仍不懈努力。雖因勞碌過度，損傷視力，出現羞明、流淚、視力減退等，仍不屈不撓，筆耕不輟。適意時可一夜脫稿一卷，翌日立即添加朱墨兩點。如：

（第十九卷）嘉曆元年十月二日於燭下朱點了。性全（花押）

同四日於燈下墨點了。老眼之間點畫不分明，冬景感老情而彌可勵學。性全（花押）

（第二十四卷）嘉曆二年正月十九日朱點了。性全（花押）

同日晡時墨點了。可秘之々々々。性全（花押）六十二歲

（第四十四卷）嘉曆元年十一月十三日子刻，於燭下清書之畢。子孫感於老懷，勿倦於醫學。性全六十一歲（花押）

而且性全於元旦佛事之時，亦超然專心一意校訂。如前述第四十卷後識語，年夜至元旦淩晨二時清書完畢。雖身為僧人，欠席佛事，校訂第三十九卷。

嘉曆元年十二月廿四日重清書之。性全（花押）六十一歲

同二年二月廿日朱點了。今日萬壽寺塔婆供養，建長寺長老清拙和尚導師千僧供云云。僕為點此書，不拜彼會，得其時而不結其緣。悲哉悲哉。性全（花押）

為萬壽寺塔供養，舉行千僧供行事。周知，禪僧正澄清拙（大鑑禪師）去年受邀，自元來朝，遵北條高時之命，出任建長寺長老，作為導師，主辦盛大法要。如此世紀性大會，性全作為千僧之一，理當參拜，但為校訂《萬安方》而無法出席，其遺憾之情盡見文中。

現存《萬安方》諸本皆為六十二卷，另有十卷本，而該十卷本早已被中川壺山氏識破，認定為摘抄《頓醫抄》之偽本。《本朝醫家古籍考》中云「又世上有十卷本《萬安方》，完全抄自《頓醫抄》偽撰之書也。是《萬安方》稀見之故也」。不為討論之列。

但是，《東見記》中云「梶原性全作《萬安方》五十冊」，尾崎雅嘉《群書一覽》亦云「《萬安方》五十卷」，與現行本卷數相異。究竟六十二卷與五十卷，當以何為準？

依據《萬安方》卷後識文（前述第四十九卷），五十卷乃初編原本。仔細研究，得知現行本第五十卷以

後識文頗無統一性，即第五十至五十六卷無識文。
第五十七卷 正和二年抄之了。性全（花押）
第五十八、五十九卷無識文
第六十卷 元德三年四月十九日加點了。性全（花押）
第六十一、六十二卷（嘉歷元年清書。全文後出）
又檢閱内容及目錄，第三十九卷至四十九卷小兒門，總目錄第五十卷以下：
第五十卷 五藏六府病候形、五運六氣
第五十一卷 一切諸痛門（二十條）
第五十二卷 瀉藥門類（一五九方）
第五十三卷 血疾門（七條）
第五十四卷 醫人大綱（二十條）
第五十五卷 醫論（二十二條）
第五十六卷 諸丹石煉藥法
第五十七卷 諸灸穴
第五十八卷 萬通曆、避人神法
第五十九卷 藥名類聚上
第六十卷 藥名類聚 下
第六十一卷 照味鏡 上

第六十二卷　照味鏡　下

如上所記，現行本第五十卷，未載五藏六府病候形内容，僅收錄五運六氣。第五十四卷中並未載脈診法及醫家道義等内容，而以假名書寫彩色解剖圖，内題「五藏六府形并十二經脈圖」，構成該卷内容。

第五十九、六十卷，内題「藥名類聚」内容，實摘自唐《新修本草》，並引用諸書，論述本草名義，卷後識文亦異於其他。記云「元德三年（一三三一）加點」，據現已知記載，此係性全晚年最後識文。可以認為，該「藥名類聚」原為上下二卷單行本，而分置於第五十九、六十卷。繼之，最後兩卷内題「照味鏡」，内容解說食品性效，其卷後識文有不明部分。

（第六十一卷）照味鏡　上卷
嘉曆元年七月九日子刻於燈下令清書訖。
草本則去年正中二年秋所抄撮也。性全六十一歲（花押）
同二年五月八日朱點了。性全（花押）
同六月十七日墨點了。性全（花押）
　　　　　　　　　　寤寐之間可看，記尤力急務忽

（第六十二卷）照味鏡　下卷
　　　　書之訖。性全六十一歲（花押）
　　　　　　　性全（花押）

即「照味鏡」亦由二卷編成單行本，乃正中二年（一三二五）所著。

依據以上各點推察，性全當初編集《萬安方》五十卷，之後與其他既存單行著書合帙，遂成現行六十二卷。支持該推定的佐證，如第五十九卷「藥名類聚」木香條下云「可見萬安方」，可知「藥名類聚」編成於《萬安方》初稿之後，並製成單行本。故現行本第五十卷「五藏六府病候形」欠缺，並不足為奇。第五十一至五十八卷共七卷，與其他卷體系不同，當屬其後增補或補遺。儘管現行本總目錄五十四卷作「醫人大綱」，而第五十四卷卻一反常例，以假名書寫解剖圖，而該內容與《頓醫抄》第四十四卷重復。關於該卷問題，小島寶素早已質疑。天保八年（一八三七）寶素於寫本《萬安方》（金澤文庫新收本）該卷首書寫識語如下：案照目錄第五十四醫人大綱，始於詳脈口訣第一，終於戒醫人用好心勸病家用好醫第廿，而斯冊載五藏圖，未審何以相錯錄。俟後考。

關於該解剖圖，於次章考證，可以推定原本亦屬於單行本。

結果《萬安方》五十卷完成後，添加補遺或特殊藥方（瀉藥、丹石），並附錄性全別著「五藏六府病候形」「藥名類聚」「照味鏡」而成六十二卷之本。現存本中第八卷下（傷寒下）、第十八卷（積聚、痃癖、黄疸）、第五十卷前半（五藏六府病候形）、第五十四卷（醫人大綱）共四卷散佚。

高橋真太郎氏上述論文，亦取五十卷之說，因初稿完成於正和四年（一三一五），此時性全五十歲，或許年齡與卷數之間有某種關係，可以作為一種假想，不無道理。又，高橋氏以東洋醫學觀點，認為《頓醫抄》主要依據《太平聖惠方》編成，而《萬安方》則參照《聖濟總錄》編撰。現今，重新考察，其觀點得以證實。性全獲知新輸入《聖濟總錄》，為奠定家學根基，必然索求於該書。

《聖濟總錄》，龐大方書，全二百卷，目錄一卷，收載處方約二萬首。該書由宋徽宗政和年間（一一一一—一一三八）命曹孝忠等醫官收集秘閣所藏古今醫書，以及行於天下有效方劑編次而成，屬於國家制定方書。原名《政和聖濟總錄》。

據《宋史》及洪邁《容齊隨筆》記載，徽宗次代欽宗靖康三年（一一二六），因北方金軍興起，宋遭逼迫，不得已南遷。此時金人開啓宋宮廷秘庫，掠奪歷代寶物及宣和殿、大清樓、龍圖閣三庫所藏圖書、國子監刊刻大量版木。此時期《聖濟總錄》完成刻板印刷，亦遭掠奪，致使南宋人已難以得見該書，故宋諸多書目，未見著錄《聖濟總錄》。

此後，金世宗大定年間（一一六一—一一九〇）印刷頒布《聖濟總錄》，並刪除原書名「政和」二字，至此《聖濟總錄》方得以重見天日。可是，該金版是否輸入我國，尚無確證，依據當時諸般狀況，極可能並未輸入。

繼而，一二三四年元滅金，《聖濟總錄》版木轉歸元人之手。成宗大德四年（一三〇〇），附錄重刊序及校刊姓氏，題名「大德重校聖濟總錄」，儼然猶如元代新校刊行本，該本現存。可是，正如多紀元胤《醫籍考》所指出，「大德重校」四字字體拙劣，「聖濟總錄」四字稍顯傾斜。又，正文八行十七字，大字，宋版字體。據此得以證明，該本並非大德四年新刊刻本，而自金掠奪版木，加以改刪，僞稱新刻本，傳入我國之《聖濟總錄》多為大德版。但其零本大約現存三部，雖非全帙，可知中世曾廣為流布。

性全於嘉元二年（一三〇四）完成《頓醫抄》，其後即時得見大德版《聖濟總錄》，切感該書收載有效處方數量勝於《太平聖惠方》，故欲編纂一部水平高於《頓醫抄》之方書，作為家學定本留傳愛子冬景。正如高橋氏所指出，《聖濟總錄》印刷後僅數年，性全即得以披閱，足以證明其受惠於優越地位。又如後文所述，性全曾承蒙數人實力者及友人援助。雖然尚不知何人為性全提供《聖濟總錄》一書，但借助同仁協力，登上鎌倉時代醫學最高峰，充分證明性全具有卓越才能。

五、性全校訂解剖圖説

《頓醫抄》第四十四卷與現行本《萬安方》第五十四卷，收載同樣彩色解剖圖説，均以假名書寫。不同傳本系統，繪圖精粗有異。亦有無色繪圖，而此類繪圖似乎依據精巧彩圖描繪而成。

《頓醫抄》享祿本（後述）系統第四十四卷，後人抄寫之際，記述如下識語。

萬安抄卷第四十四

五藏六府形

十二經脈圖

右兩圖見《覆載萬安方》五十四卷，略之。

另外，現存《萬安方》祖本，即岡本玄治獻上本第五十四卷，與其他卷體裁不同，利用墨格紙，以假名書寫正文，卷首不記卷數（表紙内面有卷數，字體不同）。唐突出現「五藏六府形并十二經脈圖」，十二經脈圖末記「萬安方卷第五十四終」，其後附錄「五藏六府」及首題共八葉要約，卷末書寫「覆載萬安方五十四終」。若認定該部分引自熊宗立「腎歌」，則可以認為該八葉部分由後世書寫附加，因明人熊宗立著書内容不當見於性全原著中。

基於上述分析，筆者推定《萬安方》第五十四卷，即《頓醫抄》第四十四卷，因與原目錄相異，室町末期某人倉卒將四十四錯認五十四，編入其中，遂誤作《萬安方》第五十四卷。

現已得知，該解剖圖一卷，另有單行寫本，即有兩種傳本（後述）。又「頓醫抄」第四十三卷題為「五藏六府形候」，基於《内經》學說，參酌《千金方》，概述五藏六府形態及機能，末尾識曰「已上五藏六府之姿，荒々明是，詳事見本書。此雖非重要，因大方知明，計無不審，治方次第，明記餘卷。故此一卷或非概言至要歟」。落款「嘉元二年甲辰六月一日書之畢。性全在判」。據此可知，第四十四卷為圖，第四十三卷為附屬，而成二卷單行著述，或題名曰「五藏六府形候」。其著作年代，據《頓醫抄》成書年代推定，當在正安四年（一三〇二）之前。

關於藏府圖之來源，原文中明言引自「歐希範五藏圖」，而其他圖，已知多來自「華陀内照圖」。正面圖有二，第一圖喉有三孔，確定屬「歐希範五藏圖」，但第二正面圖題曰「前向圖」，肝位於右，脾位於左。第三圖背面圖亦肝脾相反位置，與「内照圖」不同，故來源不明。曾經考慮屬於性全誤寫，或後人傳寫之誤，但是最近查閲道藏籍，字號太玄部第六六八冊所收「黄帝八十一難經注義圖序論」内境圖，發現性全該圖引自於此。

該書宋咸淳五年（一二六九）臨川李子桂所著醫書，其後編入道藏中，作為道教書流傳至今，内容頗有價值。咸淳五年相當我國文永六年，性全引用該書年代，當在完成《頓醫抄》初稿之正安四年（一三〇二），即「黄帝八十一難經注義圖序論」成書後三十三年。

《萬安方》以宋代方書《聖濟總録》為基礎，引用「黄帝八十一難經注義圖序論」内境圖，可以想像性全極其關注最新輸入醫書，而且具有得以利用之優越條件。

關於解剖圖，近日渡邊幸三氏或將發表詳細文獻學研究成果，本稿僅簡述如上。

六、與性全相關人物

自《頓醫抄》《萬安方》中摘録與梶原性全相關人物，並將金澤文庫所藏古文書中有關性全内容全部摘録，明確性全學術傳承、親緣，以及對後世影響、師承關係等問題。大體可以推定性全上洛（京都）求學，後轉至鎌倉，得到何人幫助，活躍於何處等史實以下分項敍述。

1．肉身及門派

如上所述，性全屬於梶原氏一族，武門世家，然而為何捨身僧門、志向醫學，其父及俗名等，現今皆尚不明。但知中年曾一時還俗生子，相關自述見於《萬安方》卷後識語。考察全部識語，可以推知性全六十一歲時，其子尚年幼，未具學醫能力。其子名源三冬景，後號道全。冬景體質孱弱，似罹患哮喘或支氣管炎，為慢性咳嗽所擾。因此，特別詳細編著《萬安方》第十六卷喘咳門。據識文察知，性全另著《保氣論》三卷，載錄喘咳妙藥三百餘方，但該書現無存。對於年幼且體弱獨生愛子，漸入老境之性全，整理多年學識及經驗編纂《萬安方》，作為家學定本遺留子孫後代，為實現目標而努力之心緒，於識文中多有表述。冬景或承受性全示教，成年後號稱道全，渡海赴元朝，探求醫學。該事實可據《捧心方》序文推知。序文曰：

我邦以濟生，一世厥業者，唯和、丹二家而已矣。近世旁支横派，爭道而出。和家久少聞其傳，丹家一派亦落如曉星矣。爰有梶原淨觀公，師承丹家而居其右，夫我邦秦越人乎。有《萬安》《頓醫》兩方，《萬安》秘而弗傳，《頓醫》今行於世矣。厥後曰道全，亦英特士也。猶嫌我邦之群書，附舶南遊，其業益大而其觀改焉。自全四傳而有人曰長淳，淳浮屠氏也。蹈海婆娑於世，然而才德之所薫，莫以加其臭焉。雖醫術集成於茲，而論於之才德，則蓋其緒餘苞苴焉耳。（家藏古寫本）

該序稱譽子繼父業。又據該文記載可知，性全門派延續至室町時代中期。《捧心方》著者中川子公，即序中所云長淳之門人。序文作者翫月叟書於寳德三年（一四五一），繼而，該書於天文七年（一五三八）由南禪寺潤甫和尚增訂而成十二卷傳世。至室町時代末期，性全醫學傳承脈絡明晰。

淺田宗伯、藤井尚久兩氏曾認為「自全四傳而有人」，指性全四世子孫，即長淳係性全子孫。但是，依據前後關係分析，可知「全」乃指道全而言。又如前述，四傳，不能認為僅指血緣關係，而言長淳乃屬於性全第四位門派繼承者。該說具有一定信憑性，示表如下。

（第一表）梶原性全門派

（元人）（竹翁）

淨觀性全—道全—○—○—古道長惇—中川子公—潤甫

2．學統及師承

性全師從何人，繼承如何醫學系統，既如所述，屬和氣氏流派，習丹波氏之學。至於受教於何人，學於何時，可參見《萬安方》第八卷上「傷寒後驚悸」項，注曰「和氣種成入道佛種，自初云腎氣，今世諸人同云也」，可以推測，性全從種成習得和氣氏家學。關於和氣氏，亦見述於《萬安方》第十三、三十卷中。據「和氣氏系圖」，種成侍醫正四位下、兵庫頭、昇殿、典藥權助、母、出家法名佛種，正應元年九月三十日卒，六十八歲。蒙受後嵯峨上皇恩寵，賜醫博士。上皇駕崩後入道，當時著名醫家，擅長和歌，勅撰編集數部詩歌，亦有後人編輯，僅《種成朝臣集》一卷流傳。其逝年正值性全二十四歲，故受教當在逝去以前。

關於丹波氏，《萬安方》第二十五卷木香丸條下，記載精檢康賴《醫心方》，《頓醫抄》第二十卷「舌諸病」重舌條，前文說明「世常稱小舌。此中有咒法，極其秘事也。別有口傳，僅傳丹家嫡流」，敍述刺絡方法，故確屬相傳丹波氏正統家學，但不明所指何人。

上述可知，性全不僅保持了宮廷醫家繼承而來的平安朝傳統，即隋唐醫學學統，而且，對於新興宋醫學，既通覽最新傳入之宋醫書，又接受了入宋僧帶回的醫學學統。該史實以往完全未知，而《萬安方》第二十二卷長生藥注記「此方即宋人秘說，人人雖知此方，不辨由來，日本僧導生上人在唐九年相傳之」。又第五十二卷俞家遇仙丹注「私云，此藥參州實相院導生比丘，在唐九個年，只為習傳於醫術也。仍黑錫丹、養生丹、靈砂丹等諸方，及脈道鍼灸口訣，並此遇仙丹相傳之。自導生比丘、一圓禪師（尾州長母寺長老）以法眷之，好傳受之，從一圓禪師以兄弟之昵，實照相傳之。自實照亦性全傳受之。此方於宋朝，只俞家秘之，不令餘家而傳矣。禁防不輕，於本朝即導生、禪師一流傳來，以至予掌握，子孫可秘之可秘之」，明確記述血脈原委。宋代俞氏醫學為何，調查《宋史》及相關文獻，未見記載。但是考察導生等所傳俞家秘方方名，與宋國定處方集「和劑局方」收錄內容類似，或可推測俞氏係京師名醫。《頓醫抄》第十卷有「京師俞山人降氣湯」，又第十五卷「交感丹，此藥即得授於俞居易一之祖通奉、甲先生之人」。據此，大體可以推知其系統。導生僧，其傳不明。所住參州實相院，即今幡豆郡西野村關山派禪剎瑞境山實相寺，該寺由吉良滿氏於文永八年（一二七一）創建，圓爾辨圓（聖一國師）開山。

一圓，號無住，鎌倉人，俗姓梶原，十九歲出家，造訪諸寺，兼學八宗而成就，最後拜謁圓爾，遂入會下，為嗣法。文永初年，於尾張木賀崎開建長母寺，任第一祖高僧。著述頗多，其中《沙石集》十卷、《妻鏡》一卷、《雜談集》五卷等，作為說話文學代表作品，至今仍受重視。其弟名實照，性全受實照之傳，可知三人皆係梶原一族。該學統示表如下。

（第二表）　導生流學統

甲先生—俞通奉—俞居易（入宋）—導生（在宋九年）—一圓無住—實照—淨觀—性全

円爾辨円

依據以上記述，可以確認無住曾從學於圓爾。導生住留實相寺，亦大體可以推定受教於初祖圓爾。此時或教授禪學，但圓爾入宋學醫，攜回較多宋版醫書，現存《普門院經論章疏語錄儒書等目錄》（東福寺藏。重要文化財）有明確記錄。故圓爾醫學、禪學系統，必將對導生流產生影響。性全所書識文中，流露出對禪學亦較為關注，不僅文獻方面，而且實踐方面繼承宋醫學，對於性全家學形成產生極大影響。

此外，性全所繼承醫學體系中並有武家之間傳承系統。

《頓醫抄》第四十五卷題曰「交接等治」，記述房中術內容，其中云「取料木，刀切發黑部分，出汁注入茶碗中，放置二三日，堅硬，入乳中，丸如芥子大也。用一丸時，當押入神門。男女皆甚歡喜。用此藥後二三日，女人每開門摺合甚好也。過用此藥，難耐而死也，當留意小心。彼料木之事深秘口傳也，雖千金萬金，不可輕易傳人。此藥河津入道弟子六人之外，更無人知也。稱藥丸。」實際上秘傳已公開。所謂河津入道，一般依據《東鑑》第十二卷記載，河津三郎祐泰係裕親法師之子，則曾我兄弟之祖父，即指伊東入道河津二郎祐親。鎌倉幕府譜代之名家梶原與河津，有何關係，此處雖未提及，但特殊經驗醫術傳予河津氏，其秘傳六人弟子之外不傳。該派因性全與梶原氏有緣，故得以相傳。

以上記載，可知包含四個流派學統，性全不拘流派，研究各種醫學，通讀諸醫書，並加親身經驗，形成自家醫學體系。性全佛教學統亦相當分明，此文僅限醫學內容，關於佛教源流問題割愛。

3. 幫助性全者

據《萬安方》識語記載，可知幫助性全者至少有四人。

第一，宋人道廣。既如記述，淨書《萬安方》初稿而成定本，此時約十卷由道廣抄寫。關於道廣之人，身世不明，推測係禪僧且善於書寫。對於性全所云「宋人」，歷史考證者認為，嘉曆時人，即宋滅亡後約五十年，當稱元人（《萬安方》第六卷後跋書）。但若於宋滅亡前來朝者，即使稱為宋人亦無不可。或指與性全相關之導生，或無住等人，自宋歸國時同行來日之宋人。

第二，鎌倉幕府中要人。《萬安方》第十六卷識語中明確記錄兩人姓名。「嘉曆元年七月十五日巳刻，朱墨兩點同時加之了。此一卷治冬景宿病尤可委之。《保氣論》三卷，治喘咳有神藥三百餘道，自筆草本在長井洒掃文庫，一本在於二階堂出羽入道行藤書庫歟，可尋看之。性全（花押）六十一才」。

關於兩座武家文庫，前金澤文庫長關靖氏發表文章（「鎌倉時代における圖書館に就いて」日本古書通信第一一九號，昭和十四年），介紹中世作為具有特色之圖書館，歷來受到重視。

長井洒掃，即長井宗秀，大江氏一族，自掃部頭晉升宮内大輔，擅長和歌，作品錄入《新後撰集》《續千載集》中。可以想像宗秀給予性全極大援助，金澤文庫古文書第一四七八號中有如下記載。

「（前略）此亦搔瘡，活動之時，宜着和服，伊豫織物為佳。掃部殿內，僧醫獻上瘡膏藥，望塗敷。田中殿曾塗用，效果顯著，已愈。（後略）」。（意譯）

筆者於昭和十九年發現該文書，此處「僧醫」或許正指「淨觀僧醫」，而且云居「掃部殿御內」，即性全一時接受長井宗秀援助。《萬安方》識文明記親筆稿本《保氣論》三卷，納入長井文庫，可知二者關係親密程度。

宗秀之子貞秀，亦與性全有特別關係，金澤文庫古文書第八一九·八三五號《頓醫抄》貸借記事有相關記述。關靖氏發現以下兩則文書。

「蒙仰候《頓醫抄》十五帖借進候，如法重寶候也。又藥種、任御注文可尋進候。抑御契約候し護身法事，未注給候歟入候。自此種々（後闕）。」

書寫者名欠缺，但與次條文書相互關聯。

「御歸之時，定可有御立寄歟之由存候之處，無其儀候條遺恨候。抑先日御約束候し北斗祭文可給之由候しに，未給候之條，已御破戒候哉。無物體候。早々可給候。又、唐船無為歸朝之由，自六波羅注進候。付惣別□□□。又，《頓醫抄》御借用候し，可返給候。或人一見望候之由申候。事々期面拜候。恐々謹言。四月十四日貞秀明忍御房。」

後則文書云，唐船歸朝自六波羅稟報，推定所指乾元二年（一三〇三）之事。明忍，即北條實時金澤開山稱名寺第二世長老明忍房劔阿。學問僧劔阿，兼通醫學（著有我國現存最古產科專書《產生類聚抄》二卷）。

前一年七月，北條實時之孫金澤貞顯，以六波羅南方探題身份上洛（京都），家人長井貞秀亦在洛。借此機會，劔阿亦因其他事由而入洛。醫僧劔阿得知性全新著《頓醫抄》傳聞，意欲先睹為快，委託貞秀斡旋。貞秀因父宗秀與性全關係密切，故與性全頗親近。此二則文書是關於《頓醫抄》唯一最古記載，根據金澤文庫古文書中多處記載，可知貞秀曾與金澤文庫藏書管理相關。上文所記性全親筆《頓醫抄》收納金澤文庫中，該本或得自於性全。

由此聯想起《頓醫抄》另一本（内閣文庫現藏。澀江抽齋舊藏）卷末識語，即如前述正安四年（一三〇二）性全授與要旨識語，記敍撰述《頓醫抄》。筆者僭越推定，接受性全授與者，似指金澤貞顯，其根據見於此二則文書。長井貞秀上洛，訪問性全，當時性全身居京都，專心撰述《頓醫抄》。《頓醫抄》問世前夕，極可能貞秀勸進性全向金澤文庫進獻一部，於是正安四年，性全首先將完稿《頓醫抄》一部如約進呈於金澤文庫主管貞顯，該書或許委任六波羅貞秀保管。劔阿借閱學習過程中，另有其他希望閲覽者，故貞秀催促返還。又據該文書記載，該《頓醫抄》係粘葉裝，由十五帖構成。内閣文庫所藏正安本，當然屬於後世傳寫本，原為十四冊製本，其痕跡鮮明可見。現存本缺卷，如果所缺部分為一帖，故全部當為十五帖，與上記十五帖相符合。

此外，金澤文庫現存鎌倉末期寫本一葉，推定為《頓醫抄》第五十卷目錄殘葉，内容與現存《頓醫抄》雖略有異同，但依據上述經緯，可以認為當屬正安本原本一部分。（後述）

第十六卷末識語云「二階堂出羽入道行藤」，《鎌倉九代記》記載其履歷，云「弘安五年十一月五日蒙使宣旨左衛門尉卅五，同十一年四月十五日敍留，十三日申畏。正應元年七月廿四日任出羽守。永仁五年三月十五日敍從五位上，同六年二月廿八日為越訴奉行。正安元年四月一日為五番引付頭，同三年八月出家，道曉改道我，同四年八月廿二日卒五十七」。二階堂家族自祖上參政以來，以幕府評定衆為家職，具有武家文學家系。

行藤之子貞藤入道道蘊，正中（一三二四）以後佔居幕政主要地位，亦係著名歌人。無疑，行藤創立文庫，直至子貞藤，皆發揮極大作用。雖未見其他旁證，但難以想像性全與行藤、貞藤父子曾有交際，完全不若性全與長井家關係脈絡清晰。

第三，極樂寺。特別是與開山之祖忍性的關係。

忍性，大和人，俗姓伴氏，少年出家，隨從西大寺思円房叡尊（興正菩薩）研究律之秘奥，獻身於救療事業。弘長元年（一二六一）受北條長時（義時之孫）之請，東赴鎌倉，靈山極樂寺開山之祖，經營中世最大病院。死後追贈菩薩號，名僧。逝於嘉元元年（一三〇三）七月，享年八十七歲。

與性全之間關係，僅見於《萬安方》第四十三卷「（嘉曆二年三月）昨日十日大守禪閤，自二所以下向，於極樂寺門前見物，驚目了」。

筆者於金澤文庫古文書中發現性全親筆信札，收信者為極樂寺塔頭勸學院，可知性全曾經住居於極樂寺。此外，間接發現另一現象，即性全法名與忍性相似，可以認為二者屬於法門兄弟關係，或屬叡尊法眷。故可推定，性全晚年居住極樂寺，為濟度衆生努力發揮作用。

將《萬安方》第四十三卷識文，與金澤文庫古文書第六七〇號金澤貞顯文書相互參照，得知該月即北條高時寵妾預產期。為祈願安產，北條高時整裝隊伍巡行，嘉曆二年（一三二七）三月七日自鎌倉出發，參詣伊豆走湯山及箱根權現，十日經由極樂寺門前歸還。性全正巧目睹該行列，為其壯美而震驚。由於印象極其深刻，故書於卷末。

對於日夜為《萬安方》附加朱墨兩點，著述繁忙的性全而言，雖說隊伍壯美，但並不至於使他停止著述，而到遠離鎌倉極樂寺的周邊觀望。正如前述，莊重的塔供養大會，性全竟然無暇參加，更難以想像會欣賞祈願安產行列。應該認為，此時性全一定居住極樂寺內，偶然目見路經門前隊伍。

另外，筆者發現的性全親筆信札，接收方為極樂寺塔頭勸學院侍者。將該信札與關於真言傳法事相目錄，以及《律三大部》一併托付送達，報告六波羅騷動情況等。足以證明，性全並非一名旦過僧，而定居於極樂寺。（後述）

前述所謂法名相似，即忍性稱良觀房忍性，性全稱淨觀房性全。房號共用觀字，法號同用性字，如此相似，絕非偶然所致，或為相同師門求法之佐證。筆者認為屬叡尊法眷，依年齡與傳法推定，忍性當為師兄。正因如此，壯年時承蒙長井宗秀保護，之後則投身極樂寺，扶掖忍性，今生為瑠璃光淨土顯現而盡力，凡事出必有因。性全依從當時風習，兼學八宗，故或通明真言、律，以及天台、禪等。

七、性全親筆信札

金澤文庫古文書第三五一〇號，即二葉楮紙信札，署名「沙門性全」。筆者斷定為淨觀房性全親筆信札。其内容如下。

山倉便宜に、中野院事相
目六を上進候し、
自然粮米杯にて可有
御奔走候。

先立、山倉便宜に令申候へとも、
未参著候哉と存候。申候御物詣伴物
事、何様御計候哉、草壁了嚴房
召仕候し物、入道に成候て應悲阿弥と
申候仁、したたか物器量にて候、内々
妙寂房申合候。令申候處に御具足等も
可持之由申候。如何候へきやらん、さも候はは
今度治定と承候て、正月何比に可
上之由可申定候。鎌倉までの路の
粮物等可沙汰候哉、委細に可承候、又
山本殿も正月末は不可宜之由、被申候。

但山邊以外騷動にて候つるか、もし
明年まても不靜候はは如何と存候。去月
大稱宜内々當國一揆をかたらひ候て、」
中村殿にたちあい候て、宮中に引籠、
軍勢を語候て神輿を出申候て、以外
物忩候つるが、合力勢共退散候了。公方
沙汰に成候て、政所を可改易之由聞候。
如何成行候はすらんと、心苦覺候。馬事も
一日入道殿に令申候へとも、今明作法にてはと
不定けに申され候、さりなから、重も
承候て、不可叶候はは、殿にもあつけ候て、かい候へく候。
やもと、殿にもあつけ候て、かい候へく候。余所侍も承候はん
御立の内に不可有御下候はは、此人に何比
可上候由、治定承へく候。歲内には便宜
重難有覺候。
一、三大部事、以權門使者、道行候ぬと存候、
可廻御方便宜給候。御上之内忩々可有御計候。
恐々謹言。

十一月二日　　　　沙門性全

謹上　勸學院御侍者

（本文書對照實物寫真，依據原本每行字數釋文）

考察該信札內容，首先，前文云「關東下行至山倉，遂令攜帶《中院流事相目錄》，關於用米等，希望給予關照」，繼之「關於發至山倉之信札，大概尚未到達，再一次說明。關於共同參詣熊野之事，有何考慮。草壁了嚴房之召使者已入門為僧，稱應悲阿彌。據內々妙寂房云，該人極具才能」，全力舉薦。第二，途中時常發生騷亂，是否需要準備盔甲等。希望告知是否需要攜帶到達鎌倉所用食料。該記述報告日程與途中騷亂狀況，以及六波羅政所政變流言。第三，關於途中馬匹事宜。第四，望決定上洛日期，告知傳遞信札者。年內或已不能取得聯係。第五，《律三大部》，擬定委託六波羅之幕府使者攜帶送上，受領之後，望給予些許關照而使上洛。

收信人勸學院御侍者，不知為何人。但據該文內容可知，勸學院即位於鎌倉之寺廟。然而，該寺究竟置於何處，據現傳極樂寺結界圖所示，進入二王門，向四王門行進，築地區域東側鐘楼與僧食堂並排，與此相對，西側皷楼與勸學院。茅葺切妻造，四間二面，大約指有側面入口（建築術語稱「妻入」）而建築面積不大，是極樂寺四十九院中塔頭之一。

關於勸學院之名，上方（指現在近畿地區）諸大寺，如興福寺、東大寺、園城寺等皆有子院，而鎌倉一帶，極樂寺以外未見子院。因此，筆者以其他與性全相關史料為旁證，斷定為極樂寺勸學院。

據信札內容推察，可知當書於嘉元三年。嘉元三年（一三〇五）四月二十三日，北條時村被害，翌月二日，誅殺兇手徒党十一人。又四日，六波羅北方勤務的北條宗方被殺。由於發生多起殺戮慘案，該年騷亂不斷。書札所載即當時狀況。此時，金澤貞顯於六波羅南方勤務。性全著成《頓醫抄》後，下行至鎌倉，緣於忍性私交，而與極樂寺建立起關係，時常因寺務所需而上洛。信札中所云《中野院事相目六》，即指真言宗一派，中院流事相傳授目錄。而且性全對於真言，以及律等頗有見識。另外，金澤文庫古文書中發現與該信札相關文書（千葉・武本為訓氏所藏，但已焚失）如下。

（前欠）申候とて性全御房、彼人はかなふましきよし承候間、重不及申候次第候。性全御房坐香取候之間、委細不申承候。又これほとに不落居物を口入申候ける事、返々所存之外存候。將又、自熊野御下向申候て愚身無子細候はは、面拝之時子細可申承候。每事期其時候。恐々謹言。

二月二日　沙門妙寂（花押）

謹上　勸學院御侍者

因前文缺失，內容不甚明瞭，此乃唯一出現性全名字之文書。而且落款「妙寂」，即前述性全寫給極樂寺勸學院信札中所提及之妙寂房。依據信札日期，推知性全寫於翌年二月。進而得知，性全信札所云勸學院侍者上洛，其目的即參詣熊野。性全推舉下人應悲阿彌，但與所期待相反，因該人不妥之處頗多，故妙寂房欲詰問性全，性全正坐焚香，耽於冥想，無言對答。向勸學院洩露鬱憤，自身出面說明詳細情況。如是，描述出性全真意推舉化為泡影之史實。

另外，金澤文庫傳存署名道全的信札斷簡（第二九〇七號文書），接收人名欠缺，正文脫簡頗多，內容不明。僅據此文，是否可以認定為性全之子道全親筆信札，尚需慎重。日期為後二月十四日，故指閏二月之年，如果調查性全生存期間中閏月年，則為元弘三年（一三三三），相當於北朝正慶二年，可以推定道全即性全之子冬景。全文如下。

〕令〔

〕拜可〔

仰之旨可有御披露候

恐惶謹言

後二月十四日　道全狀（花押）

內容似乎屬於披露狀末尾部分，希望披露某種令道全感到榮幸之意，幸好明記書寫日期。如上文所述，因有「後」字，故年代清楚可知。可是，觀察該信札文字筆勢，似非出自老者之手。暫且推想，性全校訂《萬安方》之時，深心憂慮體質孱弱的少年源三冬景，其後不久即皈依佛門，得度而稱道全。如此想像是否合理，仍存疑待考。

八、《頓醫抄》與《萬安方》傳本

如前所述，《頓醫抄》與《萬安方》皆屬大部巨帙，且未曾刊行，故現在存世傳本並不多見，而且其傳本系統較為清楚。因尚未見異本傳世，故易知原本面貌，值得慶幸之事。但性全親筆真本既已亡佚，至於《萬安方》，因屬家傳秘本，延享二年（一七四五）以前寫本已不得見，頗為遺憾。

其次，略述《頓醫抄》《萬安方》傳本系統。最後，關於以單行本流傳的《五藏六府形候》系統，僅發表目前所掌握內容，該傳本系統，仍俟後日補訂。

1.《頓醫抄》傳本系統

性全最初編纂的《頓醫抄》，即所謂初稿本的另一寫本殘葉，現存於金澤文庫。該殘葉係第五十卷目錄，其筆跡具有鎌倉時代末期特點，或可以想像為性全親筆，但現在仍難以斷定。現存最古本《頓醫抄》，暫且認定為初稿本系統，為方便敍述，稱為「金澤本」。

初稿本基礎上稍加整理、訂正而成再訂本系統，該系統寫本現存於内閣文庫，由二十五冊構成，室町末期寫本與江戶初期寫本合併而成，市野迷庵舊藏本。迷庵對於醫書並無興趣，故轉讓給狩谷棭齋。棭齊即時重新裝訂，並增加自己題箋。筆者昨冬於内閣文庫閲覽該本時，發現表紙裏面插入著用數枚紙包裹未記卷數的棭齋親筆題箋，於是，補足未貼部分，其餘由司書記述經緯，貼附卷末扉頁。即前述正安四年（一三〇二）識語本。

棭齋殁後，該本歸澀江抽齋所有，其後多紀元堅借閲，並於嘉永三年（一八五〇）書寫卷末識語。如下。

此為市野迷庵舊藏，迷庵不甚好醫書，何以青歸書屋中能有是書。其題籤乃棭翁手筆，亦可珍也。庚戊小春廿四日堅識

已知此前元堅祖父廣壽院元德亦曾目見該書，現在東京國立博物館所藏多紀家舊藏《頓醫抄》（享祿本系統。後述）卷四十四，完全據該本補足。

為便於敍述，筆者將上記所謂再訂本系統稱作「澀江本」，或「正安本」。

另外，流傳本之原底本，即性全親筆本，如何追溯其經過，尚不明瞭。但室町末期，流入尼子伊予守手中，伊予守將其本獻上主君雲州大守（毛利元就？）。將此本命名為「雲州本」。「雲州本」現存不明，但有據此本忠實抄寫本。

依據流傳本《仮名萬安方》享祿二年（一五二九）識文，可知雲州本即由曹源院全公一人筆書而成。雲州大守毛利氏招請京都五山衆（僧人）抄寫本，該本通過某種渠道傳入宗鎮庵玉岡之手。其一族（或指其子）中名宗慶者，於該本中附加竹田月海所傳秘方及安芸大膳介家方，並傳授於宗壽（或指宗慶之弟），宗

壽再次校勘，享祿二年六月賦跋。其後該本由藤原祐盛抄寫，並加校訂，經由名龍室者收藏，後傳入幕府昌平坂學問所，明治時期經轉淺草文庫，現今歸藏於内閣文庫。該本稱為「享祿本」，或「仮名萬安方」。所以稱為「仮名萬安方」，如享祿跋文所云：「此萬安方者，梶原性全公所編之頓醫抄全五十卷也。某秘名號萬安方」。為與真本《萬安方》相區別，故特別命名。該系統傳本最多，而且宗壽署名右側加寫「竹田末流」，據此，可以推知與原文中附加月海秘方相關，應屬竹田月海之後裔。第三十二卷末記云：

謹按：宗壽者我先大夫光祿府君，晚歲一號，而花押則異於家譜所載，恐是由傳寫訛者。是書跋云附安芸大膳亮家方，蓋此等之謂也。寬政六年甲寅暮二十二日。裔孫正六位女醫待詔大和介源一謹識。（花押）

依上文安芸源一考證，擬指安芸宗壽，皆屬臆測。可以確定，宗壽指五山衆之醫僧。

享祿本藏於昌平坂學問所時期，寶曆五年（一七五五）由度會常芬傳寫。又於寬政年間，多紀元德校訂抄寫，而至廣泛流傳。

度會本系統傳本，有杏雨書屋藏本，以及家藏一本。原南陽抄寫度會本時，並參照荻野台州所藏本及曲直瀬東井舊藏本（皆享祿本系統），訂正文字異同。其後，該本獻納水戸彰考館，現存。繼之，重新抄寫彰考館本，藏於笠間文庫，現存於上野圖書館。

多紀本以享祿本為主，第四十四卷依據再訂本系統之正安本抄寫，現存於東京國立博物館。近年，該本由井上書店新抄二部，一納入杏雨書屋，一收入藤波氏乾々齋文庫。現在二部皆為武田藥工所藏。

多紀本極可能被門人大量傳抄，可舉一例説明，奈須恒德所抄寫本，曾由富士川游先生架藏，現由赤松金芳氏收藏。

以上所述，皆屬筆者管見得以確認系統傳本，但其他仍有室町時代抄寫二本（福井崇蘭館舊藏本、前田氏尊經閣文庫本），皆可看作屬享祿本系統。

2.《萬安方》傳本系統

《萬安方》與《頓醫抄》不同，或因作為秘本，故僅有性全選定本唯一系統。

如前述，《萬安方》初稿於正和四年（一三一五）一旦脱稿，其後，清書、加點，嘉曆二年（一三二七）完成五十卷本。之後，附加單行別本而成定六十二卷本，作為定本傳授與子道全。附加別本或由子道全完成，但無法追溯其附加過程。而足利義滿曾於某一時期目見該本，並於首尾活頁按捺自己署名花押。應安元年（一三六八），義滿十一歲任將軍，應永十五年（一四〇八）五十一歲卒，故得見《萬安方》當在應永十五年以前，其後該本流傳情況不得而知。可是，永正（一五一〇前後）時期，宗鎮庵玉岡獲得該本。玉岡不僅收藏《頓醫抄》雲州本，而且藏有天下唯一《萬安方》。其緣由，可據享祿本《頓醫抄》宗壽跋得知，即「就中亡父宗鎮庵主，陰德應天乎。其後得《覆載萬安方》六十餘卷。是一部之外，天下無類持。依為鹿苑院相公御秘藏之本，在御判兩所，共以性全公之所編也」。可知該書乃義滿秘藏本，而僅就花押而言，並不意味著所藏，中世時期，供奉一覽時，作為鑑證捺印花押等例屢屢多見，故筆者姑且認為義滿生前至少曾寓目該書。

玉岡死後，定本《萬安方》傳授其子宗壽。性全親筆（但約半數由宋人道廣清書）定本，作為家學秘本，可想而知，必定無其他抄本，故傳世唯一稿本。宗壽加筆見於第六卷末記錄天文四年（一五三五）事項，最終，宗壽之後，岡本宗什於建仁寺大統庵時發現該書，而此前流傳途徑全然不明。然而筆者揣測，或因宗壽為建仁寺會下信士，永祿年間（一五六〇前後），將所謂天下秘本《萬安方》暗自進獻於大統庵。

現存最古且傳承清楚之《萬安方》，即前述定本，延享二年（一七四五）接受望月三英推薦，由所藏者岡本壽品（第四代玄冶）複寫，進獻幕府。性全之定本，如何流入岡本氏手中，正如前述，人見卜幽《東見記》所記，慶長時期（一六〇〇前後），岡本宗什（初代玄冶、啓迪院法印）以白銀十兩，購於建仁寺大統庵。岡本宗什購得此書，甚為歡喜，其後，於伏見城請家康過目。元和九年（一六二三），受秀忠拔擢列入醫官，翌年東下，醫名大振。其子孫玄琳、壽仙、壽品，代代襲名玄冶，但至第四代壽品，堪憂該書散佚，即複製一部，納入紅葉山文庫。關於複製獻書經過，見載於内閣文庫現存獻上本「獻萬安方序」。其後，原本處境如何，已不得而知，或已散佚不存。總之，由於獻上本幸存，使今日得以窺見性全定本全貌，此乃壽品之功。據說，當初由望月三英提議複寫，故複製獻上本之際，三英亦獲得寫本一部，但現存不明。

現在所見《萬安方》皆屬該紅葉山獻上本之抄本，多紀元德借閲抄寫本，附錄寛政五年（一七九三）元簡跋文家藏本，現存於宫内廳書陵部。多紀氏另抄寫家藏一部，作為醫學館藏書（該書抄寫粗雜），現存東京國立博物館。近年，依據該本新寫兩部，附錄岡本玄冶（四代目）獻辭（内閣文庫藏），收入杏雨書屋及藤浪氏乾々齋文庫，但現二部均屬武田藥工所藏。

多紀氏門人亦有數人複製寫本，但因大部頭著作，抄寫並非易事。試舉一例，小島寶素據多紀氏家藏本手寫，其識語云，天保三年（一八三二）始約耗費五年時間。寶素手寫本其後改裝，輾轉數處，現由金澤文庫保管。

醫學館本抄本之一，即原南陽寫本。與前章所記《頓醫抄》同樣，彰考館一部，藏於笠間文庫本，現存於上野圖書館。

以上關於《萬安方》傳本略陳管見。《萬安方》與《頓醫抄》不同，系統單一。雖然近年出現新抄本，但傳存較少，若詳細調査，全國所藏大約有十部左右，均屬多紀本或醫學館本，可以斷定皆屬於岡本壽品獻上本之複寫本。

3．内景圖單行本及抽印刊本

《頓醫抄》第四十四卷内景圖單行本傳本現存兩種，如前所述，本來該解剖圖説部分，分解説與附圖兩部分，由《頓醫抄》第四十三、四十四卷兩卷構成。但現今以單行本流傳，多數僅有第四十四卷圖部分，並有將圖省略，僅保留解說文之傳本。各種傳本中，一本已判明傳承途徑，其本卷末記述以下識語。

此一冊者越州一乘谷從一伯齋相傳之本也

該本表紙附錄後人題簽「內景五藏圖及十二經脈圖」，寫於寛政四年（一七九二），雖似新寫，但仍顯幾經轉寫跡象，或始於室町末期（乾々齋文庫舊藏）。內容優於享祿本，誤寫較少。其他傳本屬於享祿本系統，題名「家藏方」之寶曆寫本（卷尾欠，研醫會圖書館藏），無題名之江戶中期寫本（家藏，無正文）等筆者曾經眼。

依據前揭識語，可以考察其流傳經過。越州一乘谷，即越前國足羽郡之地名，亦稱小白山，白山權現初顯神靈之地，由泰澄創設一乘寺原址。其後，南北朝時期朝倉高清八世之孫日下部廣景任斯波氏目代，佔領此地，其六世之孫敏景，於此地建築一乘城，而成要衝之地。

又因受到織田信長壓迫，至天正元年（一五七三）十一代家主義景，朝倉氏滅亡。但一時曾成為京都公卿疏散地，清原氏至此舉行講說，得到朝倉氏保護，使之成為北越文教中心地。據「朝倉始末記」所載，弘治五年八月，賜命諸公卿自京下行至一乘。屋形義景悃篤，賜予各種饗食，為慰籍秋來旅泊愁懷，尋求水石勝地，遂於一乘阿波賀河原舉辦曲水宴。

又天文五年（一五三六），朝倉孝景招請赴明朝歸國名醫谷野一柏講授醫學，並開版《勿聽子俗解八十一難經》。其刊記云：

越前州一乘谷之良位一里許，有山曰高尾，其麓有寺，人號曰高尾寺。寺有堂，安以醫王善逝尊像，太守日下氏宗淳公，俾一柏老人校正熊宗立所解《八十一難經》之文字句讀，而募工鏤梓以置於本堂。蓋醫國救民之意歟。茲天文五年丙申九月九日釋尊藝

其間信息分明。該本即明熊宗立成化八年（一四七二）刊行本之覆刻，我國醫書出版史上重要資料（拙

稿「日本中世古版醫書年表」參照本誌第五卷第三號）。

另外，前揭識語中「一伯齋」，正指《俗解難經》校刊者谷野一柏，故「伯」當作「柏」字。谷野一柏經歷不詳，係當時名醫，朝倉孝景（日下部宗淳）招請一乘谷，令講授醫學。《頓醫抄》內景圖或亦作為講義材料。但谷野一柏如何方法獲得性全著作，經緯不明。

然而，得知《一乘谷本內景圖》，即在意外分野講授性全著作內容，對於該歷史事實，筆者頗感興趣。

其次，敍述《頓醫抄》部分抽印刊本。

該本最早見於中川壺山《本朝醫家古籍考》，著錄為一種刊本。該本，五十卷中之卷二十七至卷三十七凡七卷，係婦人門也。此可視為女科婦人治療之道。

筆者尋求原物多年，有幸發現京都大學富士川文庫中收藏，題《婦人頓醫妙》，七卷七冊，縱六寸四分，橫四寸五分，青表紙本，一頁九行，無校正者名及序跋。刊記：天和三癸亥年林鐘吉日、洛陽寺町五條、中野宗左衛門開板

正文與流傳寫本有相當差異，將十卷略為七卷，所以與原本相比，雖然省略頗多，但該本是性全著書中唯一印刷部分。

以上分三項發表管見，詳細敍述《頓醫抄》與《萬安方》傳本全部情況，以及其流傳與系統，儘管性全親筆原本已失傳，但比較忠實原本的寫本現存，亦足以緬想其偉大業績。

另外，應當認為，由於其傳本形成系統，所以直至江戶末期，長時期佔據重要地位。現今依據各種著書，可以了解鎌倉時代醫學全貌。而且，梶原性全在醫學史上所佔地位，獲得重新確認，應該承認收穫甚大。

最後，對於允許閱覽、攝影如此貴重資料，給予合作的各圖書館當局，表示衷心感謝，同時，關於中世文化史中所隱蔽的諸多史實，給予親切指教的前金澤文庫長文學博士關靖先生，表示由衷敬意。

此外，尤其對於調查内閣文庫本之際，文庫破例提供機會，使調查充分且順利，完全得力於前文庫長岩倉規夫氏及司書福井保氏，文末致以謝意。

附記，關於《頓醫抄》五藏六府圖，至今尚未見詳細調查。一般認為《頓醫抄》引自《歐希範五藏圖》及《華陀内照圖》。此外，筆者僅新追加李子桂《難經注義圖》亦對《頓醫抄》產生影響的事實。接受渡邊幸三氏教示，得知《華陀内照圖》是沿用楊介《存真環中圖》而成。又據桃源和尚《史記標注》所引用文章考察，得知《頓醫抄》忠實訓譯《存真環中圖》内容，並附加性全個人見解而成。詳細參閱渡邊幸三氏論文。附記以表謝意。

編輯部注

石原明氏論文初稿發表於三十年前，今日之所以作為解說文附錄書後，乃因其論文内容詳實，全面總結梶原性全生平著述活動，適合引導讀者閱讀梶原性全《頓醫抄》《萬安方》二書。近年，服部敏良、關晃、小曾戶洋氏等從書誌學、醫史學角度進行研究，隨著各氏研究的擴展，給予石原明氏論文各種評價。

對於金澤文庫現存醫書斷簡，關氏與石原明氏皆推論或為《頓醫抄》目錄（參照：關靖《金澤文庫の研究》藝林社、一九七六。本解說第六章第三項）。但是，小曾戶洋氏對尊經閣文庫《延壽要集》書誌學研究過程中，對關、石原二氏的推論產生疑義，認為該斷簡與無返點本《延壽要集》有密切關係。詳細論述參考《日本醫史學雜誌》第三二卷四號（昭和六十年十月三十日發行）刊載論文《新出の〈醫心方〉古寫零本卷二十七》。

另外，《萬安方》五十四卷與《頓醫抄》四十四卷相互重復，《萬安方》八卷下及十八卷原本闕。在此說明。

最後，感謝石原氏遺族允許轉載該解說内容，感謝小曾戶洋氏（北里研究所附屬東洋醫學總合研究所醫史學研究部）提出有意義建議。

郭注：

1．《頓醫抄》四十四卷並未完整保留《存真環中圖》内容。

參考宮川浩也氏《〈存真環中圖〉—〈史記〉幻雲附標所引文からの檢討》《日本醫史學雜誌》第四十二卷第一號 平成八年三月二十日發行

2．關於性全是否生有一女問題。

參考米田該典氏《醫史跡を訪れて56 鎌倉の醫學者》《漢方研究》2013．1